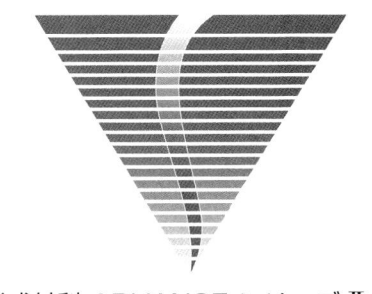

形成外科 ADVANCE シリーズ Ⅱ-10

熱傷の治療 最近の進歩

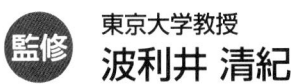

監修　東京大学教授　波利井 清紀　　編著　日本医科大学教授　百束 比古

克誠堂出版

執筆者一覧
（五十音順）

相川　直樹	慶應義塾大学医学部救急部
青木　　律	日本医科大学形成外科
井砂　　司	東京女子医科大学形成外科
石倉　直敬	金沢医科大学形成外科
池田　弘人	帝京大学医学部救命救急センター
井上　　肇	聖マリアンナ医科大学形成外科
大西　　清	東邦大学医学部形成外科
岡　　博昭	川崎医科大学形成外科
小川　　豊	関西医科大学形成外科
小倉　裕司	大阪大学大学院医学系研究科救急医学
川井　　真	日本医科大学高度救命救急センター
川上　重彦	金沢医科大学形成外科
川嶋　邦裕	北海道大学医学部形成外科
川添　　剛	京都大学大学院医学研究科形成外科学
熊谷　憲夫	聖マリアンナ医科大学形成外科
光嶋　　勲	岡山大学医学部形成外科
小林　国男	帝京大学医学部救命救急センター
佐々木健司	日本大学医学部形成外科
沢田　幸正	弘前大学医学部形成外科
篠澤洋太郎	東北大学大学院医学系研究科救急医学分野
島崎　修次	杏林大学医学部救急医学
菅又　　章	東京医科大学八王子医療センター形成外科
杉原　平樹	北海道大学医学部形成外科
杉本　　壽	大阪大学大学院医学系研究科救急医学
鈴木　茂彦	京都大学大学院医学研究科形成外科学
高見　佳宏	杏林大学医学部救急医学
多久嶋亮彦	東京大学医学部形成外科
田熊　清継	慶應義塾大学医学部救急部
竹内　正樹	日本大学医学部形成外科
田中　克己	長崎大学医学部形成外科
田中　秀治	杏林大学医学部救急医学
筒井　哲也	岡山大学医学部形成外科
仲沢　弘明	国立病院東京災害医療センター形成外科
西野　正人	大阪府立病院救急診療科
野﨑　幹弘	東京女子医科大学形成外科
波利井清紀	東京大学医学部形成外科
百束　比古	日本医科大学形成外科
平井　　隆	日本医科大学付属第二病院形成外科
松崎　恭一	聖マリアンナ医科大学形成外科
松村　　一	東京医科大学形成外科
丸山　　優	東邦大学医学部形成外科
村上　正洋	日本医科大学形成外科
村上　隆一	山口県立中央病院形成外科
森口　隆彦	川崎医科大学形成外科
山本　保博	日本医科大学高度救命救急センター
吉岡　敏治	大阪府立病院救急診療科
四ツ柳高敏	弘前大学医学部形成外科

序

　近年，熱傷医学の発展は瞠目すべきものがあり，とくに広範囲熱傷の治療は飛躍的な発展を遂げた。その理由には，熱傷の病態解明の進歩とそれに基づく初期治療法の進歩がある。さらに，救命後の悲惨な合併症・後遺症を克服する目的で開発された種々の形成再建外科的手法が，救命目的の治療時期からも適用されるようになったことも重要である。また，同種皮膚や培養表皮，人工真皮や培養真皮などの創面被覆材の開発や，種々の薄い皮弁の開発が治療の選択肢を拡大したことも特記すべきことである。

　本書では，国際的にも最先端をいくと考える本邦の熱傷医学および熱傷再建外科学のもっとも新しい知見について，現場で治療にあたっている若手の専門医を中心とした筆者に執筆をお願いした。編著者としてはトピックスを各項目に塗すよう努力はしたつもりであるが，どうしても一部に内容が重複する部分が生じたこと，および不足する項目が残存したことをお許し願いたい。

　なお，発展した治療法がもたらした救命率向上の実際の評価や，リハビリテーション・社会学的予後といった重要であるが軽視されやすい命題についても項目に加え，筆者には最新の知見をご執筆頂いた。

　本書を読んで頂くことで，このおよそ半世紀の熱傷治療の発展の概要と，今世紀に引き継がれるであろうさらなる進歩への展望が明らかになり，より多くの熱傷患者が救命され，後遺症を皆無あるいは最小限として社会復帰されることを期待するものである。

2003年5月

日本医科大学形成外科
百束　比古

目　次

I　熱傷の病態の解明・最近の知見から
(小倉裕司，杉本　壽)

　　はじめに―熱傷治療の変革期を迎えて―　3
　　A．患者側因子から見た熱傷病態の解明　4
　　B．侵襲側因子から見た熱傷病態の解明　7
　　C．生体機能調節システムから見た熱傷病態の解明　10
　　D．病態解明に基づく新たな治療法の開発　13
　　まとめ　14

II　熱傷の診断と治療・最近の進歩

1．熱傷の診断法・全身療法の進歩 …………21
(篠澤洋太郎)

　　はじめに　21
　　A．診断法の進歩　21
　　B．評価　21
　　C．全身療法の進歩　24
　　D．症例　31
　　E．考察　32

2．熱傷患者の代謝と栄養 …………34
(池田弘人，小林国男)

　　はじめに　34
　　A．ASPEN ガイドラインの概要　34
　　B．特殊栄養素および同化作用物質　35
　　C．投与法の選択と投与量の算定法　36
　　D．症例　36
　　まとめ　39

3．広範囲熱傷の治療戦略（超早期手術を含めて） …………41
(川井　真，山本保博)

　　はじめに　41
　　A．広範囲熱傷手術の適応　41
　　B．広範囲熱傷手術の実際　41
　　C．手術方法の特殊性　43
　　D．患者の管理方法　43
　　E．症例　44
　　F．考察　45
　　まとめ　46

4．スキンバンクの意義と展望 …………48
(田中秀治，島崎修次，高見佳宏)

　　はじめに　48
　　A．スキンバンクの歴史　48
　　B．凍結同種保存皮膚の定義と概念　49
　　C．凍結同種皮膚の臨床効果　49
　　D．スキンバンクの今後の展望　50
　　まとめ　53

III　熱傷における感染症とその抗菌化学療法 up to date
(田熊清継，相川直樹)

　　はじめに　57
　　A．熱傷感染症の要因　57
　　B．細菌の毒性　58
　　C．熱傷感染症の感染経路　58
　　D．局所療法　60
　　E．全身的抗菌化学療法　60
　　F．受動的免疫の強化　62
　　G．Endotoxin 対策　62

IV　重症熱傷治療の進歩・その評価
(吉岡敏治，西野正人)

　　はじめに　67
　　A．広範囲熱傷治療の変遷　67
　　B．過去20年間における重傷熱傷患者の動向と生存率の推移　69
　　まとめ　71

V 特殊な熱傷

1. 気道損(熱)傷の病態解明と治療の進歩 ……77
(井砂 司,野﨑幹弘)

- はじめに 77
- A. 気道損傷の病因と病態 77
- B. 気道損傷の診断 79
- C. 気道損傷の治療 81
- まとめ 83

2. 特殊な熱傷・損傷の診断と治療(圧挫熱傷,電撃傷,化学損傷など) ……85
(田中克己)

- はじめに 85
- A. 圧挫熱傷 85
- B. 電撃傷・雷撃傷 89
- C. 化学損傷 94

VI 熱傷の局所療法

1. 外用剤と創被覆材の選択 ……101
(川嶋邦裕,杉原平樹)

- はじめに 101
- A. 概念 101
- B. 外用剤 101
- C. 創被覆剤 102
- D. 考察 103

2. 培養細胞を組み込んだ皮膚代替物による熱傷治療 ……112
(松崎恭一,熊谷憲夫,井上 肇)

- はじめに 112
- A. 細胞培養 112
- B. 培養細胞を組み込んだ各種の皮膚代替物 114
- C. 手技 115
- D. 移植後の経過 116
- E. 症例 116
- F. 考察 118

3. 熱傷創被覆に用いられる人工あるいは培養真皮 ……121
(鈴木茂彦,川添 剛)

- はじめに 121
- A. 概念 121
- B. 術前の評価 122
- C. 手技 123
- D. 術後管理 123
- E. 症例 123
- F. 考察 125

VII 広範囲重症例を中心としたデブリードマンと植皮法

(仲沢弘明,野﨑幹弘)

- はじめに 131
- A. 外科的壊死組織切除の方法 131
- B. 植皮の方法 133
- C. 超早期手術の実際 134
- D. 考察 134

VIII 特殊領域の熱傷の早期処置

1. 顔面,手部,足部,会陰部,肛門部 ……141
(松村 一)

- はじめに 141
- A. 顔面熱傷 141
- B. 手部熱傷 144
- C. 足部熱傷 148
- D. 会陰部,肛門部とその周囲の熱傷 149

2. 耳介の熱傷および熱傷後変形に対する治療 ……153
(四ツ柳高敏)

- はじめに 153
- A. 熱傷耳介の初期治療 153
- B. 熱傷後の耳介変形に対する治療 155
- C. 考察 159

IX 小児熱傷および高齢者熱傷の特殊性と対応

1．小児熱傷の特殊性と対応 ……163
(菅又　章)

はじめに　163
A．小児熱傷の疫学　163
B．熱傷の受傷パターンと予防対策　163
C．小児熱傷の初期管理　164
D．初期手術における注意点　164
E．局所治療の特殊性　164
F．特殊部位の熱傷　166
G．総合治療の必要性　168
まとめ　168

2．高齢者熱傷の特殊性と対応 ……170
(菅又　章)

はじめに　170
A．高齢者熱傷の特徴　170
B．初期管理の特殊性　170
C．高齢者熱傷の初期手術　171
D．ADL，mental status の維持　172
まとめ　173

X 熱傷再建外科・最近の発展

1．遊離植皮術の適応とその refinement

1）熱傷再建における各種遊離植皮術の適応と留意点 ……177
(川上重彦，石倉直敬)

はじめに　177
A．熱傷再建の概念　177
B．術前の評価　177
C．手技の選択と留意点　178
D．術後管理　181
E．症例　181
F．考察　182

2）熱傷顔面再建における遊離植皮のテクニック ……184
(岡　博昭，森口隆彦)

はじめに　184
A．適応　184
B．術前の評価　184
C．手技　185
D．術後管理　187
E．後療法　188
F．症例　188
G．考察　189

2．熱傷再建手術における各種皮弁の適用・その進歩

1）局所皮弁法による熱傷後瘢痕拘縮の再建―正方弁法と複葉プロペラ皮弁法を中心に― ……191
(村上正洋，百束比古)

はじめに　191
A．概念　191
B．術前の評価　191
C．手技　192
D．術後管理　193
E．症例　193
F．考察　194

2）各種区域皮弁による熱傷・瘢痕拘縮の再建 ……199
(丸山　優，大西　清)

はじめに　199
A．概念　199
B．術前の評価　200
C．手技および症例　200
D．術後管理　210
E．考察　211

3）Free flap による重度熱傷瘢痕拘縮の治療―適応と皮弁の選択― ……213
(多久嶋亮彦，波利井清紀)

はじめに　213
A．適応　213
B．皮弁の選択　214
C．術前の評価　215
D．手技　215
E．術後管理　216
F．症例　216
G．考察　219

4）各種穿通枝皮弁による熱傷・瘢痕拘縮の再建 221
(光嶋　勲, 筒井哲也)

　はじめに　221
　A．穿通枝皮弁の概念　221
　B．手技および症例　223
　C．考察　227
　まとめ　228

5）顔面熱傷再建における prefabricated flap の臨床応用 229
(平井　隆, 百束比古)

　はじめに　229
　A．概念　229
　B．術前の評価　229
　C．手技　230
　D．術後管理　230
　E．症例　230
　F．考察　232

3．熱傷再建手術における thin flap の開発と適用

1）遊離 DP 皮弁：臨床応用のための工夫 237
(佐々木健司, 野﨑幹弘, 竹内正樹)

　はじめに　237
　A．概念　237
　B．解剖　237
　C．術前の評価　238
　D．手技　238
　E．症例　239
　F．考察　240

2）Thin groin flap による頸部，腋窩の再建 243
(村上隆一)

　はじめに　243
　A．概念　243
　B．手技　243
　C．術後管理　244
　D．症例　244
　E．考察　245
　まとめ　247

3）真皮下血管網皮弁(super-thin flap)による熱傷瘢痕拘縮再建 249
(百束比古)

　はじめに　249
　A．概念　249
　B．解剖　251
　C．皮弁の種類と適応　251
　D．手技　252
　E．術後管理　253
　F．症例　253
　G．考察　255

4）Tissue expander による熱傷瘢痕拘縮の治療 258
(四ツ柳高敏, 沢田幸正)

　はじめに　258
　A．概念　258
　B．術前の評価　259
　C．手技　259
　D．症例　260
　E．考察　262

XI 熱傷の後療法と予後

1．熱傷後肥厚性瘢痕の予防と術後後療法 269
(小川　豊)

　はじめに　269
　A．概念　269
　B．肥厚性瘢痕の増強因子　270
　C．肥厚性瘢痕形成の予防法　271
　D．肥厚性瘢痕の保存的治療　271
　E．瘢痕拘縮の手術的予防治療と再拘縮予防法　274
　F．術後後療法　276

2．熱傷患者のリハビリテーション―拘縮予防と副子療法― 277
(石倉直敬)

　はじめに　277
　A．病期別のリハビリ　277
　B．急性期のリハビリ　278
　C．創閉鎖期のリハビリ　280
　D．機能回復期のリハビリ　282
　E．疼痛緩和　286
　F．副子とキャストの作製法　287

3．広範囲熱傷救命患者の社会復帰 ...289
（青木　律）

はじめに　289
A．広範囲熱傷救命患者の社会的予後　289
B．広範囲熱傷救命患者の社会復帰の阻害因子　291
C．広範囲熱傷患者治療にかかわる医療経済学，医療社会学的問題　294
D．問題点の解決のために必要なこと　295
まとめ　295

索　引 ...297

I 熱傷の病態の解明・最近の知見から

I　熱傷の病態の解明・最近の知見から

SUMMARY

　熱傷の病態はダイナミックであり，全身性炎症反応（SIRS）が長期間持続する点できわめてユニークである。近年，熱傷を含む侵襲反応において分子，遺伝子レベルの解析が可能となり，細胞機能，遺伝子多型などから見た新しい病態の捉え方が急速に進んでいる。本稿では，熱傷病態の解明につながる最近の知見をいくつかの観点から検討し，その結果をまとめた。

　1）患者側因子として，"加齢"は，外的刺激に対する細胞レベルの感受性，反応性を低下させ，ストレス下の細胞維持や組織再生を難しくする点で侵襲後の予後を左右する因子となる。"性差"は，侵襲後の炎症―抗炎症バランスに影響を与え，外傷後やsepsisの免疫能に男性ホルモンは抑制的に女性ホルモンは賦活的に働くとされるが，熱傷後はむしろ女性で免疫能の抑制が顕在化する可能性がある。"遺伝子多型"は，各人の素因を明らかとし，toll-like receptorやCD14などの遺伝子多型は，外的刺激に対する生体の感受性を，TNF，IL-1 receptor antagonist，PAI-1などの遺伝子多型は外的刺激後の反応性をコントロールする因子として侵襲反応を左右する。"低栄養"は，侵襲時の自然免疫応答性の低下や腸管粘膜細胞死の進行を引き起こし，"肥満"は，脂肪細胞由来物質の産生を介して免疫能の低下を来す可能性があり，いずれも感染症の重症化を招く因子となる。

　2）侵襲側因子として，"熱傷組織"は，その遺伝子解析を見ても炎症，免疫，再生にかかわる多くの物質を産生しており，免疫抑制や遠隔臓器障害の原因となる。"気道熱傷"は，炎症性サイトカインや活性化多核白血球の関与により肺胞上皮や肺血管内皮の傷害を引き起こし，chemical mediatorsを介して熱傷の全身病態にも影響を与える。"セカンドヒット"は，多臓器障害のメカニズムとして注目されるが，多核白血球の活性化から見たtwo-hit theoryは見直す必要がある。むしろ熱傷後，Tリンパ球から見た炎症―抗炎症バランスは抗炎症方向に崩れ，セカンドヒットとしての感染症の重症化を引き起こす原因となりうる。

　3）生体機能調節システムとして，"白血球―血小板―血管内皮連関"は，細胞相互の接着および活性化を介して，侵襲後の血管内皮細胞障害，臓器障害において重要な役割を担う可能性がある。"腸管―リンパ系"は，侵襲反応の重要なtarget organであり，臨床的意義を疑問視されるbacterial translocationに代わり，腸間膜リンパに含まれるchemical mediatorsが侵襲後に引き起こされる過剰炎症反応の原因として注目される。"脳―神経―内分泌系"は，侵襲時炎症反応と密接に関連し，脳内における炎症―抗炎症バランスの制御やβブロッカーの使用により，侵襲反応の軽減が期待できる。

　4）病態解明に基づく新たな治療法の開発として，"免疫機能（炎症反応）制御"は，白血球機能の制御を中心に進められている。白血球機能の賦活化としては，Tリンパ球を炎症性方向へ分化させるIL-12投与，単球機能を賦活化するinterferon γ投与，多核白血球機能を増強するG-CSF投与などが，白血球機能の抑制としてはglucocorticoid，NF-κB decoy投与などが病態に応じて選択される可能性をもつ。"再生医療"は，熱傷モデルにおいてgrowth factorsを中心に検討されており，IGF-1（insulin like growth factor 1）の遺伝子導入やHGF（hepatocyte growth factor）の投与が有効性を示しており，今後の臨床応用が期待される。

はじめに
—熱傷治療の変革期を迎えて—

　近年，molecular biology，geneticsを中心とした基礎医学が，研究手法の急速な進歩により画期的な発展を遂げている。さまざまな病態における分子，遺伝子レベルの変化が明らかとなり，種々の細胞機能の制御や組織の再生をターゲットとする新しい医療が生まれつつある。外傷，熱傷，敗血症などの重症急性病態においても，基礎医学の解析を応用した病態の解明が急速に進み，対症療法を主体とする今までの治療に大きな変革期が訪れようとしている。

　たとえば，熱傷患者の重症度を反映する因子として，経験的（統計的）に"年齢"と"熱傷面積"が挙げられてきたが，"なぜ"，"どのようなメカニズムで"に対する答えは今ようやく出ようとしている。"体質"や"素因"として説明されてきた重症患者の臨床経過の違いも，"遺伝子多型"や"免疫応答性"としてある程度目に見える形で説明できる時代を迎えつつある。本稿では，"熱傷病態の解明につながる最近の知見"をまとめ，熱傷病態の研究および熱傷治療における今後の方向性を探る。

　熱傷の病態を捉える上で，"患者側因子から見た熱傷病態の解明"，"侵襲側因子から見た熱傷病態の解明"，"生

体機能調節システムから見た熱傷病態の解明"の3項に分けて検討し，その結果として得られる"病態解明に基づく新たな治療法の開発"をまとめる。

"患者側因子"として①加齢，②性別，③遺伝子多型，④栄養状態を，"侵襲側因子"として①熱傷組織，②気道熱傷，③セカンドヒットを，"生体機能調節システム"として①白血球―血小板―血管内皮連関，②腸管―リンパ系，③脳―神経―内分泌系をそれぞれ取り上げる。また，"新たな治療法"としては，①免疫機能（炎症反応）制御，②再生医療に注目して述べる。

A 患者側因子から見た熱傷病態の解明

1. 加齢（aging）

広範囲熱傷に対する全身管理がある程度確立された現在においても，加齢は熱傷患者の死亡率を左右する重要な因子である。加齢により，体液性免疫および細胞性免疫が抑制されることは従来から指摘され，高齢者の易感染性の一因と考えられてきた。

多核白血球を例にとれば，活性酸素産生能，貪食能，化学走化性などの機能が高齢者では抑制されるとの報告があり，加齢に伴うglucocorticoidの産生増加や酸化ストレスの増大に起因する可能性が指摘されている。しかしながら，加齢に伴う生体機能変化の分子メカニズムに関しては，最近までほとんど不明であった。

近年，自然免疫の免疫応答を司る細胞膜上のToll-like receptorが多種同定され，それぞれLPSやpeptidoglycanなどの特異的receptorとして注目されている。Renshawら[1]は，高齢マウスの脾臓および腹膜炎後腹腔内のマクロファージに発現する種々のToll-like receptorが，若年マウスに比べ有意に減少しており，さらにLPS投与などによるreceptor刺激でマクロファージのサイトカイン産生能が高齢マウスで著しく抑制されることを示した（図Ⅰ・1）。

また，外的刺激を感知した後に細胞内で起きるシグナル伝達が，細胞の機能や寿命を制御する重要な役割を担う点で注目されるが，Suhら[2]は，毒性物質によるストレス下の肝細胞において，細胞内シグナル伝達の中核をなすmitgen-activated protein kinases（MAPKs）の発現を評価し，高齢ラットでは若年ラットで見られる個々のMAPKsの発現バランスが大きく崩れることを報告した。

さらにZhangら[3]は，熱ストレスを与えた高齢ラットにおいて，DNA array法で肝細胞における遺伝子発現

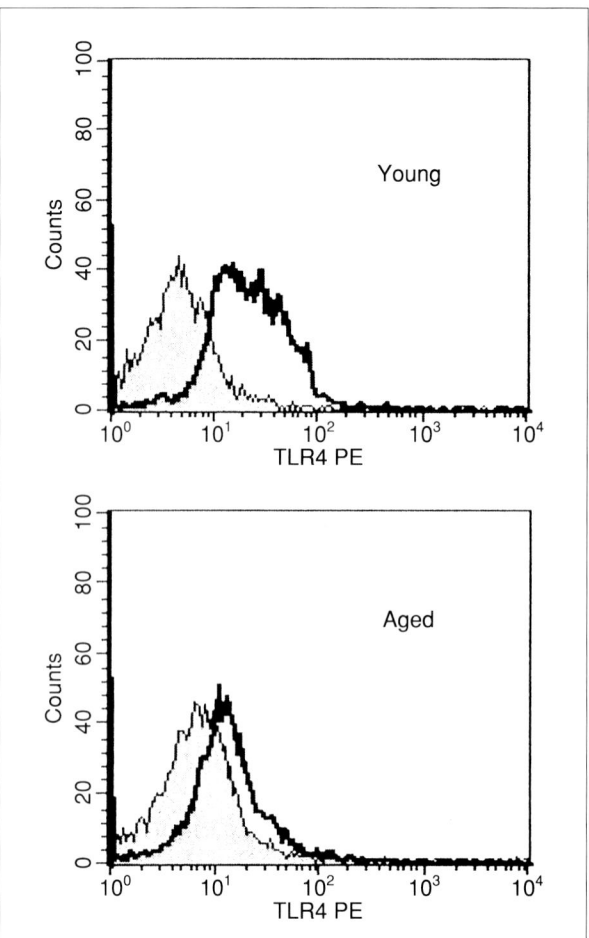

図 Ⅰ・1 "加齢"に伴う自然免疫応答の変化

自然免疫の免疫応答を司る細胞膜上のToll-like receptorのうち，LPSに特異的に結合するToll-like receptor 4の発現をフローサイトメトリー法で評価した結果を示す。高齢マウスにおいて，腹膜炎後の腹腔内マクロファージに発現するToll-like receptor 4は，若年マウスに比べ有意に減少している。縦軸は細胞数，横軸はToll-like receptor 4発現（PE標識）を示す。空白のヒストグラムはToll-like receptor 4発現，灰色のヒストグラムはnegative control（抗体反応なし）を表す。

（Renshaw M, Rockwell J, Engleman C, et al：Cutting edge：Impaired toll-like receptor expression and function in aging. J Immunol, 169：4697-4701, 2002より引用）

を確認したところ，若年ラットに比べ酸化ストレスや細胞死を引き起こす遺伝子は高く発現するが，ストレス反応から細胞を守る蛋白の遺伝子発現は有意に抑制されることを示した。実際，加齢に伴い，ストレス下でさまざまな組織において細胞内ミトコンドリアのDNA変異や抗酸化酵素の欠乏が生じ，同時に細胞レベルで活性酸素種による障害を受けやすくなることが指摘されている。

Vollmarら[4]は，ラットモデルにおいてLPS投与により引き起こされる肝障害は加齢とともに増強し，若年ラットでは障害を有意に軽減するG-CSFを投与しても高齢ラットでは無効であることを示した。局所の創傷モ

デルにおいても，創傷部に集積するマクロファージのケモカイン産生，貪食能ともに高齢ラットでは有意に低下しており，加齢に伴い創傷治癒が遅延する一因になると考えられる。

　以上の知見は，加齢に伴い，細胞レベルにおいて外的刺激に対する感受性，反応性ともに低下するとともに，ストレス下の細胞維持や組織再生が難しくなることを裏付ける。

　一方，Buchmanら[5]は，自律神経系を介した生体のゆらぎを示す心拍数変動などが，加齢に伴い有意に減少することから，ストレス刺激に対して容易に崩れやすい高齢者の心血管系における生理的特性を指摘している。

　また，腸間膜の虚血再灌流モデルにおいて，高齢ラットでは虚血再灌流後の酸化ストレスが若年ラットに比べ強く認められ，多核白血球集積がなくても微小循環における著明な血管透過性亢進が引き起こされることも報告されており，血管恒常性が容易に破綻することを裏付ける。また，加齢に伴い精神的ストレスから生じやすくなるうつ状態が免疫能の低下を引き起こすことも近年psychoimmunologyの領域で報告されている。以上から，加齢による生理的，精神的特性が，外的刺激に対する感受性や反応性の低下にさらに拍車をかける可能性が考えられる。

　また，Onoら[6]は外科手術侵襲に伴い，高齢者では血中単球の炎症性サイトカイン産生能（TNF-αなど）が若年者に比べ有意に亢進しており，術後の高サイトカイン血症がSIRS遷延の一因になりうると指摘している。先に示した加齢に伴う組織マクロファージの反応性低下とは一致せず，高齢者において血中と組織中では細胞の反応性が大きく異なる可能性があるが，いずれにおいても生体にとって不適切な反応が引き起こされることが明らかとなってきた。

　広範囲熱傷患者においても，加齢が不適切な生理反応や免疫応答の原因になると容易に考えられ，循環動態の崩れや感染，臓器障害の合併を招く要因になりうる。実際には，熱傷患者や熱傷モデルにおいて，加齢に伴う分子，細胞レベルの変化は十分に検討されておらず，年齢に応じた治療を今後確立する上で重要なポイントになると考えられる。

2．性差（sexual dimorphism）

　侵襲時の生体反応に性差が見られることが近年注目され，そのメカニズムが徐々に明らかになりつつある。Schroderら[7]は，手術後のsepsis患者において同様の背景因子にもかかわらず，男性で有意に死亡率が高いこと（男性70％：女性26％）を示した。経過中，女性では抗炎症サイトカインである血中IL-10値が男性に比し有意に高値を示しており，性差による炎症—抗炎症バランスの違いを指摘している。

　また，Oberholzerら[8]は，Injury Severity Score(ISS) 25以上の重症外傷患者において，同様の背景因子にもかかわらず，男性で有意にsepsisの発症率（男性31％：女性17％）と多臓器障害（MODS）の発生率（男性30％：女性16％）が高いことを示した。

　さらにMajetschakら[9]は，ISS 16以上の男性外傷患者において，経過中severe sepsisに陥る症例では陥らない症例に比べ，末梢血単核球の炎症性サイトカイン産生能が有意に亢進していたが，この傾向は女性では見られなかったと報告している。以上の臨床研究の結果は，侵襲時に男性の方が女性よりも過剰な炎症反応を引き起こしやすく，合併症を惹起する可能性を示唆する。

　Chaudryら[10]は，一連の研究からマウスの外傷出血後モデルや出血後感染モデルにおいてオスでは脾臓T細胞や腹腔内マクロファージなどの細胞機能の著明な低下が引き起こされるが，発情前期のメスでは明らかな機能低下は見られないことを示している。外傷出血後モデルにおいて，testosterone receptor antagonist, 17 beta-estradiol, prolactinなどの投与がオスの免疫抑制を有意に改善することから，外傷後の免疫能に関しては男性ホルモンが抑制的に女性ホルモンが賦活的に働くことを明らかとした。

　一方，熱傷患者における性差の影響は，必ずしも外傷やsepsis患者で見られるものと一致しない。McGwinら[11]は，20歳以上の熱傷患者1611人で検討した結果，60歳以上の高齢者では死亡率に男女差はなく，60歳以下ではむしろ女性の方が死亡率が高いことを示した。

　O'Keefeら[12]も熱傷患者4,927人の検討で，30～59歳の年齢層で女性の死亡率が男性の約2倍であったと指摘しており，外傷やsepsis患者で見られる結果と逆転する。その一方で，Barrowら[13]は，1～15歳の小児症例では，熱傷後の死亡率が男性で有意に高く見られるとしており，今後年齢に伴うホルモン変化と予後の相関を解明する必要があると思われる。

　Gregoryら[14]は，熱傷マウスモデルを使って性差に関する興味深い報告をしている。すなわち，熱傷後の細胞性免疫能（遅延型過敏反応，脾細胞増殖反応）の抑制が，オスでは受傷後1日に見られるのに対し，メスでは受傷後7～10日で顕著に見られ，後者には女性ホルモンと免疫抑制作用を有するプロスタグランジンE_2の産生増加が関与することを示した。性差によって侵襲に伴う免疫

能抑制の推移に明らかな差があることは，SIRS状態の比較的短い外傷と長期間持続する熱傷において性差の予後に与える影響が逆転して見られる一因とも考えられる。性差に伴う分子，遺伝子レベルの変化を今後さらに明らかにすることは，性差を考慮した熱傷患者の免疫機能を制御する治療において重要な位置を占める可能性がある。

3．遺伝子多型（gene polymorphism）

遺伝子解析の急速な進歩により，各遺伝子に異型（genetic variance）が存在することが明らかとなり，従来"遺伝素因"と考えられていたものが遺伝子多型（gene polymorphism）としてとらえられつつある。侵襲時の生体反応や予後に関しても，遺伝子多型から個々の反応性の違いを説明する一連の流れが見られ，Toll-like receptor，CD 14，TNF，IL-1-receptor antagonist（ra），plasminogen activator inhibitor-1（PAI-1）などが重症感染症との関連で注目されている。

自然免疫応答を司るToll-like receptor（TLR）に関しては，Agneseら[15]がSIRSを呈するICU患者において，LPSに感受性を有するTLR-4正常遺伝子を有する患者ではグラム陰性感染症が17％に見られたのに対し，変異を有するTLR-4遺伝子型をもつ場合は，実に79％の患者にグラム陰性感染症が発症したことを示した。Toll-like receptorとともに単球，多核白血球などの膜抗原として細胞内シグナル伝達の重要な司令塔となるCD 14においては，プロモーター領域に塩基（C：cyanine，T：timin）の多型（C/C，C/T，T/T）があり，T/T遺伝子型を有する症例でseptic shockの発生が多く見られ，致死率も高く認められている。

主要な炎症性サイトカインであるTNF-αにおいては，プロモーター部位にある塩基（G：guanine，A：adenin）により，3つの対立遺伝子タイプが認められており，Miraら[16]はもっとも多く見られるTNF 1（G/G）型やTNF 1/TNF 2（G/A）型に比べ，TNF 2（A/A）型では有意にseptic shockの発症率が高く，致死率も高いことを報告している。同様に，TNF-βの最初のイントロンにおける多型においても，TNFB 1（G/G）型，TNFB 1/TNFB 2（G/A）型に比べ，TNFB 2（A/A）型では有意に外傷後のsepsis発症が多く，またTNFB 2（A/A）型をもつ男性ではそれ以外の遺伝子型に比べ致死率が有意に高くなることが指摘されている。

炎症性サイトカインであるIL-1に対して拮抗作用を有するIL-1-raにおいても，2番目のイントロンの多型が注目され，sequenceの繰り返し回数により分類されるIL-1-raのA 1～A 5型のうちA 2型を有する患者において種々の炎症性疾患（潰瘍性大腸炎，SLEなど）やsevere sepsisの発症が高頻度に見られることが指摘されている[17]。

炎症性サイトカインやendotoxinにより産生が亢進する凝固亢進因子であるPAI-1に関しては，そのプロモーター部位にある塩基変化（4 G，5 G）で多型を生じ，in vitroで4 G対立遺伝子を有する場合は5 G対立遺伝子を有するものに比し約6倍転写速度が速いことが示されている。Hermansら[18]は，髄膜炎菌感染症の小児患者において，4 G/4 G遺伝子型をもつ患者では4 G/5 G型，5 G/5 G型に比べ血中PAI-1濃度が有意に高く，その死亡率も高いことを報告している。

以上の報告から，Toll-like receptorやCD 14などの遺伝子多型は，外的刺激に対する生体の感受性をコントロールし，一方，TNF，IL-1-receptor antagonist（ra），PAI-1などの遺伝子多型は外的刺激後の反応性をコントロールする因子になり，両者が組み合わさってsepsisなどの侵襲時生体反応が左右される可能性が考えられる。

熱傷患者における遺伝子多型の影響は現時点では十分に検討されていないが，経過中に起きる感染症の合併や重症化にも遺伝子多型が影響する可能性が高く，今後明らかとなれば患者管理を進める上で重要な情報となる。

4．栄養状態（malnutrition and obesity）

低栄養は，重要なビタミンやミネラルの欠乏を伴い，白血球機能低下などの免疫機能異常の原因として考えられてきたが，その分子メカニズムの解明は近年ようやく進みつつある。Saitoら[19]は，7日間の栄養制限（通常カロリーの1/4量）をしたマウスでは，盲腸穿刺による腹膜炎の致死率が正常マウスに比べ有意に増加することを報告している。この中で，腹水細胞において細胞内シグナル伝達の重要な因子であるextracellular signal-regulated kinase（ERK）やprotein tyrosine kinase（PTK）のリン酸化を調べたところ，正常マウスでは活性化刺激に反応してリン酸化が著明に亢進するのに対して，栄養制限マウスでは刺激に反応しないことが明らかにされた。同様に，glycogen腹腔内投与による腹膜炎モデルにおいても，7日間の栄養制限によって，血中多核白血球における接着因子発現が有意に抑制され，正常マウスに比べ腹水中に集積する多核白血球が著しく減少することを指摘している。また，Jeschkeら[20]は60％の広範囲熱傷モデルにおいて，熱傷後飢餓状態にしたラットでは食物を与えたラットに比べ，受傷後24時間，48時間

の小腸粘膜細胞におけるアポトーシスが有意に増強していることを報告している。

以上から，比較的短期間の低栄養によっても，侵襲時の自然免疫応答性の低下や腸管粘膜細胞死の進行が引き起こされる可能性があり，早期経腸栄養を中心とした熱傷患者における栄養管理の重要性が裏付けられる。

一方，肥満に関しても，脂肪細胞の機能から見た新しい知見が次々と報告されており，今後侵襲反応との関連性が注目される。近年，ヒトゲノムプロジェクトの一環として脂肪組織発現遺伝子の解析が行われ，脂肪組織はほかの臓器に比べてもっとも多くの内分泌蛋白遺伝子を発現する生体内最大の内分泌器官であることが明らかとなった。肥満においては，脂肪細胞における TNF-α，PAI-1，leptin，resistin などの著明な産生亢進が認められ，逆にインスリン抵抗性の改善や血管内皮修復作用を有する adiponectin の産生は抑制されており，インスリン抵抗性によるⅡ型糖尿病の発症や動脈硬化の原因となることが証明された。

熱傷患者においても，肥満はリスクファクターの一つと考えられており，Gottschlich ら[21]は肥満患者において有意に感染の合併や bacteremia の発生が多く見られることを報告している。実際，Marti ら[22]は，肥満に伴い抗原抗体反応が弱くなり，正常に比べ明らかに免疫機能が落ちることを報告しており，脂肪細胞から産生される leptin が T 細胞機能に及ぼす影響などに注目している。

肥満と関連性の強い耐糖能異常を呈する患者においても，Gore ら[23]は 60％以上の小児広範囲熱傷例における検討で，肥満患者では植皮生着率の低下のみならず bacteremia の発生や死亡率の著しい増加が見られており，高血糖に伴う感染防御能の低下が一因に挙げられている。熱傷病態に肥満がどのような分子メカニズムで悪影響を与えるかに関しては，脂肪細胞由来物質（adipokines）を中心とした検討が今後必要と考えられ，肥満熱傷患者における新たな modulation therapy の開発につながる可能性がある。

B 侵襲側因子から見た熱傷病態の解明

1．熱傷組織（eschar）

熱傷面積が重要な予後決定因子であることからも，熱傷組織が病態に及ぼす影響の大きさは容易に理解できる。近年，熱傷組織から産生される炎症性物質や免疫抑制物質が徐々に明らかになるとともに，熱傷組織切除による病態の変化が解明されつつある。

Chen ら[24]は，熱傷壊死組織下に貯留した液体中でマクロファージを培養すると，活性化されたマクロファージから炎症性サイトカインである TNF-α，IL-1 が過剰に産生されることを示し，熱傷壊死組織下液を注入したラットにおいても，心拍数，呼吸数，白血球数の増加などの SIRS 状態が認められ，同時に肝，腎，肺などの重要臓器の障害が引き起こされることを報告した。このことは熱傷組織から，明らかに炎症を惹起する chemical mediators が産生されることを裏付ける。

熱傷患者では，TNF-α，IL-1β，IL-6，IL-8 などの炎症性サイトカインの血中濃度が上昇することが認められているが，Jia ら[25]は体表 35％熱傷ラットにおいて受傷 24 時間後の熱傷組織における TNF-α 濃度が，血中や各臓器における濃度の実に数十倍に及ぶことを報告している。一方，Kawakami ら[26]は，体表 20％の熱傷マウスから採った正常皮膚の培養において IL-6，IL-1 産生が正常マウスに比べ有意に亢進する時期があり，熱傷に伴い正常皮膚も炎症性物質の産生源になりうることを報告している。

Spies ら[27]は熱傷組織に発現する遺伝子解析をラットモデルで行い，炎症性，抗炎症性サイトカイン産生，ホルモン産生，ストレス反応，細胞周期，アポトーシス，細胞代謝，細胞構成タンパク，細胞外物質産生，タンパク分解酵素などに関与する多種の遺伝子が創部で著しく発現増強することを示した。また，健常皮膚に比べて受傷後 10 日間にわたり持続的に発現が増強する遺伝子として，サイトカインや炎症反応のシグナルにかかわる遺伝子，細胞周期を制御する遺伝子，さらに細胞の成長や再生に関与する遺伝子が捉えられており，今後熱傷局所の組織傷害を減らし，細胞死を防ぎ，組織の再生を促す治療の開発に1つのヒントを与える（図Ⅰ・2）。

また，Ravage ら[28]は，熱傷局所で見られる微小血管障害の進行には熱傷組織で産生される炎症性サイトカイン（IL-1，TNF-α，IL-6）のほかに創部に集積した多核白血球由来の活性酸素が関与することを示しており，全身的には熱傷組織による補体の活性化やヒスタミン産生の亢進を介して活性酸素による組織障害や血管透過性亢進が二次的に進行することが指摘されている。

有害な熱傷組織を早期に切除することの有効性は臨床患者でも証明されており，Huang ら[29]は体表 35％以上の広範囲熱傷患者において早期に一期的に熱傷組織を切除した群では数回に分けて熱傷組織を切除した群に比べて臓器障害の合併や死亡率を有意に下げることができたと報告している。Demling ら[30]は，体表 15％熱傷のヒツジモデルにおいて，受傷後 2 時間に熱傷組織を切除およ

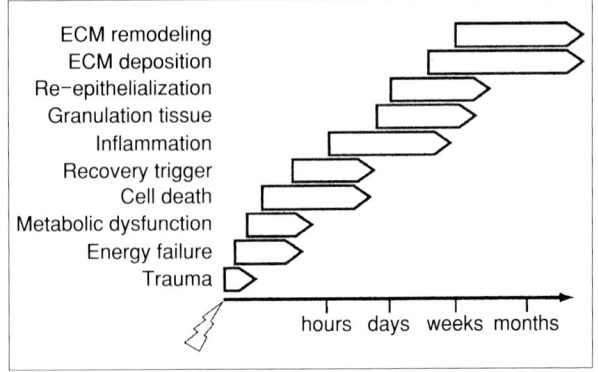

図 I・2 熱傷創部の遺伝子発現

40%Ⅲ度熱傷ラットの創境界部における遺伝子発現を経時的にマイクロアレー法で解析した結果をシェーマで示す。受傷急性期の熱傷境界部では，細胞のエネルギー障害や代謝障害に関与する遺伝子が動き，細胞死が引き起こされるが，一方で組織傷害を軽減する役割をもつ急性ストレス蛋白の遺伝子や炎症・免疫に関与する遺伝子の発現が徐々に亢進する。受傷後数日を経て，細胞の成長を調節する遺伝子や組織構成蛋白の産生に関与する遺伝子の発現増強が見られる。ECM：extracellular matrix（細胞外マトリックス）

(Spies M, Dasu M, Svrakic N, et al：Gene expression analysis in burn wounds of rats. Am J Physiol Regul Integr Comp Physiol, 283：R 918-930, 2002 より引用)

び植皮をした群では，切除しない群に比べ3日後にE. coli のエンドトキシンを静注した際の肺障害の進行が有意に抑えられ，肺内の多核白血球集積の減少や活性酸素産生の低下が顕著に見られることを報告した。

また，Schwachaら[31]は体表25%熱傷マウスモデルにおいて，受傷後7日の脾臓マクロファージ機能を測定したところ，TNF-α産生能の著明な亢進が認められたが，受傷後3日以内に熱傷組織の切除と植皮を行った群では健常マウスと同じレベルまでTNF-α産生を抑えることができたと報告している。一方，同モデルにおいて脾臓T細胞の増殖反応は受傷後7日には有意に抑制されるが，熱傷組織の切除と植皮によっても回復しないことより，早期熱傷組織の切除効果は白血球の種類によっても異なると考えられる。

以上より，熱傷組織からはその遺伝子解析を見ても炎症，免疫，再生にかかわる多岐にわたる物質が産生されており，全身的な免疫抑制や遠隔臓器障害の一因になりうる。熱傷組織の切除と植皮は，局所の感染のリスクを下げると同時に免疫抑制や組織障害の進行を抑える効果を発揮すると考えられる。

2．気道熱傷（smoke inhalation）

気道熱傷は，広範囲熱傷患者の予後を左右する要因であり，その病態の解明と治療法の開発は重要と考えられる。Shiraniら[32]の報告では，気道熱傷の合併により呼吸不全や肺炎の発生頻度は10倍以上に増加し，熱傷患者の死亡率は最大20%増加する。肺炎と気道熱傷の合併により，予想死亡率は実に60%も増加する。

Traberら[33]は一連の研究の中で，白血球をあらかじめ枯渇させたり抗L-selectin抗体を投与したヒツジにおいては，気道熱傷後の血中過酸化脂質の増加，肺リンパ流の増加が共に抑えられることから，気道における炎症反応，肺毛細血管の透過性亢進に多核白血球が重要な役割をもつことを示している。また，煙の片肺暴露に伴い，非暴露肺における肺血管外水分量も有意に増加することが同モデルで報告されており，血中へ放出されるchemical mediators が気道熱傷後に引き起こされる全身病態に関与する可能性を指摘している。

実際，Demlingら[34]も，ヒツジの気道熱傷モデルにおいて全身的に lipid peroxidation が進行し，酸素消費量の著しい増加が見られることを指摘し，気道熱傷の合併により，熱傷後に見られる浮腫（創部，健常皮膚，肺）も有意に増強することを示している。

気道熱傷後，体循環に放出される chemical mediators としては，thromboxanes, leukotriens, neuropeptides, PAF, IL-8などが指摘されており，肺毛細血管圧上昇，透過性亢進，および多核白血球活性化を引き起こす一因と考えられている。とくにIL-8に関しては，Fujishimaら[35]が気道熱傷患者において受傷日のBALF中のIL-8濃度が高いとその後ARDSを発症しやすいと報告しており，Laffonら[36]も，ウサギモデルにおいて，気道熱傷後引き起こされる肺胞上皮や肺血管内皮の障害が，抗IL-8抗体の前投与により有意に改善することを示している。IL-8を中心とする炎症性サイトカインの気道熱傷病態における役割も今後注目される。

一方，Bidaniら[37]は気道熱傷に伴い肺胞マクロファージの細菌貪食能は有意に低下し，LPS刺激に伴うTNF-α産生能は逆に著しく亢進することを示し，マクロファージの機能障害を介して易感染性や過剰炎症反応が引き起こされる可能性があることを報告した。気道熱傷の動物モデルにおいて有効性が報告された各種抗炎症剤も現時点で臨床における有効性は確認されておらず，気道，肺胞障害を引き起こす炎症反応の進行や免疫機能変化をいかに制御するかが今後の課題である。

また，Barrowら[38]がヒツジの気道熱傷モデルにおいて，epidermal growth factor と platelet derived growth factor をネブライザー吸入した群では，しない群に比べ受傷後10日における気道上皮細胞の増殖，分化が線毛細胞，非線毛細胞ともに著明に多く認められたと

報告しており，growth factor など再生因子の臨床導入が今後期待される。

3．セカンドヒット（second-hit）

近年，侵襲後に時期をずらして二次侵襲（セカンドヒット）が加わると，多核白血球の活性化に伴い組織障害が進行するという two-hit theory が注目されている。Moore ら[39]は，外傷後の多核白血球の活性化には傷害に対して耐性因子となる建設的なプライミング状態（constructive priming）と細胞傷害を引き起こす破壊的なプライミング状態（destructive priming）があり，セカンドヒットに伴う臓器障害は多核白血球の破壊的なプライミングによって引き起こされる可能性を提唱している。

Turnbull ら[40]は，4時間の出血性ショック（平均動脈圧 40 mmHg）を作成したのち返血したブタに，2日後 E. Coli の LPS を投与すると，それぞれ単独の侵襲後に比べ全身性の感染症が有意に進行しやすいことを報告している。外傷患者においても，手術の時期に関し Waydhas ら[41]は，重症外傷後の顔面外傷手術をした症例において，術前に全身性の炎症反応が強く見られたものは術後の臓器障害が起こりやすいことを示し，術前の多核白血球 elastase 値＞85 ng/mL，CRP 値＞11 mg/dL，および血小板数＜180,000/μL を術後の臓器不全の予測因子として挙げている。

また，Brundage ら[42]は大腿骨骨折を伴う胸部外傷患者において受傷後2〜5病日に観血的整復固定術を行うと，その期間以前もしくは以後に手術を施行した患者に比べ，術後 ARDS の合併が有意に多く見られることを指摘している。以上の結果は，外傷患者の手術の時期や術前の炎症反応の程度によって術後の生体反応が異なる可能性を示す。

一方，Cryer ら[43]は外傷患者に見られる多臓器障害の発症は最初の外傷侵襲に伴うものがほとんどであり，経過中のセカンドヒットを原因とする多臓器障害の発生はきわめて少ないことを臨床経過から明らかにした。われわれも外傷患者のセカンドヒット前後の多核白血球機能の変化と組織障害，臓器障害との関連を検討した結果，セカンドヒットに伴う多核白血球の活性化は必ずしも two-hit theory で指摘されるような組織障害性を発揮しないことから，多核白血球の活性化を主な原因とする two-hit theory を疑問視している[44]。

広範囲熱傷患者では，全身性炎症反応が外傷患者に比べ長期間持続することから，経過中のショックや感染症の影響は外傷患者よりも繰り返し受けやすい。Cumming ら[45]の最近の報告においても，体表20%以上の広範囲熱傷患者の経過中，28%が多臓器障害を来し，14%が臓器障害やショックを伴う重症 sepsis に陥ることから，セカンドヒットを契機とした組織障害の進行が容易に起きることが推測できる。

Mishima ら[46]は，15%熱傷を受傷したラットに72時間後平均動脈圧 80 mmHg の出血性低血圧を二次侵襲として加えるモデルにおいて，腸間膜リンパ節への bacterial translocation がそれぞれ単独の侵襲後にくらべ相乗的に進行することを報告し，セカンドヒットに伴う腸管粘膜バリアーの機能低下を示している。

また，Lederer ら[47]はマウスモデルを使った一連の研究の中で，体表20%熱傷10日後に腹膜炎を起こすと，それぞれ単独の侵襲後に比べ，著しく死亡率が上昇することを示した。近年，ヘルパーTリンパ球を機能上，Th_1細胞，Th_2細胞の2つに分け，多くの炎症反応を両者のバランスとして捉えることが注目されているが，熱傷後10日のマウス脾細胞のサイトカイン産生能を評価したところ，Th_1細胞に特徴的な炎症性サイトカインである IL-2, interferon-γ, IL-12 の産生はいずれも低下し，逆に Th_2細胞に特徴的な抗炎症性サイトカインである IL-4, IL-10 の産生はいずれも有意に亢進することが示された。

実際，広範囲熱傷患者の末梢血単核球細胞を受傷後8〜14病日に LPS 刺激したところ，健常人に比べ Th 1 細胞からの IL-12 産生能が著明に低下する一方で，Th_2細胞からの IL-10 産生能は増加することが明らかとなり，マウスモデルで得られた傾向とほぼ一致した。

以上の結果から，熱傷後 Th_1/Th_2 バランスは抗炎症性方向に崩れ，免疫機能の低下から感染症の重症化が引き起こされると考えられ，T リンパ球機能から見た新たな two-hit theory として捉えられる。また，熱傷後の Th_1/Th_2 バランスの崩れを生じる分子機構として，O'Suilleabhain ら[48]は熱傷マウスモデルで受傷後9日の脾臓 T 細胞において重要な核内転写因子である activator protein-1, NF-kB の発現異常が認められ，Th_1細胞に特徴的な IL-2 の mRNA 発現が低下する原因になることを報告し，核内におけるサイトカイン産生調節因子の関与を明らかにした。

熱傷患者におけるセカンドヒットの意義に関しては，今後白血球機能を中心とした分子メカニズムの解明が望まれ，感染などのセカンドヒットの回避やセカンドヒット後の臓器障害の軽減につながることが期待される。

C 生体機能調節システムから見た熱傷病態の解明

1. 白血球―血小板―血管内皮連関（inflammatory cellular network）

近年，血小板，白血球，および血管内皮における細胞間 interaction が，細胞相互の活性化を介して，炎症反応の中で重要な役割を担う可能性が指摘されている。血小板―白血球間結合に関しては，重症 SIRS 患者（血中 CRP 値＞10 mg/dl を示す SIRS 患者）におけるわれわれの検討でも，血小板―多核白血球間結合および血小板―単球間結合ともに正常人に比べ有意に増強しており，活性化された血小板に発現する P-selectin と白血球上のリガンドである P-selectin glycoprotein ligand-1 (PSGL-1) が侵襲時の血小板―白血球間結合を制御する主要な因子であることが明らかとなった[49]。

また，Bonomini ら[50]は，透析患者の多核白血球のうち，血小板と結合している多核白血球は結合していない多核白血球に比べ，H_2O_2 を過剰に産生することを報告している。さらに，Andonegui ら[51]は，多核白血球を血小板と一緒に培養すると，一緒に培養しない場合に比べ，多核白血球のアポトーシスが有意に抑制されることを示した。活性化された血小板が，細胞間結合を介して単球を活性化し，単球からの tissue factor の発現やサイトカイン産生を亢進させる重要な役割を果たすことも指摘されている。逆に，Rauch ら[52]は in vitro で血液に TNF-alpha を添加すると，多核白血球由来の小胞（microparticle）と血小板の結合によって tissue factor が血小板に移行され，血小板の活性化を介して凝固活性が著しく亢進することを示している。

以上より，血小板と白血球は細胞間結合を介してお互いに活性化するものと考えられ，SIRS 状態が持続する熱傷患者においても，血小板―白血球間結合が凝固亢進や炎症反応の進行に一役を担う可能性が考えられる。

一方，血管内皮―白血球間結合に関しても，重症 sepsis 患者におけるわれわれの検討では，侵襲時に活性化された多核白血球から接着因子が強く発現した microparticle が多数産生され，血管内皮細胞の活性化や傷害に関与する可能性を示した[53]。

Nishida ら[54]は，laminar flow assay を用い，外傷患者における血管内皮（HUVEC）と PMNL 間の接着を評価し，受傷後 2 病日における有意な接着の増強を報告した。とくに大量輸血例や外傷後 SIRS が長期間持続する症例において，PMNL の血管内皮への接着が増強することを示している。動物モデルにおいても，生体顕微鏡を用いた微小循環における血管内皮―白血球間結合の評価で，LPS 投与後の肺毛細血管，出血性ショック後の腸間膜微小循環，虚血再灌流後の骨格筋微小血管などで多核白血球の血管内皮への接着が著明に亢進することが証明されている。

逆に Takahashi ら[55]は，サイトカイン刺激（IL-1 および TNF）を受けた血管内皮細胞により PMNL が有意に活性化を受け，PMNL の活性化には血管内皮細胞から産生される chemical mediators (GM-CSF，PAF) が関与することを in vitro で指摘している。さらに，Hara ら[56]は LPS 血症モデルにおいて，活性化されて tissue factor を発現した単球が肺微小血管内皮に多数接着し，血小板血栓形成の引き金になることをラットモデルで示した。

以上より，侵襲に伴い血管内皮細胞と白血球もまた，先に示した血小板―白血球間と同様，細胞間結合を介してお互いに活性化しあうと考えられる。熱傷患者においても Turnage ら[57]は肺微小循環障害に関して，TNF-α と多核白血球の関与が重要であることを指摘しており，血管内皮細胞―白血球間 interaction の増強が内皮細胞傷害の進行にかかわる可能性が十分に考えられる。

近年，Eichhorn ら[58]は生体顕微鏡を用いてウサギの肺微小循環を観察し，活性化された血小板が肺血管に接着し集積することを示しており，侵襲に伴う血小板―血管内皮細胞間の interaction も今後注目される。Andre ら[59]は，マウスの腸間膜血管を同じく生体顕微鏡で観察し，血管内皮に発現する von Willebrand 因子が血小板の内皮接着を劇的に増加させることを報告しており，炎症，傷害部位へ血小板を集める 1 つのメカニズムと考えられる。今後，熱傷患者で見られる全身性炎症反応，血管内皮細胞傷害を把握する上でも，各細胞機能だけでなく，白血球―血小板―血管内皮細胞間 interaction の解明が重要になると考えられる。

2. 腸管―リンパ系（gut-lymph system）

生体の侵襲反応において腸管は target organ の 1 つとして注目されており，熱傷の病態における腸管の役割も感染症との関連で重要視されている。熱傷後に進行する腸管粘膜の萎縮はよく知られているが，体表 60％のラット熱傷モデルにおいて受傷後 12 時間にすでに小腸粘膜の絨毛構造は著明に萎縮し，腸管上皮細胞のアポトーシスも有意に亢進することを Wu ら[60]は示している。

また，Ravindranathら[61]はラットモデルにおいて，熱傷に伴うT細胞の増殖反応の低下やIL-2産生の抑制が脾臓のT細胞に比べて腸管のPeyer斑細胞で顕著に見られることから，腸管が熱傷後の低灌流による影響を特異的に受けやすく，プロスタグランジンE$_2$などを介したT細胞機能低下の重要な源になることを報告している。

Zarzaurら[62]も，免疫細胞の約50%が腸管などの粘膜下に存在することに注目し，熱傷に伴い小腸のPeyer斑内で活性化されたリンパ球が小腸および他部位の粘膜下に分布していく系を示している。熱傷モデルにおいて，腸管粘膜の免疫系の破綻がIgAを介する呼吸器系の免疫能低下に密接に関連することから，熱傷後に見られる肺炎にも腸管が重要な役割をなすことを報告している。

近年，Varediら[63]は熱傷ラットの血清因子により，in vitroで腸管上皮細胞の機能や再生が有意に抑制され，腸管粘膜の萎縮や透過性亢進が引き起こされることを示した。マイクロアレー法で腸管上皮細胞の遺伝子分析を行ったところ，細胞の形態や成長，増殖に関与する遺伝子，細胞内ストレス反応やタンパク代謝，水や電解質の移動を司る遺伝子の発現が大きく影響を受けており，熱傷後に見られる腸管上皮細胞の機能不全の分子メカニズムがようやく明らかになりつつある。

Deitchら[64]は，侵襲反応における腸管の関与について，萎縮した腸管粘膜を介した細菌や菌体成分の体循環への移行（bacterial translocation）を提唱してきた。実際，動物モデルにおいては重症侵襲後にbacterial translocationが認められ，Fukushimaら[65]は，放射性同位元素でラベルしたE. Coliを経腸投与したマウスに体表20%熱傷を加えると，多核白血球の臓器集積に比例する形でbacterial translocationが進行することを示している。同モデルにおいて，腸管のバリアー機能の障害は受傷後5分からすでに見られ，4時間後をピークとして以後徐々に回復するものの，受傷後21日でも機能障害は残ることが報告されている。

また，Pengら[66]も熱傷患者において腸管粘膜の透過性を尿中lactulose/manitol比として評価したところ，著明な透過性亢進が認められ，しかも血中エンドトキシン濃度と有意に正の相関を示すことを報告している。

しかしながら，重症外傷の開腹手術患者などで明らかなbacterial translocationが認められないことから，近年Deitch自ら侵襲時のbacterial translocationの臨床的意義を疑問視している。むしろ，腸間膜リンパに含まれるchemical mediatorsが侵襲後に引き起こされる肺傷害やsystemic hyperinflammationの原因として重要であると指摘しており，外傷後出血性ショックモデルにおいて，腸間膜リンパ管をあらかじめ結紮すると，多核白血球の活性化が抑制され，肺障害の進行が著明に軽減することを示している（図I・3-a，b）[67]。熱傷モデルにおいても外傷後出血性ショックモデルと同様の結果が得られており，腸間膜リンパが隠れたセカンドヒットの源になりうる点で今後注目される。

経過中の感染合併の原因となりうる腸管上皮細胞の機能低下や腸管の粘膜萎縮を防ぐ目的で，重症熱傷患者においても受傷早期から積極的に経腸栄養を進めることが推奨されており，栄養剤も免疫機能の改善が期待できるimmunonutrition（グルタミン，アルギニン，核酸，魚油などを含む）が主流となりつつある。今後，熱傷後の腸管機能を維持する新たな制御法の開発が分子メカニズムの解明によって進められることが期待される。

3．脳―神経―内分泌系（brain-nerve-endocrine system）

ストレス刺激が加わった時に起こる生体反応として，Canonが"緊急反応"を，Selyeが"全身適応症候群"を提唱して以来，脳―神経―内分泌系が侵襲反応，とくに免疫能の変化に及ぼす影響が注目されてきた。古典的には，ストレス刺激（stressor）に対する反応系として，視床下部―下垂体―副腎皮質を介するグルココルチコイド産生系と延髄，視床下部，脊髄―自律神経―副腎髄質を介するカテコールアミン（ノルアドレナリンなど）産生系の2つが示され，いずれもストレス刺激に伴う免疫抑制のメカニズムとして理解されている。

熱傷患者においても，疼痛やchemical mediatorsの産生により双方の系が活性化され，過剰なカテコラミン，glucagon，グルココルチコイドなどの産生によって頻脈，高血圧，高血糖，蛋白分解，脂肪分解の亢進などが引き起こされると考えられている。

近年，身体にストレス刺激が加わる際に，古典的な系にかかわらず脳内でさまざまな物質が発現して全身病態に影響する可能性が報告されている。たとえば，LPS投与によるsepsisモデルにおいて，脳内では炎症性サイトカインであるIL-1やTNF-αのmRNA発現が亢進する一方で，細胞機能を守る熱ショック蛋白のmRNAや炎症反応を抑制するIk-Bの発現も増強することが明らかにされている。

Chinnaiyanら[68]は，LPS投与モデルにおける各臓器での遺伝子発現をマイクロアレー法で解析した結果，脳はほかの臓器に比べsepsisに伴う遺伝子の活性化がある程度抑えられていることを明らかにした。また，火災の犠牲者を剖検した人体における報告でも，熱ショック

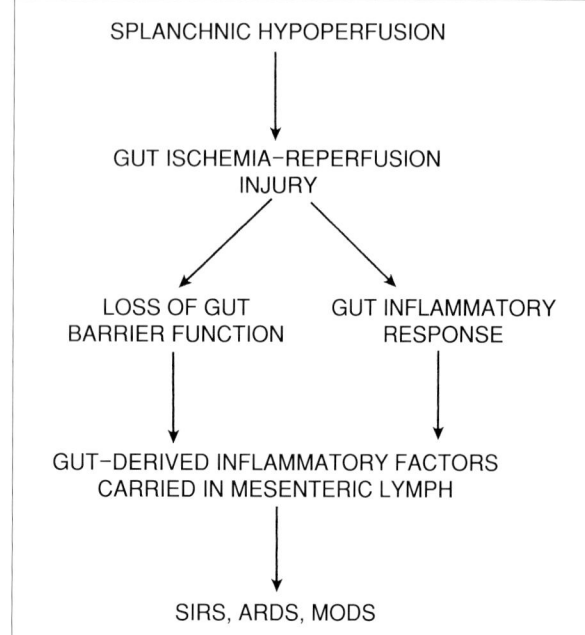
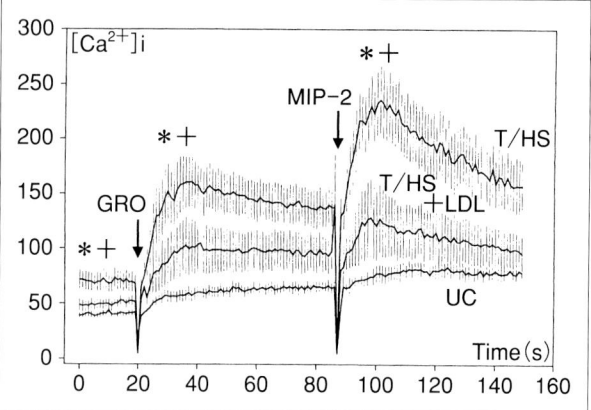

（a） 熱傷，外傷，sepsis，ショックなどの侵襲に伴う腸管虚血を契機に，腸管はバリアー機能を失い炎症反応を起こし，腸間膜リンパに含まれる chemical mediators が全身に運搬されることにより，全身性の過剰炎症反応や臓器障害が引き起こされる可能性が指摘されている。MODS：multiple organ dysfunction syndrome

（Deitch E：Bacterial translocation or lymphatic drainage of toxic products from the gut：what is important in human beings？Surgery, 131：241-244, 2002 より引用）

（b） 腸間膜リンパ管の結紮が侵襲後の多核白血球機能に及ぼす影響。多核白血球の活性化を細胞内カルシウムイオンの増加としてとらえると，外傷―出血ラットモデルで見られる多核白血球の著しい活性化と反応性（GRO 刺激，GRO＋MIP-2 刺激）の亢進は，腸間膜リンパ管の結紮により有意に軽減する。縦軸は，spectrofluorometry 法による細胞内カルシウムの蛍光強度，横軸は無刺激状態から2種類の多核白血球活性化物質を添加するスケジュールを示す。（＊$p<0.05$ vs UC，＋$p<0.05$ vs T/HS＋LDL）

T/HS：trauma-hemorrage，LDL：lymph duct ligation，UC：control animals，GRO：growth related oncogene，MIP-2：macrophage inflammatory protein-2

（Adams C, Hauser C, Adams J, et al：Trauma-hemorrhage-induced neutrophil priming is prevented by mesenteric lymph duct ligation. Shock, 18：513-517, 2002 より引用）

図 I・3　侵襲反応における "腸管―リンパ系" の役割

蛋白の一つである ubiquitin が中脳において高率に発現することが示されており，きわめて短時間の間に脳が炎症反応に対して防御的に働く可能性も考えられる。

逆に，脳内における炎症―抗炎症バランスを制御することにより，全身の炎症反応を軽減しようとする試みが，動物モデルでは成功している。少量の炎症性サイトカイン拮抗物質や抗炎症剤を脳室内などに投与することにより，炎症性サイトカイン投与などによる全身の過剰炎症反応が抑制されることが報告されている。今後，熱傷に伴う脳内物質の動きを明らかにすることは，過剰な侵襲反応をコントロールする治療法の開発に結びつく可能性を有している。

Wilmore[69]は，現在の外科治療の進歩は，患者のストレス刺激に対する反応を極力抑える工夫によるものであり，疼痛コントロールや鎮静法の改善，低体温の防止，手技の低侵襲化などが外科手術患者の生存率を有意に改善したことを示している。

熱傷患者においても，Herndon[70]らは自律神経系の活動亢進がカタボリズム（代謝亢進）を助長することから，熱傷ストレスに対する反応を軽減する目的で，長期間にわたり β ブロッカーを使用して有効性を検討した。その結果，β ブロッカーを使用した症例では，使用しない症例に比べ心拍数の減少とともに，著しい酸素消費量の低下や筋蛋白崩壊の減少が認められ，カタボリズムが有意に抑制された。これは神経系のコントロールによる全身性炎症反応の制御と捉えることができる。

また，Demling ら[71]は，体表 40〜70％の広範囲熱傷患者に蛋白同化作用を有するテストステロンの類似化合物（oxandrolone）を投与すると，投与しない患者に比べ体重減少や体内窒素喪失を著明に改善でき，採皮部の創治癒も有意に短縮することを報告している。"性差" の項で述べたように，性ホルモンの制御による侵襲反応のコントロールも注目されており，脳・神経系や内分泌系の制御による熱傷後侵襲反応の軽減が今後期待できる。

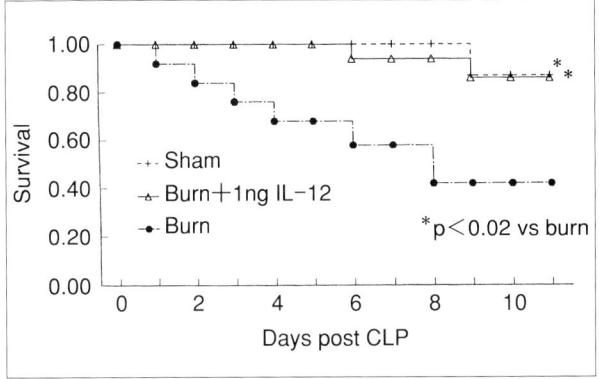

図 I・4 熱傷—腹膜炎 two-hit モデルにおける Th_1/Th_2 バランスの modulation therapy

20％熱傷後10日に腹膜炎を起こすマウスの two-hit モデルにおいて，Th_1細胞を誘導するIL-12を熱傷後隔日に投与すると，腹膜炎（セカンドヒット）後の致死率が有意に改善する。Sham群は，熱傷を受けず腹膜炎のみ起こしたグループを示す。CLP：cecal ligation and puncture

(Goebel A, Kavanagh E, Lyons A, et al：Injury induces deficient interleukin-12 production, but interleukin 12 therapy after injury restores resistance to infection. Ann Surg, 231：253-261, 2000 より引用)

D 病態解明に基づく新たな治療法の開発

1. 免疫機能（炎症反応）制御（immuno-modulation）

侵襲後の全身性炎症反応をいかに制御すべきかに関して，現在のところ共通の見解は得られていないが，白血球機能に着目した免疫機能の制御が動物モデルのみならず臨床患者でも試みられている。免疫機能の制御を白血球機能の賦活化と白血球機能の抑制に分けて紹介する。

白血球機能の賦活化としては，リンパ球，単球，多核白血球それぞれが対象となりうる。リンパ球に関しては，Goebel ら[72]の報告で熱傷後10日に腹膜炎を起こすセカンドヒットのマウスモデルにおいて，Tリンパ球を炎症性方向へ分化（$T_0->T_1$）させるIL-12を熱傷後隔日に投与した群において，投与しない群に比べ致死率の有意な改善を認めている（図I・4）。同モデルで，T_2リンパ球から産生される抗炎症性サイトカインであるIL-10に対する抗体を熱傷後1日に投与すると，IL-12投与と同様，腹膜炎後の生存率が有意に改善することから，熱傷後のTリンパ球バランスは炎症性（T_1）方向へ賦活化することが感染の重症化を抑えるためにも有用と考えられる。

また，Tulzo ら[73]は septic shock を来す患者ではTリンパ球のアポトーシスが急激に進行し，死亡例では遷延するリンパ球減少が見られることを示しており，リンパ球機能の賦活化とともにアポトーシスの制御も今後重要となりうる。

単球機能の賦活化としては，Docke ら[74]が単球の活性化の指標であるHLA-DRの発現が著しく低下したsepsis症例にインターフェロンγを投与すると，単球機能の著しい回復が見られ，9人中8人がsepsisから離脱し得たと報告している。彼らは，単球のHLA-DR発現の低下をCARS（compensatory anti-inflammatory response syndrome）の指標とし，CARSに陥った重症sepsis患者にはインターフェロンγ投与のような単球機能の賦活化がmodulation therapyとして有効としている。

実際，重症熱傷患者においては，単球におけるHLA-DR発現が受傷後9日頃をピークに長期間にわたり著しく低下しており，HLA-DRの低下は熱傷後に見られる抗炎症性サイトカインIL-10の血中濃度上昇と鏡面像をなすことが示されている。すなわち，単球機能から見た熱傷後の免疫能は長期間にわたり低下しており，Tリンパ球が抗炎症性（T_2）方向へ移行することと相関すると考えられる。

多核白血球機能の賦活化としては，多核白血球の数と機能を両方高める作用をもつG-CSF（granulocyte colony-stimulating factor）が注目され，われわれの報告[75]でも白血球減少を伴う重症sepsis患者においてrecombinant human G-CSF（rhG-CSF）投与により，非投与群に比べ有意に末梢血白血球数は増加し，多核白血球の活性酸素産生能および貪食能も改善した。

両群における血中CRP値の推移を見ると，rhG-CSF投与群では非投与群に比べ，投与後有意に血中CRP値は低下し，rhG-CSF投与後5日のsepsis離脱率は，投与群で60％，非投与群で28％であり，両群間で有意差が見られた。しかも，rhG-CSF投与に伴う肺障害などの組織障害の進行は見られていないことから，白血球減少を伴う重症sepsis患者においてrhG-CSF投与は有効と考えられる。

一方，白血球機能の抑制としては，activator protein 1やNF-kBの核内転写を抑え，炎症性mediatorsの産生を抑制するglucocorticoidの投与に関し，Meduriら[76]が1週間にわたり炎症反応の改善が認められない急性呼吸不全患者に対し，2 mg/kg/day から開始したメチルプレドニゾロンを32日間投与すると，非投与群に比べ，有意な肺障害の軽減と生存率の改善が見られたことを報告している。

彼らはglucocorticoidの使用により，患者血中の多核白血球において活性化を引き起こす転写因子である核内

NF-kB の発現が有意に抑えられることを示しており，多核白血球の活性化が原因となる炎症反応においてステロイドの使用が有効なケースがあると考えられる。

また近年，NF-kB decoy（おとり型）により細胞内の NF-kB 活性を抑制すると，TNF-α によって引き起こされる腎炎，心筋梗塞後の炎症反応，リウマチ関節炎などが有意に軽減することが示されている[77]。熱傷患者における白血球機能の制御は，賦活化，抑制ともに未だ臨床応用には到っておらず，炎症制御因子の遺伝子導入を含め今後の開発が期待される。

2．再生医療（regenerative therapy）

臨床において遺伝子治療が開始されてからすでに 10 年以上が経過し，治療対象も癌や AIDS から生活習慣病にまで広がりを見せている。中でも生体のもつ自己修復力によって臓器や組織を再生させる再生医療への遺伝子治療の応用が注目されている。血管疾患に対する遺伝子治療を一例にとっても，VEGF（vascular endothelial growth factor）遺伝子による血管新生，HGF（hepatocyte growth factor）遺伝子による血管新生，血管内皮前駆細胞を利用した血管新生，自家骨髄移植による血管新生，骨髄間質細胞移植による心筋梗塞の治療，ES 細胞（embryonic stem cells）からの血管新生など多彩な治療法が試みられ，一部は臨床においても良好な成績を示している[78]。

熱傷においても遺伝子治療，再生医療は今後重要な位置を占めると考えられる。近年，Spies ら[79]は体表 40％の熱傷ラットにおいてリポゾーム IGF-1（insulin like growth factor 1）を創部周囲に皮下投与して受傷後 10 日の創部境界組織の mRNA 発現を調べたところ，通常では数倍まで増強する IL-1β と TNF-α の mRNA 発現が著明に抑制されることを報告している。IGF-1 は，熱傷モデルで全身投与することにより，熱傷後に見られるカタボリズムを抑制するとともに，創部治癒を改善する効果が示されており，IGF-1 の遺伝子導入が長期間持続する熱傷局所の炎症反応を抑えて熱傷創部の治癒を促進すると考えられる。

また，再生因子として注目される HGF に関して，Arisawa ら[80]は体表 40％熱傷ラットにおいて，HGF を投与しないラットでは 23 日後の生存率が 27％であるのに対して，3 日間 HGF を投与すると生存率は 64％と有意に改善することを示し，HGF が肝の蛋白合成を著明に改善することをメカニズムの 1 つとして挙げている。HGF の投与は，sepsis モデルにおいては血管内皮細胞傷害を有意に軽減し，肝細胞を保護する効果が認められており，脳虚血モデルにおいてはリポゾーム HGF のくも膜下腔投与が脳表の血管新生を促進し，脳血流を著明に改善することが示されている[81]。今後，侵襲後の臓器障害の進行を抑える治療法として再生因子の臨床応用が期待される。

まとめ

熱傷病態の解明につながる最近の知見をいくつかの観点から検討した。

1）患者側因子として，"加齢"は，外的刺激に対する細胞レベルの感受性，反応性を低下させ，ストレス下の細胞維持や組織再生を難しくする点で侵襲後の予後を左右する因子となる。"性差"は，侵襲後の炎症―抗炎症反応バランスに違いを生じ，外傷後や sepsis の免疫能に関しては男性ホルモンが抑制的に，女性ホルモンが賦活的に働くとされるが，熱傷後はむしろ女性で細胞性免疫能の抑制が顕在化する可能性がある。

"遺伝子多型"は，各人の素因を明らかとし，Toll-like receptor や CD 14 などの遺伝子多型は外的刺激に対する生体の感受性を，一方 TNF，IL-1-receptor antagonist，PAI-1 などの遺伝子多型は外的刺激後の反応性をコントロールする因子として侵襲反応を左右する。"低栄養"は，侵襲時の自然免疫応答性の低下や腸管粘膜細胞死の進行を引き起こし，"肥満"は脂肪細胞由来物質の産生を介して細胞性免疫能の低下を来す可能性があり，いずれも感染症の重症化を招く因子となる。

2）侵襲側因子として，"熱傷組織"はその遺伝子解析を見ても炎症，免疫，再生にかかわる多岐にわたる物質を産生しており，全身的な免疫抑制や遠隔臓器障害の原因となる。"気道熱傷"は，炎症性サイトカインや活性化多核白血球の関与により肺胞上皮や肺血管内皮の傷害を引き起こすとともに，chemical mediators の産生により熱傷の全身病態にも影響を与える。

"セカンドヒット"は，多臓器障害のメカニズムとして注目されるが，多核白血球機能の活性化から見た two-hit theory は見直す必要がある。むしろ熱傷後，T リンパ球から見た炎症―抗炎症バランスは核内転写因子の発現異常から抗炎症方向に崩れ，セカンドヒットとしての感染症の重症化を引き起こす原因となりうる。

3）生体機能調節システムとして，"白血球―血小板―血管内皮連関"は，細胞相互の接着および活性化を介して，血管内皮細胞障害，臓器障害を伴う全身性炎症反応の中で重要な役割を担う可能性がある。"腸管―リンパ系"は，侵襲反応における重要な target organ であり，

臨床的意義を疑問視される bacterial translocation に代わり，腸間膜リンパに含まれる chemical mediators が侵襲後に引き起こされる systemic hyperinflammation の原因として注目されている。"脳—神経—内分泌系"は，侵襲時炎症反応と密接に関連し，脳内における炎症—抗炎症バランスの制御や β ブロッカーの使用により，侵襲反応の軽減が期待できる。

4）病態解明に基づく新たな治療法の開発として，"免疫機能（炎症反応）制御"は，白血球機能の賦活化と抑制を中心に進められている。白血球機能の賦活化としては，T リンパ球を炎症性方向へ分化（$T_0 \to T_1$）させる IL-12 の投与，単球機能を賦活化するインターフェロン γ の投与，多核白血球の数と機能を増強する G-CSF の投与などが，白血球機能の抑制としては glucocorticoid，NF-kB decoy の投与などが今後病態に応じて選択される可能性がある。

"再生医療"は，熱傷モデルにおいても growth factors を中心に検討され，IGF-1 の遺伝子導入や HGF の投与が創部治癒の改善や細胞機能の保持に有効性を発揮しており，今後の臨床応用が期待される。

（小倉裕司，杉本　壽）

文　献

1) Renshaw M, Rockwell J, Engleman C, et al：Cutting edge：Impaired toll-like receptor expression and function in aging. J Immunol, 169：4697-4701, 2002
2) Suh Y：Cell signaling in aging and apoptosis. Mech Ageing Dev, 123：881-890, 2002
3) Zhang H, Drake V, Morrison J, et al：Selected contribution：Differential expression of stress-related genes with aging and hyperthermia. J Appl Physiol, 92：1762-1769, 2002
4) Vollmar B, Pradarutti S, Nickels R, et al：Age-associated loss of immunomodulatory protection by granulocyte-colony stimulating factor in endotoxic rats. Shock, 18：348-354, 2002
5) Buchman T：The community of the self. Nature, 420：246-251, 2002
6) Ono S, Aosasa S, Tsujimoto H, et al：Increased monocyte activation in elderly patients after surgical stress. Eur Surg Res, 33：33-38, 2001
7) Schroder J, Kahlke V, Staubach K, et al：Gender differences in human sepsis. Arch Surg, 133：1200-1205, 1998
8) Oberholzer A, Keel M, Zellweger R, et al：Incidence of septic complications and multiple organ failure in severely injured patients is sex specific. J Trauma, 48：932-937, 2000
9) Majetschak M, Christensen B, Obertacke U, et al：Sex differences in posttraumatic cytokine release of endotoxin-stimulated whole blood：relationship to the development of severe sepsis. J Trauma, 48：832-839, 2000
10) Yokoyama Y, Schwacha M, Samy T, et al：Gender dimorphism in immune responses following trauma and hemorrhage. Immunol Res, 26：63-76, 2002
11) McGwin G, George R, Cross J, et al：Gender differences in mortality following burn injury. Shock, 18：311-315, 2002
12) O'Keefe G, Hunt J, Purdue G, et al：An evaluation of risk factors for mortality after burn trauma and the identification of gender-dependent differences in outcomes. J Am Coll Surg, 192：153-160, 2001
13) Barrow, Herndon D, et al：Thermal burns, gender, and survival. Lancet, 8619：1076-1077, 1988
14) Gregory M, Faunce D, Duffner L, et al：Gender difference in cell-mediated immunity after thermal injury is mediated, in part, by elevated levels of interleukin-6. J Leukocyte Biol, 67：319-326, 2000
15) Agnese D, Calvano J, Hahm S, et al：Human Toll-like receptor 4 mutations but not CD14 polymorphyisms are associated with an increased risk of gram-negative infections. J Infect Dis, 186：1522-1525, 2002
16) Mira J, Cariou A, Grall F, et al：Association of TNF 2, a TNF-alpha promoter polymorphism, with septic shock susceptibility and mortality：a multicenter study. JAMA, 282：561-568, 1999
17) Hurme M, Lahdenpohja N, Santtila S：Gene polymorphyisms of interleukin 1 and 10 in infectious and autoimmune diseases. Ann Med, 30：469-473, 1998
18) Hermans P, Hibberd M, Booy R, et al：4G/5G promoter polymorphyism in the plasminogen-activator-inhibitor-1 gene and outcome of meningococcal disease. Lancet, 354：556-560, 1999
19) Kang W, Saito H, Fukutsu K, et al：Effects of tyrosine kinase signaling inhibition on survival after cecal ligation and puncture in diet-restricted mice. JPEN, 25：291-297, 2001
20) Jeschke M, Debroy M, Wolf S, et al：Burn and starvation increase programmed cell death in small bowel epithelial cells. Dig Dis Sci, 45：415-420, 2000
21) Gottschlich M, Mayers T, Khoury J, et al：Significance of obesity on nutritional, immunologic, hormonal, and clinical outcome parameters in burns. J Am Diet Assoc, 93：1261-1268, 1993
22) Marti A, Marcos A, Martinez J, et al：Obesity and immune function relationships. Obes Rev, 2：131-140, 2001
23) Gore D, Chinkes D, Heggers J, et al：Association of hyperglycemia with increased mortality after severe burn injury. J Trauma, 51：540-544, 2001
24) Chen J, Zhou Y, Rong X, et al：An ex perimental study on systemic inflammatory response syndrome induced by subeschar tissue fluid. Burns, 26：149-155, 2000
25) Jia X, Zhu Z, Kong Q, et al：The changes in TNF

26) Kawakami M, Terai C, Okada Y : Changes of the interleukin-6 levels in skin at different sites after thermal injury. J Trauma, 44 : 1056-1063, 1998
27) Spies M, Dasu M, Svrakic N, et al : Gene expression analysis in burn wounds of rats. Am J Physiol Regul Integr Comp Physiol, 283 : R 918-930, 2002
28) Ravage Z, Gomez H, Czermak B, et al : Mediators of microvascular injury in dermal burn wounds. Inflammation, 22 : 619-629, 1998
29) Huang Y, Yang Z, Chen F, et al : Effects of early eschar excision en masse at one operation for prevention and treatment of organ dysfunction in severely burned patients. World J Surg, 23 : 1272-1278, 1999
30) Demling R, LaLonde C : Early burn excision attenuates the postburn lung and systemic response to endotoxin. Surgery, 108 : 28-35, 1990
31) Schwacha M, Knoferl M, Chaudry I : Does burn wound excision after thermal injury attenuate subsequent macrophage hyperactivity and immunosuppression. Shock, 14 : 623-628, 2000
32) Shirani K, Pruitt B, Mason A, et al : The influence of inhalation injury and pneumonia on burn mortality. Ann Surg, 205 : 82-87, 1987
33) Herndon D, Traber D : Pulmonary circulation and burns and trauma. J Trauma, 30 : S 41-44, 1990
34) Demling R : Smoke inhalation injury. New Horiz, 1 : 422-434, 1993
35) Fujishima S, Sasaki J, Shinozawa Y, et al : Interleukin 8 in ARDS. Lancet, 342 : 237-238, 1993
36) Laffon M, Pittet J, Modelska K, et al : Interleukin-8 mediates injury from smoke inhalation to both the lung emdothelial and the alveolar epithelial barriers in rabbits. Am J Respir Crit Care Med, 160 : 1441-1442, 1999
37) Bidani A, Wang C, Heming T : Early effects of smoke inhalation on alveolar macrophage functions. Burns, 22 : 101-106, 1996
38) Barrow R, Wang C, Evans M, et al : Growth factors accelerate epithelial repair in sheep trachea. Lung, 171 : 335-344, 1993
39) Patrick D, Moore F, Moore E, et al : Neutrophil priming and activation in the pathogenesis of postinjury multiple organ failure. New Horiz, 4 : 194-210, 1996
40) Turnbull R, Talbot J, Hamilton S : Hemodynamic changes and gut barrier function in sequencial hemorrhagic and endotoxic shock. J Trauma, 38 : 705-712, 1995
41) Waydhas C, Nast-Kolb D, Trupka A, et al : Posttraumatic inflammatory response, secondary operations, and late multiple organ failure. J Trauma, 40 : 624-631, 1996
42) Brundage S, McGhan R, Jurkovich G, et al : Timing of femur fracture fixation : effect of outcome in patients with thoracic and head injuries. J Trauma, 52 : 299-307, 2002
43) Cryer H, Leong K, McArthur D, et al : Multiple organ failure : by the time you predict it, it is already there. J Trauma, 46 : 597-606, 1999
44) 小倉裕司,上尾光弘,田中 裕ほか:総説:外傷後の二次侵襲に対する生体反応.炎症・再生, 21 : 625-633, 2001
45) Cumming J, Purdue G, Hunt J, et al : Objective estimates of the incidence and the consequences of multiple organ dysfunction and sepsis after burn trauma. J Trauma, 50 : 510-515, 2001
46) Mishima S, Yukioka T, Matsuda H, et al : Mild hypotension and body burns synergistically increase bacterial translocation in rats with a "two-hit phenomenon". J Burn Care Rehabil, 18 : 22-26, 1997
47) Lederer J, Rodrick M, Mannick J : The effects of injury on th eadaptive immune response. Shock, 11 : 153-159, 1999
48) O'Suilleabhain C, Kim S, Rodrick M, et al : Injury induces alterations in T-cell NFkB and AP-1 activation. Shock, 15 : 432-437, 2001
49) Ogura H, Kawasaki T, Tanaka H, et al : Activated platelets enhance microparticle formation and platelet-leukocyte interaction in severe trauma and sepsis. J Trauma, 50 : 801-809, 2001
50) Bonomini M, Stuard S, Carreno S, et al : Neutrophil reactive oxygen species production during hemodialysis : role of activated platelet adhesion to neutrophils through P-selectin. Nephron, 75 : 402-411, 1997
51) Andonegui G, Trevani A, Lopez D, et al : Inhibition of human neutrophil apoptosis by platelets. J Immunol, 158 : 3372-3377, 1997
52) Rauch U, Bonderman D, Bohrmann B, et al : Transfer of tissue factor from leukocytes to platelets is mediated by CD 15 and tissue factor. Blood, 96 : 170-175, 2000
53) Fujimi S, Ogura H, Tanaka H, et al : Activated polymorphonuclear leukocytes enhance microparticle formation with increased adhesion molecules in patients with sepsis. J Trauma, 52 : 443-448, 2002
54) Nishida M, Futami S, Maekawa K : Pathogenic role of neutrophil endothelium interaction in progression to MODS from traumatic SIRS. J Trauma, 49 : 382 (abstract), 2000
55) Takahashi T, Hato F, Yamane T, et al : Activation of human neutrophils by cytokine-activated endothelial cells. Circ Res, 88 : 422-429, 2001
56) Hara S, Asada Y, Hatakeyama K, et al : Expression of tissue factor and tissue factor pathway inhibitor in rat lungs with lipopolysaccharide-induced disseminated intravascular coagulation. Lab Invest, 77 : 581-589, 1997
57) Turnage R, Nwariaku F, Murphy J, et al : Mechanisms of pulmonary microvascular dysfunction during severe burn injury. World J Surg, 26 : 848-853, 2002
58) Eichhorn M, Ney L, Massberg S, et al : Platelet kinetics in the pulmonary microcirculation in vivo

assessed by intravital microscopy. J Vas Res, 39 : 330-339, 2002
59) Andre P, Denis C, Ware J, et al : Platelets adhere to and translocate on von Willebrand factor presented by endothelium in stimulated veins. Blood, 96 : 3322-3328, 2000
60) Wu X, Spies M, Chappell V, et al : Effect of bombesin on gut mucosal impairment after severe burn. Shock, 18 : 518-522, 2002
61) Ravindranath T, Al-Ghoul W, Namak S, et al : Effects of burn with and without Escherichia coli infectin in rats on intestinal vs splenic T-cell responses. Crit Care Med, 29 : 2245-2250, 2001
62) Zarzaur B, Kudsk K : The mucosa-associated lymphoid tissue structure, function, and derangements. Shock, 15 : 411-420, 2001
63) Varedi M, Lee H, Greeley G, et al : Gene expression in intestinal epithelial cells, IEC-6, is altered by burn injury-induced circulating factors. Shock, 16 : 259-263, 2001
64) Deitch E : Bacterial translocation or lymphatic drainage of toxic products from the gut : what is important in human beings? Surgery, 131 : 241-244, 2002
65) Fukushima R, Alexander J, Gianotti L, et al : Bacterial translocation-related mortality may be associated with neutrophil-mediated organ damage. Shock, 3 : 323-328, 1995
66) Peng Y, Yuan Z, Xiao G, et al : Effects of early feeding on the prevention of enterogenic infection in severely burned patients. Burns, 27 : 145-149, 2001
67) Adams C, Hauser C, Adams J, et al : Trauma-hemorrhage-induced neutrophil priming is prevented by mesenteric lymph duct ligation. Shock, 18 : 513-517, 2002
68) Chinnaiyan A, Huber-Lang M, Kumar-Sinha C, et al : Molecular signatures of sepsis : multiple gene expression profiles of systemic inflammation. Am J Pathol, 159 : 1199-1209, 2001
69) Wilmore D : From Cuthbertson to fast-track surgery : 70 years of progress in reducing stress in surgical patients. Ann Surg, 236 : 643-648, 2002
70) Herndon D, Hart D, Wolf S, et al : Reversal of catabolism by beta-blockade after severe burns. N Eng J Med, 345 : 1223-1229, 2001
71) Demling R, Orgill D : The anticatabolic and wound healing effects of the testosterone analog oxandrolone after severe burn burn injury. J Crit Care, 15 : 12-17, 2000
72) Goebel A, Kavanagh E, Lyons A, et al : Injury induces deficient interleukin-12 production, but interleukin 12 therapy after injury restores resistance to infection. Ann Surg, 231 : 253-261, 2000
73) Tulzo Y, Pangault C, Gacouin A, et al : Early circulating lymphocyte apoptosis in human septic shock is associated with poor outcome. Shock, 18 : 487-494, 2002
74) Docke W, Randow F, Syrbe U, et al : Monocyte deactivation in septic patients : Restoration by IFN-γ treatment. Nat Med, 3 : 678-681, 1997
75) Ishikawa K, Tanaka H, Matsuoka M, et al : Recombinant human granulocyte colony-stimulating factor attenuates inflammatory responses in septic patients with neutropenia. J Trauma, 44 : 1047-1055, 1998
76) Meduri G, Headley A, Golden E, et al : Effect of prolonged methylpredonisolone therapy in unresolving acute respiratory distress syndrome : a randomized controlled trial. JAMA, 280 : 159-165, 1999
77) Tomita N, Morishita R, Tomita S, et al : Transcription factor decoy for NfkappaB inhibits TNF-alpha-induced cytokine and adhesion molecule expression in vivo. Gene Ther, 7 : 1326-1332, 2000
78) 小池弘美, 森下竜一, 金田安史：血管疾患に対する遺伝子治療. 医学のあゆみ, 203 : 296-301, 2002
79) Spies M, Nesic O, Barrow R, et al : Liposomal IGF-1 gene transfer modulates pro-and anti-inflammatory cytokine mRNA expression in the burn wound. Gene Ther, 8 : 1409-1415, 2001
80) Arisawa H, Yamashita Y, Ogawa H, et al : Deleted form of hepatocyte growth factor ameliorates the mortality rate of severe thermal injury in rats. Surgery, 126 : 925-932, 1999
81) Yoshimura S, Morishita R, Hayashi K, et al : Gene transfer of hepatocyte growth factor subarachnoid space in cerebral hypoperfusion model. Hypertension, 39 : 1028-1034, 2002

II 熱傷の診断と治療・最近の進歩

1 熱傷の診断法・全身療法の進歩
2 熱傷患者の代謝と栄養
3 広範囲熱傷の治療戦略（超早期手術を含めて）
4 スキンバンクの意義と展望

II 熱傷の診断と治療：最近の進歩

1 熱傷の診断法・全身療法の進歩

SUMMARY

1）"9の法則"は正確性では"Lund and Browder"に劣るが，診断に要する時間は短い。深度診断には新しい手法も考案されているが経験ある臨床医の診断には勝らない。

2）全身療法の進歩は，熱傷の主要死因である受傷初期の"熱傷ショック"と晩期の多臓器不全（MODS）の発症予防に貢献した。

3）循環管理では，末梢循環を含めた循環動態の維持が肝要であり，輸液公式は目安としてindividualizedな組立がなされるべきである。

4）呼吸管理では，循環抑制・barotraumaを配慮した呼吸モードの選択とpulmonary sepsisの回避が肝要である。

5）MODSは高度侵襲，重症感染症に対する全身性炎症反応症候群（SIRS），sepsisに起因するため，これらに関与する種々のメディエイタのモジュレーションがMODS発症予防・治療に有用であると考えられる。

6）メディエイタモジュレーションは循環管理（熱傷浮腫軽減），呼吸管理（肺傷害予防）にも有用である。

7）低体温，疼痛はさらなる侵襲負荷であり，体温管理，疼痛管理にも十分な配慮が必要である。

8）一つ一つの治療法の進歩のみならず，きめ細やかな治療計画，患者監視を含む危機管理体制の確立なども救命率の向上には欠かせない。

はじめに

1949年の死亡率50％の熱傷面積は0〜14歳では49％TBSA，15〜44歳では46％TBSA，45〜64歳では27％TBSA，65歳以上では10％TBSAであったが，1989〜1991年の死亡率50％の熱傷面積は0〜14歳では98％TBSA，ほかの若年層では75％TBSAまでになった（図II・1）[1]。この熱傷関連死亡の減少には，発生予防，創傷管理，集中治療の進歩の寄与が大きい。1992〜1999年の成績は1987〜1991年の成績と大きな変化は見られていない。本稿では，診断法，全身療法（ただし感染症の治療，栄養管理については他章）の最近の進歩につき触れる。

A 診断法の進歩

熱傷患者も外傷患者として初期対応なされるべきである。アメリカ外科学会外傷委員会が作成した系統的外傷処置（ATLS：advanced trauma life support）は，primary survey（ABCDE：いわゆる蘇生のABCとdisability 神経学的所見，exposure/environmental control 完全脱衣/低体温予防），resuscitation phase，secondary survey，definitive care and transport phase（高次医療機関への患者転送も含まれる）より構成されるが，熱傷患者においてはとくにsecondary surveyが重要である（図II・2）[2]。

熱傷の広さ，深さの診断のほか，気道熱傷・電撃傷・化学損傷の有無，体幹・四肢に全周性熱傷があるか，顔面・目・耳・手指・足・会陰部の熱傷，虐待の疑いなどに注目する。

B 評価

1．受傷面積の診断

体表面積に対する受傷面積の診断は従来，小児では"5の法則"，成人では"9の法則"，"Lund and Browder"（図II・3）[3]が用いられている。非広範囲熱傷では熱傷面積の増加につれ大きめに診断されやすく，広範囲熱傷では逆に小さく診断されやすい。また，"9の法則"は過大に評価されやすいが，診断に要する時間が短いという利

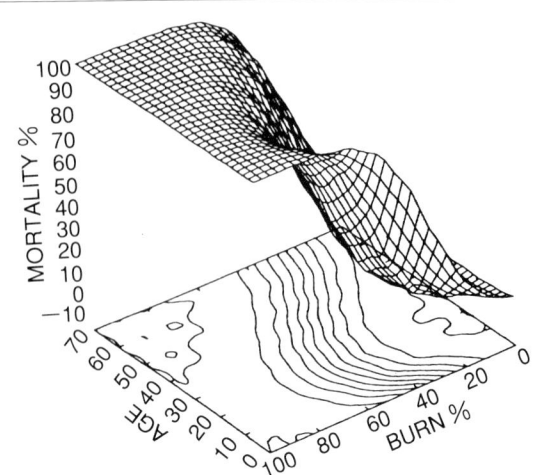

Mortality plane for patients admitted between 1950 and 1963. Note location of contour lines in base of cube.

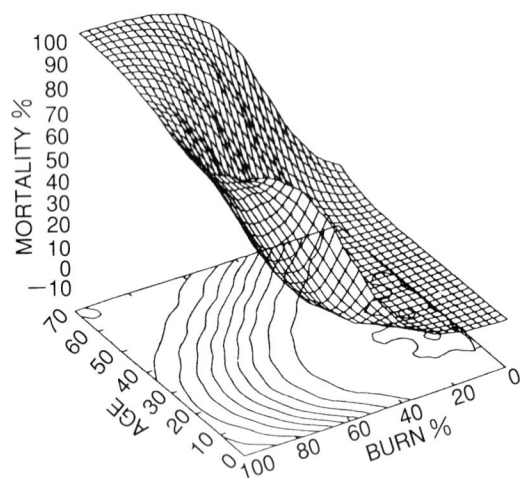

Mortality plane for patients admitted between 1987 and 1991. Note contour locations.

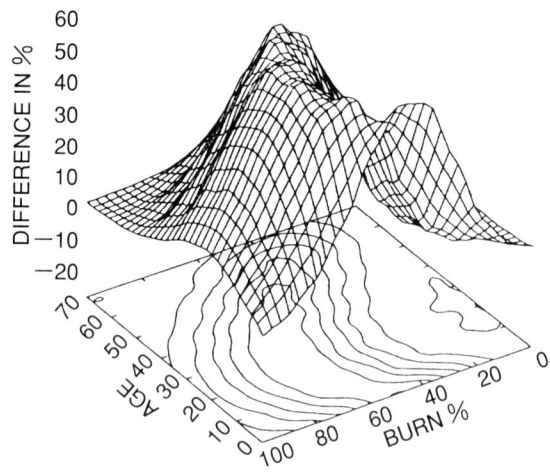

Plane of differences in percent mortality between 1950 and 1963 and 1987 and 1991. Note location of peak.

◀図 II・1　熱傷治療の進歩

小範囲熱傷ではもともと死亡率は低いこと，高齢者の広範囲熱傷では現在でも救命は困難な場合が多いことのため 1950～1963 年から 1987～1991 年にかけての死亡率の低下は見られない。この間，熱傷面積では 40～60％TBSA，年齢では 50 歳以下での死亡率の低下が著しい。

(Pruitt BA, Goodwin CW, Mason AD：Epidemiological, demographic, and outcome characteristics of burn injury. Total Burn Care (2 nd Ed), pp 16-30, WB Saunders, London, 2002 より引用)

点がある[4]。顎下～頸部，腋窩，体幹側面，会陰など矢状面・水平面をとる部分の広さは前額面の視野を主体にした従来の診断法では判定困難である。これらの場所については手掌法（患者の手掌面積を全身体表面積の 0.5％とする）が有用である[5]。

2．熱傷深度の診断

熱傷深度の診断（表II・1）は重症度に影響するのみならず，不必要な焼痂皮切除の回避に有用であり，在院日数短縮，経費節減にも関係がある。深度診断として，①laser Doppler imaging（LDI），②light reflectance，③laser Doppler flowmetry，④thermographic assessment，⑤temperature measurement，⑥high-resolution ultrsound，⑦fluorescein dye with ultraviolet excitation，⑧nonfluorescent intravenous dye，⑨nuclear magnetic resonance，⑩indocyanine green dye などが報告されているが，初期深度診断は経験を積んだ臨床医に勝るものはない[2]。

近年，hi scope を用いた深度判定も報告された[6]。SDB では真皮内血管が良く保たれ毛細血管内の赤血球の動きが観察されるが，DDB あるいは将来 DDB に陥ると予測される熱傷創では毛細血管数の減少と血流の停滞が認められ，DB では真皮内の血管構造は認められない。また，経過では DDB のうち血流の改善する DDB では 3～5 日で皮膚付属器より上皮化が始まり 2 週間で上皮化するが，2～3 日で血流の途絶する DDB では 2 週間では上皮化は認められない。小児，高齢者では熱傷創が深くなりやすいことにも留意する必要がある。

また，熱傷初期におけるいわゆる "zone of stasis" の行方（III度熱傷創に移行するか否か）を予知することも早期切除術においては重要であるが，LDI の検討では熱傷急性期の治療に影響されることが明らかにされた[7]。

3．重症度

現在においても熱傷重症度基準（表II・2）が用いられることが多いが，小児，高齢者では熱傷面積あたりの重症度が高く見積もられている。また，特殊部位（顔面，

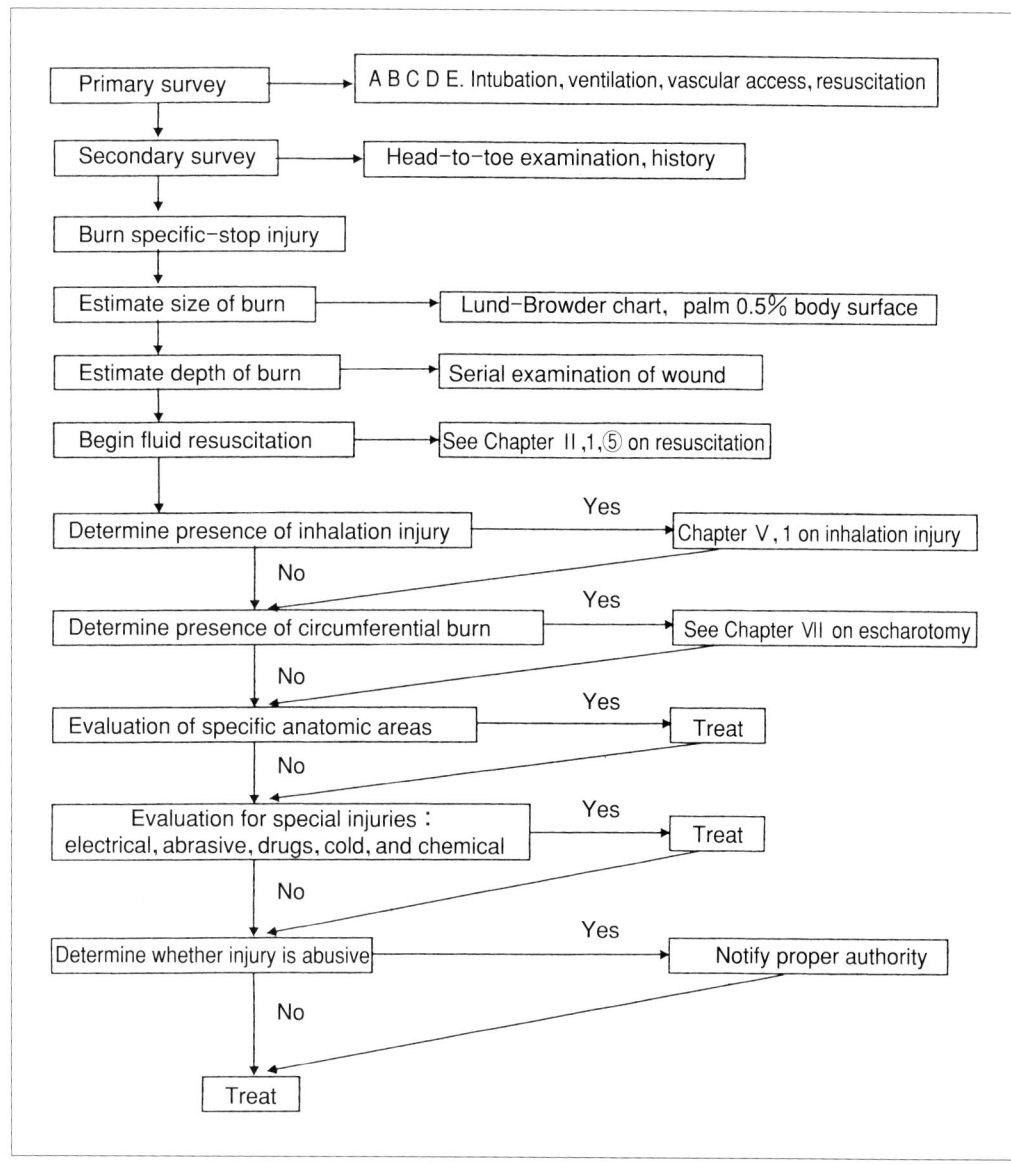

図 II・2　熱傷患者初期対応アルゴリズム
(American burn Association：Initial assessment of the burn patient. "Practice guidelines for burn care". J Burn Care Rehabil Supple：5 S-9 S, 2001 より引用改変)

表 II・1　熱傷創の深度の診断と治癒期間

深　度	皮膚所見	色　調	知　覚	治癒期間
I度	乾燥	紅斑	痛み（+），知覚過敏	2〜5日，瘢痕（−），色素斑（±）
II度（浅達性）	湿潤，水疱（+）	薄赤	強い痛み，知覚あり	感染（−）なら5〜21日
II度（深達性）	湿潤，水疱（+）	やや白色	痛み軽度，知覚鈍麻	感染（−）なら21〜35日
III度	乾燥硬化炭化	ろう色黄色〜赤茶色黒色	無痛	数カ月（植皮を要する）（小範囲では周囲からの表皮化で数週）

手指，足，会陰部）の熱傷，特殊な熱傷（気道熱傷，電撃傷，化学熱傷），ほかの外傷を合併する熱傷などが重症に分類される。

熱傷の広さ，深さを元に計算される熱傷指数（burn index：BI＝III度熱傷面積（％TBSA）＋1/2×II度熱傷％TBSA），予後熱傷指数（prognostic burn index：PBI＝BI＋年齢）も重症度および予後の指標となるが，小児では重要臓器の予備能が劣ること，皮膚が薄いため熱傷は深達化しやすいことなどの理由により，成人に比し同程度の熱傷でも死亡率は高く，乳幼児ではさらに高い。

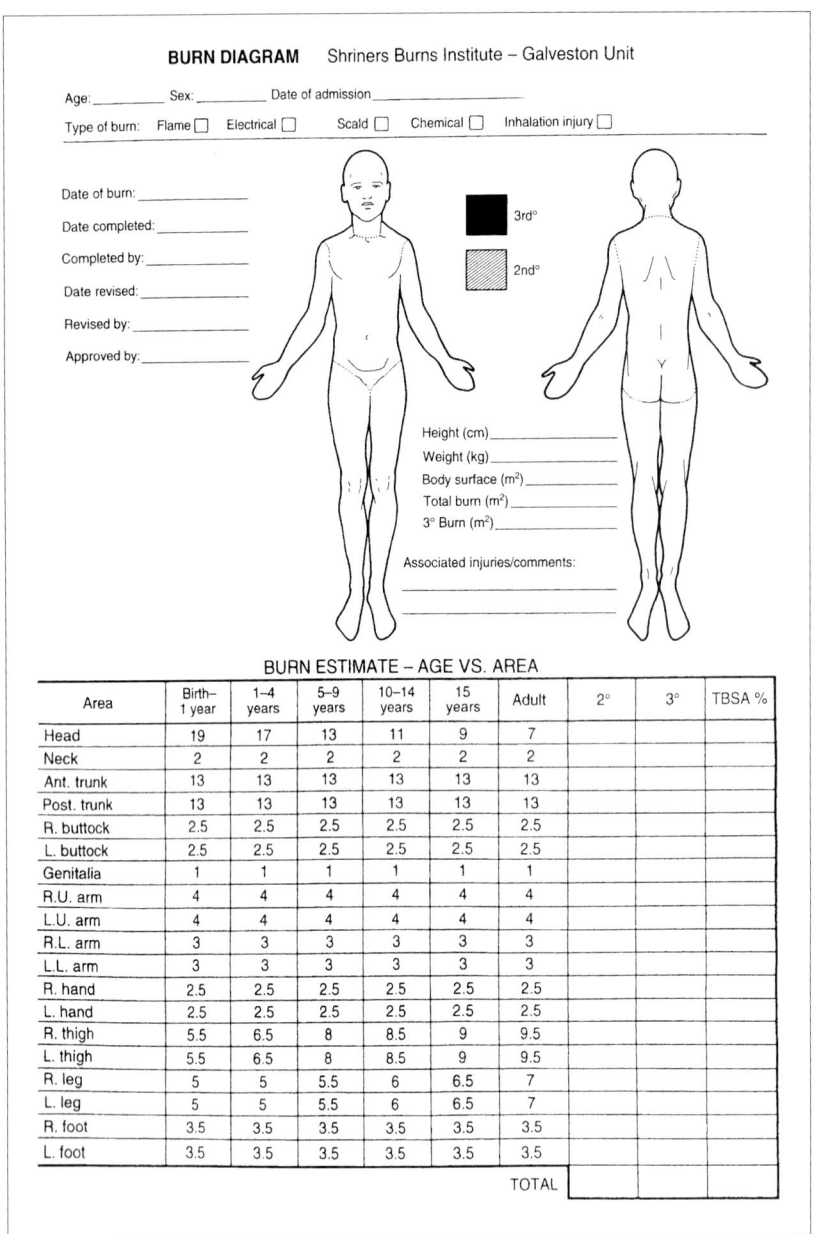

図 II・3　熱傷面積の診断
年齢の増加とともに頭部占有面積が減少，下肢占有面積は増加する。
(Modified "Lund and Browder" (Hartford CH：Care of outpatient burns. Total Burn Care (2 nd Ed), pp 40-50, WB Saunders, London, 2002) より引用)

C 全身療法の進歩

　熱傷の主要死因は受傷初期の"熱傷ショック"と晩期（数週以降）の多臓器不全（multiple organ dysfunction syndrome：MODS）である。近年，初期の"熱傷ショック"による死亡例は減少し，さらなる救命率向上に向けMODSの予防・治療の研究が進んでいる。
　MODSの予防・治療には酸素代謝失調の改善は不可欠であり，末梢組織への酸素運搬不全，重症感染症（sepsis）に起因する末梢組織での酸素利用障害の改善が肝要である。酸素運搬不全に対しては循環・呼吸管理，すなわち，心拍出量，酸素分圧，ヘモグロビン濃度の維持が肝要である（酸素運搬能＝心拍出量×酸素濃度，酸素濃度＝1.36×ヘモグロビン濃度×ヘモグロビン酸素飽和度＋0.0031×PaO_2）。重症感染症における酸素利用障害の病態は明らかではない。一方，MODSの発症要因として熱傷侵襲，感染症に対する過剰な生体防御反応 SIRS（systemic inflammatory response syndrome：全身性炎症反応症候群，感染に起因する SIRS が sepsis）による autodestruction, proliferation が関与していることが明らかとなった。

表 II・2　Artz の熱傷の重症度の基準

重症（専門施設に要入院）
1. II度＋III度熱傷　　30%TBSA 以上（小児・高齢者：20%TBSA 以上）
2. III度熱傷　　　　　10%TBSA 以上（小児・高齢者：5%TBSA 以上）
3. 特殊部位のII度・III度熱傷（顔面，手指，足，会陰部）
4. 特殊な熱傷　　　　（気道熱傷，電撃傷，化学熱傷）
5. 骨折やほかの外傷の合併による重篤な症例

中等症（一般病院に要入院）
1. II度＋III度熱傷　　15～30%TBSA（小児・高齢者：10～20%TBSA）
2. III度熱傷　　　　　2～10%TBSA（小児・高齢者：2～5%TBSA）

軽症（外来治療可）
1. II度＋III度熱傷　　15%TBSA 未満（小児・高齢者：10%TBSA 未満）
2. III度熱傷　　　　　2%TBSA 未満

TBSA：熱傷面積

表 II・3　循環管理の指標

平均血圧	>80 mmHg
脈圧	>40 mmHg
脈拍数	<120/min
尿量	1 ml/kg/min
ヘマトクリット値	35～50%
血漿蛋白	>3～4 g/dl
心係数	>2.5 l/min/m²
肺動脈楔入圧	2～7 mmHg
中心静脈圧	2～7 mmHg
左室心拍出仕事係数	>25 gM/min/m²
酸素運搬量（DO_2）	>600 ml/min/m²
酸素消費量（VO_2）	>170 ml/min/m²

1．循環管理

a．循環管理の指標

循環の指標を表II・3に示したが，これ以外に脈圧，四肢の色調，毛細管再充血時間，体温，意識状態なども良い循環の指標となる．また，体重測定を頻回に行い水分バランスを計算し輸液量の指標とするが，あくまで循環の指標を目安とすべきである．マンシェットによる血圧測定が困難な場合には観血的血圧測定（大腿動脈，橈骨動脈など）を行う．20%TBSA 以上の熱傷例では必ず尿路カテーテルを留置し尿量 1 ml/kg/時（当初では 15 分おきに測定）を維持するように輸液速度を調節する．

循環動態の把握が困難な場合には Swan-Ganz カテーテル（SGC）などによる心拍出量のモニタリングが有用である．5歳以上であれば小児においても SGC の使用は可能である．SGC は従来ほどは用いられなくなったが用途別 SGC も考案され混合静脈血，心拍出量の連続測定（vigilance system）も可能となった．温度センサー付き二腔式カテーテル（PiCCO）を用いた胸腔内血液量指数測定により，熱傷急性期においても正確な前負荷評価が可能であることも報告[8]されている．

また，ベッドサイドでの心臓超音波検査は非侵襲的であり心機能の把握のみならず，中心静脈径を測定することにより循環血液量の寡多の大まかな把握も可能である．末梢循環の指標として動脈血液ガス測定時の base excess，乳酸値が有用であるが，胃粘膜内 pH 測定がより有用であるとの報告もある．

血液検査でのヘモグロビン濃度，血清総蛋白質，電解質（Na, K, P, Ca, Mg など）は輸液製剤の質を決める際の指標となる．

b．輸液

1）輸液路

広範囲熱傷の場合には太い静脈に2つの静脈ルートを取るべきである．熱傷部でない外頸静脈，鎖骨下静脈，大腿静脈に穿刺しカテーテルを留置するが，小児では大伏在静脈の静脈切開も勧められる．小児では血液量の絶対量が少ないため輸液開始の遅れはただちに重篤なショックに陥りやすい．3歳以下の小児で緊急時に静脈ルートの確保が困難な場合には16～18ゲージの骨髄針（通常の翼状針でも穿刺可能）を用い骨髄輸液を行う．8歳以下でも穿刺が容易であれば安全に施行可能である．脛骨前面，内側踝，前腸骨稜，大腿骨などに末梢部の骨端を避け，骨面に対し60～90度に穿刺し，骨髄の吸引を確かめた後，100 ml/時以上の速さで自然落下で投与する．

2）輸液量（表II・4）[9]

成人では体重を基準とした公式，Parkland（別名 Baxter，輸液製剤は乳酸加リンゲル）「受傷後の24時間：熱傷面積（%TBSA）×体重（kg）×4（最初の8時間で1/2量）」，modified brooke「受傷後の24時間：熱傷面積×（kg）×2（最初の8時間で1/2量）」などが用いられる．

小児では体表面積を基準とした Shriners Burns Hospital（Galveston，輸液製剤は5%グルコース含乳酸加リンゲル）の公式「受傷後の24時間：5,000 ml×熱傷面積（m²）＋2,000 ml×体表面積（m²）（最初の8時間で1/2量），24時間以後：3,750 ml×熱傷面積（m²）（創閉鎖まで）＋1,500 ml×体表面積（m²）（維持輸液として）」が用いられる．熱傷面積・体重あたりでは6 ml ほどとなり成人の必要量よりも多い．

熱傷輸液公式は受傷後24～48時間までの循環動態を想定した目安であることを銘記すべきである．熱傷面積

表 II・4 熱傷輸液公式

	Solution	Volume
Colloid formulas		
Slater	Lactated Ringer's	2 l/24 hr
	Fresh frozen plasma	75 ml/kg/24 hr
Demling	Dextran 40 in saline	2 ml/kg/hr/24 hr
	Fresh frozen plasma	0.5〜1.0 ml/kg/%TBSA burn/8〜24 hr
	Lactated Ringer's	maintain urine output/8〜24 hr
Crystalloid formulas		
Parkland	Lactated Ringer's	4 ml/kg/%TBSA burn/24 hr
Modified Brooke	Lactated Ringer's	2 ml/kg/%TBSA burn/24 hr
Hypertonic saline formulas		
Hypertonic saline solution (Monafo)	250 mEq Na/L	1〜2 ml/kg/%TBSA burn/24 hr
Modified hypertonic (Warden)	Lactated Ringer's+50 mEq NaHCO$_3$	4 ml/kg/%TBSA burn/1 st 8 hr
(combines crystalloid and colloid	Lactated Ringer's	maintain urine output/2 nd 8 hr
resuscitation)	Lactated Ringer's+12.5 g albumin	maintain urine output/3 rd 8 hr

(Warden GD:Burn shock resuscitation. World J Surg 16:16-23, 1992 より引用)

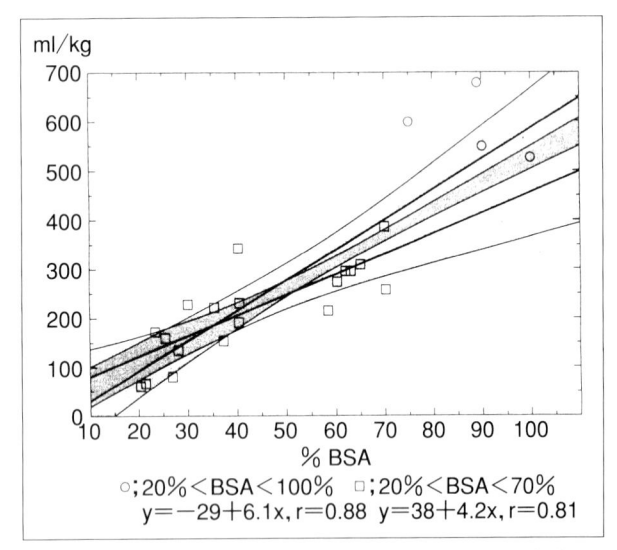

図 II・4 受傷後 0〜24 時間の輸液量（ml/kg）と熱傷面積（%TBSA）との関係

20%<%TBSA<70%の症例では，%TBSA あたりの輸液量の増加係数は 4.2 で，Baxter 公式の「4」に近似したが，70%<%TBSA<100%の症例を加えると増加係数は 6.1 となり，広範囲熱傷では%TBSA あたりの輸液量は Baxter 公式よりも多くなると考えられる（気道熱傷例，飲酒例，メディエイタモジュレーション例を除いて検討）。

（篠澤洋太郎：症例検討：広範囲熱傷 輸液管理の考え方と Controversy. LISA, 2:54-57, 1995 より引用）

が大きいほど（図 II・4）[10]，熱傷深度が深いほど，小児，および初期輸液開始の遅延，気道損傷の合併，アルコール・精神神経用薬の服用などにより循環維持に要する輸液量は増加する。

浮腫増強が緩和される 18〜30 時間以後では，維持輸液（1,500 ml/体表面積（m^2））+不感蒸泄（25+熱傷面積%TBSA）×体表面積（m^2）×24）の輸液（K を含む維持輸液製剤）を目安とするが，利尿期で肺水腫を呈している場合は輸液制限，利尿薬投与も考慮する。

3）輸液製剤（表 II・4）[9]

受傷 24 時間以内では乳酸加リンゲル，その後は 5%グルコースに変更する。2 歳以下の幼児ではグリコーゲンの蓄積が少なく低血糖になりやすく，24 時間以内でも 5%糖混入乳酸加リンゲルも適応となる。

血漿膠質浸透圧維持のためアルブミン 2.5 g/dl 以下ではアルブミン製剤を血管透過性亢進のピークを過ぎる受傷 8〜12 時間以後より投与する（アルブミン投与量＝(2.5 g/dl－アルブミン濃度)×体重 kg×3）。熱傷受傷 24 時間ではアルブミンなどの膠質液は晶質液の 3 倍の volume expander effect を有する[11]。1998 年の Cochrane 報告[12]では熱傷におけるアルブミン投与は抗凝固作用，浮腫増強など有害であると結論されているが，高齢者，心機能低下例，気道熱傷合併例，50%TBSA 以上の体表熱傷例では，投与時期を考慮すればむしろ有用であると考えられる[13]。

細胞外液での非機能化は水分よりも Na が強く細胞外液は低張となりやすい。乳酸加リンゲルのみでの輸液量法では水分が多くなるため，HLS (hypertonic lactated solution)法（尿量維持を目安に，HLS 300 を 2 リットル，ついで HLS 200 を 1 リットル，ついで HLS 150 を 48 時間まで投与する）が考案された。受傷初期 24 時間で乳酸加リンゲルを主体とした輸液量法に比し 1/2 量の輸液量で循環動態の安定化が得られ，浮腫形成も少なく，refilling における呼吸障害も防止できる[14]が，高 Na 血症防止に留意する必要がある。

c．循環管理における留意点

1）輸液における individualization

熱傷輸液における議論は現在も続いているが，すでに

1978年NIH[15]は既存の輸液公式には固執しないこと，熱傷創および細胞内に喪出した細胞外液に見合った質の輸液を適切な臓器環流維持に足る必要最低限量を補充することをconsensus summaryとしている。いずれの輸液法であっても，その副作用，合併症を熟知しこれらの発症を回避する管理がなされるならば，輸液法の優劣はつけがたいと考えられる。

熱傷面積<40%TBSAで気道熱傷がなければ，多くは乳酸加リンゲル液のみで管理可能である。熱傷面積>40%TBSAでは異なる輸液製剤を時間経過により変更する工夫も必要である（たとえば，受傷後の8時間をHLS，つぎの8時間を乳酸加リンゲル液，つぎの8時間を5%アルブミン＋乳酸加リンゲル液で管理する）。

2）年齢

小児では心肺予備能が大きく過剰輸液でも循環不全の徴候がその直前まで循環動態の指標に反映されない場合もあるが，乳幼児では心充満圧が低く心拍出量は心拍数に依存しているため過剰輸液に対し敏感である。また，腎尿細管濃縮能の成熟不全のため尿量が循環不全を反映しない場合もある。

同様な理由により，1歳以下の小児ではNaの尿中排泄増加があり低Na血症を来しやすい。さらに，浮腫が起こりやすく，脳浮腫を伴いやすいため初療24～48時間までは頭を高くして管理する。高齢者では心肺予備能が小さいこと，心疾患などの既往歴に留意する。

3）心血管作動薬

輸液のみで肺動脈楔入圧を10～20 mmHgを維持しても心機能を維持できない場合には，心超音波検査所見，SGCモニタリングなどを参照に心血管作動薬（dopamine，dobutamine 3～10 μg/kg/min）を投与する。ノルエピネフリンなどのα-アドレナリン刺激薬の使用はsepsisを除いては推奨されない。

一方，重症熱傷患者ではカテコラミン過剰分泌状態であり，心拍数増加，基礎代謝・筋異化の亢進を来すため，プロプラノロールなどのβ-アドレナリン阻害薬が用いられる場合もある。

d．メディエイタモジュレーション（熱傷早期浮腫の軽減と輸液量減少）

"熱傷ショック"を惹起する間質の陰圧化[16]による浮腫形成，細胞膜Naポンプ不全による細胞膨化に活性酸素が関与することから，熱傷初期の抗酸化薬の使用が熱傷初期の病態を変えうると考えられる。ビタミンCの大量使用（66 mg/kg/時）は輸液量減量，臓器障害予防に有用であった[17]。また，熱傷早期のウリナスタチンの使用により輸液量が減少した[18]。

表 II・5　COHb濃度と臨床症状

COHb濃度	臨床症状
～10%	なし
10～20	前頭部頭重感，皮膚血管の拡張
20～30	頭痛（拍動性），倦怠感
30～40	激しい頭痛，嘔気，嘔吐，脱力感，視力障害
40～50	同上，呼吸促進，頻脈
50～60	昏睡，痙攣，Cheyne-Stokes呼吸，時に死亡
60～70	同上，呼吸微弱
70%～	呼吸停止，循環虚脱，死亡

2．呼吸管理

火災などによる熱傷では体表熱傷に気道熱傷を合併することが多く，気道熱傷自体および体表熱傷に由来して合併する呼吸不全（呼吸器感染を含む）が熱傷関連死亡に大きく関連している。気道熱傷の詳細については他章を参照されたい。

a．呼吸のモニタリング

PaO_2，$PaCO_2$は血液ガスのほか，それぞれパルスオキシメトリ，終末期呼気CO_2濃度でも評価可能であるが，パルスオキシメトリはMetHb，COHbとO_2Hbの差を認識できないこと，終末期呼気CO_2濃度は心拍出量，気道抵抗・死腔，代謝量などに影響されることを念頭に置く必要がある。SaO_2>92%で酸素化は十分である。

b．気管挿管，機械呼吸の適応

上気道の狭窄は気管挿管，意識障害，呼吸・換気不全（PaO_2<60 mmHg，SaO_2<90%，$PaCO_2$>50 mmHg，PaO_2/FiO_2<200）は気管挿管＋機械呼吸の適応である。

1）気道熱傷（一酸化炭素中毒，シアン中毒を含む）

上気道の狭窄は上気道型気道熱傷であり顔面火焔熱傷に合併する。浮腫による狭窄が強度となる前に気管挿管する。救急搬入時の意識障害は一酸化炭素(CO)中毒（シアン中毒，低酸素血症の合併もある）によることが多く，火災現場での死因としても多い。CO中毒が診断（表II・5）されれば高濃度酸素投与，高圧酸素療法の適応となる。

2）呼吸不全

末梢型気道熱傷，熱傷後通常48時間以降の循環血液量の増加(refilling)に伴う肺内シャントの増加，呼吸器感染および広範囲体表熱傷自体，sepsis，bacterial translocationなどに関連したMODSの一部分症としてのALI，ARDS(acute lung injury：ALI＝PaO_2/FiO_2≦300 Torr，acute respiratory distress syndrome：ARDS＝PaO_2/FiO_2≦200 Torr)など。

c．換気モードの変遷

1960年代にvolume cycle ventilatorが使用されて以

来，1970年代にはPEEP，(S) IMV，ついでpressure support ventilation (PSV，自発呼吸のトリガーを要し，深鎮静患者では不可)，time-cycled pressure control ventilation (complianceの悪い肺では換気量が少ない，鎮静が必要)，inverse ratio ventilation（吸気呼気時間を通常とは逆の1：1あるいは2：1とする。PEEP様効果により不換気肺胞を広げる）などが考案され，最近では，pressure support and time-cycled pressure conrol ventilationなどモードを組み合わせた換気法も施行されている。

機械呼吸開始のセッティングはFiO$_2$：0.4，PEEP：5 cmH$_2$Oとし，呼吸のモニタリングによりセッティングの変更を行う。FiO$_2$＞0.6では気道上皮の傷害を考慮すべきであり，FiO$_2$を0.6に留めPEEPの増加（15〜20 cmH$_2$O），モードの変更を考慮する。

いずれの換気モードも陽圧呼吸が主体であり，心へのvenous return，心拍出量の低下，barotraumaを懸念する必要がある。近年，peak airway pressureを30 cmH$_2$O以下［分時換気量下げ，PaCO$_2$の増加を容認（permissive hypercapnia）］で管理することの有用性も発表された[19]。

High frequency percussive ventilationは，たとえばpressure control ventilation (10〜30呼吸回数/分）に高頻度（200〜600呼吸回数/分）換気を負荷するもので，末梢気道のトイレッティング，低気道内圧でのガス交換に有用である。当初，気道熱傷患者に使用され肺炎発症頻度の低下にも効果が見られたが，ほかの病態においても有用と考えられる。

機械呼吸からの離脱に際し，PSV±SIMVを続けつつ徐々に行うか，機械呼吸のサポートを止め挿管のみで経過を見て短期でやめるかは，機械呼吸を要した患者の要因，医療サイドの積極性により決まると思われる。

d．理学的療法

気道分泌，気管粘膜壊死物質などの排出を促すため，加湿ネブライザー，体位変換，タッピング，バイブレーション，無菌的吸引（気管支鏡による吸引を含む）などを必要に応じて行う必要がある。

e．メディエイタモジュレーション

後述する各種メディエイタ対策はMODSの一部分症としてのALI，ARDSにも有用であると考えられる。最近，全身性炎症反応症候群に伴う急性肺障害の改善を目的とした好中球エラスターゼ阻害薬（シベレスタットナトリウム水和物，4.8 mg/kgを24時間かけて投与，14日以内）が市販された。成人で使用している蛋白分解酵素阻害薬などの小児例での使用については確立されていない。ARDSに対するメチルプレドニゾロン大量投与（2〜8 g/日）の有用性は証明されなかった[20]が，近年，少量持続投与（朝80 mg＋夕40 mgを1カ月漸減）がARDSの改善，多臓器障害の発症予防に有用であると報告された[21]。

3．全身性炎症反応症候群（SIRS），多臓器不全（MODS）への対応

MODSは集中治療の経過中に徐々に発症するが，その要因として熱傷侵襲，重症感染症を源とするSIRS (sepsis)が関与している。よって，重症熱傷の全身療法の進歩はSIRS (sepsis) 治療の進歩によるところが多い。MODSの発症には種々のメディエイタカスケードが関与するため治療においても一筋縄では解決しないことが多く，解決の最良策は予防である。

a．sepsis対策

近年，早期焼痂皮切除・植皮術，適切な創管理の普及によりburn wound sepsisの発症頻度が低下し，むしろpulmonary sepsis（肺炎）の発症頻度が増加している。ほかにカテーテル敗血症 (catheter-related-sepsis)，化膿性副鼻腔炎，無石胆嚢炎，静脈炎，心内膜炎などの顕性感染症は徹底した治療を要する。

1）予防的抗菌薬

広範囲熱傷患者では免疫不全となりやすく，中心静脈カテーテル留置患者，静脈切開施行患児においては，グラム陽性菌を対象とした抗菌薬の予防投与がなされることが多い。焼痂皮切除・植皮術周術期における抗菌薬，60％TBSA以上の広範囲熱傷における抗菌薬投与は有用である[22]。

βラクタム薬によるグラム陰性菌殺菌時には多量のエンドトキシンが放出される場合と，菌の円形化によりエンドトキシン放出が少量の場合とがあり，抗菌薬選択時には抗菌スペクトラムとともにエンドトキシン放出性も考慮する必要がある。

2）Immunonutritional support

代謝量に見合うエネルギーの補充は必須である。また，長鎖脂肪酸は細胞膜および細胞機能維持に，短鎖・中鎖脂肪酸，分枝鎖アミノ酸は外科的侵襲のエネルギー源として，ω-3脂肪酸，グルタミン，アルギニン，核酸は免疫担当細胞機能維持に重要な役割を有しているが，熱傷患者における有効性は確立していない。

b．BT：bacterial translocation対策

重度侵襲（熱傷ショック，sepsis）に伴う消化管粘膜バリアの障害によるbacterial translocation（類sepsis病態）もMODS発症に関与すると考えられる。

1）循環動態の安定化

腸管の統合性は腸管血流の低下により破綻する。腸管血流の維持には全身の循環動態の安定化が肝要である。

2）経腸栄養

腸管の廃用萎縮防止のため早期から経腸栄養を開始する。また、グルタミンは小腸細胞のエネルギーとして有用であり、sepsis では小腸細胞でのグルタミン吸収が障害され BT が惹起されるが、経静脈的投与での有効性は証明されていない。繊維脂肪酸発酵による酪酸、ペクチンは大腸粘膜に有用であるが熱傷患者での有用性は証明されていない。

3）selective decontamination of the digestive (SDD)

ポリミキシン E、トブラマイシン、アンホテリシン B などによる腸内細菌の除去は、肺炎の発症頻度を低下させるも死亡率の低下には明らかには関与していない。また、抗菌薬の全身投与時には乳酸菌製剤の投与も有用と考えられる。

4）H_2 レセプターアンタゴニスト

H_2 レセプターアンタゴニストは Carling 潰瘍予防に用いられるが、過度の胃酸コントロールは腸内細菌の overgrowth、BT を招くため、H_2 レセプターアンタゴニストの使用には注意が必要である。

c．メディエイタモジュレーション

エンドトキシン、一次性メディエイタであるサイトカイン、補体、二次性メディエイタとされるアラキドン酸代謝産物（cyclooxgenase・lipoxygenase 産物）、血小板活性化因子、接着分子、活性化好中球、活性酸素、一酸化窒素などの過剰遊離、メディエイタネットワークの破綻、メディエイタと生体内拮抗物質とのアンバランスなどが MODS 発症に関与すると考えられる。

1）一次性メディエイタ対策

グラム陰性菌感染症ではエンドトキシン（lipopolysaccharide：LPS）は LBP（lipopolysaccharide binding protein）と結合し免疫系細胞の表面の TLR 4 に会合、サイトカイン産生シグナルを伝達する[23]。グラム陽性菌感染症ではリポテイコ酸やペプチドグリカンなどが superantigen として T 細胞を活性化する。サイトカインはマクロファージ、単球、熱傷局所などより産生され TNFα、IL-1β、IL-6、IL-8 などが MODS に関与すると考えられている。近年、sepsis 症例において抗エンドトキシン抗体（E 5、HA-1 A）、抗サイトカイン抗体（sTNFr：FC（I）-、（II）など）、IL-1 ra の治験がなされたが有用性は証明されなかった。

近年、持続的血液濾過透析（CHDF）の抗サイトカイン療法としての有用性が散見されるようになった。

2）二次性メディエイタ対策

サイトカイン（IL-8）、補体、血小板活性化因子などにより活性化された好中球・血管内皮が臓器障害発症に直接的な役割を演じることより、好中球接着に関与する接着分子のモノクロナール抗体の検討もなされている。現在のところ臨床においては直接的に臓器障害に関与する二次性メディエイタである活性酸素、好中球エラスターゼなどに的を絞った治療が行われている。また、活性酸素は低酸素組織の再灌流によっても産生される。

アラキドン酸代謝産物をモジュレートする非ステロイド系抗炎症薬（NSAID）は肺循環、腸管血流を改善し、臨床においても症状の改善、免疫能の賦活に有用であったとの報告も見られる。低用量の NSAID（アスピリン 80 mg 程度）はプロスタサイクリン（血管拡張・血小板凝集抑制作用）／トロンボキサン A_2（血管収縮・血小板凝集作用）の比を高め組織血流の改善に有用であると考えられる。

3）multiple mediator modulation による重症熱傷の予後の改善（図 II・5）[24]

メディエイタモジュレーションを目的とした市販薬は、前述の全身性炎症反応症候群に伴う急性肺障害の改善を目的とした好中球エラスターゼ阻害薬を除いてはない。循環不全時に使用されるウリナスタチン（5～10 万単位静注、3 回/日）は抗ライソマール酵素・抗エラスターゼ作用を、DIC・急性膵炎に対して使用されるメシル酸ナファモスタット（0.06～0.2 mg/kg/時）は凝固第 X 因子・第 VII 因子阻害、抗補体作用、抗サイトカイン作用を、DIC・急性膵炎に対して使用されるメシル酸ガベキサート（1～2 mg/kg/時）は凝固第 X 因子阻害、抗トロンビン作用、抗サイトカイン作用を有し、これらが使用された場合メディエイタモジュレーションを発揮すると考えられるが、新たなメディエイタアンバランスによる病態の発現、投与時期・期間などにも留意する必要がある。

d．DIC：disseminated intravascular coagulation 対策と治療

DIC は MODS の一部分症とも考えられるが、さらなる MODS の原因ともなる。簡易 DIC 診断法の松田試案を表 II・6 に示した。

抗凝固優位症例ではヘパリン（5,000 単位/日）、低分子ヘパリン、アンチトロンビン（AT）III製剤（1,500～5,000 単位/日、3 日）、メシル酸ナファモスタット（0.06～0.2 mg/kg/日）、メシル酸ガベキサート（20～39 mg/kg/日）が、抗線溶優位症例ではアプロチニン（0.5～2 万単位/kg/日）が用いられる。AT III製剤についてはヘパリン併

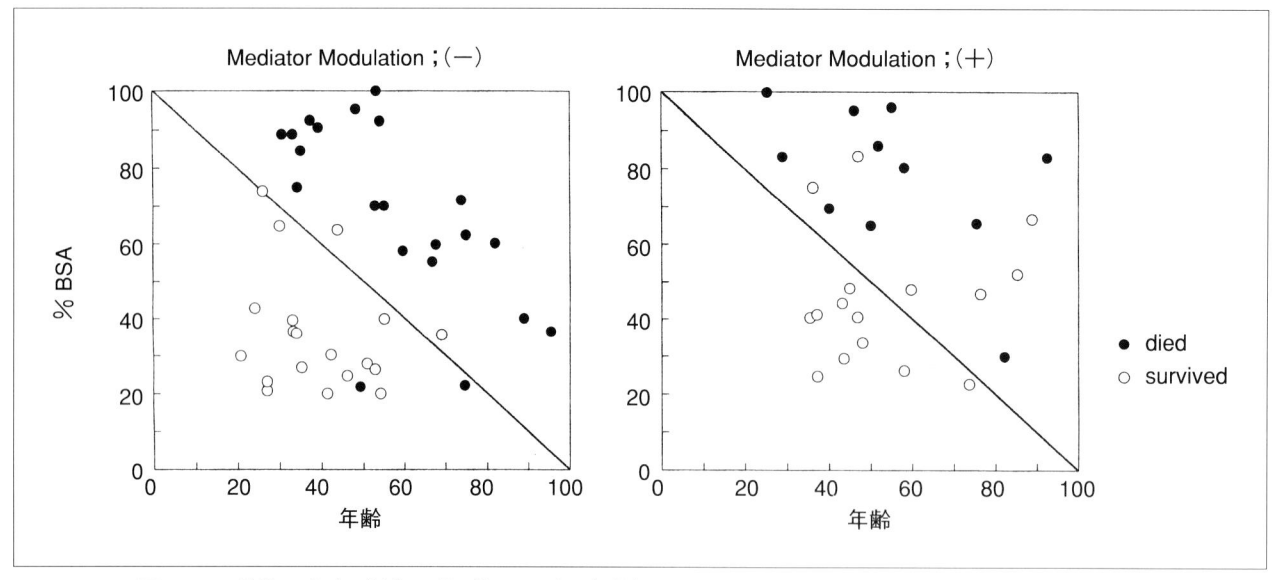

図 II・5 熱傷重症度（熱傷面積（%TBSA）＋年齢）と予後：メディエイタモジュレーションの有用性
メディエイタモジュレーション（蛋白分解酵素阻害薬DIC相当量＋セファランチン40〜80 mg/日＋アスピリン100 mg/隔日）を行った群（右図）では%TBSA＋年齢＞100の重症例にも生存例が見られる（気道熱傷患者を除いて検討）。
（篠澤洋太郎，田熊清継：熱傷敗血症の病態．LISA，5：134-142，1998より引用）

表 II・6 簡易DIC診断法（松田試案）

		血小板数（/μl）		
		10万未満	10〜15万	15万以上
F D P	10 μg/ml以上 20 μg/ml未満	DICの疑いが強い	DICかもしれない	
	20 μg/ml以上 30 μg/ml未満	DIC	DICの疑いが強い	DICかもしれない
	30 μg/ml以上	DIC	DIC	DICの疑いが強い

（厚生省特定疾患血液凝固異常調査研究班，1993）

用よりもATⅢ製剤単独使用群での有用性が報告されている[25]。

出血傾向が凝固因子の減少に起因していると思われる症例では新鮮凍結血漿，血小板＜5万/μlの症例では血小板輸血を行う。また，深部静脈血栓，肺塞栓の発症は0.1〜2.4%であり，熱傷創感染と関係する。予防のためのヘパリン投与は，深部静脈血栓の既往，肥満，植皮を要する下肢熱傷，大腿静脈ライン留置などのリスク患者では考慮される。

e．その他の薬物投与

1）ヒスタミンH₂レセプター拮抗薬

ストレスによるAGML（acute gastric mucosal lesion，Curling潰瘍など）予防のため。

2）ハプトグロブリン

Ⅲ度熱傷患者では遊離ヘモグロビンが増加しヘモグロビン尿を呈することが多く，腎障害予防のためにハプトグロブリン4,000単位（ヘモグロビン尿消失まで）を投与する。

4．体温管理

a．体温管理の重要性

熱傷患者では通常38℃の発熱が見られるが，これはサイトカイン，痛みなどにより視床下部の体温中枢が平常より高くresetされるためで，発熱が見られない場合はかえって悪い徴候と考えるべきである。とくに小児では体温調節機構が未発達である上に体表面積の割合が多いこと，絶縁体たる脂肪が少ないこと，ふるえにより熱産生に関与する筋肉量も少ないことなどより低体温になりやすい。

低体温は不整脈の発生，酸素解離曲線の左方シフト（末梢組織での酸素利用の低下），中枢神経系抑制による呼吸不全，血液凝固能の障害などに影響する。

b．低体温防止策

室温を30〜33℃，湿度を80%とし，蒸発量軽減のため湿性包帯を避け，入浴，シャワーなども迅速に行う必要がある。また，加温輸液はとくに焼痂皮切除・植皮術時に低体温防止，末梢循環改善（全身血管抵抗係数低下）に有効である[26]。

5．疼痛管理

疼痛は精神的，身体的ストレスであるばかりでなく，全身性炎症反応をモジュレーションし循環動態，代謝動態の異常にも関係する。

a．熱傷患者における疼痛

熱傷患者における疼痛の質は，熱傷病期（蘇生時期，急性期，リハビリテーション期），熱傷深度などにより異なる。

安静時痛として，受傷1週目ではⅠ～Ⅱ度熱傷に伴う皮膚表層の痛み，受傷後2～3週までは深達性Ⅱ度熱傷でのskin budによる痛み，Ⅲ度熱傷では植皮術後の採皮部の皮膚表層の痛みがある。一方，処置に伴う痛みとして，Ⅱ度熱傷での創の清拭，包交，Ⅲ度熱傷でのデブリードマン，採皮部の包交，植皮の固定に要したステイプル抜釘時の痛みがある。また，急性期～慢性期を通し体動，理学療法，リハビリテーションに伴う疼痛がある。また，疼痛は不安感，抑うつ感などにより増強される。

b．留意点

鎮静剤，鎮痛剤の使用にあたっては，一般的な薬理学的血中濃度を維持，副作用（呼吸・循環抑制，麻痺性イレウス，adiction or abuse，嘔気，肝・腎・骨髄障害）を回避する管理の工夫が望まれる。循環動態および蛋白濃度変動に伴う薬物分布の変動，高齢者，肝硬変患者での代謝速度の低下による薬剤の蓄積，覚醒遅延などに留意する必要がある。また併用薬剤ではシメチジンは代謝遅延に，フェニトインは代謝亢進に関係する可能性がある。鎮静剤の多くはそれ自体が血管拡張性のあるものが多く，かつ心筋抑制があるため，十分量の輸液投与とともに，心抑制因子が遊離されていると考えられる時期（熱傷初期およびsepsis期）には少量より用いるなどの慎重な投与が必要である。

c．疼痛管理の実際

痛みに対する感受性には個人差があり（熱傷面積，熱傷病期，年齢，社会的水準，教育水準による差なし），また一人の個人においても時間による揺らぎが見られる。また，個々の薬剤にも代謝特性があるため，患者一人一人での疼痛対策を立てるべきである。患者に痛みを自覚させないよう，美しい景色のビデオを観賞させるなど気分転換を促すアプローチ，デブリードマンや包交資材などを視野に入れないような配慮も必要である。

1）創処置の疼痛管理

半減期の短いケタミン，ミダゾラム（ドルミカム）が有用である。機械呼吸管理中の創処置では，鎮静薬として持続投与している筋注用ケタミン1,500 mg（30 ml）とミダゾラム100 mg（20 ml）の混合液（50 mlとし2～10 ml/時）1～2 mlを早送りする[27]。非機械呼吸患者ではミダゾラム2～2.5 mgあるいはプロポフォール25～50 mgとケタミン0.5～2 mg/kgを投与する。

ケタミンは単独でも使用されるが（1.6 mg/kg静注により15分間の麻酔効果がある。San Francisco General Hospitalでは包交時2～3 mg/kg筋注），繰り返しによるトレランスが見られ増量が必要となる。プロポフォールも単独で使用される（0.5～1 mg/kg静注）。

2）安静時の疼痛管理

NSAID（アセトアミノフェン10～15 mg/kg 4時間ごとなど），ブプレノルフィン（レペタン0.2 mg筋注，座薬）が用いられるが，欧米ではモルヒネ，ペチジンなどの麻薬が使用されている。麻薬は多幸感をもたらし治療に対する恐怖心の軽減にも有効である。モルヒネは10～15 mg静注（デブリードマン時は20～50 mg静注）以上を要するが，明らかな持続大量投与例を除けば呼吸抑制は少ない。呼吸抑制例ではナロキソンを投与する。

近年導入されたPCA（patient-controlled analgesia，0.5～8 mg/回で総使用量40 mg/日）は不安解消にも有効との報告[28]もある。

D 症　例

40歳，女（図Ⅱ・6）。統合失調症を患っており，外泊中に自宅で灯油をかぶり火を着け受傷した。受傷から約30分後に救急搬送された。頭部，顔面，頸部，両肩，背部，両上肢，側腹部，両大腿部にⅡ度11%TBSA，Ⅲ度21%TBSA（計32%TBSA）の熱傷を認めた。上気道の閉塞は必定と判断し気管挿管した。気管支鏡検査でも左右主気管支にススを認めた。

トライアダインTMベッドでの体重は60.7 kgであり，乳酸加リンゲル液4×32×60.7＝7,770 ml/day（1/2を初期8時間）を目安として輸液を開始した。創処置はスルファジアジン銀クリームを用いた。抗菌薬PIPC 1 g，ファモチジン20 mgを投与し，ケタミンを50 mg・ミダゾラム1 mg/時で開始した。血圧の維持はdopamine 3 μg/kg/minでも困難（60/mmHgまで低下，脈拍は160/分，整）で，乳酸加リンゲル液のパンピング投与も余儀なくされた。

受傷後8時間よりプラズマネート，25%アルブミンの投与を開始し，尿量の維持も可能となった。受傷後の初期16時間で晶質液（乳酸加リンゲル液）15,900 ml（Baxterの公式での目安は5,830 ml），膠質液（プラズマネート，アルブミン）300 mlを使用し，受傷16時間以後は乳

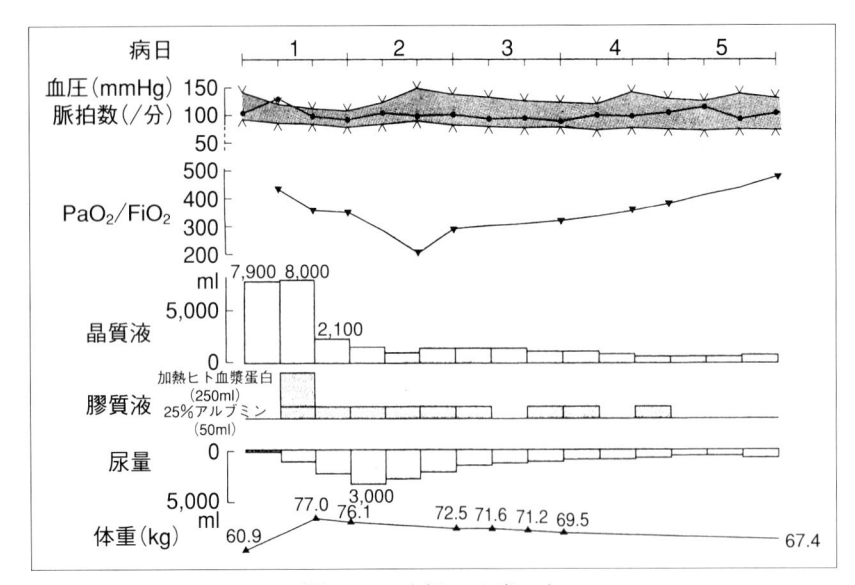

図 II・6 症例：40歳，女
32%TBSA熱傷＋気道熱傷。精神神経用薬を服用中。

表 II・7 広範囲熱傷患者の経過と病態，合併症・続発症

	0～48時間 （退潮期）	2～7日 （満潮期）	1～5週 （感染期）
熱傷局所	透過性亢進		熱傷創感染
循　環	循環血液量減少 心機能低下	循環血液量増加	心不全
呼　吸	上気道閉塞 気道熱傷	肺水腫	肺炎 ALI, ARDS
腎機能	腎機能低下		腎不全
肝機能		肝機能障害	肝不全
消化管	AGML		出血，BT
凝固線溶系	凝固亢進	線溶亢進	DIC
副　腎	副腎不全		
免疫系	SIRS	CARS	sepsis MODS
代謝系	高血糖	nutritional imbalance	

ALI：急性肺障害，ARDS：急性呼吸促迫症候群，AGML：急性胃粘膜障害，BT：細菌転置，DIC：播種性血管内凝固症候群，SIRS：全身性炎症反応症候群，CARS：代償性抗炎症性症候群，MODS：多臓器障害

酸加リンゲル液輸液も1,000～2,000 ml/8時間に減量可能となり，またこの時期より尿量の増量が見られた。受傷後約16時間で退潮期（ebb phase）から満潮期（flow phase）に移行したと推察される。この時期，体重は入院時より16 kg増加し以後漸減した。

受傷後48時間には肺酸素化能も最低となり機械呼吸を要したが，肺間質浮腫の消退とともに軽快した。本症例では，気道熱傷の存在，精神神経用薬の服用が大量晶質液輸液投与を余儀なくされた原因と考えられた。

E 考　察

広範囲熱傷患者の経過時期と病態，合併症・続発症を表II・7に示し，本稿で述べた全身療法の問題点を述べる。

1．循環管理

輸液投与が主体となるが，晶質液，膠質液，HLSそれぞれの循環血液量維持能の相違，熱傷経過による血管透過性の変化，適応，禁忌，合併症を考慮して輸液製剤を選択する必要がある（「輸液製剤（26頁）」参照）。

2．呼吸管理

上気道閉塞（予防も含む）には気管挿管が適応となるが，経鼻挿管は化膿性副鼻腔炎を合併する可能性があり好ましくない。気管切開も機械呼吸管理が長期化する場合を除き回避すべきである。経口気管挿管ではイソジンガーグルなどを用いた口腔内清拭が肝要である（機械呼吸装着時の注意点に関しては「換気モードの変遷，27頁」を参照）。

3．メディエイタモジュレーション

現在，メディエイタモジュレーションで保険適応のある薬剤は好中球エラスターゼ阻害薬のみである。メディエイタモジュレーションに有効な既存の市販薬を適応拡大的に使用する場合には，保険査定されない症状詳記の作成に留意する必要がある。

提示した症例ではメディエイタモジュレーションなし

で初期治療に難渋した程度に留まったが，予後に予断を許さないより重症例では，より安全な治療選択としてメディエイタモジュレーションをすべきと考えている。しかし，いかなるメディエイタモジュレーションがベストであるかを常に考える必要がある。研究レベルではその解明も進行中ではあるが，臨床応用までには臨床治験，EBMでの有効性を経なければならない。(篠澤洋太郎)

文献

1) Pruitt BA, Goodwin CW, Mason AD : Epidemiological, demographic, and outcome characteristics of burn injury. Total Burn Care (2nd Ed), pp 16-30, WB Saunders, London, 2002
2) American burn Association : Initial assessment of the burn patient. "Practice guidelines for burn care". J Burn Care Rehabil Supple : 5 S-9 S, 2001
3) Modified "Lund and Browder" (Hartford CH : Care of outpatient burns. Total Burn Care (2nd Ed), pp 40-50, WB Saunders, London, 2002)
4) Wechtel TL, Berry CC, Wachtel EE, et al : The inter-rater reliability of estimating the size of burns from various burn area chart drawings. Burns, 26 : 156-170, 2000
5) Sheridan RI, Petras L, Basha G, et al : Planimetry study of the percent of body surface represented by the hand and palm : sizing irregular burns is more accurately done by with the palm. J Burn Care Rehabil, 16 : 605-606, 1995
6) 磯野伸雄, 仲沢弘明, 佐々木健司ほか：II度熱傷創面における経時的変化―ハイスコープによる観察―. 熱傷, 23：290, 1997
7) Kim DE, Phillips TM, Jeng JC, et al : Microvascular assessment of burn depth conversion during varying resuscitation conditions. J Burn Care Rehabil, 22 : 406-416, 2001
8) 水谷健司, 福山宏, 杉山貢ほか：熱傷急性期における前負荷評のための胸腔内血液量指数測定(ITBVI)の有用性. 熱傷, 28：286, 2002
9) Warden GD : Burn shock resuscitation. World J Surg, 16 : 16-23, 1992
10) 篠澤洋太郎：症例検討：広範囲熱傷；輸液管理の考え方とControversy. LISA, 2：54-57, 1995
11) Aikawa N, Ishibuki K, Naito C, et al : Individualized fluid resuscitation based on haemodynamic monitoring in the management of extensive burns. Burns, 8 : 249-255, 1982
12) Schierhout G, Roberts I : Fluid resuscitation with colloid or crystalloid solutions in critically ill patients : a systematic review of randomised trials. Br J Med, 316 : 961-964, 1998
13) Demling RH, Kramer GD, Harms B : Role of thermal injury-induced hypoproteinemia on edema formation in burned and non-burned tissue. Surgery, 95 : 136-144, 1984
14) Yoshioka T, Maemura K, Ohhashi Y : Effect of intravenously administered fluid on hemodynamic change and respiratory function in extensive thermal injury. Surg Gyne Obste, 151 : 503-507, 1980
15) Schwartz SL : Consensus summary on fluid resuscitation. J Trauma, 19 : 876-877, 1979
16) Bert J, Gyenge C, Browen B, et al : Fluid resuscitation following a burn injury : implications of a mathematical model of microvascular exchange. Burns, 23 : 93-105, 1997
17) Tanaka H, Matsuda T, Miyagatani Y, et al : Reduction of resuscitation fluid volume in severely burned patients using ascorbic acid administration : a randomized, prospective study. Arch Surg, 135 : 326-331, 2000
18) 山田直人, 山下理絵, 内沼栄樹：熱傷急性期におけるウリナスタチン投与の有用性に関する臨床的研究(第1報)―輸液量の節約に関する検討―. 熱傷, 26：253-260, 2000
19) The acute respiratory distress syndrome network : Ventilation with lower tidal volumes as compared with traditional tidal volumes for acute lung injury and acute respiratory distress syndrome. N Eng J Med, 342 : 1301-0308, 2000
20) Lefering R, Neugebauer EA : Steroid controversy in sepsis and septic shock : meta-analysis. Crit Care Med, 23 : 1294-1303, 1995
21) Varpula T, Pettila V, Rintala E, et al : Late steroid therapy in primary acute lung injury. Intensive Care Med, 26 : 526-531, 2000
22) Piel P, Scarnati S, Goldfarb IW, et al : Antibiotic prophylaxis in patients undergoing burn wound excision. J Burn Care Rehabil, 6 : 422-424, 1985
23) Hoshino K, Takeuchi O, Kawai T, et al : Cutting Edge : Toll-like receptor 4 (TLR 4)-deficient mice are hyporesponsive to lipopolysaccharide : Evidence for TLR 4 as the Lps gene product. J Immunol, 162 : 3749-3752, 1999
24) 篠澤洋太郎, 田熊清継：熱傷敗血症の病態. LISA, 5：134-142, 1998
25) Vinazzer H : Therapeutic use of antithrombin III in shock and disseminated intravascular coagulation. Semin Thromb Hemost, 15 : 347-352, 1989
26) 山本有裕, 本田隆司, 岩坂督ほか：超早期手術における加温輸液の有効性に関する検討. 熱傷, 26：187, 2000
27) 山本修司, 今泉均, 金子正光：熱傷時の鎮静, 疼痛管理の注意点について. 臨床麻酔, 22：71-73, 1998
28) Gureno MA, Reisinger CL : Patient controlled analgesia for young pediatric patient. Pediatr Nurs, 17 : 251-254, 1991

2 熱傷患者の代謝と栄養

SUMMARY

熱傷患者の病態は代謝面から見ると代謝亢進，蛋白分解，脂肪分解，糖新生状態である。広範囲熱傷患者においてはその代謝量は正常の2倍にも達することや，さまざまなメディエータやホルモンが関与していることなどが明らかになってきている。それに対し，これまでさまざまな投与熱量の計算法や投与方法が工夫されてきた。

2002年に，アメリカ静脈経腸栄養学会（ASPEN）の栄養療法のガイドラインが改訂され，熱傷の栄養療法に関して強い根拠に基づいた（EBM）指針がもたらされた。その中で熱傷患者の栄養評価の必要性，適切な投与熱量算定法，特殊栄養素や同化作用物質の投与，早期からの経腸栄養の重要性などについて述べられている。アルギニン，グルタミン，n-3脂肪酸，ビタミン，微量元素，抗酸化剤，成長ホルモン，蛋白同化ホルモンなどに関してはまだ明らかな有用性は見出されていないが，免疫増強作用をもつ経口栄養剤を用いて，生体反応を積極的に修飾して免疫能や生体防御能を亢進させ，感染症の発症や臓器不全への進展を防ごうとする immunonutrition が注目されており，今後の研究が待たれる。

はじめに

熱傷患者の病態の特長は代謝面から見ると代謝亢進，蛋白分解，脂肪分解，糖新生状態である。熱傷面積60% BSAに及ぶ広範囲熱傷患者においてはその代謝量は正常の2倍にも達することがWilmoreらにより見出されている[1]。熱傷後のこれらの変化にはさまざまなメディエータ，とくにIL-1，IL-6，TNF-αなどのサイトカイン，プロスタグランジン，フリーラジカル，さらにカテコラミン，コルチゾール，グルカゴンなどのホルモンが大きく関与していることが明らかになっている[2,3]。

栄養法としては1980年代に間接熱量測定法が臨床上有用となり，経腸栄養においてペプチドやアミノ酸，繊維を含有したものが発売され注目を集めた。1990年代になり，窒素源としてグルタミンやアルギニンや核酸を豊富に含む製品が作られ，また脂肪としてn-3脂肪酸や短鎖脂肪酸，あるいは中鎖脂肪酸トリグリセライドが製品化した。さらにグルタミン，n-3脂肪酸，アルギニン，核酸などのいわゆる免疫増強剤を多く含んだIMPACT®，Immune-Aid®などの栄養剤が市販されるようになり今日に至っている。

A ASPENガイドラインの概要

2002年，アメリカ静脈経腸栄養学会（ASPEN）は「成人および小児患者における静脈経腸栄養の使用ガイドライン」を作製し，その機関誌「Journal of parenteral and enteral nutrition (JPEN)」において発表した。これは1993年に発表されたガイドラインを改訂したものであるが，その中で「集中治療を要する重症患者に対する栄養療法」の一つとして，とくに熱傷患者の栄養法が新たに追加されている。このガイドライン[4]で強いevidenceを有するものとして取り上げられている点とそれに基づく栄養療法実施ガイドラインの要点を以下に述べる（表 II・8）。

1. ガイドラインの基となる evidence

1) 熱傷患者のエネルギー，蛋白の所要量は増加しているが，それらを過剰に投与することになってはならない。
2) 投与量の算定には，計算上の基礎代謝量（BEE）

表 II・8 熱傷患者に対する栄養法の実施ガイドライン

1) 代謝亢進に見合う適切な熱量を投与すべきである
2) 可能なら，間接熱量測定法でエネルギー必要量を測定する
3) 重症例では創傷治癒が十分に進むまでに多量の蛋白摂取を要する
4) 静脈栄養よりも経腸栄養を用いるべきである
5) 中等度から重度の患者ではできるだけ早く経腸栄養を始めるべきである
6) 静脈栄養は4〜5日以内に必要熱量に見合う経腸栄養が施行できない場合に限って用いるべきである

表 II・9 熱傷患者の投与カロリー計算式

成人	● Harris-Benedict 変法 Basal energy expenditure (BEE)×1.5−2.0 　BEE (kcal/日)＝66＋13.7×体重 (kg)＋5×身長 (cm)−6.8×年齢 (男性) 　　　　　　　　665＋9.6×体重 (kg)＋1.7×身長 (cm)−4.7×年齢 (女性) ● Curreri formula 　年齢　16〜59 歳　25 kcal/kg 体重＋40 kcal/%burn 　　　　60 歳以上　20 kcal/kg 体重＋65 kcal/%burn
小児	● Galveston, infant 　年齢　0〜12 カ月　2100 kcal/m² (体表面積)＋1000 kcal/m² (熱傷面積) 　　　　1〜11 歳　　1800 kcal/m² (体表面積)＋1300 kcal/m² (熱傷面積) 　　　　12 歳以上　1500 kcal/m² (体表面積)＋1500 kcal/m² (熱傷面積) ● Curreri, junior 　年齢　0〜1 歳　Basal metabolic rate (BMR)＋15 kcal/%burn 　　　　1〜3 歳　Basal metabolic rate (BMR)＋25 kcal/%burn 　　　　4〜15 歳　Basal metabolic rate (BMR)＋40 kcal/%burn

の 1.5〜2.0 倍を投与熱量とする方法，Curreri の計算式，Galveston formula など諸式があるが（**表 II・9**），その適切性や信頼性に関し疑問視する意見もあり，もし実施可能ならば，間接熱量測定法によるカロリー必要量の測定が推奨されている。この方法は実際のエネルギー消費量を計測するため非常に有用であるが，室温，ガーゼ交換，熱傷浴，手術などにより大きく変化することを認識しておくべきである。

3）カロリー-N 比は Cal (kcal)/N (g)＝110 が望ましい[5]。

4）投与法としては熱傷面積 20% 未満で顔面熱傷や気道熱傷合併，精神的問題，受傷前からの低栄養状態などの問題がなければ高カロリー・高蛋白食の経口摂取のみで十分であるが，広範囲熱傷の場合はできるだけ早く，望ましくは受傷後 24 時間以内に経腸栄養を開始すべきである。また，栄養チューブは嘔吐を防止し，かつ十分な量を投与するため，チューブ先端を幽門を超えて留置させる方法が好んで用いられている。

一方，静脈栄養はカテーテル合併症や腸管粘膜萎縮をもたらし，経腸栄養法に比し有益性が少ないこと，重症熱傷の場合には静脈栄養施行が高死亡率に関連していることが報告され[6]，4〜5 日以内に必要熱量に見合う経腸栄養量が投与できない場合に限って用いるべきであるとされている。

2．実施ガイドライン

1）熱傷患者は栄養学的なリスクを有しており，栄養管理計画を遂行する必要があるか否かを判断するための栄養評価を施行すべきである。

2）熱傷急性期の代謝亢進状態に見合う適切な熱量を投与すべきである。

3）可能であれば，間接熱量測定法を用いてエネルギー必要量を測定すべきである。

4）重症熱傷患者は創閉鎖治癒が十分に進むまでに多量の蛋白摂取を必要とする。

5）熱傷患者では静脈栄養よりも経腸栄養を用いるべきである。

6）中等度から重度の熱傷患者では，できるだけ早く経腸栄養を始めるべきである。

7）静脈栄養は 4〜5 日以内に必要熱量に見合う経腸栄養が施行できない場合に限って用いるべきである。

B 特殊栄養素および同化作用物質

近年，栄養補助の概念がさらに発展し，単に不足を補うだけでなく，特殊栄養素や同化作用物質を補助的に使用することで熱傷後の創傷治癒が促進する，免疫能が向上するなどの効果が期待されている。しかし，ASPEN ガイドラインでは，熱傷患者において特殊栄養素や同化作用物質の投与を必須とするほどの役割は現在までのところ見出されていない，としている。以下に代表的な特殊栄養素および同化作用物質を挙げる。

1．代表的な特殊栄養素

a．グルタミン

グルタミンは，平常時には生体内で産生される非必須アミノ酸であるが，侵襲時にはグルタミンの需要が大幅に増加するため，外から補給されないと欠乏することから conditionally essential amino acid の範疇に入ると

考えられている[7]。侵襲時に筋より多量に放出され，肝，腸管，免疫細胞のエネルギー源として消費されるため，侵襲下での栄養基質としての重要性が注目されている。グルタミンを大量経口投与することによって，量的に減少し損傷した腸管粘膜細胞を増殖修復させ，免疫細胞の増殖を促すことが期待される。

b．脂肪酸

n-3脂肪酸はプロスタグランジンE_2（PGE_2）産生を抑制し，細胞性免疫を増強し，オプソニン活性や遅延型免疫反応を改善させる[8]。

c．アルギニン

成長ホルモン（GH）の放出を上昇させ，創傷治癒を刺激促進し，免疫機能を改善する。

d．核酸

熱傷侵襲下では組織修復のために核酸の需要が増大しており，その補給により蛋白合成亢進，生体防御能維持活性化を高めるといわれる。

e．ビタミン，微量元素

ビタミンA，ビタミンC，亜鉛などが免疫能や創傷治癒に関与する。

f．食物繊維（fiber）

食物繊維は人間の消化酵素で消化することができない食物中の難消化成分と定義されている。不溶性と水溶性に分けられ，それぞれ性質・作用が異なる。

セルロースは不溶性繊維に分類され，糞便水分量や食塊の消化管内移動速度に影響を与え，便通異常を整える作用をもっている。ペクチンは水溶性繊維に分類され，腸内微生物による発酵により短鎖脂肪酸に分解され，腸粘膜細胞のエネルギー源として利用される。

よって，それぞれに経腸栄養下の下痢便の性状改善や，腸管粘膜萎縮の改善と形態保持の作用が期待される。

g．Immunonutrition

グルタミン，n-3脂肪酸，アルギニン，核酸などのいわゆる免疫増強剤を多く含んだ経口栄養剤を用いて，生体反応を積極的に修飾して免疫能や生体防御能を亢進させ，感染症の発症や臓器不全への進展を防ごうとする栄養管理療法である。

現在，n-3脂肪酸，アルギニン，核酸の3つの栄養素を添加した経腸栄養剤IMPACT®や，さらにグルタミンと分岐鎖アミノ酸を添加したImmun-Aid®が発売されており，本邦でも手に入れることができる。その有用性については，重症患者の感染症合併率を低下させたが死亡率には有意な差はない[9]，外科手術後患者の感染合併率および在院日数を低下させた[10]，などの報告があるが，熱傷患者については今のところ信頼性の高い報告はない。

2．代表的な同化作用物質

a．成長ホルモン（GH）

免疫能の強化，創傷治癒の促進，代謝亢進状態の鎮静化，acute-phase responseの緩和といった効果が期待されたが，ヨーロッパでの臨床研究中に成人ICU患者の死亡率が3倍に上昇し問題となった[11]。

b．Insulin-like growth factor-1（IGF-1）

GHの良い面に関与していると考えられ，熱傷患者の蛋白異化亢進を緩和する効果が認められた[12]。Jeschkeらは，さらにIGF-1とIGF-binding protein 3（IGF/BP 3）を併用することにより，GH投与と同様の炎症性サイトカイン産生抑制とacute-phase protein反応の低下が見られた[13]，と報告した。

c．蛋白同化ホルモン

Anabolic steroidといわれるもので，蛋白合成を促進し，免疫能の改善効果もあるといわれる。わが国でも，メスタノロン，スタノゾロール，メテノロンなどが熱傷治療への使用適応となっている。Demlingらは熱傷患者にOxandroloneを投与し，窒素喪失量が75%も減少し，採皮部の治癒期が著明に短縮した[14]，と報告している。

d．βブロッカー

βブロッカーは，心拍数を抑えることなどにより重症熱傷の代謝亢進や筋蛋白異化亢進を抑える働きがある。Herndonらはさまざまな検討を加え，プロプラノロール投与により熱傷小児患者の代謝亢進と蛋白異化亢進をある程度抑制できた，と報告している[15]。

ただし，人工呼吸管理が必要な重症気道熱傷合併例や呼吸循環動態の不安定な最重症例は対象外であり，潜在的に気管攣縮や心機能抑制，低血圧を起こす危険性があることも踏まえなければならない。また実際の問題点として，心拍数を20%減少させるためには相当量のプロプラノロールを投与する必要がある。

C 投与法の選択と投与量の算定法

図II・7のアルゴリズムに沿って投与法を選択し，治療経過中も変更していく（表II・10）。また表II・11のように1日に投与するカロリー量を算定する。

D 症例

53歳，男（図II・8）。自宅の火災で受傷。気道熱傷合併熱傷面積22%，熱傷指数19。目標投与カロリーは2,700

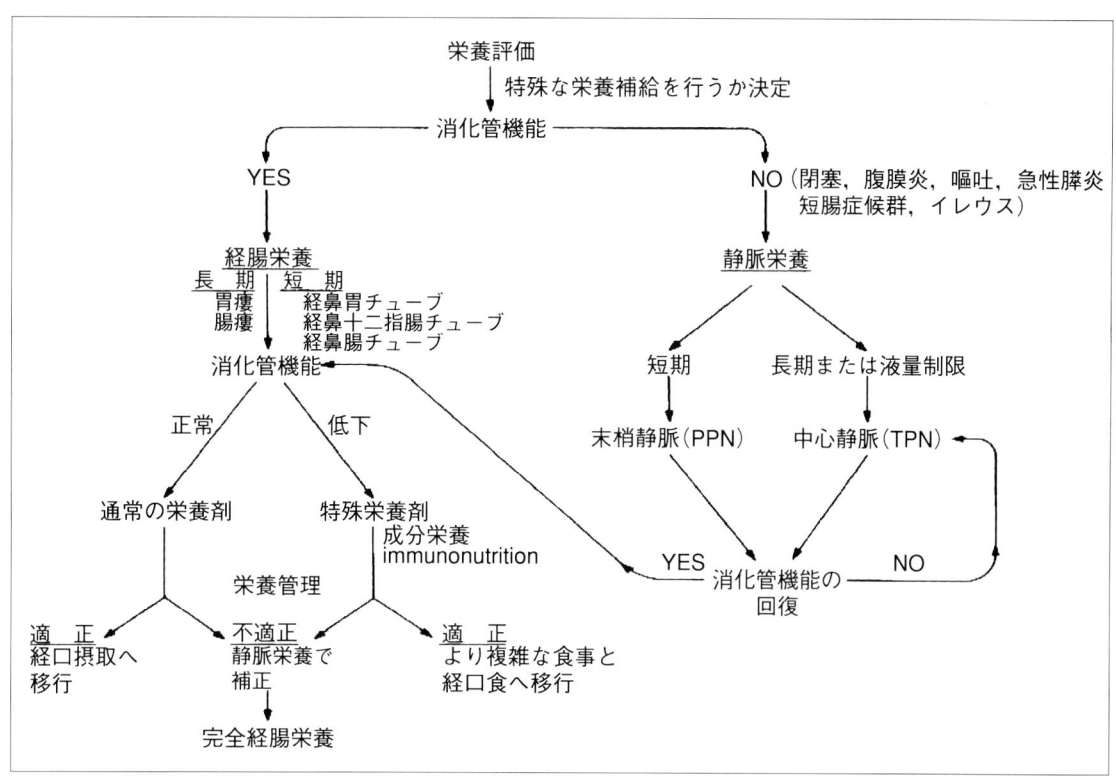

図 II・7 栄養法の選択方法
(ASPEN ガイドライン, 1993 より引用改変)

表 II・10 栄養状態監視のための指標

1) 体重変動
2) 検査データ
   ①アルブミン, トランスフェリン, プレアルブミン, レチノール結合蛋白
   ②遅延型アレルギー反応, リンパ球分画, 補体値, 免疫グロブリン値
   ③血糖値, 血中尿素窒素, クレアチニン
   ④尿中尿素, クレアチニン
   ⑤間接熱量測定法による REE (安静時エネルギー消費量) の計測
   ⑥呼吸商 (Respiratory quotient ; RQ)

kcal。治療経過中, 発熱が頻回に見られ, 創治癒は著しく遅く, 肺炎, 敗血症を発症した。

入院早期より経腸栄養と中心静脈栄養を併用したが, 創治癒経過が著しく遅いことなどから受傷前から栄養不良状態が存在すると考え, 目標投与カロリー, 蛋白量を増量し, 蛋白同化ホルモンの投与を開始した。また, 経腸栄養量が多く, 下痢が続くため, 24時間持続栄養投与に変更した結果, 確実なカロリー摂取と下痢の軽減が認められた。これを契機に創治癒も好転した。経口摂取に切り替えたところ, 誤嚥性肺炎, 敗血症を合併したが,

表 II・11 投与量算定法

1) 基礎代謝量 (BEE : Basal Energy Expenditure) の算定 (Harris-Benedict の式)
   BEE＝66＋13.7×体重 (kg)＋5×身長 (cm)－6.8×年齢 (男性)
   　　　665＋9.6×体重＋1.8×身長－4.7×年齢 (女性)
   BEE kcal/N : BEE の 1.5〜2.0 倍を非蛋白カロリー (NPC) として投与する
2) NPC (非蛋白カロリー)＝糖質 (g)×4＋脂肪 (g)×9 kcal
3) 脂肪投与量＝NPC の 20〜40%を脂肪として投与する
4) 蛋白投与量の算定　Cal/N (カロリーN 比)
   NPC/N＝non protein cal/N (g)＝110 (熱傷時)
5) 実例：27 歳, 男, 50%BSA, 身長 170 cm, 体重 60 kg
   BEE＝66＋13.7×60＋5×170－6.8×27＝1554.4 kcal
   BEE の 1.5 倍のカロリーを NPC として投与するとして,
   投与 NPC＝1554.4×1.5＝2331.6 kcal
   栄養組成　脂肪；2332×0.2＝466　脂肪として 466/9＝51 g/day
   　　　　　炭水化物 (Glucose)；2332－466＝1866　ブドウ糖として 1866/4＝467 g/day
   　　　　　蛋白 (アミノ酸)；N＝NPC/110＝1554/110＝14.1 g　総窒素量として 14.1 g/day

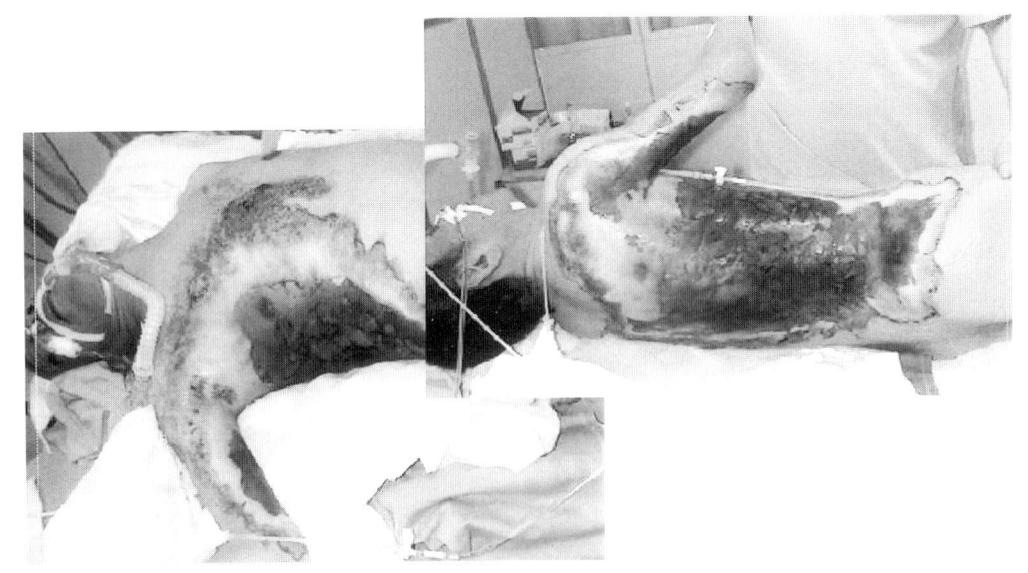

(a) 搬入時。気道熱傷，22%BSA（熱傷指数19），身長180 cm，体重54 kg。

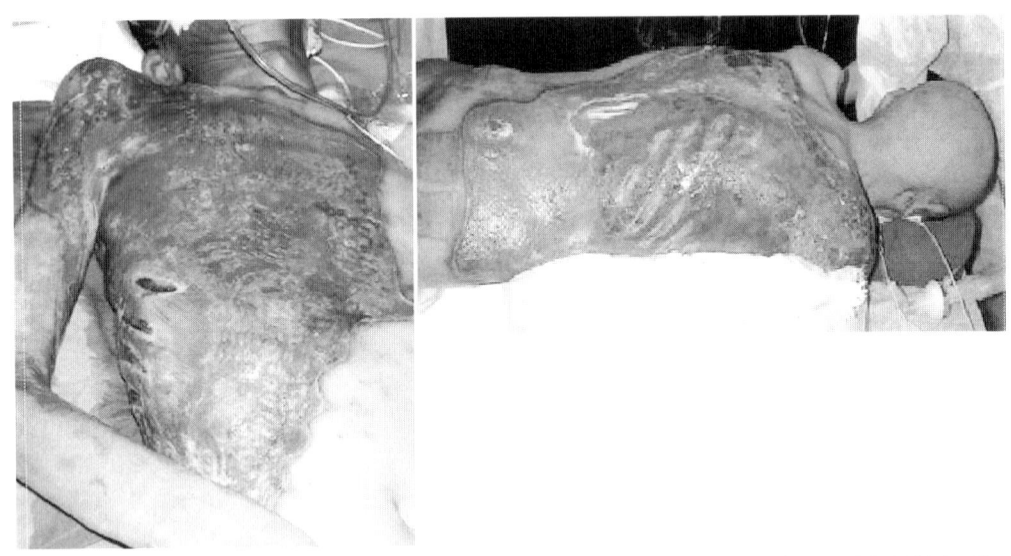

(b) 受傷後40日（第2回植皮術時）。未だに肋骨，筋膜が露出し，肉芽形成および表皮伸展は進んでいない。

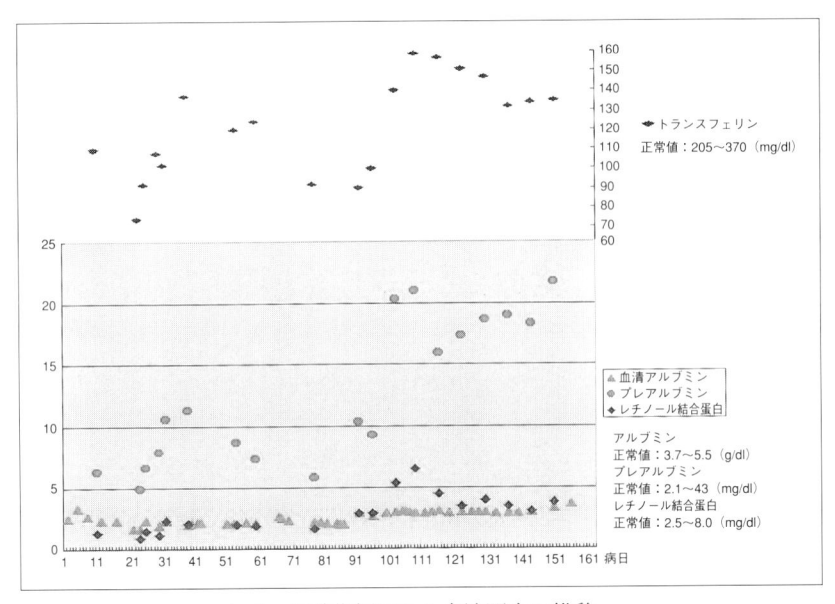

(c) 栄養指標である血清蛋白の推移。

図 II・8 症例：53歳，男

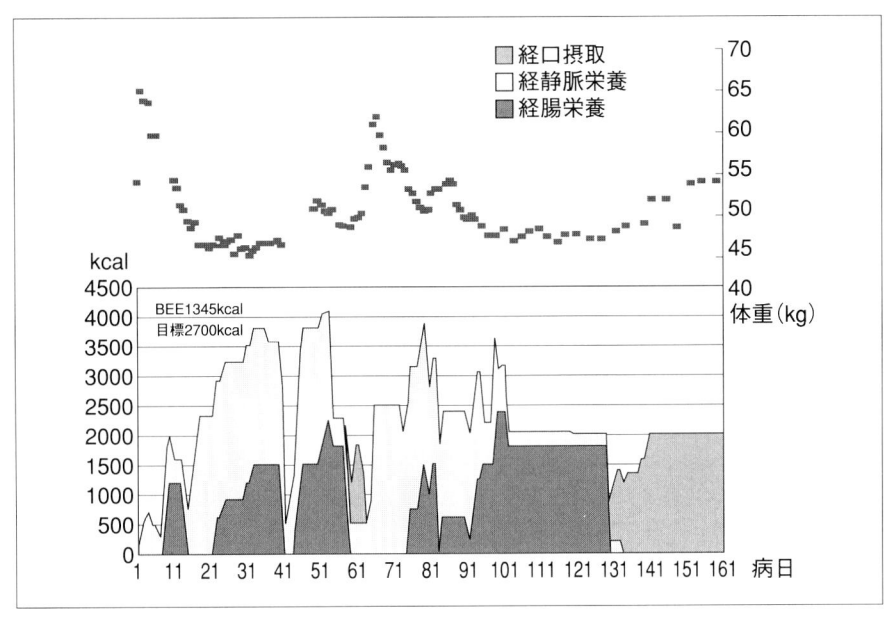

(d) 投与カロリーと体重の推移。

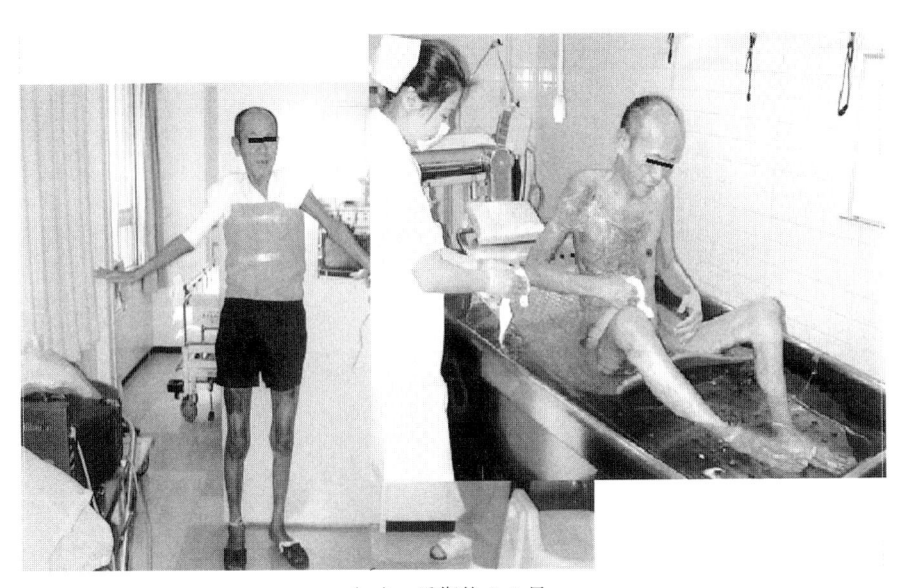

(e) 受傷後6カ月。

図 II・8 つづき

最終的には受傷後6カ月で創閉鎖した。

まとめ

近年は早期植皮術の確立により死亡率が低下してきており，死亡原因の多くは感染を契機として臓器不全が進行したものである。一方，栄養療法そのものは単に代謝亢進，蛋白異化亢進で失われる熱量と蛋白質を補充するのみならず，上皮化と創閉鎖を促進させ，免疫能を高め，感染症の合併を防ぐ目的をもって計画・施行される時代となってきている。その点で栄養療法の重要性に変わりはなく，さらなる発展が期待される。

(池田弘人，小林国男)

文献

1) Wilmore DW, Aulick LH：Metabolic changes in burned patients. Surg Clin North Am, 58：1173-1187, 1978
2) Herndon DN：Mediators of Metabolism. J Trauma, 21：701-705, 1981
3) Bessey PQ, Watters JM, Aoki TT, et al：Combined hormonal infusion stimulates the metabolic response to injury. Ann Surg, 200：264-281, 1984
4) A. S. P. E. N. Board of Directors and The Clinical Guidelines Task Force：Guidelines for the use of parenteral and enteral nutrition in adult and pediatric patients. Section XI：Specific guidelines for disease-adults. Critical Care：Burns. J Parent Enter Nutr, 26：88 SA-89 SA, 2002
5) Alexander JW, MacMillan BC, Stinnett JP, et al：

Beneficial effects of aggressive protein feeding in severely burned children. Ann Surg, 192：505-517, 1980
6) Herndon DN, Barrow RE, Stein MD, et al：Increased mortality with intravenous supplemental feeding in severely burned patients. J Burn Care rehabil, 10：309-313, 1989
7) Lancey JM, Wilmore DW：Is glutamine a conditionally essential amino acid? Nutr Rev, 48：297-309, 1990
8) Alexander JW：Mechanism of Immunologic suppression in burn Injury. J Trauma, 30：s 70-s 75 1990
9) Heyland DK, Novak F, Drover JW, et al：Should immunonutrition become routine in critically ill patients? A systemic review of evidence. JAMA, 286：944-953, 2001
10) Beale RJ, Bryg DJ, Bihari DJ：Immunonutrition in critically ill：a systemic review of clinical outcome. Crit Care Med, 27：2799-2805, 1999
11) Canno TJ, Ruokonen E, Webster NR, et al：Increased mortality associated with growth hormone treatment in critically ill adults. N Engl J Med, 341：785-792, 1999
12) Cioffi WG, Gore DC, Rue LW III, et al：Insukin-like growth factor-1 lowers protein oxidation in patients with thermal injury. Ann Surg, 220：310-316, 1994
13) Jeschke MG, Barrow RE, Herndon DN：Insulinlike growth factor 1 plus insulinlike growth factor binding protein 3 attenuates the proinflammatory acute phase response in severely burned children. Ann Surg, 231：246-252, 2000
14) Demling RH, Orgill DP：The anticatabolic and wound healing effects of the testosterone analog oxandorolone after severe burn injury. J Crit Care, 15：12-7, 2000
15) Herndon DN, Hart DW, Wolf SE, et al：Reversal of catabolism by beta-blockade after severe burns. N Engl J Med, 345：1223-1229, 2001

II 熱傷の診断と治療・最近の進歩
3 広範囲熱傷の治療戦略（超早期手術を含めて）

SUMMARY

広範囲熱傷の治療戦略は，まず広範囲熱傷患者が正しい救急隊の判断により的確な時間内で熱傷治療ができる病院に搬送されるところから始まる。病院内では，設備および医療スタッフが十分に整っていることが大前提である。そして熱傷ショックに対する治療が習熟した救急医，形成外科医のもとで専門的に治療されショック期が管理され，手術療法が行われる。手術方法は，近年の医学の発達により人工皮膚，スキンバンクによる同種植皮，培養皮膚，創傷被覆材などにより早期手術のみならず超早期手術も可能となってきた。しかし，それぞれの手術治療戦略は，感染に脆弱であったりコスト面や利便性の問題などの検討課題が残されているのが現状である。

一方，集中治療面では，burn bedの発達により日々の体重変化が容易に確認され，体位変換も自動的に行われるようになった。輸液療法では安全管理対策が行われるようになり，種々の薬剤がより正確に投与されるシステムが発達した。熱傷患者の鎮痛・鎮静対策は，このような薬剤が持続的に投与されるようになり，不穏による危険が減少したと思われる。腎機能や心機能が低下した高齢者などは，持続的血液浄化法により輸液管理が明らかに改善したのは事実である。このように集中治療の発達により，救命率は着実に前進している。

機能面では，早期からの理学療法士の関与，形成外科的手術の発達によりQOLは改善していると考える。社会面では，顔面熱傷に対する化粧によるコスメティックアプローチがなされるようになり，本人の満足度も改善しつつある。社会保障の面でも，以前に比較して生活資金，福祉施設および介護士の充実がなされつつある。

以上のごとく，広範囲熱傷の治療は，医療社会すべての問題が少しずつ解決することにより，そのゴールが近づくのである。

はじめに

40％TBSAを越える広範囲熱傷は，主として最初の採皮部を引き続き採取せずに全体の切除範囲を覆うことは通常不可能である。初回の採皮部が治癒するまでには最低2週間かかるので，その間に移植されない熱傷部位を感染させないために代わりの計画が必要となる。採皮部が利用可能になるまで壊死切除を遅らせることは，免疫不全状態に陥っている患者を熱傷性敗血症の危険にさらすことになるため，できるだけ早く焼痂を切除し，何らかの被覆材で創を閉鎖するのが現在は一般的である。

手術方法は，自家植皮，人工真皮，同種植皮などの種々の方法を組み合わせて行い，60％以上のII度熱傷患者の場合にも同様なアプローチが必要となる。本稿では，最近の広範囲熱傷の急性期治療戦略を中心に述べる。

A 広範囲熱傷手術の適応

全身管理を必要とする広範囲熱傷では，壊死組織からの体液の喪失による熱傷ショックの遷延と細菌感染に伴う重症感染症（burn wound sepsis）を早期に治療することが必要である。とくにIII度熱傷（以下DB）や深達性II度熱傷（以下DDB）では，表皮形成に時間がかかり保存的治療法では合併症の危険が増加するため，手術を前提とした治療計画を立てることが肝要である。また浅達性II度熱傷（以下SDB）でも細菌感染により熱傷深度が進行する場合があり，手術適応となる。

B 広範囲熱傷手術の実際

1．術前の準備

熱傷手術は出血の多い手術である。出血のない植皮床には植皮片は生着しないため，十分なデブリードマンを

施行する必要があるからである。そのため濃厚赤血球，凍結新鮮血漿，必要なら血小板をあらかじめ用意し手術に臨むべきである。

2．手術手技

a．デブリードマンの時期と方法

デブリードマンは受傷後48時間以内の超早期に行う方法と，2～7日以内の時期に行う早期デブリードマンがある。また受傷後1週間以降に行う晩期デブリードマンは，焼痂範囲が限定され比較的容易に焼痂を皮下組織から切除することができ，細菌感染の生じにくい小範囲の熱傷に良い適応がある。

デブリードマンの方法として，皮下脂肪をすべて切除する筋膜上切除法と，可能な限り脂肪組織を温存する分層切除法がある。前者は，手術時の出血量が少なく，筋膜上は血流が豊富であるため生着しやすいことと，出血量が少なく手術時間が短時間であり，かつ確実な植皮床を作成することができる利点があるが，術後の瘢痕拘縮を来しやすいことと，健常部に比し植皮部が陥凹するため醜状を呈する欠点がある。

一方，後者は整容面，機能面を考慮した再建には優れるが，術中出血量の増加や長時間手術を余儀なくされ術後合併症の危険が増すこと，また一様な深さでデブリードマンを行うには熟練を要するなどの欠点がある。

DDBにおいては時間経過とともにDBへ熱傷深度が進行することがあり，tangential early excisionを行うことがある。とくに指背部や手背部などの関節部は機能的再建がきわめて重要で，真皮深層を温存する目的で受傷後早期に行うことが望ましい[1]～[3]。

b．植皮術の種類

1）全層植皮術

皮膚全層を移植する方法である。採皮部が縫縮可能な大きさの皮膚しか採取できないため植皮面積は限定されるが，整容的，機能的に優れた再建が可能で，かつ採皮部は縫縮されるため醜形を呈することが少ない。顔面，四肢などの露出部や陰部が全層植皮部の適応となり，鼠径部，腹部，鎖骨上下部，耳介後面，外果下部などが全層採皮部の適応となる。

2）分層植皮術

真皮の浅層あるいは中層で採皮した皮膚を移植する方法である。生着率は全層植皮術より高いが，整容的再建には不利である。採皮の厚さは8/1000から20/1000インチ程度で，原則として顔面部，前腕部などの露出部や関節部からの採皮は禁忌である。しかし，広範囲熱傷患者では採皮部が少なく前腕部からの採皮が行われることもまれにある。さらに数回の植皮術が予想されれば，繰り返し採皮することが可能なように薄い採皮を心がけた方がよい。

採皮創はベスキチン®やカルトスタット®などの創傷被覆材を貼布すれば1週間程度で上皮化するが，治癒が遷延した場合や小児例では高度な肥厚性瘢痕を生じ醜状を呈することがあるので，あらかじめ説明をしておく必要がある。植皮範囲が小さい場合では瘢痕を生じにくい頭部や，採皮部を下着で隠すことができる殿部の皮膚を使用することで，採皮部の犠牲を最小限にすることができる。

c．植皮術の方法

1）シート状植皮術

デルマトームで採取した皮膚をそのまま使用する。整容的，機能的再建が望まれる顔面部や手背などの関節部に用いる。

2）メッシュ状植皮術

メッシュデルマトームを用いて網状に皮膚を拡大する。高倍率に拡大すると少ない皮膚で広い面積を植皮することができる。

3）パッチ状植皮術

切手大の大きさの皮膚をモザイク状に植皮する。肉芽を形成した創面などに良い適応で，広範囲の植皮が可能である。また，汚染創に対しても生着が期待できる。整容的な再建は期待できない。

d．植皮術に必要な器材

デルマトーム：広範囲熱傷であれば，薄く均一な採皮が可能な電動デルマトームかエアーデルマトームが望ましい。小範囲の植皮術であれば，パジェット型デルマトームやフリーハンドデルマトーム，採皮刀などでも可能である。また，メッシュ状植皮術を行う場合はメッシュデルマトームが必要になる。

手術時間の短時間化を図るため，植皮片の固定にはスキンステープラーを使用する。

3．同種植皮術

同種植皮はもっとも古くから行われている方法であるが，広範囲熱傷において使用されるようになったのは，この10年である。その理由は，日本にはスキンバンクシステムが発達しなかったためである。現在では，全国レベルのスキンバンクが発達しつつあり，その恩恵は十分にあると思われる[4][5]。しかし皮膚の質および安全性はそれを供給する皮膚バンクに依存している。未だに細菌感染や肝炎およびウイルス感染の危険は完全に否定されたわけではない。

同種皮膚の特徴は，さまざまな活性がある点である。同種植皮片は，2週間以上放置すると依然として拒絶反応が起こる可能性があり，拒絶反応は感染を受けやすい移植不能床を一時的に発生させる。同種植皮方法は，以下の通りである[6〜8]。

1）植皮の準備
保存場所から使用する場所まで遠い場合は，液体窒素やドライアイスで低温を保ちながら搬送し，レシピエントのすぐそばで解凍する。

2）解凍方法
植皮直前にフリージングパックの状態で，37〜40℃の温水で急速解凍を行う。つぎに清潔動作で皮膚をパックから取り出し，ベースンに入れた大量滅菌生理食塩水で凍結保護剤がなくなるまで4〜5回十分にリンスする。

3）植皮
自家植皮と混同しないように十分注意を払う。たとえば，自家植皮は3倍メッシュもしくはパッチ片とし，同種凍結保存皮膚は1.5倍メッシュで統一すれば，手術中の混乱は避けられる。

使用する患者は，広範囲III度熱傷では，自家パッチ植皮の上に同種凍結保存皮膚メッシュ植皮を行う混合植皮術が効果的である。また，広範囲II度熱傷ではメッシュ植皮でメッシュの間隙から autoepidermis が allodermis を被って表皮が再形成される。

4）未使用皮膚の保管
やむなく未使用となった残りの皮膚は，凍結保護剤が含まれていない保存液を用いて冷蔵庫で4℃保存し，1週間以内に使用する。

4．人工真皮の利用法

人工真皮は，現在わが国ではウシまたはブタコラーゲンを原料にして2種類が販売されており，種々の臨床成績が報告されている。しかし広範囲熱傷においては，焼痂切除部位に，自家植皮が不足している範囲の人工真皮を使用する場合と，自家パッチ植皮の上に人工真皮により被覆する方法などが行われているのが現状である。しかし感染・医療コスト面などの問題が今後の課題である[9]。

5．培養皮膚

培養皮膚には，自家培養細胞を使用して創面への永久正着と同種培養細胞により創傷治癒を促進する目的とがある。同種培養真皮は，Dermagraft® または TransCyte® が米国の Advanced Tissue Science 社より販売されている。日本では同種培養真皮(allogeneic cultured dermal substitutes：CDS)が，北里大学人工真皮研究開発センターが中心となって多施設臨床研究が行われている状態である[10,11]。

広範囲熱傷では，創部が感染創となりやすいため培養皮膚の生着に大きく影響する。このため感染コントロールが今後の課題である[12,13]。

6．植皮部位の管理

植皮の生着要件は，①良好な血流を有する植皮床であること，②植皮床と植皮片が密着すること，③植皮部の安静が保たれることである。そのため十分なデブリードマンを施行し，確実な止血を行うことが重要で，さらに小範囲であれば生理食塩水ガーゼを団子状にした tie over 固定法を，広範囲であればレストンスポンジを用いる方法や弾性包帯を用いて植皮部を固定する。また，関節部の固定にはギプスやシーネを用いる。広範囲の場合は，ガーゼ圧迫後に伸縮性の網包帯で体幹や四肢を固定する方法もある。

C 手術方法の特殊性

広範囲熱傷の場合は，顔の燃痂切除は優先順位は低く，健康で十分に厚みのある皮膚が残っている場合にのみ行われるべきである。また，輸液による栄養管理が行われることが多いため，中心静脈部（鎖骨下・鼠径部）は，少なくとも10 cm 大のパッチグラフトもしくは広げないメッシュグラフトを行うことが大切である。気管切開が必要な場合は1.5：1のメッシュ自家植皮が良好である。

手術中における出血量は，術後管理に大きく影響を与えるため細心の注意が必要である。とくに局所のエピネフリン注入や電気メスでのピンポイント止血が非常に大切である[14]。広範囲熱傷が救命されても，手の機能（とくに右手）が回復しなければ，その患者のQOLは非常に悪い結果になってしまう。このため種々の代用皮膚を駆使して，救命をしながら機能的部位への植皮を十分に行わなければならない。手背は，シートグラフトが最良である。1.5：1のメッシュグラフトでも機能回復は可能だが，整容的観点からは受け入れ難い場合もある。

D 患者の管理方法

広範囲熱傷を手術する場合は，多くの外科医の協力が必要となる。これは，採皮，デブリードマン，植皮などの作業を協力して行わなければならないからである。少

なくとも6～8人の外科医が必要となる。

また手術中，熱傷患者に対してもっとも注意を払わなければならないのは患者の体温管理である。手術中は正常な皮膚の面積が少なく，正常な部位の採皮まで行うために容易に体温が低下する。このための戦略として，手術室の温度を32℃に保つことが重要である。別の方法としてブランケットを使用したり，暖かい輸液，暖かい消毒薬なども使用し，細心の注意を払うことが重要である。体温のモニターは，膀胱温が一番深部体温を反映しているので有用である。

重症熱傷患者における最良の輸液ルートは中心静脈路である。これらのラインは，患者の体交や動きにより抜けないよう十分に糸で皮膚に固定しておく必要がある。また，熱傷部位はほかの健常な部位に比較して，圧迫による皮膚壊死の進行が容易に発生するため，手術中の圧迫部位は十分に種々の除圧マットレスを使用する必要がある。

E 症 例

以下に，具体的な症例を提示しつつ，広範囲熱傷の治療戦略について述べる。

症例：38歳，男，熱傷面積60%BSA，Ⅲ度熱傷。
熱傷部位：顔面，胸部，両上肢，両下肢。

熱傷の程度は，Ⅲ度中心であるため，軟膏療法などによる待機治療は考えられない。なぜならばⅢ度熱傷部位は皮膚再生能力はなく，小範囲ならば健常組織からの再生と拘縮により治癒するが，これも広範囲では期待できない。このままⅢ度熱傷部位を放置すれば，壊死組織は感染組織となり敗血症により死亡する可能性は非常に高いことが予想される。早期植皮術なしでは救命はあり得ない症例である（図Ⅱ・9-a）。

1. 植皮の種類と適応

植皮には，大きく分けて自分の皮膚を移植する自家植皮と他人の皮膚を移植する同種植皮がある。この症例の熱傷面積は60%であり，十分な採皮面積が取れれば自家植皮のみで可能であるが，一部同種植皮もしくは人工皮膚を使えばより広範囲に植皮が可能となる。

植皮の種類として，美容的にも機能的にも一番優れているシート植皮は関節部および露出部に適応があるが，この症例の場合は両手背に使用したい。この最大の欠点は採皮面積を大きく消費してしまうことであるが，救命できても両手が使えない状態は避けたいため思い切って使用する。

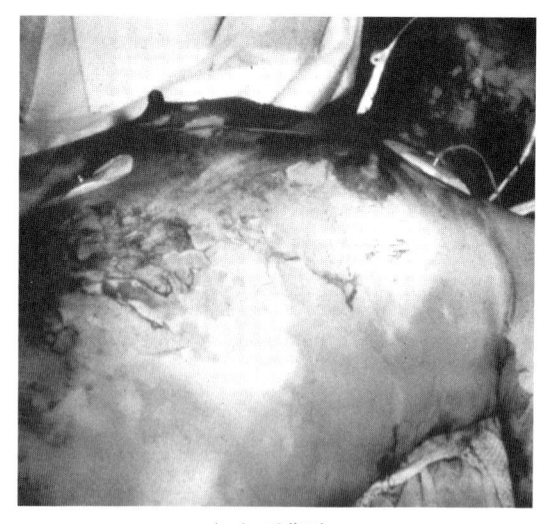

（a）受傷時。
図Ⅱ・9 症例：38歳，男

メッシュ植皮は，豹紋状に痕を残すという美容的欠点があるが，少ない採皮部から1.5倍，3倍，6倍メッシュと広く植皮が可能である。しかし，6倍メッシュではかなり細くなり脱落する率が高くなるため，この症例では上肢に3倍メッシュ植皮を行う。この時点でまだ採皮部に余裕があれば，前胸部，腹部にも使用したい。

パッチ植皮は，採皮面積が不足している場合に1×1cm大の植皮片を植える方法であるが，われわれの施設ではこの方法を単独では使用せず，1.5倍メッシュにした同種植皮もしくは人工真皮を覆い，混合植皮を行っている（図Ⅱ・9-b, c）。

2. 広範囲熱傷の植皮のタイミング（呼吸循環管理/感染との関連から）

広範囲熱傷の救命のポイントは，焼痂面積を受傷後3週までに10%以下に減少させて，合併症を予防することである。このため植皮のタイミングは，この期間内に計画を立てなければならない。

この症例では，胸部および上肢は全周性にⅢ度熱傷となっているため，受傷後数時間で減脹切開の必要がある。これは呼吸循環管理の面でとくに大切であり，胸部の全周性Ⅲ度熱傷では，肺コンプライアンスの悪化に伴い気道内圧は上昇し，換気不全となり，また静脈灌流の低下により心拍出量が低下することによる循環障害を引き起こす。

四肢においては皮膚を減脹切開しなければ血行障害による壊死を引き起こし，切断となる可能性が高くなるためベッドサイドで躊躇することなく施行しなければならない。また，一度減脹切開したならば，その部位からの感染は必発であるため，できるだけ早期に植皮すること

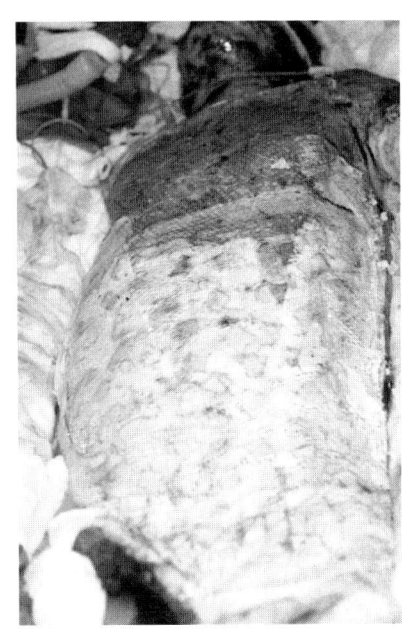

（b）パッチ植皮の上に人工真皮を覆い，混合植皮後。

（c）術後5週

◀▲図 II・9 つづき

を開け観察することが多い。この症例においても，初回手術により両上肢および体幹全面は毎日の包交処置の必要はなくなるが，背面は毎日処置しなければならない。

が大切である。このため，われわれの施設では受傷後3日以内に初回手術を行っている。2回目の手術はその1週間後に予定し，随時焼痂面積を減少させている。とくに超急性期（受傷当日）に行うこともあるが，基礎疾患および高齢者でなければ呼吸循環動態の安定した時点で可能であると考えている。

3．出血のコントロール

出血は手術面積と焼痂切除方法により当然異なるが，この症例では初回手術の最優先順位は，①胸部，②手背，③上肢，④腹部と思われる。計画ではこれらすべてを一期的に約30％焼痂切除を行うとする。切除方法は手術中に実際に切除して脂肪組織の状態や血栓の有無により判断し，筋膜上切除（excision to the fascia）か，脂肪組織レベルの切除（tangential excision）を行う。

Tangential excision の場合は出血量が多くなる。このため止血方法として，ボスミンガーゼ，トロンビン液，電気メス4本，ターニケットなどを使用する。この場合には広範囲切除が予想されるため，術前にMAP 20単位，FFP 20単位を用意しておく必要があると考える。

4．採皮（恵皮）部のdressingと管理

採皮部は術中にボスミンガーゼで圧迫しておけば止血され，その上に種々のbiological dressingを行えばよく，感染が起こらなければ十分上皮化する。恵皮部は植皮を行った後に圧迫を加えて固定し，初回手術では感染が少ないため，1週間後に創を開放する。しかし2回目からの手術では感染率が高く，このため術後3〜4日には創

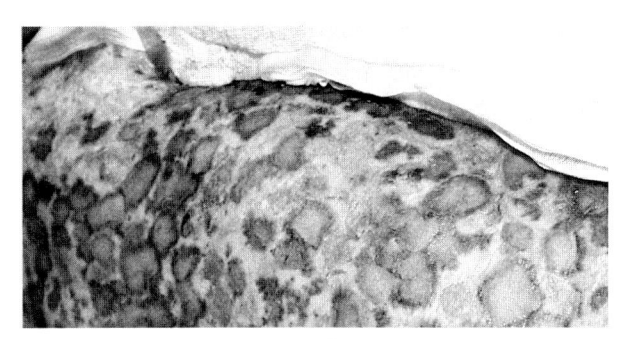

F 考　察

広範囲熱傷の治療戦略は，まず広範囲熱傷患者が正しい救急隊の判断により的確な時間内で熱傷治療ができる病院に搬送されるところから始まる。病院内では，設備および医療スタッフが十分に整っていることが大前提である。そして熱傷ショックに対する治療が習熟した救急医，形成外科医の元で専門的に治療されショック期が管理され，手術療法が行われる。

手術方法は，近年の医学の発達により人工皮膚，スキンバンクによる同種植皮，培養皮膚，創傷被覆材が開発されている。しかし，それぞれの手術治療戦略は，感染に脆弱であったりコスト面や利便性の問題などの検討課題が残されているのが現状である。

手術時期に関しては，わが国においても広範囲熱傷患者の初回手術が積極的に行われるようになってきている。当施設も1970年代は受傷後平均20日目に行っていたが，1990年代では受傷後平均2.8日目まで早くなっている（図II・10）。

近年は超早期手術が提唱され，中沢ら[15]は1991年より広範囲重症熱傷患者に対し積極的に受傷後24時間以内に手術を行ってきた。そのキーポイントとして，患者体温の維持に留意し，大量輸液に対応できる加温装置を用いて初期輸液管理を行っていること，さらに東京スキンバンクネットワークの開設により可能となった同種皮膚移植の導入などが挙げられる。当初は手術侵襲の観点から10％程度の熱傷面積が限界であったが，現在では40％までの創閉鎖が可能となっている。

超早期手術の最大の懸念は過剰侵襲に陥る可能性があることであり，生体の侵襲度を入院時に的確に把握する必要性がある。また，現時点では転帰を改善するという

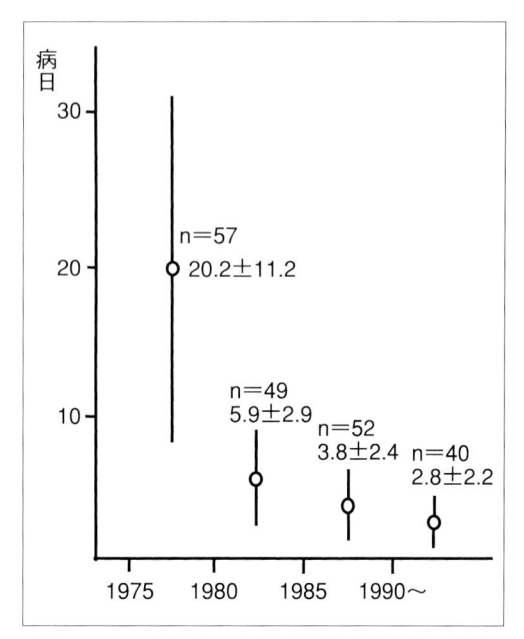

図 II・10 当施設における初回手術時期の推移

結果が得られていないので，超早期手術の有効性を是認する科学的根拠は乏しいといわざるを得ない。現段階では超早期手術の是非は決められない。多施設の共同研究による無作為化臨床試験の実施が望まれている[16)～18)]。

一方，集中治療面では，burn bed の発達により日々の体重変化が容易に確認され，体位変換も自動的に行われるようになった。輸液療法では，安全管理対策が行われるようになり種々の薬剤がより正確に投与されるシステムが発達した。熱傷患者の鎮痛・鎮静対策は，このような薬剤が持続的に投与されるようになり，不穏による危険が減少したと思われる。腎機能や心機能が低下した高齢者などは，持続的血液浄化法により輸液管理が明らかに改善したのは事実である。このように集中治療の発達により，救命率は着実に前進している。

機能面では，早期からの理学療法士の関与，形成外科的手術の発達により QOL は改善していると考える。社会面では，顔面熱傷に対する化粧によるコスメティックアプローチがなされるようになり本人の満足度も改善しつつある。社会保障の面でも以前に比較して生活資金，福祉施設および介護士の充実がなされつつある。

以上のごとく，広範囲熱傷の治療は，医療社会すべての問題が少しずつ解決することにより，そのゴールが近づくのである。

まとめ

広範囲熱傷はまさに前人未踏の山であり，近年においても征服されていない状態である。このため救急システム，熱傷センター，熱傷専門医，熱傷専門看護師，地域社会の受け入れなど，インフラの問題がまず改善されていかなければならない。

医学的には，人工・培養皮膚や集中治療学の発達により，感染症による死亡を減少させる成果が得られつつある。

今後，広範囲熱傷患者が質の高い社会復帰を果たすためには，熱傷治療にかかわる個人の努力も当然必要であるが，一番大切なのはチーム医療により総合的に治療戦略を構築することである。　　（川井　真，山本保博）

文　献

1) 平山　峻，塚田貞夫，井澤洋平ほか：熱傷の局所治療．図説臨床形成外科講座 8，添田周吾ほか編，pp 76-179，メジカルビュー社，東京，1988
2) Muller MJ, Ralston D, Herndon DN：Operative wound management. Total Burn Care, 2 nd ed, edited by Hernden DN, pp 170-182, WB Saunders, London, 2002
3) 弓削孟文，田中祥子，佐伯　昇：熱傷患者デブリードマン手術の麻酔管理；その問題点．熱傷，28：73-78, 2002
4) 島崎修次，田中秀治，青山　久ほか：スキンバンクの運営設置基準．熱傷，26：286-294, 2000
5) 田中秀治，島崎修次，和田貴子ほか：東京スキンバンクネットワークの活動と治療成績．MEDICO，32：425-430, 2001
6) 田中秀治，和田貴子，島崎修次ほか：日本熱傷学会スキンバンクマニュアル 1999 年度版．熱傷，25：86-99, 1999
7) American Association of Tissue Banks：American Association of Tissue Banks "Standards for Tissue Banking", 2002
8) ヒト組織を利用する医療行為の倫理的問題に関するガイドライン，p 7，日本組織移植学会，2002
9) Beele H：Artificial skin：Past, present and future. Int J Artif Organs, 25：163-173, 2002
10) Munster MA：Cultured skin for massive burns. A prospective, controlled triai. Ann Surg, 224 (3)：372-375, 1996
11) Barret JP, Wolf SE, Desai MH, et al：Cost-efficacy of cultured epidermal autografts in massive pediatric burns. Ann Surg, 231 (6)：869-876, 2000
12) Kuroyanagi Y：Advances in wound dressing and cultured skin substitutes. J Artif Organs, 2：97-116, 1999
13) 黒柳能光：厚生科学再生医療プロジェクト同種培養真皮の開発．医学のあゆみ，200：247-251, 2002
14) Huges WB, DeClement FA, Hensell DO：Intrademal injection of epinephrine to decrease blood loss during split thickness skin grafting. J Burn Care Rehibil, 171 (3)：243-245, 1996
15) 仲沢弘明，野崎幹弘：広範囲熱傷の重症度と予後．日外会誌，99：40-45, 1998
16) 齋藤大蔵，岡田芳明：熱傷における外科的壊死組織切除と創閉鎖；超早期手術の施行意義と有用性．集中治療，

10：163-168, 1998
17) Desai MH, Herndon DN, Broemeling L, et al：Early burn wound excision significantly reduces blood loss. Ann Surg, 211：753-762, 1990

18) 齋藤大蔵, 岡田芳明：超早期切除とその限界. 救急医学, 20：54-55, 1996

II 熱傷の診断と治療・最近の進歩

4 スキンバンクの意義と展望

SUMMARY

凍結保存皮膚とはヒト（死体）から摘出した皮膚（同種皮膚）を皮膚の生理的活性（viability）を低下させることなく長期間超冷凍保存したものをいう。この同種皮膚はもっとも理想に近い生体材料と世界中で認識されている。本邦では1990年代に多施設参加型のスキンバンクネットワークシステム（TSBN）が構築され，現在では46施設が参加しわが国のおもな熱傷施設をカバーできるスキンバンクネットワークとして成長するに至った。

東京スキンバンクネットワークでは1994年の設立以来，今日まで33施設に対して208回の皮膚の提供を行ってきた。同種皮膚移植を行った208例と，同施設における自家皮膚移植315例の臨床成績を比較すると，burn index 40〜80までもっとも救命効果の高いレンジにおいて，10〜20％の死亡率の改善を認めるに至った。

今までの同種皮膚の使用経験から，臨床的効果は以下のように要約される。

①同種皮膚があるため広範囲の熱傷感染創切除も可能となり，結果的に熱傷患者生存率の改善に寄与した。②永久生着が得られることもあるが，多くは通常は3週〜3カ月と中・短期で拒絶される。しかし，拒絶性の少ない同種真皮層は生着し，その後の良好なwound bedの作成が可能でIII度熱傷創治癒効果が高い。③熱傷創からの浸出液の防止や電解質異常の改善に有効である。④培養皮膚に比べても細菌感染に強く，また人工皮膚では得られない生体親和性を有する。このため，同種皮膚では関節面や局面など体のどの部分にも使用できる。⑤自家パッチ，自家ワイドメッシュまたはマイクロスキンなどの自己上皮成分と併用すると，生着率は飛躍的に改善する。したがって，表皮成分の残存する深達性II度熱傷に同種皮膚移植は良い適応である。拒絶の欠点を考慮しても，凍結同種皮膚のもつ臨床的効果は高い。

今後の展望としては，培養皮膚移植との組み合わせや，同種皮膚の欠点を補った新しい同種真皮マトリックスの開発が期待されるところである。

はじめに

わが国にスキンバンクが誕生してから12年が経過した。近年の重度熱傷患者に対する救命率向上は，スキンバンク技術をベースとした早期熱死組織除去の導入と，切除後の同種皮膚による局所外科治療の進歩が大きい。本稿では，これまでの凍結同種皮膚移植経験から得られた臨床効果に加え，スキンバンクの今後の展望について述べる。

A スキンバンクの歴史

生体から採皮した同種皮膚移植の歴史は古く，1600年代にはヒトへの同種皮膚移植が行われたとの報告がある。近代に入り1950年代にはすでに熱傷の治療に同種皮膚が試みられていたが，皮膚は生体の中でもっとも拒絶反応の強い臓器であるため，思うような治療成績が上げられなかった。しかし，これを冷凍保存することで拒絶担当細胞が減少し，治療に応用できることが判明し，1970年代後半から凍結同種皮膚移植が再度脚光をあびるようになった。

1980年代には熱傷センターの多くがスキンバンクを併設するようになり，臨床成績の著しい改善を見た。1990年代にはこの仕事は組織バンクに引き継がれ，現在は全米で32施設のtissue bankが活動している。2002年のABAのskin bank committeeの報告では，米国全土で年間800件近くの皮膚提供があり，1,000件を越える同種皮膚移植が行われたとされている。

一方，ヨーロッパでもオランダにあるeuro skin bank（ESB）が1980年代に設立された。ESBは広く北ヨーロッパをカバーし，2000年には年間300例を越えるドナーを獲得している。これ以外にも，中国やイスラエルなどでもスキンバンクが1980年代から臨床的に応用されている。このように培養表皮組織や人工皮膚の臨床応用が進められる現在も，死体同種皮膚移植は現段階では

もっとも理想に近い生体材料と世界中で認識され，熱傷医に高い評価を受けている。

本邦では，1991年10月に筆者らが米国クック郡立病院熱傷センターのスキンバンクシステムを杏林大学救命救急センター内に導入し，わが国初のスキンバンクを設立したが，ほぼ同時に日本医科大学にもスキンバンクが設立され，以降東京ではこの2施設を中心に2年間で70例近いドナーから皮膚の供与が行われた。

その後，1994年3月よりスキンバンクを東京近郊の広範囲熱傷治療施設全体（13施設）に拡大，多施設参加型のスキンバンクネットワークシステム（TSBN）を構築した。現在では全国で46施設が参加し，東日本の熱傷施設をカバーできるスキンバンクネットワークとして成長するに至った。

B 凍結同種保存皮膚の定義と概念

凍結同種保存皮膚とは，ヒト（死体）から摘出した皮膚（同種皮膚）を，皮膚の生理的活性（viability）を低下させることなく超冷凍保存したものである。この凍結同種皮膚が臨床的に応用されるようになるには，近年の熱傷治療の進歩，移植医療に対する社会的な認識の変化，細胞の冷凍保存技術の進歩など種々の要因が挙げられる。

とくに近年のcryo-biotechnologyの進歩により，皮膚，心臓弁，骨，血管，筋肉，腱，精子，卵子などの各組織は細胞活性を落とさずに凍結保存することが可能となった。すなわち，障害された人体の各組織の組み換えが可能となったのである。皮膚は数あるヒトの組織の中でも，とくに虚血や低酸素に強く，心停止してから数時間経っても細胞が生きた状態で留められる。この性質を応用して，細胞を氷晶化させずに－180℃で保存するのがスキンバンクである。実際には，凍結防止剤の添加とプログラムフリーザーによるきめ細かい冷却温度コントロールが必要となる。

しかし，いくら皮膚の細胞が虚血状態に強いからといって，心停止から8時間を超え皮膚採取までの時間が長いと生理活性を失う。スキンバンクマニュアルでは，死後24時間以内の採取片は冷凍保存後の生着率がほぼ70％以上であり，cryopreserved allograftとして臨床使用可能であることが証明されているが，ドナーからの採皮の時期は皮膚のviabilityの問題からみて早いほど良く，摘出の最長限度をわれわれはおおよそ心停止後8時間を目安としている。

C 凍結同種皮膚の臨床効果

わが国では組織移植提供者数は同種皮膚の必要数に比べはるかに少ないため，提供された組織の利用にあたっては移植効果が最大限に期待される疾病がまず優先すべきと考える。

この意味では，広範囲熱傷患者は凍結同種皮膚のもっとも良い適応である。欧米ではこれ以外にもガス壊疽，広範囲の皮膚病変などに同種皮膚が用いられている。わが国ではドナー数が少なく，熱傷治療に同種皮膚を供給するのが現状のシステムでは限界であり，ほかの疾患への応用は救命上やむを得ないと判断される場合のみに特例としている。

東京スキンバンクネットワークでは1994年の設立以来，2002年12月末までに提供を受けたものが計154件で，毎年平均20件余のドネーションを得ている。一方，供給は年間50～60回あり，2001年の1年間の供給数は1122枚（1枚：100 cm^{2}大）であった（図Ⅱ・11）。同種皮膚移植の臨床成績をまとめると，ネットワーク化されてから10年で33施設に対して208回の皮膚の提供を行ってきたが，その成績を同じburn indexのグループと比較すると，burn index 40～80のもっとも救命しなければならない重症熱傷において10～20％の死亡率の大幅な改善が認められている（図Ⅱ・12）。

この凍結保存同種植皮の成績は，手術後1週間で平均生着率は76.5±24％だが，このうち90％近くが短期の生着であった。一方，10％以下ではあるものの，2カ月以上長期に生着するものが散見された。熱傷患者では全身状態によっては免疫能が低下しており，3週間～3カ月位生着するものが臨床的にも認められている。

凍結保存同種皮膚は表皮部分に強く抗原提示細胞を有しているので，凍結操作によって細胞ダメージが生じることがおもな理由として考えられる。しかし，同種皮膚はほかの人工的なマテリアルと比べても感染に強く，生体親和性が高い，良好なwound bedの作成が可能であるなど，Ⅲ度熱傷創における治癒効果が高い。

われわれのこの10年間の同種皮膚の使用経験から以下のように臨床的効果が認められた（表Ⅱ・12）。

①同種皮膚があるため広範囲の感染創切除も可能となり，結果的に熱傷患者生存率の改善に寄与する。

②永久生着が得られることもあるが，多くは通常は3週～3カ月で拒絶される。しかし，拒絶性の少ない同種真皮層のみが生着し，その後の良好なwound bedの作成が可能で，Ⅲ度熱傷創治癒効果が高い。

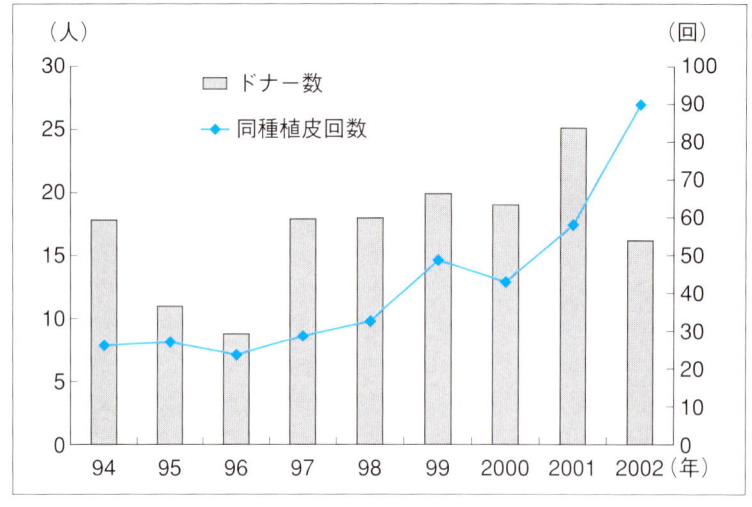

図 II・11　ドナー数と植皮回数

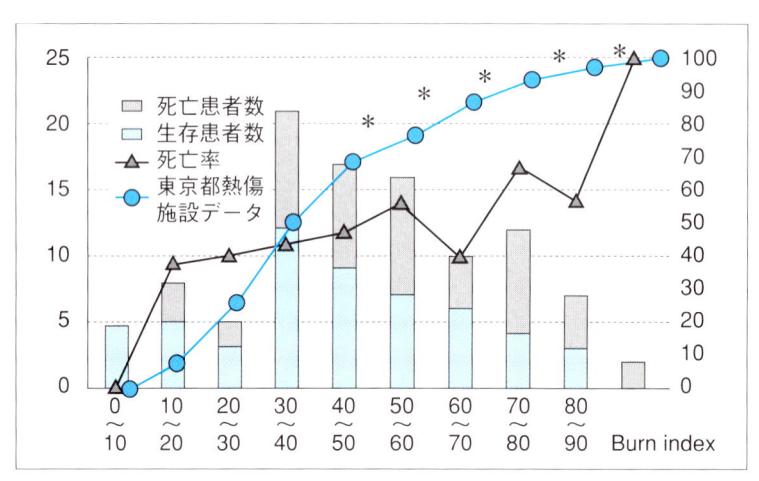

図 II・12　スキンバンクから同種皮膚の提供を受けた熱傷患者の重症度別の死亡率（1994〜2002）

表 II・12　凍結同種皮膚の医学的有効性

1）熱傷患者生存率の改善
2）拒絶されず完全生着が一部可能
3）熱傷患者の浸出液の防止や電解質異常の改善
4）良好な wound bed の作成
5）培養皮膚に比べても細菌感染に強い
6）人工皮膚では得られない生体親和性
7）ハイブリッド型皮膚としての転用が可能

③熱傷創からの浸出液の防止や電解質異常の改善に有効である。
　④培養皮膚に比べても細菌感染に強く，また人工皮膚では得られない生体親和性を有するため，同種皮膚では関節面や局面など体のどの部分にも使用できる。
　⑤自家パッチ，自家ワイドメッシュまたはマイクロスキンなどの自己上皮成分と併用すると，生着率は飛躍的に改善する。したがって，表皮成分の残存する深達性II度熱傷には良い適応である。
　欠点としては，皮膚上皮はもっとも抗原性が高く，現時点では免疫抑制剤を用いても，心臓移植や腎臓移植のような確実な永久生着は望めない。またヒト組織をリソースとしていることから，どれだけ詳細にドナー血液をチェックしても潜在的には感染の危険があることも否めないなどがある。しかし，最近はヒト以外の異種素材（とくにウシ，ブタなど）も種々のウィルス性感染が危惧されている。これらの欠点を考慮しても，凍結同種皮膚のもつ臨床効果はきわめて高い。

D スキンバンクの今後の展望

　同種皮膚移植の最終目標は永久生着を目的としたものではない。しかし，たとえ一時的な皮膚生着でも，免疫力の低下した広範囲熱傷患者では拒絶反応が低下し2〜3週から月単位で生着し，救命的価値は高い。また同種死体真皮層は拒絶性が低く，良好バイオロジカルドレッシングとして働くのみばかりでなく，組織成長因子を放出することにより創傷治癒を早めることや，拒絶反

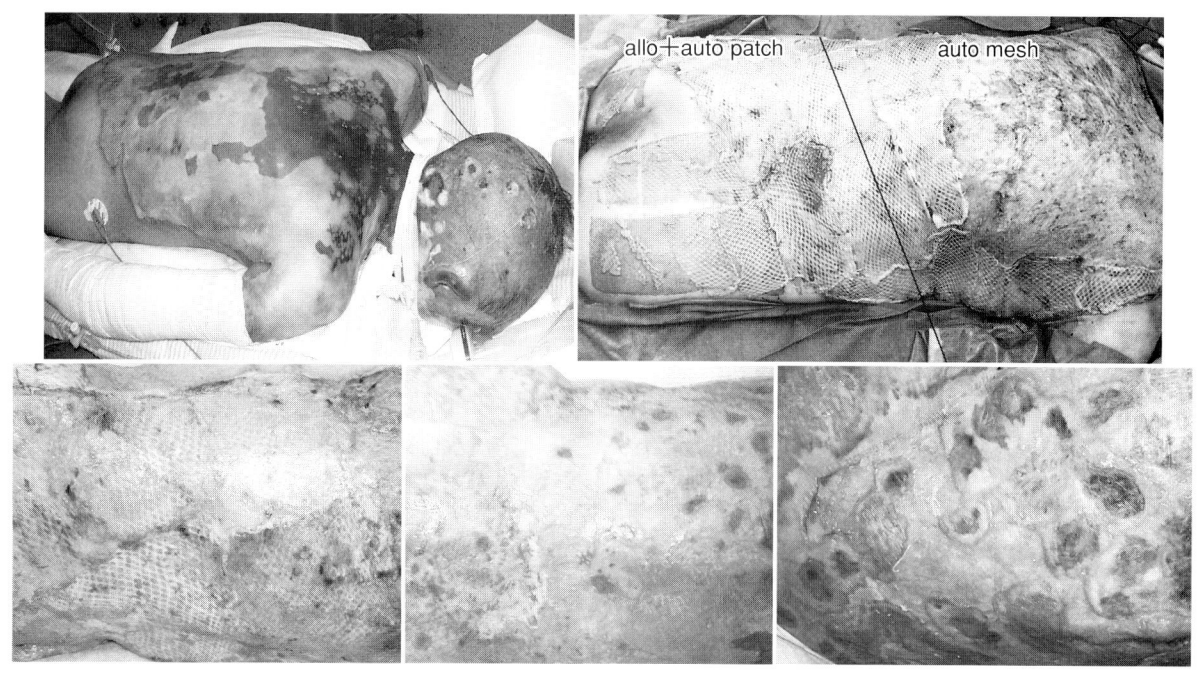

(a) 術前。
(b) 受傷後5日。自家パッチ＋同種メッシュ移植（第1回手術）。
(c) 第21病日（同種皮膚生着）。
(d) 第61病日（同種皮膚生着）。
(e) 第101病日（同種拒絶）。

図 II・13　症例1：88歳，女，34% DB，PBI 122

応真皮層がテンプレートとして生着することにより良好な創傷を作ることをわれわれは報告した。

1．同種皮膚と自家皮膚パッチグラフト

凍結同種皮膚を使用する方法としてもっともポピュラーなのが，3倍にメッシュした自家植皮片または植皮パッチと凍結同種皮膚との混合グラフトをするもので，これ自体で同種皮膚自身の生着期間をも延長する。図II・13にはこのAlexanderらのonlayグラフト法を用いた1例を示す。

88歳，女性で背部，背～腰部，両肢を中心としてIII度40%，PBI 130の重症例であったが，自家皮膚の足りない部分に自家パッチ片と2倍自家皮膚片を用いた。その結果，約60日を越えて同種皮膚は生着し，その後自家パッチ片が大きくなるまで同種皮膚は生着し，創閉鎖を容易にした。

2．同種皮膚と培養皮膚の混合グラフト

一方，現在臨床使用が試みられている培養皮膚移植との組み合わせもまた良い適応である。本法は将来的には発展性の高い治療方法である。培養皮膚は無菌的環境で育てられた危弱な非常に薄い表皮であり，感染を起こしたIII度熱傷に対する生着率が現時点ではまだ低い。加えて，真皮層を欠き整容性に乏しいこと，かつ培養に最低3週間の日時が必要とされることなど，培養皮膚移植の欠点を補うことが可能である。実際，培養皮膚を作成するのに必要な3週間という時間を稼ぐためにも，凍結同種皮膚移植による創被覆と局所感染コントロールが可能となる。

1986年に報告されたCuono法は，凍結同種皮膚と上皮培養皮膚の双方の価値を最大限に活かす有効の方法である。この方法は同種植皮を用いてIII度の感染創面を早期に取り除き，培養に必要な3週間を敗血症の危険を少なく経過できる利点を有している。図II・14はこの方法で同種植皮し，その後培養複合皮膚を移植し生着させ得たIII度55%熱傷例の経過を示す。自家皮膚の残り少ない致死的熱傷例も理論的には救命可能となる。

3．同種皮膚の無細胞マトリックス化

もう1つの凍結同種皮膚の可能性として考えられているのが，細胞成分を取り除いたnon-viable allograftの作成である。vaible allograftとは従来通りのcryo-preservationにより組織を保存・供給するものであるが，non-viable allograftは生化学的，物理的処理によって処理された，生物学的に安全な無細胞真皮マトリックスを意味する。

われわれは厚生科学研究（通称ミレニアムプロジェクト）でこの同種皮膚を用い，完全生着可能なマトリック

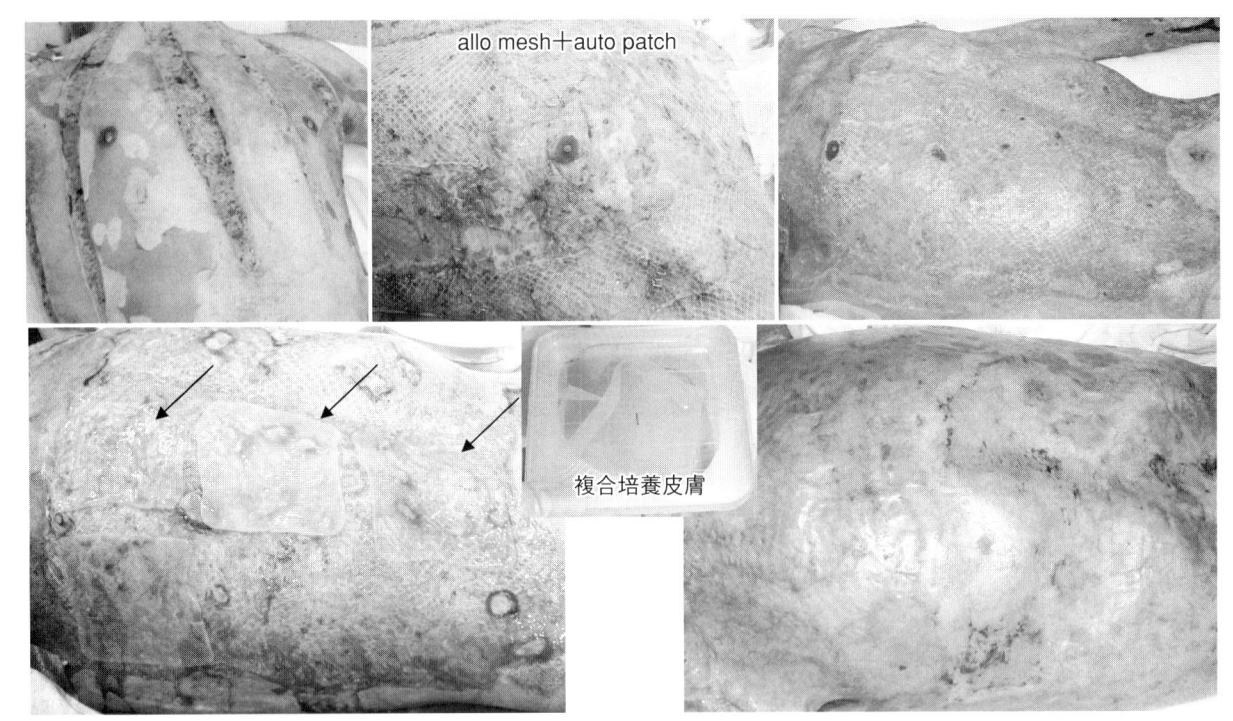

(a) 受傷直後。
(b) 受傷後3日。同種＋自家パッチ移植術（第1回手術）。
(c) 受傷後29日。同種真皮は生着した。
(d) 受傷後1ヵ月。同種真皮上に複合培養皮膚移植を行った（第3回手術）。
(e) 受傷後3ヵ月。培養皮膚は良く生着している。

図 Ⅱ・14　症例2：42歳，男，55%Ⅲ度熱傷，同種皮膚移植＋複合培養皮膚移植例

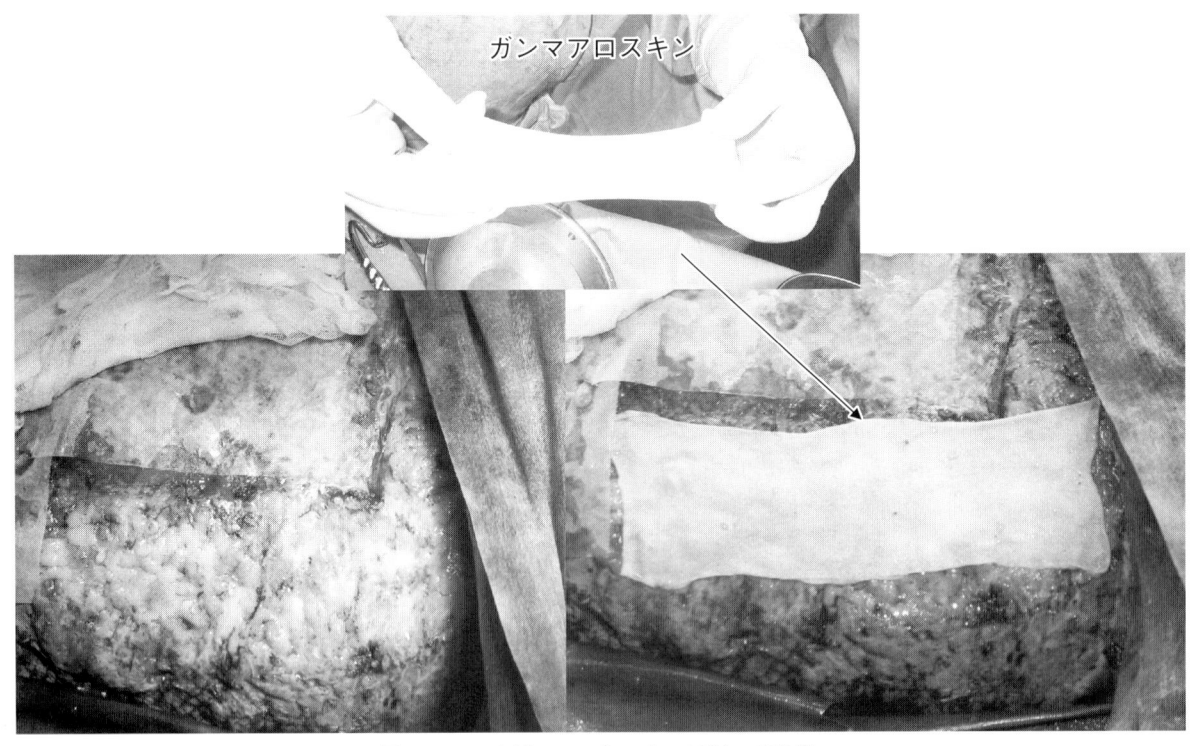

図 Ⅱ・15　症例3：40歳，女，92%Ⅲ度熱傷

スを試作している。前述の化学処理を加え無細胞化した真皮マトリックス（ADM）を開発する共著者の高見らは，従来の人工真皮と比べて，高い生体親和性を有するADMを作成しきわめて良好な臨床成績を認めた。

もう1つはガンマ線を照射して作成するガンマグラフトである。ガンマグラフトは30 KGyのガンマ線を照射することでグラフトの形態を残したまま細胞成分をすべて不活化するばかりか無菌，無ウイルス状態にすること

が可能で，凍結同種皮膚のもつ欠点である潜在性感染の危険性を取り除いたマテリアルである。問題としては細胞成分がなく永久生着はないが，常温でとくに冷凍庫がなくとも保存でき，同種マトリックスとしての安全性と簡便性は凍結同種よりも高い。図II・15には，3週以上ガンマグラフトが生着した症例を示す。

いずれにしても，これらの無細胞真皮マトリックスに今後，自家表皮細胞を組み込ませて植皮することができれば，感染の危険がなく永久生着も可能である代用真皮を作成することができる。このような新しいハイブリッド型の同種皮膚は，今後，従来の同種皮膚移植，無細胞マトリックスに加え新たな方向にスキンバンクを展開することが可能となりきわめて期待がもたれる。

しかしながら，同種皮膚も問題は少なくない。現在，存在している2つの広域ネットワークである東京，近畿以外にも北海道，東北，東海，北陸，中四国，九州，沖縄にスキンバンクネットワークまたはスキンバンクの拠点が必要である。このすべての地域に保存施設の必要はなく，全国で1～2カ所の保存施設と10区分程度の摘出施設があれば全国ネットワーク化が可能である。現在，東京スキンバンクネットワークでは関東圏のみならず北海道，九州，東北，東海，中国・四国に拠点摘出施設を設けつつあり，現在これらの地域ではドナーが発生した際にスキンバンクコーディネーターを派遣し，地元からの参加施設医師による採皮といった型式での全国ネットワークを構築しつつある。

この点に関しては現在，日本熱傷学会がスキンバンク委員会を通じバンクドスキンのクオリティ維持のためにスキンバンク講習会を開き，バンク業務については学会がその技能を認定する型式となっている。今後，さらなる熱傷医や形成外科医，救急医がこのスキンバンクに参加することにより，ネットワーク化への加速が期待できる。

まとめ

現在，培養皮膚を含めさまざまなマテリアルが開発，販売，研究されているが，小範囲熱傷や研究室レベルでは生着する材料はあっても，患者の救命率向上を可能としたのは，スキンバンクによる凍結同種皮膚の存在と，それを救う医師の習熟によるところが大きい。広範囲熱傷で生着するマテリアルこそが，真の意味での dermal substitutes といえる。そのためにも生着における既成の概念に捕われることなく，広範囲熱傷患者の救命に役立つといった観点から同種皮膚を見直し，ネットワークをさらに広げていくことが肝要である。

（田中秀治，島崎修次，高見佳宏）

文　献

1) 田中秀治, 高見佳宏ほか：種々の skin substitute の治療効果と選択. 医学のあゆみ, 200 (3)：237-242, 2002
2) 田中秀治, 島崎修次：凍結保存皮膚. 救急・集中治療, 第13巻, 総合医学社, 東京, 2001
3) 田中秀治：広範囲熱傷. Emergency Nursing, メディカ出版, 大阪, 2002
4) 田中秀治, 島崎修次ほか：東京スキンバンクネットワークの活動と治療成績. MEDICO, 32 (11)：2001
5) American Association of Tissue Banks：Standards for Tissue Banking, 10th Edition, 2002

III 熱傷における感染症とその抗菌化学療法 up to date

III 熱傷における感染症とその抗菌化学療法 up to date

SUMMARY

近年,全身の体表面積の60～90%を越える広範囲熱傷患者の救命が可能となった。しかしながら,熱傷ショック,心不全,肺水腫の時期を乗り切った患者は容易に感染を起こし,創感染やカテーテル感染からsepsisへと進行することが多く,現在でも熱傷の主たる死亡原因は感染症となっている。不安定な時期の感染は,弱毒菌感染でも致命的となることがある。さらに,以前は弱毒菌として考えられていた P. aeruginosa などの細菌の中には,毒力の強い株も出現するようになり,sepsis では数日で死への転帰をとることも多くなった。創からの感染に起因しsepsis となるburn wound sepsis や,カテーテル感染から sepsis に発展する catheter-related blood stream infection,そして,腸内の常在菌が腸粘膜から血中に進入する bacterial translocation などの病態も解明されつつある。

これらの病態に対し,感染の温床となり,多量の体液を喪失させるⅢ度熱傷創を外科的に早期に除去し修復するという考え方が一般的になってきた。

抗菌薬の使い方も変わりつつある。局所療法剤として,silver sulfadiazine(ゲーベン®・クリーム)に加え,mupirocin 軟膏(バクトロバン®軟膏)が使用されるようになり,MRSA 創感染に対する治療法の選択が広がった。全身的抗菌化学療法では,受傷早期では創内へ移行する抗菌薬もあり,手術時の一過性の bacteremia による影響を軽減することが可能となった。一方,細菌が産生する毒素についての解明も進み,殺菌するという考えが改められ,洗浄して細菌を洗い流し除去するという考えに変わってきた。Sepsis 時の endotoxin 対策では,ポリミキシンB固定化ファイバー(PMX)による吸着除去療法が施行されるようになった。また,毒素により惹起されるサイトカイン対策も考慮され,顆粒球エラスターゼの抑制作用をもつジベレスタットなどが用いられるようになった。

はじめに

近年,全身管理の進歩および早期切除などの積極的治療により,熱傷面積60～90%BSA(body surface area:体表面積)以上の範囲を受傷した熱傷患者の救命が可能となり,高次医療施設では,80%BSAに及ぶⅢ度熱傷患者の救命率が85%という好成績を達成している[1]。しかし,熱傷が広範囲であるほど,外界の微生物の侵入を守っている皮膚が破壊されている状態が長期間続き,かつ全身の免疫機能の低下も起こるため,感染が起こりやすく,局所の感染から全身感染症へ急速に発展することが多い。本稿では,熱傷感染症と局所療法および全身的抗菌化学療法について解説する。

A 熱傷感染症の要因

感染症の発生は,宿主の感染防御力(host)と病原菌の量(parasite),毒力(drug relationship)とのバランスにより左右される[2]。

1. Host:患者側の問題

広範囲熱傷では,細菌防御に重大な役割を果たしている皮膚の欠如に加え,補体を含む血漿成分の減少により全身の感染防御能が低下する[3,4]。一方,局所では高蛋白の滲出液が細菌などの微生物の栄養分となることや,血流が途絶するため,種々の免疫機能が妨げられることにより,創感染が高頻度に合併する。

感染症発症は熱傷面積にも関係していることが知られている。熱傷範囲が小さな外来患者では,6.8%に感染を合併するに過ぎないが,入院患者についてみると,熱傷範囲が20%BSA未満では19%の患者に,20～40%BSAでは73%の患者に,41～60%では83%の患者に,創感染や呼吸器感染,尿路感染,sepsis などが合併しており,熱傷範囲が大きくなるに従い感染率は増加する[5,6]。20%BSA以上を受傷した熱傷患者は,重症の栄養障害,糖尿病や肝硬変などの基礎疾患を有する患者と同様に,易感染宿主として考える必要がある。

2. Parasite:病原菌の問題

感染症発症に必要な細菌数は通常 10^5/g 以上とされるが,易感染宿主である広範囲熱傷患者では,さらに少量の細菌で感染を起こすと考えられる[7]。

感染する細菌の毒力により,生体が受ける侵襲は異なる。現在では局所療法剤を含め,抗菌化学療法が日常化しているため,S. pyogenes による初期の感染はきわめてまれである。しかし,抗菌化学療法が行われていなかった頃の報告を見ると,感染すると急速に重症化し致命的であったことが分かる[8]。一方現在では,MRSAやP. aeruginosa などの耐性菌が出現し問題となっており,抗

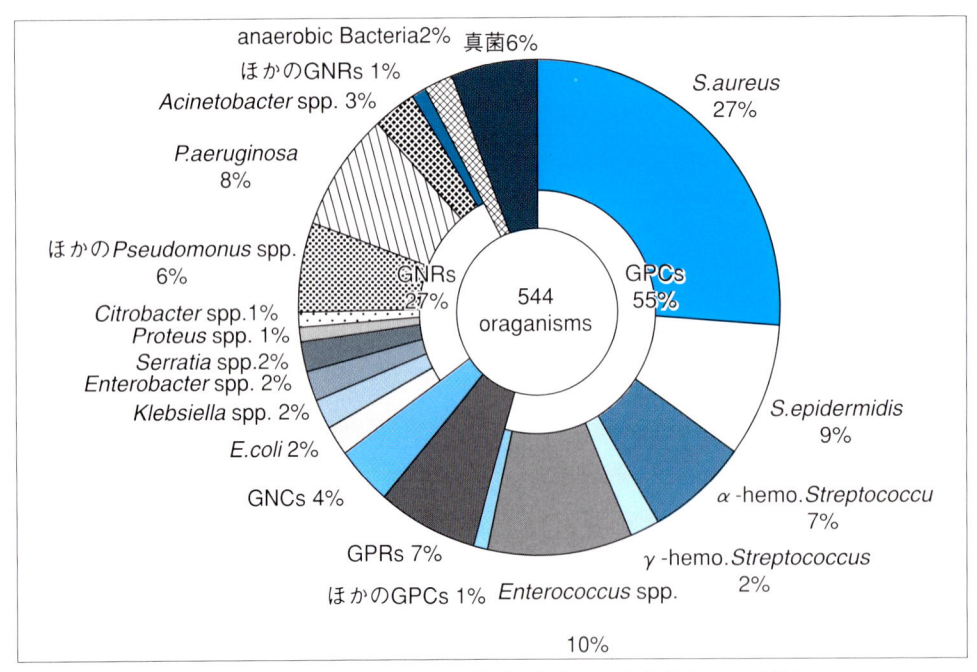

図 III・1 熱傷入院患者由来分離菌（%）（済生会神奈川県病院）

菌薬の使用法がその主因と考えられている[9]。

熱傷感染症起因菌は，抗菌薬の使用状況や隔離の方法などにより施設間に差が見られるが，MRSA や Enterococcus spp., P. aeruginosa, Candida spp. などが起因菌として増加する傾向にあり，熱傷感染症の多くが菌交代現象や院内感染として起こっていることが考えられる[10]。

1988～1995 年に入院した熱傷患者 140 症例（平均熱傷面積 14.2％，気道熱傷合併 56 例）を対象とした検討では，分離菌総株数は 544 菌株中，最多は 27％を占めた S. aureus で，つぎに Enterococcus spp. が 10％，P. aeruginosa が 8％を占めた。また，α-hemolitic Streptococcus spp. 7％，真菌 6％であった（図III・1）[11]。とくに 1991～1995 年では，S. aureus は 33％と著しく増加し，反対に P. aeruginosa の検出の割合は減少していた。MRSA は S. aureus 全体の 88％を占めていた。

B 細菌の毒性 （表III・1）

1. Exotoxin（外毒素）

Exotoxin は蛋白毒素とも呼ばれ，細菌が産生し放出することにより，免疫反応を介し各組織を傷害する。

汚染創を有する広範囲熱傷に対し，抗菌薬を用いないと S. aureus や S. pyogenes, E. coli などにより創感染を起こす。S. aureus は多数の毒素を産生し，一部菌株では toxic shock syndrome toxin-1（TSST-1）を産生し，toxic shock syndrome（TSS）を起こす。また，S. pyogenes の一部菌株では，toxic shock like syndrome（TSLS）を発症する。S. pyogenes の一部菌株が産生する SPE A 型などはスーパー抗原と呼ばれ，特異的な機構により T 細胞を活性化し，大量で種々のサイトカインが短時間に放出されるため，急激に発症し重症化する[12]。

2. Endotoxin（内毒素）

E. coli や P. aeruginosa などのグラム陰性桿菌では，細菌の死滅により外膜の構成成分である lipopolysaccharide（LPS）の lipid A が放出され，これに反応したマクロファージなどから産生されるサイトカインがショックや臓器障害を引き起こす。

3. 細菌由来の毒素から見た sepsis

細菌が局所で放出する毒素が刺激となり，マクロファージや好中球が各種ケミカル・メディエータを産生する。局所の炎症反応が惹起されると感染が成立する。免疫反応は宿主の防御機能であり生体に必要不可欠であるが，感染菌の毒力や量あるいは傷害範囲により過剰な全身反応が起きると sepsis となる。

C 熱傷感染症の感染経路

重症熱傷では，感染のコントロールが患者の予後を左右する。おもな感染経路を示す。

表 III·1 熱傷感染菌とその産生する毒素

おもな細菌	発生する毒素の種類（各菌株により産生する毒素は異なる）
S. aureus	<exotoxins> α 毒素（溶血毒）：赤血球や細胞膜を分解，壊死を起こす β 毒素（溶血毒）：sphingomyelinase γ 毒素（溶血毒） δ 毒素（溶血毒）：致死作用 leukocidin（細胞溶解毒）：耐熱性 enterotoxins（腸管毒）：耐熱性，下痢，嘔吐 coagulase：病巣周囲に fibrin 膜を形成し免疫物質から細菌を防御する hyaluronidase：結合織成分ヒアルロン酸を破壊し細菌拡散を進行させる exfoliative toxin：水疱性膿痂疹（とびひ）の原因となる toxic shock syndrome toxin-1（TSST-1）：ショックや DIC の原因となる staphylococcal enterotoxin（AE）：A〜E などに分類される exfoliative toxin A（ETA）：staphylococcal scaled skin syndrome（SSSS）の原因となる
S. pyogenes (Group A Streptococcus sp.)	<exotoxins> erythrogenic toxin（Dick's toxin，発赤毒） streptolysins O（SLO）と streptolysins S（SLS）（溶血毒） leukocidin（細胞溶解毒） hyaluronidase：結合織成分ヒアルロン酸を破壊し細菌拡散を進行させる streptococcal pyrogenic exotoxins（SPE）（発熱毒素）：SPE A・B・C・F 型，SSA などに分類される。toxic shock like syndrome（TSLS），劇症型連鎖球菌感染症，膿痂疹，丹毒に関与する
P. aeruginosa	<exotoxins> leukocidin（細胞溶解毒），toxin A elastase（Las A, Las B）：肺・組織障害 <endotoxin> lipopolysaccharide（LPS）の lipid A：グラム陰性桿菌の外膜の構成成分で発熱，血圧低下，DIC を起こす
E. coli	<exotoxins> enterotoxins：ベロ毒素（神経毒）など，ほかに多数の腸管毒あり。ベロ毒素はペリプラズム中に蓄蔵されている 常在菌である大腸菌でも呼吸器，尿路，創部などに入ると感染性を発揮する（異所性感染）。ほかに溶血毒を含有する <endotoxin> lipopolysaccharide（LPS）の lipid A

1. Burn wound sepsis

熱傷創面に付着した細菌が皮下組織に侵入・増殖し，bacteremia あるいは sepsis を起こすことをいう。Burn wound infection を証明するためには，組織学的所見と皮下から，細菌数 10^5/g 以上が検出されることが必要である[13]。とくに，III度熱傷創では，バリアとなる表皮・真皮層が完全に破壊されているため，細菌は焼痂組織（熱傷壊死組織）を培地として増殖，容易に皮下の血管に侵入する[14]。焼痂組織は無血管領域であるため，局所免疫が働かず，抗菌薬の効果も弱いため，短期間の全身的抗菌化学療法と早期切除・修復が推奨されている。Burn wound sepsis は，受傷早期から起こっていることが知られており，とくに汚染創を処置すると 20% に sepsis が認められている[15,16]。

2. Catheter-related blood stream infection (CRBSI)

カテーテルの留置に合併する感染症には，bacteremia や sepsis のほかに，刺入部の感染，静脈炎，細菌性心内膜炎，肺膿瘍などがある。

カテーテル留置中の患者が全身感染症状を呈し，血中から細菌が検出された場合を catheter-related blood stream infection（CRBSI）という。

広範囲熱傷患者において，中心静脈カテーテルや Swan-Ganz カテーテルを 5 日以上留置すると，その 7 割の患者の血中から細菌が検出される[17]。感染菌は多くは創からの検出菌と一致しており，主要原因はカテーテル刺入部位の皮膚からの細菌の侵入と考えられているが，burn wound sepsis から血行性に細菌が付着することがある。感染菌は S. aureus が約 60% で，P. aerugi-

nosa がつぎに多く、真菌によるものも増加傾向にある[18]。

広範囲熱傷患者では、CRBSI を避けるため 3〜5 日ごとのカテーテル交換が原則であるが、現実的にはカテーテル刺入部に熱傷創や浮腫が存在し、頻回のカテーテル交換は困難なことが多い。また、心内膜炎合併例などのように血中に感染のフォーカスがある場合では、カテーテル交換だけでは軽快しない。重篤でない場合には抜去・交換せず、MRSA を想定した empiric chemotherapy として、バンコマイシンやテイコプラニン投与も行われている[19]。

3. 呼吸器

気道熱傷を合併すると ARDS (adult respiratory distress syndrome) や肺炎などの気道感染症を容易に起こし、熱傷患者の予後を著しく悪くする。気道熱傷を合併していない熱傷患者への ARDS の発症は 2% であるのに対し、気道熱傷合併例では呼吸不全は 70% に、うち ARDS は 20% に発症する[20]。ARDS を合併した気道熱傷への感染はきわめて高く、死亡率は 0〜15%BSA の熱傷患者で 50%、16〜30%BSA で 55.6%、31〜60%BSA で 71.4% に達し、60%BSA 以上で 100% となる[21]。

気道感染の起因菌は創感染や CRI と同様に MRSA や *P. aeruginosa* が多い。口腔内洗浄や喀痰排泄を積極的に行い、気管内吸引の際、清潔操作を励行する。閉鎖型気管内吸引カテーテル（Trach care®）を用いると、吸引時の外界からの微生物の持ち込み防止に有効である[22]。

4. Bacterial translocation (BT)

熱傷により生体が過大な侵襲を受けると、腸管粘膜のバリア機能が破綻し、腸管管腔内の常在菌を主とする細菌や菌体外毒素が腸管の静脈系に入り、bacteremia あるいは sepsis を起こす[23]。熱傷ショックでは、腸管の血流量が減少することは知られているが、その結果、腸管粘膜の透過性が亢進し腸内の毒素が静脈系に入ると考えられている。一方、静脈に入った毒素は、通常では肝臓や脾臓の網内系で処理されるが、熱傷に伴う免疫不全が存在すると網内系機能の低下により処理できず sepsis となることがある。

予防のためには、ショックの早期改善のほか、正常腸内細菌叢の腸管壁構造維持目的で、早期の経口摂取あるいは経管栄養開始が行う。発症後 3 日以内に少量・低濃度から始めることが、BT の予防のために必要である。また、過度に胃酸を抑制すると腸内細菌が増加するため、H2 受容体拮抗薬の使用は必要最小限とする。

D 局所療法

汚染創には、異物や汚染菌の除去目的で洗浄を行う。III 度熱傷に対しては、silver sulfadiazine などを用いつつ、早期の壊死組織除去と植皮を行い、感染の原因となる壊死創の早期閉鎖を目指す。

汚染創や感染創に対しては、silver sulfadiazine を塗布する前に、急激な endotoxin 血症を避けるため、洗浄により感染部の菌量を減らしておく。

Silver sulfadiazine の使用により、熱傷全体では burn wound sepsis の発生率は改善され、感染による早期死亡は減少した[24]。しかし最近、silver sulfadiazine は in vitro では効果があるが、広範囲熱傷では効果が著しく低下することが報告された[25]。これは多量の滲出液により失活することが原因とされている[26]。また、*S. aureus* や *P. aeruginosa*, *K. pneumonea* の中の silver sulfadiazine 耐性株の存在によるとされている[27]。したがって、創内での silver sulfadiazine の濃度を高く維持するため、1 日 1〜2 回の包帯交換が推奨されている。

ほかの抗菌性局所療法剤として、MRSA の局所感染に対して mupirocin 軟膏（バクトロバン® 軟膏、本邦保険適用外）を用い、有効であるとの報告が多数見られる[28]。

E 全身的抗菌化学療法

優れた抗菌薬を用いても、創の閉鎖に長期間を要すれば、耐性菌が出現し感染は避けられない。III 度熱傷創に対しては細菌感染の母地となる壊死組織を早期に切除し、植皮により創部を覆い、細菌の進入路を遮断する。3〜4 週間以内の創閉鎖を目指した上、手術や創の処置を前提とした全身的抗菌化学療法が効果的である。

1. 予防的全身的抗菌化学療法

熱傷後や術後の創部の感染予防を目的とする。受傷直後の熱傷創は無菌のため、創の適切な管理や抗菌性局所療法剤を用いることにより、表面の細菌増殖を抑えることができるため、予防的に抗菌薬を全身投与する必要はない。予防的全身的抗菌化学療法の適応はつぎの場合に限られる。

a. 適応[29]

1) 免疫不全患者・易感染宿主の重症熱傷

重症熱傷で、殿部などの不潔になりやすい部位に熱傷創を有する場合では、局所療法だけでは感染予防は不十

分である．中心静脈カテーテル留置や気管内挿管の後では，*S. pyogenes* や *E. coli*，*Klebsiella* spp. などの強毒菌を最低限カバーするピペラシリンやセフメタゾール，フロモキセフなどの抗菌薬を数日間投与する．

2）準無菌・汚染創，準無菌・汚染手術を行う場合

熱傷では熱の作用のため創部は無菌となるが，無滅菌タオルを用いての冷却，手による軟膏の塗布，アロエやキュウリなどの塗布により汚染創となる．6時間以上，未処置で経過した創や挫滅創も汚染創とみなして，抗菌薬の投与を行う．

3）医療器具が留置または埋没してある患者の手術や処置時

人工真皮，中心静脈カテーテル，人工骨頭，人工弁などの医療器具が感染源となりsepsisへ発展することがある．

4）手術部位以外に感染創がある場合

感染創の細菌は接触や血行性により創感染を起こす．手術部位以外の感染創からの細菌培養も施行し，同定された細菌に抗菌力を有する薬剤を投与する．

b．抗菌薬選択の原則

①熱傷部位，手術部位の常在菌，泥などの混入物の種類を考慮し，汚染菌を予想する．そのうち強毒菌に抗菌力を有する薬剤で，スペクトラムの狭いものを選択する．

汚染熱傷では，*S. aureus*，*S. pyogenes*，*Clostridium* spp.，*E. coli* などの強毒菌を考慮する．重症例，易感染宿主では，さらに弱毒菌にも抗菌力を有するピペラシリン/タゾバクタム合剤（タゾシン®）やアンピシリン/スルバクタム合剤（ユナシン® S），メロペナム（メロペン®），あるいはシプロフロキサシン（シプロキサン® 注）などの抗菌薬を用いる．第三世代セフェム系抗菌薬はグラム陽性球菌への抗菌作用が弱いため，投与開始3～5日間で嫌気性菌が減少し，MRSAの増加が起こってくるため使用しない．

②汚染部位への抗菌薬の組織移行性を考慮する．

セフェム系やアミノグリコシド系などの全身的抗菌化学療法では，Ⅲ度熱傷の受傷早期数日間は，焼痂内から創面への移行が確認されている[30)31)]．全身的抗菌化学療法は早期切除術のburn wound sepsis対策として有効である．また，ペニシリン系抗菌薬についても受傷早期のショック期では移行が確認されている[32)33)]．

③病態に応じ副作用の少ないものを選択する．

ショック期や乏尿時に，MRSA治療目的でアルベカシンなどのアミノグリコシド系薬や，バンコマイシンなどのペプチド系の薬剤を使用すると，急性腎不全を誘発しやすく，薬剤中止後も障害が進行することが多い．血中濃度モニタリング（TDM：therapeutic drug monitoring）を施行する．硫酸アルベカシンは，PAE(post antibiotic effect：抗菌薬が細菌に一度作用すると，抗菌薬消失後も細菌の増殖を抑制し続ける効果のこと）を有するため，1日1回200 mg投与で有効性を発揮し，これにより腎への影響を軽減できる[34)35)]．

④抗菌薬の相互作用や投与方法を考慮する．

ペニシリン系とアミノグリコシド系抗菌薬を同時に投与すると，アミノグリコシド系の活性低下を招くため，投与時間を変えるなどの工夫を要する．バンコマイシンの経口投与は，体内に吸収されないため，腸管内感染にのみ有効であることを考慮して使用する．

⑤破傷風免疫歴のない場合，破傷風トキソイドや抗破傷風人免疫グロブリンを投与する．

c．投与期間と中止の時期

投与期間は3～4日間に留める．全身的抗菌化学療法後，局所所見や発熱などの全身所見の増悪，白血球値，CRP値が上昇する場合では，ほかの適正な抗菌薬へ変更する．

2．Burn wound sepsisに対する全身的抗菌化学療法

抗菌薬の使用により，一時的に感染症状が改善しても壊死組織が遺残し，修復に長期間を要すると菌交代現象が起き耐性菌が出現するため，効果は短期間に限られる．抗菌薬の全身的投与はⅢ度熱傷創がある場合，外科的修復を前提に計画的に施行する．細菌性心内膜炎などの遠隔感染や感染による全身への影響を抑えることが可能である．

a．Empiric antibiotic chemotherapy（経験的抗菌薬治療）

感染菌が不明な時は起因菌を推定し，empiric antibiotic chemotherapyを行う．広域スペクトラムの薬剤を短期間大量投与する．

＜起因菌不明時のburn wound sepsisに対するempiric chemotherapy例＞

①ペントシリン® 2 g 4回/日div＋アミカシン® 200 mg 2回/日div＋バンコマイシン® 0.5～1 g 2回/日div（文献36改編）

②メロペン® 1 g，2回/日＋バンコマイシン® 0.5～1 g 2回/日div

b．感染菌に抗菌力を有する薬剤の選択

感染菌に応じた抗菌薬の選択例を表Ⅲ・2に示した．複数菌検出時では，強毒菌を目標に抗菌薬を選択する．グラム陰性桿菌の感染にはendotoxinの放出が少ないカ

表 III・2 Burn sepsis の感染菌同定時の抗菌薬選択例

感染菌種		主要抗菌化学療法
グラム陽性球菌	MRSA	1．VCM 0.5～1 g 2 回/日 div 2．ABK 100 mg 2 回/日 div 3．TEIC 初日 400 mg 2 回/日 div　以降 400 mg 1 回/日 div 4．LZD 600 mg 2 回/日 div（保険適用申請中）
	S. pyogenes	1．PCG 400 万 U 6 回/日 div＋CLDM 600 mg 4 回/日 div 2．CTRX 2 g 2 回/日 div＋CLDM 600 mg 4 回/日 div
	Enterococcus spp. E. faecalis E. faecium	PCG，ABPC，VCM （心内膜炎や髄膜炎には GM または AMK を併用） ＜バンコマイシン耐性腸球菌（VRE）＞ 1．TEIC 初日 400 mg 2 回/day div，以降 400 mg 1 回/日 div 2．LZD 600 mg 2 回/日 div
グラム陰性桿菌	S. marcescens	1．第 3 世代セフェム 2．IMP/CS 0.5 g 4 回/日 div または MEPM 1 g 2 回/日 div 3．CPFX 300 mg 2 回/日 div 4．PIPC/TAZ 2.5 g 2 回/日 div
	P. aeruginosa	1．PIPC 2 g 4 回/日 div 2．IMP/CS 0.5 g 4 回/日 div または MEPM 1 g 2 回/日 div 3．（CAZ または SBT/CPZ または CPR）2 g 2 回/日 div 4．CPFX 300 mg 2 回/日 div ＜重篤＞上記の抗緑膿菌βラクタム薬に TOB または CPFX を併用

注：1）アミノグリコシド系薬やペプチド系薬では，TDM を施行し血中濃度をモニターすること。2）保険適用外の薬剤も含む。3）主要抗菌化学療法例の番号は推奨順。

ルバペネム系などの抗菌薬を選択する。

c．投与期間と中止の時期

臨床効果の判定には通常 2～3 日を要するため，原則として 3 日間は変更しない。4 日間以上，炎症症状・所見改善を認めない場合は，定期的に施行されている培養結果に基づき，ほかの抗菌薬へ変更するか，さらに 1 剤加え併用療法を施行する。なお，MRSA による細菌性心内膜炎では投与した薬剤が抗菌作用を有していてもすぐには改善しない。しかし，感受性があれば同一抗菌薬でも長期投与を行う。

F 受動的免疫の強化

1）免疫グロブリン製剤

P. aeruginosa による sepsis に対しては，投与した免疫グロブリンの抗緑膿菌抗体価が高ければ有効とされている。汚染創を有する広範囲熱傷患者で，破傷風免疫がない，もしくは不明な患者は，抗破傷風人免疫グロブリンを早期に投与する。

2）顆粒球コロニー刺激因子（G-CSF：granulocyte colony stimulating factor）

顆粒球減少患者における感染症予防には有効である。Sepsis に対する G-CSF 投与は予防も含め適応外である。

G Endotoxin 対策

1）ポリミキシン B 固定化ファイバー（PMX）による吸着除去療法

大量のグラム陰性桿菌の破壊に伴う endotoxin 血症では PMX による吸着除去療法を行う。

2）ジベレスタット（注射用エラスポール® 100）

好中球から放出される顆粒球エラスターゼの抑制作用をもつ。全身性炎症反応症候群（SIRS：systemic inflammatory response syndrome）および急性肺障害に適応がある。急性肺障害では，発症後 72 時間以内に開始する。

（田熊清継，相川直樹）

文　献

1) Sheridan RL, Remensnyder JP, Schnitzer, et al：Current expectations for survival in pediatric burns. Arch Pediatr Adolesc Med, 154：245-249, 2000
2) 相川直樹，奥沢星二郎，今野弘之ほか：外科患者の免疫不全と化学療法．外科と化学療法，18：44-53, 1983
3) Cynober L, Prugnaud O, Lioret N, et al：Serum transthyretin levels in patients with burn injury. Surgery, 109：640-644, 1991
4) Munster AM：Immunologic response of trauma and burns：An overview. Am J Med, 76：142-145, 1984
5) 吉井　宏，山本修三，茂木正寿ほか：熱傷入院症例由来

分離菌の検討．熱傷，9：38-45，1984
6) 田熊清継，相川直樹，奥沢星二郎ほか：熱傷患者における感染症原因菌の検討．熱傷，19：93-101，1993
7) Robson MC, William FD, Krizek TJ：Rapid bacterial screening in the treatment of civillian wounds. J Surg Res, 14：426-430, 1973
8) Meleney FI：The study of the prevention of infection in contaminated accidental wounds, compound fractures and burns. Ann Surg, 118：171-186, 1943
9) Pruitt BA Jr, McManus AT, Kim SH, et al：Burn wound infections：current status. World J Surg, 22：135-145, 1998
10) 相川直樹，篠澤洋太郎，田熊清継：熱傷患者の感染症．臨床総合，42：2028-2032，1993
11) 田熊清継，相川直樹：熱傷患者に伴う感染症．臨床と微生物，23：319-324，1996
12) White J, Herman A, Pullen AM, et al：The Vβ-specific superantigen staphylococcal enterotoxin B：Stimulation of mature cells and clonal deletion in neonatal mice. Cell, 56：27-35, 1989
13) Robson MC：Burn sepsis. Crit Care Clin, 4：281-298, 1988
14) Teplitz C, Davis D, Mason A Jr, et al：Pseudomonas burn wound sepsis；I. Pathogenesis of experimental Pseudomonas burn wound sepsis. J Surg Res, 4：200-217, 1964
15) Park DH, Linares HA, Tompson PD：Surgical management of burn wound sepsis. Surg Gynecol Obstetrics, 153：374-376, 1981
16) Sasaki TM, Welch GW, Herndon DN, et al：Burn wound manipulation-induced bacteremia. J Trauma, 19：46-48, 1979
17) Aikawa N, Martyn JAJ, Burke JF：Pulmonary artery catheterization and thermodilution cardiac output determination in the management of critically burned patients. Am J Surg, 135：811-817, 1978
18) Lesseva M：Central venous catheter-related bacteraemia in burn patients. Scand J Infect Dis, 30：585-589, 1998
19) Rodriguez-Bano：Selection of empiric therapy in patients with catheter-related infections. Clin Microbiol Infect, 8：275-281, 2002
20) Hollingsed TC, Saffle JR, Barton RG, et al：Etiology and consequences of respiratory failure in thermally injured patients. Am J Surg, 166：592-596, 1993
21) Darling GE, Keresteci MA, Ibanez D：Pulmonary complications in inhalation injuries with associated cutaneous burn. J Trauma, 40：83-89, 1996
22) Deppe SA, Kelly JW, Thoi LL, et al：Incidence of colonization, nosocomial pneumonia, and mortality in critically ill patients using a trach care closed-suction system versus an open suction system：Prospective, randomized study. Crit Care Med, 18：1389-1393, 1990
23) Deitch EA, Bridges RM：Effect of stress and trauma on bacterial translocation from the gut. J Surg Res, 42：536-542, 1987
24) Heggers J, Linares HA, Edgar P, et al：Treatment of infections in burns. Total Burn Care, edited by Herndon DN, pp 98-135, WB Saunders, London, 1996
25) George N, Faoagali J, Muller M：Silver™ (silver sulfadiazine and chlorheidine) activity against 200 clinical isolates. Burns, 23：493-495, 1997
26) Hoffmann S：Silver sulfadiazine：An antibacterial agent for topical use in burns. Scand J Plast Reconstr Surg, 18：119-126, 1984
27) Heggers JP, Robson MC：The emergence of silver sulfadiazine resistant pseudomonas aeruginosa. Burns, 5：184-187, 1978
28) Strock LL, Lee MM, Rutan RL, et al：Topical bactroban (mupirocin)：efficacy in treating burn wounds infected with methicillin-resistant staphylococci. J Burn Care Rehabil, 11：454-459, 1990
29) 相川直樹：熱傷治療における抗菌薬の選択．熱傷，17：9-17，1991
30) 田熊清継，相川直樹，石引久弥ほか：細菌汚染を受けたⅢ度熱傷創に対する抗菌薬全身投与の効果に関する実験的研究．熱傷，17：9-15，1991
31) 相川直樹，田熊清継，篠澤洋太郎ほか：Cefclidinの熱傷創組織移行と熱傷創感染に対する実験的・臨床的検討．Chemotherapy，40：509-15，1992
32) Durtschi MB, Orgain C, Counts GW, et al：A prospective study of prophylactic penicillin in acutely burned hospitalized patients. J Trauma, 22：11-14, 1982
33) 副島一孝，仲沢弘明，戸佐真弓ほか：熱傷ショック期におけるAmpicillin（ABPC）の熱傷創への移行についての検討．熱傷，22：40-44，1996
34) Narihara K, OsakabeY, Takahashi Y：メチシリン耐性黄色葡萄球菌（MRSA）感染患者におけるアルベカシン（ABK）の効用．Showa Univ J Med Sci, 10：69-76, 1998
35) Sood P, Mandal A, Mishra B：Postantibiotic effect of a combination of antimicrobial agents on pseudomonas aeruginosa. Chemotherapy, 46：173-176, 2000
36) Gilbert DN, Moellering Jr RC, Sande MA：サンフォード感染症治療ガイド（第32版日本語版），ライフサイエンス出版，東京，2002

IV 重症熱傷治療の進歩・その評価

IV 重症熱傷治療の進歩・その評価

SUMMARY

広範囲熱傷の病態の解明と新しい治療法の開発は，主として米国で進められてきた。病態の解明はさておき，本稿ではわが国での治療に結びついた研究成果を中心に，これまでの熱傷治療のあゆみを概括した。また，第28回日本熱傷学会総会を機に，わが国の主要6救命救急センターの1980年からこれまでの20年間における広範囲熱傷に関する基本的な疫学データを収集したので，生存率の経年的推移を中心に検討した。

Burn Index（以下BI）15以上の広範囲熱傷患者のほとんどは，火災や焼身自殺による火炎熱傷で，熱湯熱傷は著しく減少した。また，平均年齢は年々高齢化している。生存率は年を追って上昇してはいるが，年度間には有意差はない。しかしBIと年齢を考慮すると，高齢者の救命率が上昇した結果，BIが20～30，30～40部分で生存率の改善が見られる。一方，青壮年層ではBIが50を越える広範囲熱傷でも生存例が見られ，中にはBIが80を越える生存症例が存在する。この青壮年層で救命限界が上昇した結果，BIが60～70，70～80での死亡率が改善した。

救命限界の上昇した主たる因子として，手術施行率の上昇，同種皮膚移植施行率の増加が挙げられるが，呼吸・循環管理，局所管理，その他の付帯的治療法の徹底も関与しているものと推測された。死亡原因では，ショックは減少傾向にあり，合併症が増加傾向にある。とくに2000年度は呼吸不全による死亡が17.8%あり，有意に増加している。また，同じ敗血症でも創感染に由来するものは近年減少傾向にあり，呼吸器感染に由来する敗血症が増加傾向にあった。

はじめに

熱傷が引き起こす生体反応は古くからの研究対象であり，その病態の解明も医学の進歩に合わせて飛躍的に進んだ。しかしながら，一部の施設で導入された新しい治療法がそれなりの成果をあげても広く標準治療となるには至らず，全体としての広範囲熱傷患者の生命予後は遅々として改善されていない。

熱傷治療における最近の重要な進歩は，本書の各論としてそれぞれ取り上げられている。

A 広範囲熱傷治療の変遷

1. 循環管理

広範囲熱傷では毛細血管の透過性亢進により，著しい血管内volumeの減少と低蛋白血症を来し，これらが互いにvicious cycleを形成して，熱傷創部のみならず全身の浮腫を形成することはよく知られている。この時，水分と同時にNaも失われることは容易に理解できるが，生理学的な濃度，すなわち細胞外液と同濃度でNaが失われるのではなく，さらに高濃度で失われることはあまりよく理解されていない。熱傷ショックの主たる原因がhypovolemic shockであることに間違いはないが，受傷早期には心抑制が存在することも知られている。著しい浮腫と呼吸障害の発生はパラレルであり，いかに浮腫を少なくし，いかに早くショックを離脱するかが，広範囲熱傷における循環管理の要点である。

この観点から開発されたのが高張電解質液を用いるHLS療法（hypertonic lactated saline solution therapy）である。HLS療法は前述の機能的Naの喪失に対する補いとECF expanderとしての作用，さらには抑制された心機能の賦活効果をもつ[1〜5]。

低張の維持輸液や5%ブドウ糖液を用いるのは論外であるが，わが国では心機能や循環動態のモニター下に乳酸リンゲル液と各種心血管作動薬（ドーパミン・ドブタミン）を用いる施設が大半である。膠質浸透圧維持のためのコロイド製剤（アルブミンや新鮮凍結血漿）の投与は，前述のvicious cycleを断ち切るためには必要であるが，それは投与時期の問題としてとらえられている。今では古典的となったが，症例によってはGIK療法（glucose insulin potassium treatment）も考慮されるべきである[6]。

一方，熱傷時の血管透過性亢進を引き起こす物質として，ヒスタミンやセロトニン，ブラジキニン，プロスタグランジンなどが古くから知られている。従来の抗ヒスタミン，セロトニンやブラジキニンの産生を抑制するジベナミン，さらにはプロスタグランジンの産生抑制作用や拮抗作用があるとされるインドメタシンやnicotinic acidが注目され，限られた条件下の実験ではそれなりの浮腫抑制効果が認められている[7]。ヒスタミンH2-receptor antagonistのシメチジンが抗潰瘍剤として開発されるに及んで，その熱傷時の抗浮腫作用が確認されている。シメチジンの抗浮腫作用はかなり大きく，in vivoの実験で輸液量の削減を可能にした最初の物質であ

る[8)9)]。

近年，侵襲に対する生体反応がサイトカインによって制御されていることが判明するに及んで，他分野では蛋白分解酵素阻害薬によりサイトカインの産生を抑制したり，抗体やカラムで炎症性サイトカインを除去する試みがある。熱傷分野でも動物実験でイブプロフェン，DMSO，SOD，PAF拮抗剤の効果が検討されたが，いまだ評価は定まっていない。

薬物による浮腫軽減，臓器障害の回避はもっとも望まれるところであるが，安価で大量に使用できる抗酸化作用をもつビタミンCの投与が熱傷時の初期輸液量を大幅に減少させるという報告[10)11)]と，熱傷ではまとまった報告はないが，最近発売されるに至った好中球エラスターゼ・インヒビターは注目に価する[12)]。

広範囲Ⅲ度熱傷では大量の赤血球破壊に起因するヘモグロビン尿が腎障害の一因となる。人工心肺患者や異型輸血例，広範囲熱傷患者にハプトグロビンを臨床使用したのはわれわれが初めてで，今では本邦のみならず世界中で認められている[13)]。

2．呼吸管理

気道熱傷を合併すると呼吸不全や肺炎の発生率は10倍以上に増加し，死亡率は最大20％増加する[14)15)]。

気道熱傷が引き金となりいったん人工呼吸管理を行うと，高齢者や熱傷面積の大きな重症例では体液変動が大きく関与し，管理期間が長期間に及ぶ[16)]。頻回の吸引と肺理学療法，感染の防止が治療の中心となる。人工呼吸は一般には従来の調節呼吸ではなく，permissive hypercapneaの概念のもとに気道損傷の防止に重点を置いた補助呼吸が行われるが，気道熱傷の治療は気管支領域での偽膜形成による気道閉塞を防止することであり，高頻度換気の一種であるhigh frequency percussive ventilation (HFPV)が有効である[17)]。ウリナスタチンによる気道洗浄が有効との報告もあるが，ほかの原因による呼吸障害(ARDS)に有効である一酸化窒素吸入療法では明らかな効果は認められていない[18)]。

3．栄養管理

栄養管理の目的は，代謝亢進状態を抑え，免疫系の機能の正常化を図り，創傷治癒の遅延や易感染性を改善することである。熱傷患者が敗血症に陥るのは，創部や呼吸器などの感染巣からのみではなく，消化管からのmicrobial translocationが関与している。これらの目的を達成するために可能な限り早期の経腸栄養が提唱されている。Fluid resuscitationが十分に行われれば，重症例でも受傷後数時間から経腸栄養が可能であるという。受傷直後に経腸栄養を開始するには経管栄養が必要となる。詳細は割愛するが，この当初の経管栄養には，当然ながらきめ細かな対応が必要である[19)]。

必要カロリー量に関する公式論議や栄養指標はさておき，安定期に至ってもより多くの栄養補給を必要とする重症例ほど経口摂取量が少なく，経静脈栄養を併用するとインスリン投与がほぼ例外なく必要となる[20)]。この時期のカロリー投与量の目安にはindirect calorimetryが有用である[21)]。投与基質のカロリー/N比，アミノ酸の質の検討もすでに定まった評価があり，抗炎症作用を有するω-3系不飽和脂肪酸や，組織移行が良好でグルコースに優先して利用されるケトン体も注目されている[22)]。

4．局所管理

局所療法の目的には，鎮痛，感染防止，局所の保護，体液漏出の防止，表皮形成の促進などが挙げられる。しかし，いずれをも満足する統一的な局所療法はなく，このうちの何を目的とするべきかは，患者の重症度に応じて選択せざるを得ない。広範囲Ⅲ度熱傷では感染防止が最大の目的であることはいうまでもない。

温浴療法は古くからあったが，水溶性基材のサルファマイロン®，続いてsilver sulfadiazineが開発され，1970年代以降はこれらと温浴療法の併用が主流となった。超早期手術症例を除く大半の重症患者は，今も手術に至るまでの期間，この方法で管理されている[23)]。

一時期米国でつぎつぎと設置された無菌室はendogenous infectionの存在と，cross infectionを避けるテクニックの煩雑さのために省みられなくなった。熱傷創や採皮創が広範囲に存在する熱傷では，特定部位に体圧が加わることを防ぐため，回転ベッドやwater bedが用いられてきた。これに代わって開発された空気流動ベッドは，冒頭に述べた局所療法のすべての目的をおおよそ満足するもので，熱傷患者にとって今世紀のもっとも喜ばしい進歩といわれている。今や空気流動ベッドなくして広範囲熱傷の管理は行えない。

5．同種，異種，人工皮膚，培養皮膚と超早期手術

これまで述べてきた種々の治療法の進歩と従来からの植皮術の積極的な適応が，予後の悪かった高齢者の救命率を徐々に上昇させてきた。しかし，広範囲熱傷患者の救命限界を大幅に引き上げるには至らなかった。Living donorや死体からの新鮮同種皮膚移植はトピックスとして取り上げられたとしても，定着はしなかった[24)]。生体包帯として同種・異種の凍結乾燥皮膚[25)]，さらには羊膜や筋

膜なども用いられ，それなりの効果が認められたが，いずれも永久生着を目的としたものではなかった。

プログラムフリーザーの開発を含む細胞の凍結保存技術の進歩と組織バンクの確立がバンクスキンによる超早期の創面被覆を可能にし，広範囲熱傷患者の予後を一変させた。現在米国では年間1,000件以上のバンクスキンによる同種皮膚移植が行われている[26]。本邦でも規模は小さいが，同様の活動が行われている[27]。

バンクスキンはいったん生着し，その後表皮は拒絶されるが，拒絶反応の少ない真皮層がテンプレートとして存在し，組織成長因子の放出によって，良好な植皮床が得られる。Microskin graft や培養表皮の移植で創閉鎖が完成する。早期の熱壊死組織の除去とバンクスキンによる創面被覆は，BI が〜50，〜60，〜70，〜80 の各レンジにおいて，非施行例よりも救命率が10〜20%も向上させる[28][29]。後述する過去20年間における熱傷患者の生存率の向上は同種皮膚移植によるところが大きい。

バンクスキンに代わる次世代の創被覆物として，真皮に類似したマトリックスにシリコン膜の表皮部分を貼付した人工皮膚，さらには本来の皮膚構成細胞を組み込んだ培養皮膚などがつぎつぎに開発され，臨床応用がなされつつある[30]〜[32]。

6. 感染症対策

広範囲熱傷は外界とのバリアー機能を有する皮膚の欠損に加え，ほとんどの免疫能が抑制的に変化する。熱傷患者の免疫能や感染結果に対する生体反応，とくに障害性反応の分析は救急医学分野の一大研究テーマであり，その解明も進んでいるが，本稿では割愛する[33]〜[35]。ここでは熱傷患者に見られる感染症とその防止策について略述する。

熱傷患者からの分離菌はグラム陰性桿菌が減少し，その分グラム陽性球菌が増加した。これは他分野における分離菌種と同じ傾向であるが，やはり治療に難渋するのは緑膿菌と MRSA，真菌である。

創面からの敗血症は減少しているが，肺炎からの敗血症は増加している。敗血症はいわゆる burn wound sepsis から発症するものが圧倒的に多かったが，これが逆転して，肺炎が敗血症の第1要因となったとする報告もある。生命予後に影響を及ぼす諸因子を検討した結果では，持続点滴のためのカテーテルの留置は長期間に及んでもあまり生命予後とは関係なく，持続挿管日数が30日以上の長期にわたる症例は例外なく失っている。

熱傷患者には抗生物質の予防的全身投与は行わないのが原則であるが，重症熱傷では感染の治療よりも防止が重要である。超早期の熱壊死組織の切除を含む創管理の徹底と栄養管理に加え，挿管を必要とする気道熱傷例では抜管までの期間のみは常在菌を想定した予防的投与を行うべきである。

なお，cross infection に関する意識は近年ことあるごとに強調され，ガウンテクニックの導入，手洗いの励行も地についたものになりつつあるが，これらを徹底して実践すべきことはいうまでもない[36][37]。ただ，局所管理の項で述べたように，1970年代の後半に設置された無菌室は結果として救命率の向上をもたらさなかったばかりか，煩雑さのゆえにほとんどは廃棄されるに至っている。

熱傷創部からの真菌検出頻度は，強い抗菌力と組織浸透性に優れたサルファマイロン® が局所管理の主体であった1970年代の方が高く，現在はそれほど多くはない。一方，真菌感染症は菌交代現象の結果として生じる終末感染としてとらえられているが，喀痰からの検出がもっとも多く，比較的早期から分離されている。真菌は腸管内では正常人でも認められ，ストレス潰瘍の予防のために制酸剤を投与中の重症患者では，胃液でもかなりの頻度で検出される。すなわち，minor aspiration の結果であり，その予防には徹底した呼吸管理と抗真菌剤の経口投与による選択的腸管除染が有効である[38]。

B 過去20年間における重症熱傷患者の動向と生存率の推移

熱傷患者の重症度と生存率を経年的に評価できる資料は，本邦にはほとんどない。わずかに存在するのは東京都の11熱傷ユニットにおける1983年4月から1992年3月までの過去10年間の熱傷統計のみである[39]。

そこで第28回日本熱傷学会総会を主催するのを機に，わが国の主要な救命救急センター6施設（岩手医科大学附属病院，杏林大学医学部附属病院，日本医科大学附属病院，愛知医科大学附属病院，大阪府立病院，川崎医科大学附属病院）の過去20年間の5年ごと（1980，1985，1990，1995，2000年）の熱傷患者の動向をアンケート調査した[40]。ただし，1980年のみは杏林大学，愛知医科大学のデータは得られていない。

対象は受傷直後から上記救命救急センターで入院加療された BI が15以上の熱傷患者で，調査項目は受傷原因，年齢，性別，II度熱傷面積，III度熱傷面積，手術施行日，入院期間，転帰，死因などの18項目である。

1. 対象患者の重症度，年齢分布，受傷原因

対象患者の BI，平均年齢，気道熱傷の合併率を表IV・1

表 IV·1　対象患者の burn index，平均年齢と気道熱傷合併率

	患者数	Burn Index	気道熱傷合併率	平均年齢
1980（年）	52（例）	36.1±22.4	48.1（％）	35.1±25.7
1985	62	47.4±26.9	43.5	33.5±26.3
1990	81	44.6±25.4	53.2	38.8±24.2
1995	59	45.3±25.5	45.2	47.9±25.8*
2000	68	42.0±22.8	58.0	52.5±21.5*

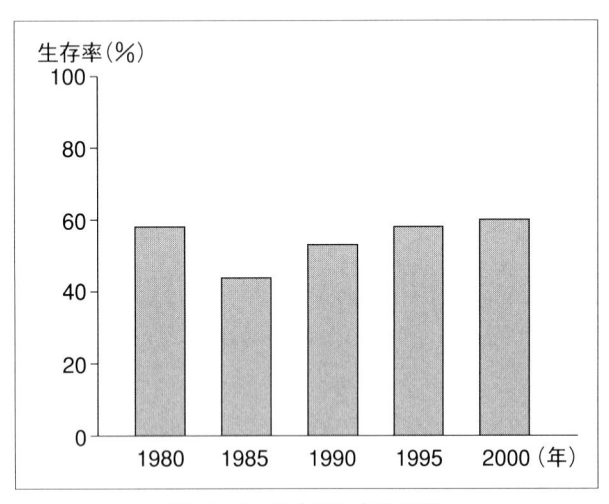

Mean±SD，$* P<0.01$

図 IV·1　生存率の年次推移

に示す．各年度における患者数や BI，気道熱傷の合併率に統計学的な有意差はないが，2大学のデータが含まれていない 1980 年の BI は他年度に比してかなり低い．一方，平均年齢は年々高齢化しており，1995 年，2000 年は 1980 年と比較して有意に高い（$p<0.01$）．これは 60 歳以上の占める割合が 1980 年は 21.2％あったのに対し，1995 年，2000 年はそれぞれ 37.3％，39.7％と倍増しており，逆に 15 歳以下の小児熱傷は 1985 年は 27％であったのが，1995 年，2000 年はそれぞれ 15.3％，5.9％と著しく減少した結果である．

詳述は避けるが，受傷原因では風呂での事故によるものが減少し，1990 年以降は焼身自殺企図や火災による flame burn が全体の約 80％を占めている．このうち焼身自殺によるものは年々増加傾向にあったが，2000 年度には 32.4％となり受傷原因の第 1 位であった．

2．生存率の年次推移と救命限界

各年度の平均生存率は，図IV·1 に示すように BI の低い 1980 年を除くと，1985 年以降徐々に上昇しているが，年度間に有意な差は認められない．しかし，熱傷の重症度を規定する BI と年齢を生存例と死亡例についてプロットすると，図IV·2 に示すように，前期と後期では救命限界は明らかに上昇している．すなわち 50 歳以下の青壮年層では BI が 50 を越える広範囲熱傷でも生存例が見られ，中には BI が 80 を越える生存症例も存在する．一方，前期では BI が 15 を越えると 50 歳以上では生存例はわずかに 5 例で，生存率は 15.6％であったが，後期では 41 例の生存者が認められ，生存率は 46.0％にまで上昇している．

前述の東京都の 11 熱傷ユニットにおける 1980 年代を中心としたデータ[2]と後期のデータを比較すると，図IV·3 に示すように，BI が 20～30，30～40 部分での死亡率の改善は高齢者の救命率が上昇した結果であり，BI が 60～70，70～80 での死亡率の改善は青壮年層で救命限界が上昇した結果である．東京都熱傷救急連絡協議会はその後もデータを蓄積しており，その公表結果が待たれるところであるが，おそらく今回のわれわれのデータと同様に，救命限界が上昇しているものと期待される．

Pruitt ら[41]の報告によると米国では 1980 年代から若年層と高齢層の両者に救命率の有意な向上が見られたという．今回のわが国のデータで示唆された救命限界の向上を，米国ではより早く，しかも統計学に明白なデータとして示されているといえる．

3．手術施行率と入院期間の変遷，死因

救命限界の上昇した主たる因子として，手術施行率，同種皮膚移植施行率と初回手術病日を図IV·4 に示す．手術施行率は 1980 年に比して 1990 年以降は有意に上昇しているが，初回植皮病日は予想されるほど短縮されてはいない．同種皮膚移植の占める割合も年を追って上昇している．この同種皮膚移植の施行率が高いとするか低いとするかは別として，これは特定 6 施設における特別な治療であることは考慮しなければならない．

前項で述べたように，バンクスキンの積極的な使用により，初回手術病日が著しく短縮され，BI が 50 を越える広範囲熱傷の救命率が改善されたことはまぎれもない事実である．しかし，特定 6 施設のデータに限っても，全体では初回手術日に統計学的差をもたらすまでには至っていない．一方，入院期間は図IV·5 に示すごとく，生存例，死亡例ともに長期化する傾向にある．とくに高齢者の救命率の向上に比例して生存群の入院期間は有意に長

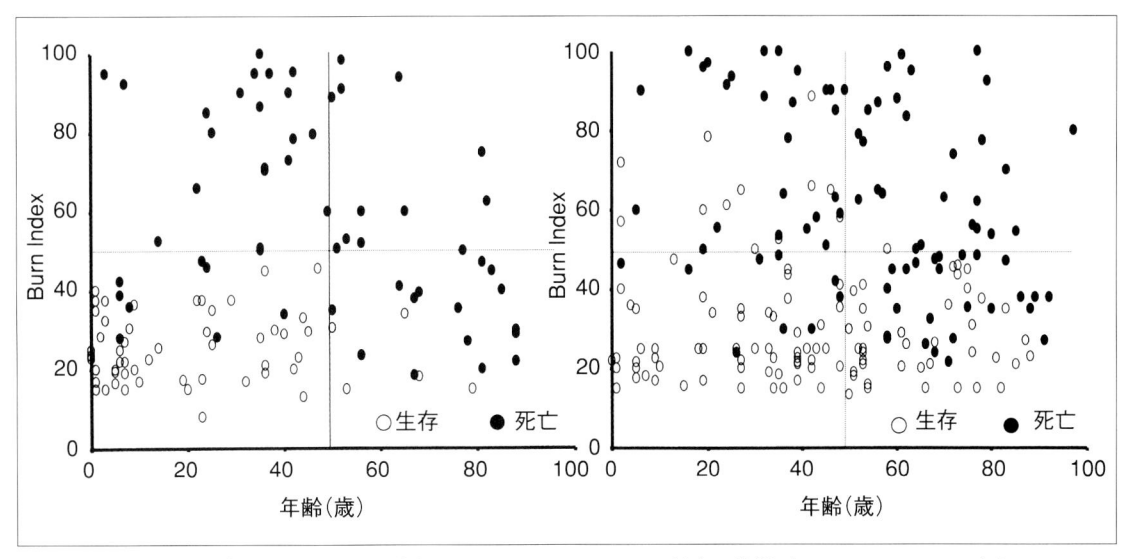

(a) 前期（1980, 1985年）。　　　　　　（b) 後期（1990, 1995, 2000年）。

図 Ⅳ・2　生存例と死亡例野 burn index と年齢（前期 VS 後期）

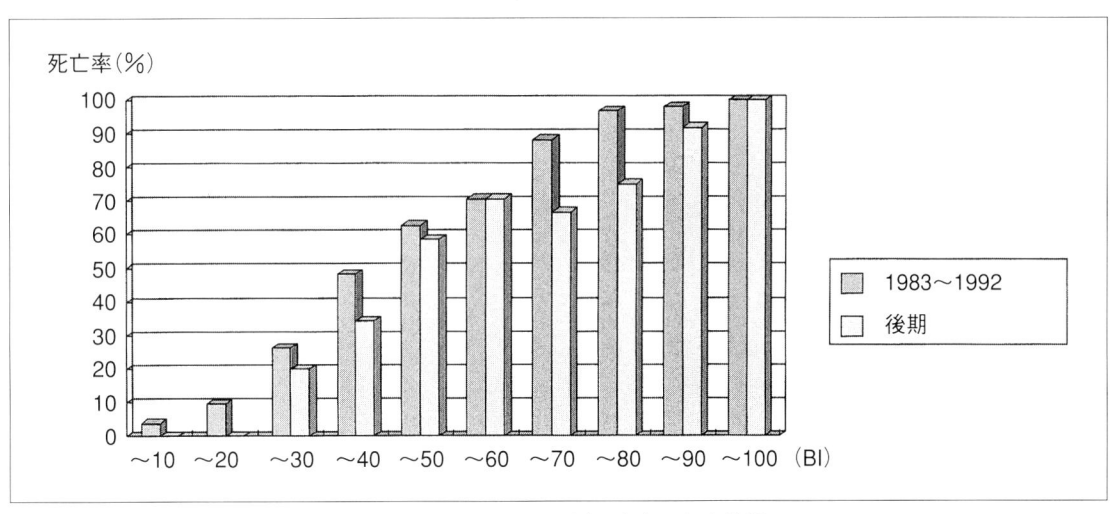

図 Ⅳ・3　Burn Index 別死亡率の年次比較

期化している。

　死亡原因の平均比率は，敗血症47.1%，ショック41.9%，呼吸不全8.7%，心筋梗塞や脳血管障害など熱傷に起因しない合併症2.3%であった。ショックは減少傾向にあり，合併症が増加傾向にある。詳述は避けるが，2000年度の呼吸不全は17.8%であり，有意に増加している（$p<0.05$）。また，同じ敗血症でも創感染に由来するものは減少傾向にあり，呼吸器感染に由来する敗血症が増加傾向にある。

まとめ

　バンクスキンの有用性はすでに確認の段階を終えている。皮膚や角膜は，近い将来開発される人工臓器として位置づけられている。日々の局所管理，全身管理に集学的な知識と言葉では表現しきれないほどの多大な労力が必要である。救命救急センターの中で数%にも達しない熱傷患者に対し，知識の普及は図れてもその知識をすべて実行に移すことは困難である。

　医学の進歩を臨床に活かし，さらに広範囲熱傷の救命限界を引き上げるには，まさにそのための体制の構築が必要である。臨床施設と研究施設を備えた核となる熱傷センターの設立が今一度考慮されるべきであろう[42]。

（吉岡敏治，西野正人）

文　献

1) Shimazaki S, Yoshioka T, Tanaka N, et al : Body fluid changes during hypertonic lactated saline solution therapy for burn shock. J Trauma, 17：38-43, 1977

2) Yoshioka T, Monafo WW, Deitz F : Permeability to sodium of erythrocytes from acutely burned patients. Surg Forum, 28：35-37, 1977

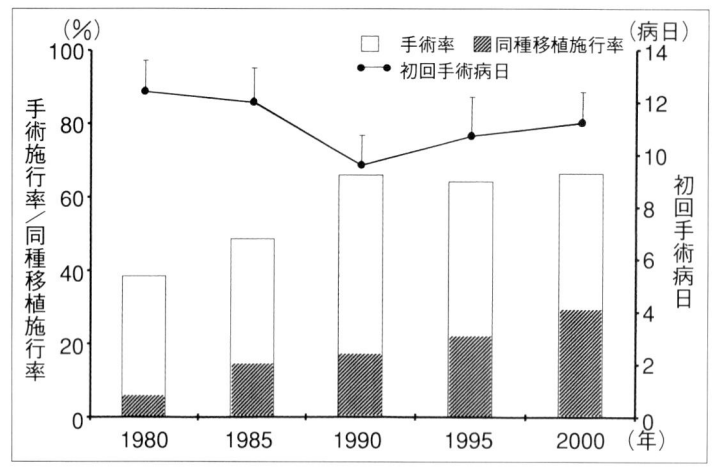

図 IV・4　手術施行率と初回手術病日の変遷

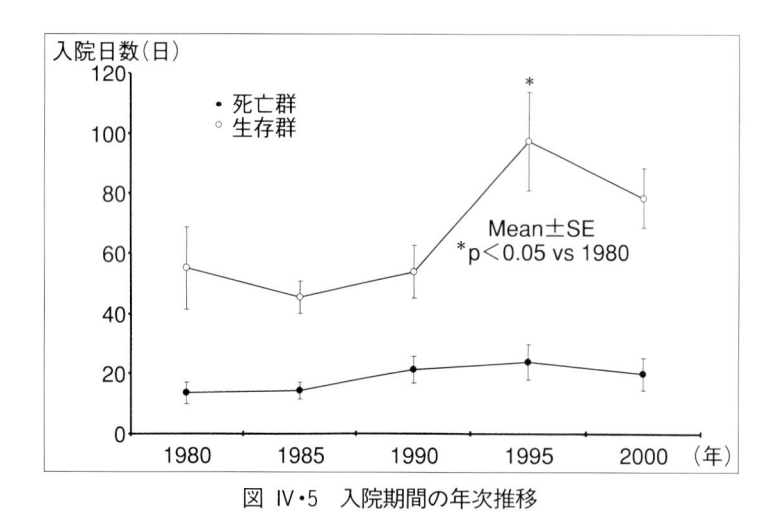

図 IV・5　入院期間の年次推移

3) Yoshioka T, Maemura K, Ohashi Y, et al：Effect of intravenously administered fluid on hemodynamic change and respiratory function in extensive thermal injury. Surg Gynecol Obstet, 151：503-507, 1980

4) 吉岡敏治：重症熱傷における循環動態に関する実験的研究．第IV報：高張 Na 溶液投与時の循環血液量，細胞外液量を中心として．日外会誌，77：1342-1349，1976

5) 吉岡敏治，杉本　壽，杉本　侃ほか：重症熱傷における循環動態に関する実験的研究．第VI報：組織水分含有量，電解質濃度の変化を中心にして．救急医学，3：567-573, 1979

6) Kobayashi H, Yoshioka T, Maemura K, et al：Hemodynamic and diuretic effects of GIK (glucose insulin potassium) treatment on extensive burn patients. J Trauma, 23：116-122, 1983

7) Calvajal HF, et al：Effect of antihistamine, antiserotonine, and ganglionic blocking agents upon increased capillary permeability following burn trauma. J Trauma, 15 (11)：969-975, 1075.

8) Yoshioka T, Monafo WW, Ayuazian VH, et al：Cimetidine inhibits burn edema formation. Am J Surg, 136：681-685, 1978

9) 吉岡敏治，小林　久，大橋教良ほか：熱傷ショック期の治療―熱傷ショックの薬物療法―．臨床外科，34：1665-1671，1979

10) Matsuda H, Tanaka H, Williams S, et al：Redeuced fluid volume requirement for resuscitation of third degree burns with high dose vitamin C. J Burn Care Rehabil, 16：525-532, 1991

11) Tanaka H, Matsuda H, Shimazaki S, et al：Reduced resuscitation fluid volume for second degree burns with delayed initiation of ascorbic acid therapy. Arch Surg, 132：158-161, 1997

12) 小川道雄：侵襲と好中球エラスターゼ．Prog Med, 22 (4)：1019-1035，2002

13) Yoshioka T, Sugimoto T, Ukai T, et al：Haptoglobin therapy for possible prevention of renal failure following thermal injury；A clinical study. J Trauma, 25：281-287, 1985

14) Hollingsed TC, Saffle JR, Barton RG, et al：Etiology and consequences of respiratory failure in thermally injured patients. Am J Surg, 166：592-596, 1993

15) Shirani KZ, Pruitt BA Jr, Mason AD Jr, et al：The influence of inhalation and pneumonia on burn mortality. Ann Surg, 205：82-87, 1997

16) 吉岡敏治，寺井親則，渋谷正徳ほか：熱傷に伴う呼吸傷害．最新医学，40：1189-1194，1985

17) 島津岳士，小倉裕司，杉本　寿：気道熱傷．日外会誌，

99（1）：46-51，1998
18) 小倉裕司，島津岳士，Pruitt BAほか：気道熱傷モデルと一酸化窒素（NO）吸入療法．熱傷，24：47-61，1998
19) Deitch EA：Nutritional support of the burn patients. Crit Care Clin, 11：735-750, 1995
20) 橋本公昭，八木啓一，坂野　勉ほか：広範囲熱傷患者におけるInsulin投与量について．熱傷，11：128-133，1986
21) 嶋津岳士，岸川政信，森本文雄ほか：重症患者における代謝・栄養管理とME．BME，8：33-41，1994
22) 平出　敦，片山雅己，田畑　孝ほか：ケトン体輸液．JJPEN，10：461-467，1988
23) 吉岡敏治，杉本　侃：広範囲熱傷に対するsilver sulfadiazine療法―抗菌効果と副作用の面から―．救急医学，4：421-427，1980
24) 吉岡敏治，山本五十年，杉本　侃：同種，異種，人工皮膚移植．救急医学，10：179-185，1986
25) 島崎修次，吉岡敏治，下向博洋ほか：広範囲熱傷患者に対するLyophilized Porcine Skinの効果―とくに全身的な救命効果の立場より．熱傷，2：112-120，1976
26) American association of tissue bank："Standard for tissue banking".
27) 田中秀治，川井　真，辺見　弘ほか：東京スキンバンクネットワークにおけるスタンダードマニュアル．熱傷，21（2）：57-70，1995
28) 田中秀治，高見佳宏，徳永尊彦ほか：熱傷面の局所療法．日外会誌，99（1）：14-20，1998
29) 中沢弘明，野崎幹弘：広範囲熱傷の重症度と予後．日外会誌，99（1）：40-45，1998
30) Sheridan RL, Hegarty M, Tompkins RG, et al：Artificial skin in massive burns ; results to ten years. Eur J Plast Surg, 17：91-93, 1995
31) Muller MJ, Herndon DN：The challenge of burns, Lancet, 343：216-220, 1994
32) Haimback DM, Luterman A, Burke JF, et al：Artificial dermis for major burns. A multicenter rondomized clinical trial. Ann Surg, 208：313-321, 1998
33) 吉岡敏治，池邸勝美，澤田祐介ほか：重度外傷，熱傷とDIC．日外会誌，9：886-890，1983
34) 吉岡敏治，橋本公昭，上西正明ほか：感染に対する生体反応―障害性の反応を中心に―．救急医学，10：1185-1192，1986
35) 川上正人，岡田芳明：広範囲熱傷と免疫能．日外会誌，99（1）：26-30，1998
36) 吉岡敏治，松岡哲也，鍬方安行ほか：広範囲熱傷の治療計画―生命予後に及ぼす諸因子の検討―．日熱会誌，17：219-226，1991
37) 吉岡敏治，池邸勝美，藤井紀男ほか：熱傷患者にみられる感染症とその防止策．Infection Control, 3：54-58, 1994
38) 松岡哲也，王子佳宣，吉岡敏治：熱傷と真菌症．臨床科学，26：561-567，1990
39) 村松正久，島崎修次，相川直樹ほか：東京都の11熱傷ユニットにおける過去10年間の熱傷統計．熱傷，22：55-61，1996
40) シンポジウム「熱傷患者の生存率は向上したか」．熱傷，28（4）：237-240，2002
41) Pruitt BA, Mason AD：Epidemiological, demographic and outcome characteristics of burn injury. Total Burn Care, edited by DN Herndon, pp 5-15, WB Saunders, London, 1996
42) 吉岡敏治：Burn centerかburn unitか．救急医学，8：518-520，1984

V 特殊な熱傷

1 気道損(熱)傷の病態解明と治療の進歩
2 特殊な熱傷・損傷の診断と治療(圧挫熱傷,電撃傷,化学損傷など)

V 特殊な熱傷

1 気道損(熱)傷の病態解明と治療の進歩

SUMMARY

「気道熱傷」という用語は「inhalation burn」の和訳であり、「inhalation injury=気道損傷」という用語に統一されるべき方向にある。本稿においても「気道熱傷」ではなく「気道損傷」という用語を使用することとした。気道損傷では、煙に含まれる刺激性ガスにより生体における一連の炎症反応が惹起され、呼吸障害および全身症状の変化が進行するため、時間経過とともに進行性に悪化することが特徴である。これらの反応は、メディエイタの関与により、気道損傷時の肺微小循環系では細気管支収縮、微小血管収縮、血管透過性亢進などが起こることによる。

気道損傷の診断では、気管支鏡の重要性が認識されているが、気道損傷の気管支鏡所見と肺実質の障害程度、気管支鏡所見とその後の重症度については報告されていない。そこで、気道損傷の重症度を早期に判定するため、気管支鏡所見と全身性変化を表す指標とを組み合わせて気道熱傷スコアとして評価する試みが行われている。

呼吸管理の要点は、気道の確保・気道閉塞の防止・人工呼吸器の適切な設定に集約される。具体的な方針としては、全身への酸素供給量を保つ程度の動脈血酸素飽和度(SaO_2>93%、PaO_2>70 mmHg)に維持し、1回換気量6 ml/kg、呼吸回数を15〜20/min程度に抑えて、ピーク吸入期圧を下げ、無気肺予防のため5 cmH_2O程度のPEEPを負荷してbarotraumaを予防する。

気道損傷は早期の治療開始が有効と考えられるため、生命予後の改善のためには、気道熱傷スコアなどにより早期に診断し、炎症反応や組織障害の進行防止に有効な薬物療法の臨床応用を進める必要があると思われた。

はじめに

火災や爆発の際に生じる煙や有毒ガス、高温水蒸気などを吸入することによって惹起される種々の呼吸障害を総称して気道熱傷(smoke inhalation injury)という。歴史的には、1942年ボストンのナイトクラブCocoanut Groveでの火災などが契機となって本症の重要性がまず認識された[1]。気道熱傷を意味する言葉として英語では、respiratory burn、steam burn、inhalation burn、pulmonary burnなど多くの用語が用いられてきたが、今日では(smoke) inhalation injuryが一般的である。

従来より使われていた「気道熱傷」という用語は「inhalation burn」の和訳である。日本熱傷学会用語集[2]では、現在世界的に広く使用されている「inhalation injury=気道損傷」という用語に統一を図っている。このため、本稿においても「気道熱傷」ではなく「気道損傷」という用語を使用することとする。

A 気道損傷の病因と病態

気道損傷は形態学的に、咽頭・喉頭浮腫が主体の上気道型、気管・気管支が障害される気管支型、肺実質(肺胞)障害が主体の末梢型に分類されるが、気管支型と末梢型の臨床的な鑑別は困難であり、多くの症例では末梢気管支の障害を主体に、気道と肺実質(肺胞)の障害が混在している。これらの障害の原因は、熱による障害と煤と煙に含まれる化学物質による障害と考えられている。

熱による障害については、気体の熱容量は非常に小さいため熱による障害は咽頭・喉頭までに留まり、高温水蒸気を除けば末梢気道や肺実質(肺胞)まで損傷を起こさない[3]。したがって、気管支型と末梢型の障害は、主として煤と煙に含まれる化学物質による障害に起因すると考えられている。

1. 気道損傷の原因物質

煙は粒子、蒸気、気体(ガス)成分より構成されるが、呼吸障害は主として煙中の有毒ガスによって引き起こさ

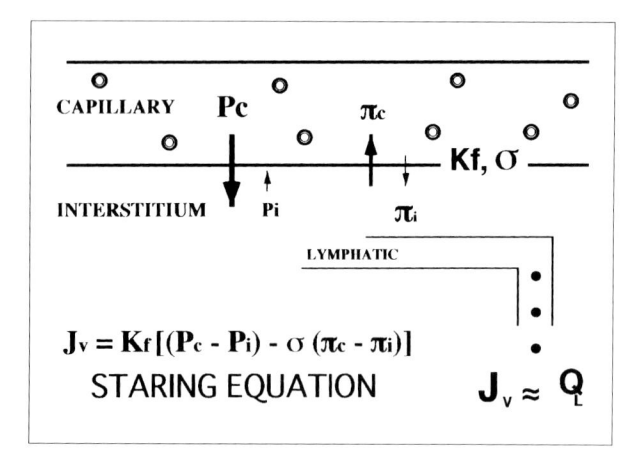

図 V・1 スターリングの法則
Pc：毛細血管内静水圧，Pi：間質液静水圧，πc：血漿膠質浸透圧，πi：間質液膠質浸透圧

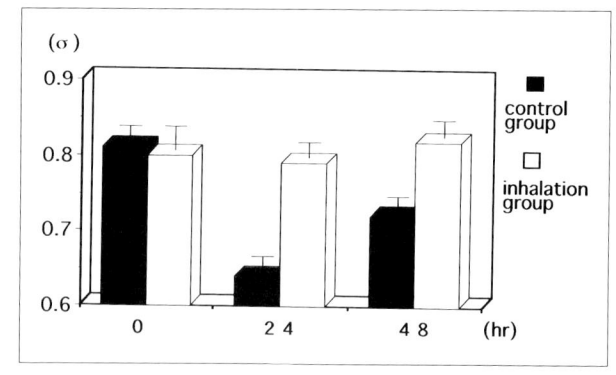

図 V・2 Reflection coefficient (σ) の変化

れる。種々の天然素材や合成素材の燃焼または熱分解によりさまざまな有毒ガスが放出される[4)5)]。有毒ガスはその作用機序により中毒性ガスと刺激性ガスに大別され，前者には一酸化炭素（CO）やシアン化水素（HCN）などが含まれ，後者には塩化水素，二酸化硫黄，アンモニア，アルデヒド，アクロレイン，イソシアネート，フォスゲンなどがある[5)]。

これらの刺激性ガスによる化学的炎症が気道損傷の主たる原因物質と考えられているが，単独の有毒ガス成分で気道損傷のすべてを説明することはできない。また，火災現場や受傷直後の死亡例の多くは，酸欠，一酸化炭素中毒，シアン中毒といわれている。

一酸化炭素とヘモグロビン（Hb）との結合能は酸素とHbとの結合能の200～250倍あり，血液の酸素運搬能を減少させ，酸素解離曲線を左方移動させて末梢組織の酸素不足をもたらし，細胞の代謝過程を障害する[5)]。一酸化炭素は，これ自体が気道を損傷するものではないが[6)7)]，気道損傷時には常に一酸化炭素中毒を念頭に置き，意識障害やアシドーシスが遷延する場合には，シアン中毒も考慮しておく必要がある。

2．気道損傷の病態

気道損傷は，気道において煙に含まれる刺激性ガスにより生体における一連の炎症反応が惹起されて損傷を呈するため，時間経過とともに進行性に悪化することが多い。刺激性ガスによって肺胞面に多く存在するマクロファージが刺激されると白血球遊走因子であるTNFα，IL-1，IL-8などのサイトカインが産生遊離される[8)9)]。サイトカインにより活性化された多核白血球はちょうど酵素反応のように内皮細胞の突起と接合し，肺の微小血管に多くの多核白血球が接着する[10)11)]。これらの多核白血球が，さらなるメディエイタの産生に関与したり，直接，活性酸素や顆粒球エラスターゼといった強力な破壊物質を産生し，肺微小血管を障害することにより血管透過性亢進を来すと考えられる[12)13)]。

一方，血小板とアラキドン酸カスケードとの関係から肺微小血管の変化を研究した報告もある[14)15)]。トロンボキサン（TX）A_2は血管収縮と血小板凝集作用があり，プロスタサイクリン（PG）I_2は血管拡張，血小板凝集抑制作用を有するが，気道損傷受傷後には，TXB_2（TXA_2の安定代謝産物）/6-keto $PGF_1\alpha$（PGI_2の安定代謝産物）が高くなることが報告されている[15)]。

以上のごとく，気道損傷の病態は時間の流れに添った，多くの因子と経路の関与により，細気管支収縮，微小血管収縮，血管透過性亢進などが起こると考えられる[16)17)]。

一般に微小血管における血管内外の水分バランスは，濾過圧と浸透圧勾配によって決定される。これらの関係はスターリングの法則により表され，この中にあるfiltration coefficient（Kf）とreflection coefficient（σ）の2つが血管透過性を表す係数とされている（図V・1）。σを生体で測定する研究は，1970年代よりTaylorらにより始められ，1981年Wash-Down techniqueとして発表された[18)]。この測定方法を応用しヒツジによる気道損傷モデルで肺毛細血管透過性を定量化し，その変化を測定している[19)～21)]。

その結果，σはコントロール群においては約0.8にてほとんど変化しないのに対し，気道損傷群においては24時間後においては0.64と有意に低下し，48時間後においても0.72とやや回復したものの，依然有意に低下していた（図V・2）。Kfは，σと反対に値が大きくなるほど透過性の亢進状態を表すが，σと同様にコントロール値が0.021に対し24時間後には0.042と有意の増加を示した（図V・3）。これらのことより，気道損傷における肺毛細血管の透過性の変化は，24時間をピークに亢進していることが分かってきた。

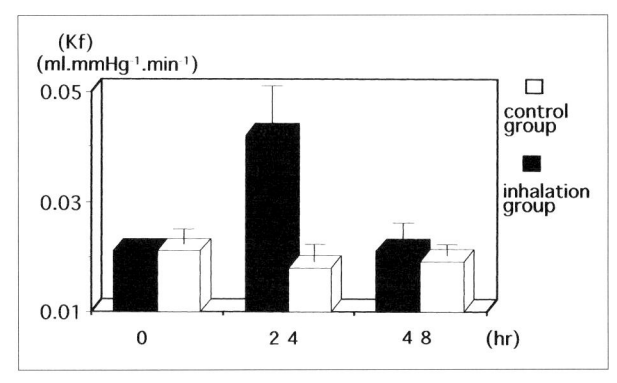

図 V・3　Filtration coefficient (Kf) の変化

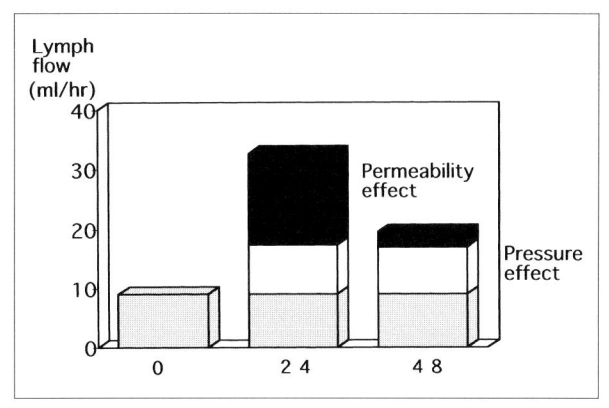

図 V・4　肺浮腫形成にかかわる透過性と静水圧の関与

さらに，浮腫形成にかかわる透過性と静水圧の関与率を計算してみると，肺における浮腫形成は，24時間後において66％が透過性亢進によるものであり，浮腫形成の主因が血管透過性の亢進によるのに対し，48時間後では，透過性亢進による関与率は25％と減少し，反対に浮腫形成の主因が静水圧の増加，すなわち肺毛細血管圧の上昇にあることが明らかとなった（図V・4）。

近年，内因性血管拡張因子である Nitric Oxide（NO）のさまざまな機能が解明されつつある。内因性の血管拡張性因子である NO は L-arginine より NO 合成酵素により産生されるが，その合成酵素は Ca++依存性の constitutive タイプのもの（cNOC）と Ca++非依存性の inducible タイプのもの（iNOS）に大別される[22]。cNOS 由来の NO は生体の恒常性維持に重要な役割を演じているとされ，近年の研究により気道上皮は常時 NO を産生して気道血流をコントロールし，吸気の湿度や温度を綿密に調節していることが明らかとなった[23]。

しかしながら，炎症やエンドトキシンの産生される病的な状態で誘導される iNOS は恒常性とは無関係に膨大な量の NO を産生することが分かり，このことが血流調節の破綻を来すことが推測されている[24)25)]。さらに，多量に産生された NO は炎症の場で活性酸素と反応し peroxynitrite となり組織の酸素傷害にかかわっている可能性が推測されている[26]。ヒツジを用いた気道損傷モデルにおいて iNOS の選択的阻害剤である mercapto-ethylguanidine（MEG）を投与し，気道血流の増加が有意に抑制され ARDS も呈さなかったことから，iNOS 由来 NO は気管支循環系より肺実質に移入し肺傷害に関与している可能性が高く[9]，気道損傷の病態において iNOS 由来 NO は重要な役割を演じていることが示唆されている[27]。

B 気道損傷の診断

1．気道損傷の臨床的診断

気道損傷の診断基準については，1967年 Stone らが提唱した気道損傷の診断基準がある。①閉鎖された空間での受傷機転，②顔面の火焔による熱傷，③鼻口腔粘膜の熱傷，のうち2つ以上の条件を満たせば気道損傷の可能性が高く，早期診断のための精査と適切な処置が必要としている[28]。その他，焦げた鼻毛・鼻腔口腔内の煤・煤を含んだ喀痰・喘鳴・チアノーゼなどを認める場合には気道損傷の合併が疑われる。さらに，気管支鏡により気道粘膜の煤・発赤・腫脹・水疱や潰瘍・蒼白化を認めた場合には，気道損傷の確定診断とされる。

2．胸部 X 線写真・動脈血液ガス検査

受傷直後の胸部 X 線写真では異常を認めないのが普通である。しかし，時間経過とともに肺野に斑状陰影や無気肺が出現し，24〜48時間以降には肺水腫や肺炎像も認められるようになる。また，動脈血液ガス検査でも気道損傷に特異的な変化はない。動脈血酸素分圧（PaO_2）は受傷直後には必ずしも低下しておらず，$PaCO_2$ は正常かやや低下していることが多い。血中の一酸化炭素ヘモグロビン（CO-Hb）濃度が上昇している場合には，気道損傷の可能性がある。一酸化炭素は煙中に必ず含まれているため，煙をある程度以上吸入したことの客観的な証拠となる。しかしながら，実際の火災では煙の組成や暴露条件がまったく異なる上，病院までの搬送時間や酸素投与の有無などによっても病院到着時の CO-Hb 濃度は左右されるため，来院時の CO-Hb 濃度と気道損傷の重症度は必ずしも相関しない[7)29)]。

3. 気管支鏡検査と気道熱傷スコア

気道損傷における気管支鏡の重要性は多く報告されており[30)~32)]，於保[33)]，中村ら[34)]は，さらに気管支鏡は単なる所見の確信だけではなく，気管気管支洗浄などの処置は気道損傷の治療には不可欠であることを強調している。このように気管支鏡の重要性が認識されつつあるものの，気道損傷の気管支鏡所見と肺実質の障害程度，気管支鏡所見とその後の重症度については報告されていない。気管支鏡所見とその予後については，片桐ら[35)]が気道損傷例を気管支鏡による粘膜所見の程度により2群に分類し，その予後について検討したところ気管支鏡粘膜所見の程度による分類ではその予後に有意差がなかったと報告している。

一方，気道損傷と気管支鏡所見以外で血液化学的検査との関係を検討した報告としては，白血球数[36)37)]，thorombo-xane A_2 (TxA_2)[38)]，prostacyclin[38)]，respiratory index (RI)[36)37)]，血清アンギオテンシン変換酵素 (ACE)[39)]，血清銅[40)]，血清カルチトニン[41)]などが見られるが，これらの検査のほとんどは特殊検査や結果が出るまでに数日を要する検査であり，これら一項目のみで重症度を評価することは困難である。そこで，気道損傷の重症度を早期に判定するため，気管支鏡所見と全身性変化を表す指標とを組み合わせて気道熱傷スコアとして評価する試みが行われ[42)43)]，われわれの施設ではこれらを実際に用いている。

気道熱傷スコアとは，初診時における血液検査と動脈血ガス分析検査結果から白血球数/ヘマトクリット値 (WBC/Ht)・base excess (BE)・respiratory index (RI) の3項目と，入院後初回の気管支鏡検査の所見からススまたは分泌物・発赤・腫脹の3項目の合計6項目をスコア化し，各項目の合計点により気道損傷の重症度判定を行うものである。

白血球数は，広範囲熱傷などによる血液濃縮状態を考慮し検査時のHt値にて白血球数を除した値 (WBC/Ht) で0点から3点までスコア化する。BEは，0以上を0点，－2までを1点，－4までを2点とし，それ以下を3点とスコア化する。RIは，0.5未満を0点，1.5までを1点，2.5までを2点とし，それ以上を3点とスコア化する (表V・1)。気管支鏡所見は気管，右主気管支，左主気管支の3領域に分けて行い，それら全体の評価としてススまたは分泌物 (図V・5)，発赤 (図V・6)，腫脹 (図V・7) の程度を4段階にスコア化する (表V・2)。

以上，6項目から得られた点数をすべて合算し気道熱傷スコアとする。気道損傷の重症度の分類としては，本スコアにより，1，2，3点が軽症 (入院による経過観察)，4，5，6点が中等症 (要注意で，必要があれば直ちに呼吸管理を行う)，7点以上は重症 (挿管し呼吸管理が必要) としている。

気道損傷受傷早期における気道熱傷スコアと受傷後1カ月以内の治療経過から，retrospective に見た重症度との比較では，重症群，中等症群，軽症群の3群間において気道熱傷スコアに有意な差を認めた。また治療経過中，もっとも状態が悪かった時の PaO_2/FiO_2 と気道熱傷スコアとの間には，0.847という高い相関関係が認められたことは (図V・8)，受傷早期における重症度判定法としての有用性を示している。

表 V・1 血液・ガス分析検査によるスコア基準 (東京女子医大・熱傷ユニット)

	0	1	2	3
WBC/Ht	～200	200～300	300～400	400～
BE	～0	0～－2	－2～－4	－4～
RI	～0.5	0.5～1.5	1.5～2.5	2.5～

(a) スコア1。　　　　(b) スコア2。　　　　(c) スコア3。

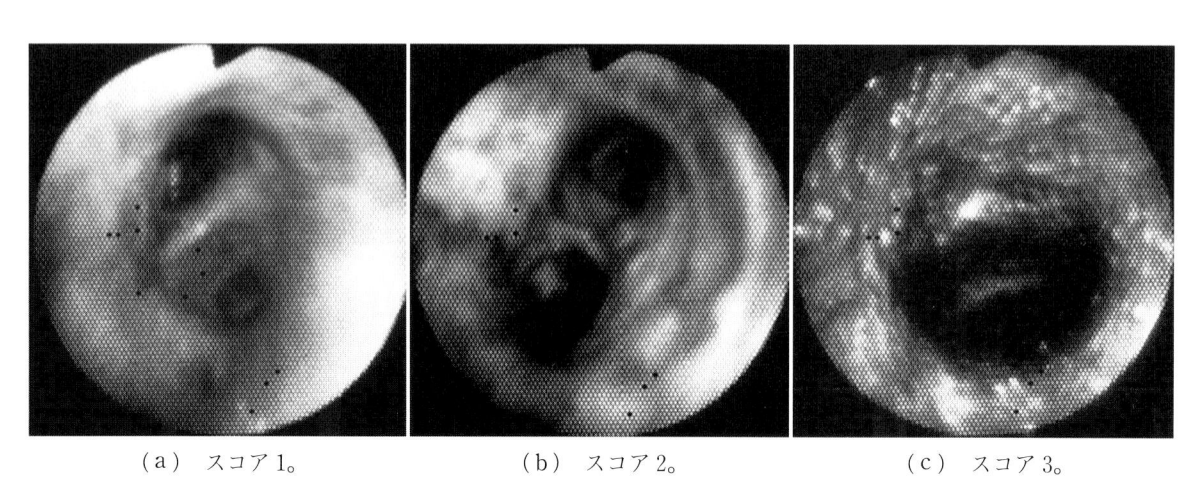

図 V・5　気管支鏡検査によるススまたは分泌物のスコア例

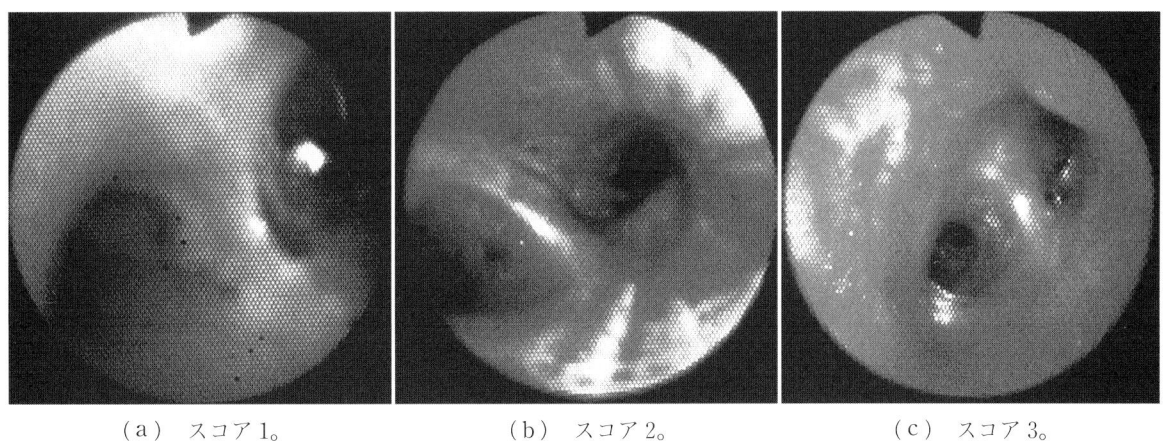

(a) スコア1。　　　　　　（b) スコア2。　　　　　　（c) スコア3。

図 V・6　気管支鏡検査による発赤のスコア例

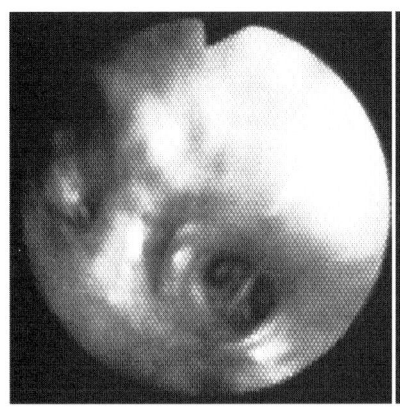

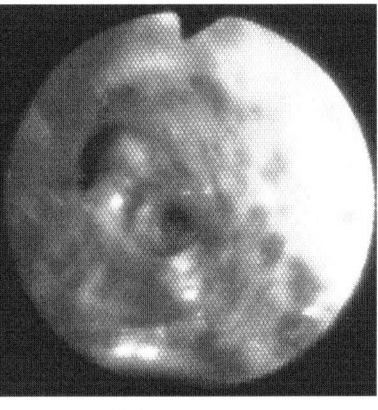

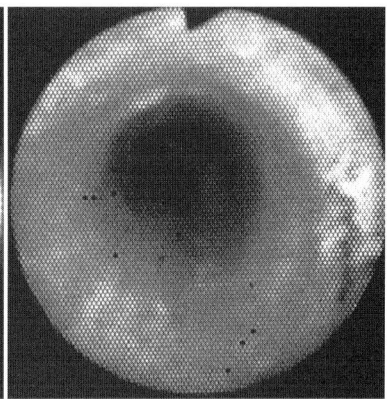

(a) スコア1。　　　　　　（b) スコア2。　　　　　　（c) スコア3。

図 V・7　気管支鏡検査による腫脹のスコア例

表 V・2　気管支鏡所見によるスコア基準（東京女子医大・熱傷ユニット）

	0	1	2	3
スス/分泌物	所見なし	軽度のスス/分泌物	スス/分泌物	全視野に及ぶスス，分泌物による内腔閉塞
発赤	所見なし	軽度の発赤	発赤	出血を伴う発赤，蒼白化
腫脹	所見なし	分岐部の鈍化	気道壁軟骨間陥凹の減弱	内腔狭窄

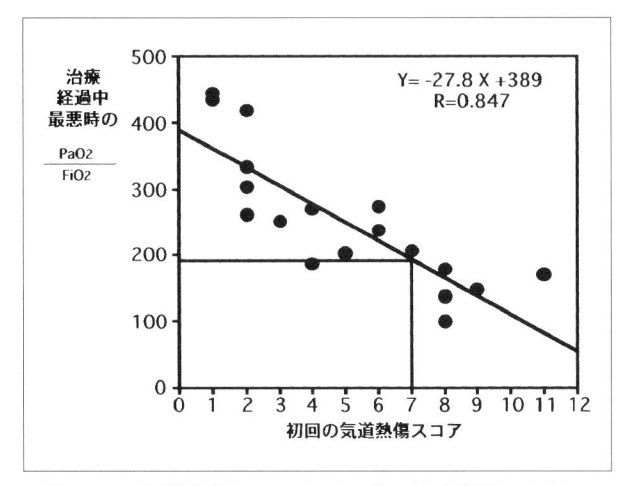

図 V・8　気道熱傷スコアとその後の治療経過における最悪時の PaO_2/FiO_2 との相関関係

$Y = -27.8X + 389$
$R = 0.847$

われわれの熱傷ユニットでも患者が救急入院してきた早期に気道熱傷スコアを算出して，気道損傷の重症度を高い確率で早期診断することができ，その後の適切な治療への対処が可能となっている。

C 気道損傷の治療

1．気道の確保

気道損傷の主たる病態は気道の炎症，浮腫，分泌物の増加と，これに伴う気道の狭窄や閉塞であり，気道の確保は不可欠の処置である。意識障害や呼吸機能低下，気道内分泌物が多く喀出困難な場合には，気管内挿管を行い人工呼吸を行う。とくに咽頭や喉頭の煤の存在，嗄声

には注意し，咽頭・喉頭浮腫が認められた場合には，受傷後数時間で浮腫が増強し声門狭窄を来し窒息状態に陥ることがある。このような状態になってからでは気管内挿管が非常に困難であることが多く，早期に気管内挿管による気道確保を行う必要がある。重要なことは，挿管するかしないかで迷っている場合には，一度気道閉塞を来した場合には挿管がきわめて困難になるということであり，救命という観点からは，挿管のタイミングを失しないことが肝要である。

2．呼吸管理

挿管の有無にかかわらずネブライザーによる加湿を行い，頻回の吸引と理学療法を行い無気肺の予防に努める。とくに受傷より1週間位までは粘膜の剥離片や粘稠な分泌物の固着により気道閉塞を来しやすいので，通常の気管内吸引に加えて気管支ファイバースコープを用い直視下にこれらの異物を除去し，併せて気道粘膜の洗浄と治癒過程を観察する。

人工呼吸器の使用における原則は，吸入気酸素濃度（FIO_2）と気道内圧をできるだけ低く維持することである。受傷直後の CO-Hb 濃度の高い時期では，CO の排泄を促進するために高濃度酸素を用いる必要があるが，通常は数時間以内に CO-Hb 濃度は 10％以下に低下するため，それ以降は FIO_2 を下げできるだけ低く維持するよう努める。

低酸素血症のある場合には機械式換気とともに 10 cmH_2O 程度の PEEP（呼気終末陽圧呼吸）を用いることが多いが，偽膜などによる気道狭窄が強い状態では，PEEP による酸素化能の改善効果よりもむしろ気道内圧の上昇を来し，気胸などの barotrauma を生じやすいので注意が必要である。具体的には，全身への酸素供給量を保つ程度の動脈血酸素飽和度（$SaO_2 > 93\%$, $PaO_2 > 70\ mmHg$）に維持できればよく，$pH > 7.25$ であれば $PaCO_2$ の上昇も辞さないこととする。1回換気量 6 ml/kg，呼吸回数を 15～20/min 程度に抑えて，ピーク吸入期圧を下げ，無気肺予防のため 5 cmH_2O 程度の PEEP を負荷して barotrauma を予防する[44]。

近年，気道損傷に対して，高頻度換気の一種である HFPV（high frequency percussive ventilation）と呼ばれる換気モードが用いられている[45,46]。HFPV では，酸素化能が改善し気道内圧が低く保たれるとともに喀痰の排泄も促進されるため，barotrauma が軽減し肺炎の合併率や死亡率の減少が得られたと報告されている。また，呼吸器による管理が不能となった症例に対して，ECMO（extracorporeal membrane oxygenation）の使用により救命可能であったという報告が散見される[47,48]。しかしながら，短期間で ECMO を離脱できなければ救命の可能性は低く，その適応には慎重でなければならない。

3．減張切開

四肢・躯幹熱傷例で全周性に及ぶものを circumferential burn（全周性熱傷）と呼ぶが，深達性熱傷例では硬い焼痂がちょうど駆血帯のように熱傷局所に作用する結果，躯幹とくに頸部や胸背部では，浮腫の進展増強とともに呼吸運動制限が生じ，換気不全となり呼吸障害の発生原因ともなるため，減張切開を加える。

4．輸液療法と感染対策

気道損傷は炎症に伴って肺毛細血管の透過性亢進により肺血管外水分量が増加し，浮腫を形成している状態であり，広範囲熱傷に対し大量の輸液が必要だとしても，呼吸機能の面から見ると過剰輸液は肺血管外水分量を増加させ浮腫を増大させるばかりと考えられる。一方，動物実験からは，気道損傷に合併する肺水腫は，過剰輸液よりもむしろ輸液不足によって生じやすいことが示されている[49]。このため，広範囲熱傷に対しいずれの輸液公式を適応するにしても，Swan-Ganz カテーテルなどにより呼吸循環動態を把握し，1 mm/kg/hr 程度の尿量を保ちつつ循環動態が維持できる必要最小限度の輸液を行うことが，気道損傷に対するもっとも適当な輸液方法と考えられる。

一方，肺感染の起炎菌としては，緑膿菌をはじめとするグラム陰性桿菌が大部分であり，抗生物質の使用に際しては，これらグラム陰性桿菌に対処できる薬剤を使用する。しかしながら，抗生物質の投与は必要ではあるが，それにもまして，十分な気道の洗浄，敗血症とならないための熱傷創に対する局所管理や CVP カテーテルなどの血管内留置針からの感染の予防など一般的管理がさらに重要と思われる。

5．気道損傷に対する薬物療法

気道損傷の病態として刺激性ガスによる化学的炎症から始まり，メディエイタの関与により，肺微小循環系では細気管支収縮，微小血管収縮，血管透過性亢進などが起こることになる。このため，これらメディエイタの阻害・抑制薬が気道損傷の治療薬として期待された。

ステロイドは炎症性サイトカインをはじめ種々のメディエイタの産生を抑制するが，感染率，死亡率の増加に関与する可能性もあり，気道熱傷に対しては禁忌と考えられている[50]。ステロイド以外には，イブプロフェ

ン[38]，DMSO(dimethylsulfoxide)[51]，OKY-046(thromboxane synthetase inhibitor)[52]，MEG(iNOSの選択的阻害剤)[27]，CV-3988(PAF antagonist)[53]などの抗炎症薬や活性酸素除去薬を中心に，さまざまな薬物が試みられてきたが，動物実験では効果が得られているものの，いずれも臨床的な有用性は証明されていない。また，近年重篤な急性呼吸不全に用いられる一酸化窒素(NO)吸入療法も，気道損傷に対し使用され救命可能であったという報告が散見されるようになってきたが[54)55)]，まだ一定の見解は得られていない。

まとめ

気道損傷の病態，診断とその治療について概説した。気道損傷は早期の治療開始が有効と考えられるため，生命予後の改善のためには，気道熱傷スコアなどにより早期に診断し，炎症反応や組織障害の進行防止に有効な薬物療法の臨床応用を進める必要があると思われた。

（井砂　司，野﨑幹弘）

文　献

1) Cope O：Symposium on the management of the Cocoanut Grove burns at the Massachusetts General Hospital. Ann Surg, 177：801-965, 1943
2) 日本熱傷学会用語委員会：熱傷用語集，日本熱傷学会，東京，1996
3) Moritz AR, Henriques FC, McLeen R：The effect of inhaled heat on the air passages and lung；An expeimental investigation. Am J Pathol, 21：3, 1945
4) Birky MM, Clarke FB：Inhalation of toxic products from fires. Bull NY Acad Med, 57：997-1013, 1981
5) Prien T, Traber DL：Toxic smoke compounds and inhalation injury-a review. Burns Incl Therm Inj, 14：451-460, 1988
6) Shimazu T, Ikeuchi H, Hubbard GB, et al：Smoke inhalation and the effect of carbon monoxide in the sheep model. J Trauma, 30：170-175, 1990.
7) Sugi K, Theissen JL, Traber LD, et al：The impact of carbon monoxide on cardiopulmonary dysfunction after smoke inhalation injury. Circ Res, 66：69-75, 1990
8) Fujishima S, Sasaki J, Shinozawa Y, et al：Interleukin 8 in ARDS. Lancet, 342：237-238, 1993
9) Traber DL, Herndon DN, Soejima K：The pathophysiology of inhalation injury, Total Burn Care (2nd ed), edited by Herndon DN, pp 221-231, WB Saunders, London, 2002
10) Basadre JO, Sugi K, Traber DL, et al：The effect of leukocyte depletion on smoke inhalation injury in sheep. Surgery, 104：208-215, 1988
11) Stein MD, Herndon DN, Stevens JM, et al：Production of chemotactic factors and lung cell changes following smoke inhalation in a sheep model. J Burn Care Rehabil, 7：117-121, 1986
12) Granger DN, McCord JM, Parks DA, et al：Xanthine oxidase inhibitors attenuate ishemia-induced vascular permeability changes in the cat intestine. Gastroenterology, 90：80-84, 1986
13) Granger D, Rutili G, McCord J：Superoxide radicals in feline intestinal ischemia. Gastroenterology, 81：22-29, 1981
14) Demling RH, LaLonde C：Topical ibuprofen decreases early postburn edema. Surgery, 102：857-861, 1987
15) Herndon DN, Abston S, Stein MD：Increased thromboxane B 2 levels in the plasma of burned and septic burned patients. Surg Gynecol Obstet, 159：210-213, 1984
16) Herndon DN, Traber DL, Niehaus GD, et al：The pathophysiology of smoke inhalation injury in a sheep model. J Trauma, 24：1044-1051, 1984
17) Kimura R, Traber LD, Herndon DN, et al：Increasing duration of smoke exposure induces more severe lung injury in sheep. J Appl Physiol, 64：1107-1113, 1988
18) Parker JC, Parker RE, Granger DN, et al：Vascular permeability and transvascular fluid and protein transport in the dog lung. Circ Res, 48：549-561, 1981
19) Isago T, Traber LD, Herndon DN, et al：Determination of pulmonary microvascular reflection coefficient in sheep by venous occlusion. J Appl Physiol, 69：2311-2316, 1990
20) Isago T, Noshima S, Traber LD, et al：Analysis of pulmonary microvascular permeability after smoke inhalation. J Appl Physiol, 71：1403-1408, 1991
21) Isago T, Fujioka K, Traber LD, et al：Derived pulmonary capillary pressure changes after smoke inhalation in sheep. Crit Care Med, 19：1407-1413, 1991
22) Moncada S, Higgs A：The L-arginine-nitric oxide pathway. N Engl J Med, 329：2002-2012, 1993
23) Rees DD, Palmer RM, Moncada S：Role of endothelium-derived nitric oxide in the regulation of blood pressure. Proc Natl Acad Sci USA, 86：3375-3378, 1989
24) Minc-Golomb D, Tsarfaty I, Schwartz JP：Expression of inducible nitric oxide synthase by neurones following exposure to endotoxin and cytokine. Br J Pharmacol, 112：720-722, 1994
25) Szabo C, Salzman AL, Ischiropoulos H：Endotoxin triggers the expression of an inducible isoform of nitric oxide synthase and the formation of peroxynitrite in the rat aorta in vivo. FEBS Lett, 363：235-238, 1995
26) Szabo C：Alterations in nitric oxide production in various forms of circulatory shock. New Horizons, 3：2-32, 1995
27) Soejima K, McGuire R, Snyder N, et al：The effect of inducible nitric oxide synthase (iNOS) inhibition on smoke inhalation injury in sheep. Shock, 13：261-266,

28) Stone HH, Martin JDJ, Claydon CT: Management of the pulmonary burn. Am Surg, 33: 616-620, 1967
29) 島津岳士：気道熱傷の病態―動物モデル―．熱傷，19：207-219，1993
30) 大橋教良，吉岡敏治，杉本 侃：気道熱傷．救急医学，2：1121-1127，1978
31) Hunt JL, Agee RN, Pruitt BAJ: Fiberoptic bronchoscopy in a acute inhalation injury. J Trauma, 15: 641-649, 1975
32) Clark CJ, Reid WH, Telfer ABM, et al: Respiratory injury in the burned patient, The rule of flexible broncho-scopy. Anaesthesia, 38: 35-39, 1983
33) 於保健吉，林 永信，田原 真ほか：気道熱傷の気管支鏡所見―特に気管支鏡所見の推移を中心にして―．気管支学，2 (1)：47-52，1980
34) 中村清一，藤川晃成，神野 悟ほか：気道熱傷の気管支鏡所見．気管支学，6 (2)：173-178，1984
35) 片桐真人，黄金井康巳，相馬一亥ほか：気道熱傷における気管支鏡所見に関する研究．熱傷，15：8-13，1989
36) 篠沢洋太郎，山本修三，茂木正彦ほか：気道熱傷の臨床的検討―ARDSの病因論との関連―．熱傷，11：120-127，1986
37) 篠沢洋太郎，相川直樹，安藤暢敏ほか：気道熱傷の病態―臨床的，実験的検討―．熱傷，15：215-221，1989
38) Kimura R, Traber LD, Herndon DN, et al: Ibuprofen reduces the lung lymph flow changes associated with inhalation injury. Circ Shock, 24: 183-191, 1988
39) Traber DL, Schlag G, Reid H, et al: Pulmonary edema and compliance changes following smoke inhalation. J Burn Care Rehabil, 6: 490-494, 1985
40) Ward WF, Molteni A, Fitzsimons EJ, et al: Serum copper concentration as an index of lung injury in rats exposed to hemithorax irradiation. Radiat Res, 114: 613, 1988
41) O'Neil WJ, Jordan MH, Lewis MS, et al: Serum calcitonin may be a marker for inhalation injury in burns. J Burn Care Rehabil, 13: 605-616, 1992
42) 井砂 司，大重賢治，中村清一ほか：気道熱傷のスコア化による早期重症度判定の試み．熱傷，20：238-248，1994
43) 井砂 司，野崎幹弘：周術期の集中治療：気道損傷がある場合を中心に．LiSA，2：68-71，1995
44) Fitzpatrick JC, Cioffi WG: Diagnosis and treatment of inhalation injury, Total Burn Care (2 nd ed), edited by Herndon DN, pp 232-241, WB Saunders, London, 2002
45) Cioffi WG, Rue ILW, Graves TA, et al: Prophylactic use of high-frequency percussive ventilation in patients with inhalation injury. Ann Surg, 213: 575-582, 1991
46) Cortiella J, Mlcak R, Herndon D: High frequency percussive ventilation in pediatric patients with inhalation injury. J Burn Care Rehabil, 20: 232-235, 1999
47) McCunn M, Reynolds HN, Cottingham CA, et al: Extracorporeal support in an adult with severe carbon monoxide poisoning and shock following smoke inhalation: a case report. Perfusion, 15: 169-173, 2000
48) Pierre EJ, Zwischenberger JB, Angel C, et al: Extracorporeal membrane oxygenation in the treatment of respiratory failure in pediatric patients with burns. J Burn Care Rehabil, 19: 131-134, 1998
49) Herndon DN, Traber DL, Traber LD: The effect of resuscitation on inhalation injury. Surgery, 100: 248-251, 1986
50) Robinson NB, Hudson LD, Riem M, et al: Steroid therapy following isolated smoke inhalation injury. J Trauma, 22: 876-879, 1982
51) Brown M, Desai M, Traber LD, et al: Dimethylsulfoxide with heparin in treatment of smoke inhalation injury. J Burn Care Rehabil, 9: 22-25, 1988
52) Noshima S, Fujioka K, Isago T, et al: The effect of a thromboxane synthetase inhibitor, OKY-046, on cardiopulmonary function after smoke inhalation injury. FASEB J, 5: A 371, 1991
53) Ikeuchi H, Sakano T, Sanchez J, et al: The effect of platelet-activating factor (PAF) and PAF antagonist (CV-3988) on smoke inhalation injury in an ovine model. J Trauma, 32: 344-350, 1992
54) 下野裕生，岡元和文，久木田一朗ほか：一酸化窒素吸入が有効であった重症火焔気道熱傷の1症例．ICUとCCU，24：189-193，2000
55) Robert L, Sheridan MD, William E, et al: Inhaled nitric oxid in burn patients with respiratory failure. J Trauma, 42: 629-634, 1997

V 特殊な熱傷
2 特殊な熱傷・損傷の診断と治療（圧挫熱傷，電撃傷，化学損傷など）

SUMMARY

圧挫熱傷，電撃傷，化学損傷は通常の熱傷治療と比べて，そのいずれも全身管理と局所治療が必要な点や治療に用いる基本的な手技など，比較的共通するところが多い。しかしながら，これらの熱傷・損傷は特殊な熱傷・損傷と位置づけられているようにそれぞれの原因，病態が大きく異なっており，また特異的な診断や治療法を有するものもある。そのためこれらの損傷に対しては基本的な概念を理解した上で，症例に応じた適切な治療法が選択されるべきである。

電撃傷や一部の化学損傷では，初期治療が生命的な予後に大きく関与しており，また局所治療の成績にも影響している。併せてこれらの損傷に共通したものとしては，損傷が比較的進行性で，かつ深達性となりやすいことである。したがって，治療時期と治療法の関係から考えると可及的なデブリードマンに留めるのか，根治的な再建法を選択するのかは，患者の予後にとっても大きな影響を与えることになる。圧挫熱傷に関しては手指の機能温存が重要となるが，一方では整容的な面にも配慮する必要がある。深部組織が露出した症例に対しては遊離あるいは有茎の筋膜弁と遊離植皮術が有用である。電撃傷においては，深部組織の障害が高度な症例もあり，受傷後早期からの血管柄付遊離組織移植の適用も今後検討されるものと思われる。化学損傷を経験する機会は比較的少ないと思われるが，今後増加する可能性もあるため，化学物質の作用機序などを考慮して治療を行う必要がある。

はじめに

熱傷は通常，生体が熱源に直接接触したり，あるいは間接的に熱作用を受けることで組織に障害が発生するが，それ以外に同時にさまざまな物理的や化学的な作用が働くことで，より複雑な病態を呈することがある。

本稿では特殊な熱傷・損傷として，圧挫熱傷，電撃傷および化学損傷に対して，その診断と治療について述べる。これらの損傷はいずれも受傷機転は比較的はっきりとしており，発生数は熱作用のみの熱傷に比較すると少ないものの，個々の病態は複雑で，かつ特異的な治療を行うことが必要とされる。とくに電撃傷においては，全身状態も含めて，しばしば治療も難渋するため，機能的にも整容的にも高い形成外科的な知識と技術が要求される。基本的な病態を把握し，全身および局所の状態に応じた適切な治療を行うことが重要である。

A 圧挫熱傷

1. 概念

圧挫熱傷はその名称通り，熱源に接触するのと同時に過剰の圧迫力や圧挫が加わることで生じる。損傷の程度は熱源の温度，作用時間および圧迫あるいは圧挫の程度で異なる。皮膚軟部組織においては，熱作用とともに，圧迫による局所の血流の低下や圧挫による皮膚への物理的な損傷の結果，より深達性の組織障害が起こり，しばしば深部組織である腱，骨・関節などへも影響を及ぼす[1,2]。原因としては，ランドリー用のスチームプレス機やプラスチック包装機，スチームローラー，高周波プレス機などによるものが多い。

2. 術前の評価

圧挫熱傷の損傷部位は原因となる機械の多くが手指を用いて作業するように製作されているため，上肢とくに手指がほとんどであり，原因となった機械の使用方法により両側性か一側性かに分かれる。手指においては，背側では皮膚および皮下組織が薄く，熱源と骨に挟まれてしまうため，損傷はより高度になりやすいが，掌側では角質層や皮下組織も厚いため，背側に比較すると深部組織への障害は少ないものと思われる。損傷の特徴としては，熱源の温度と接触時間によっても差があるが，多くの場合に受傷領域が正常組織と比較的明瞭に分かれており，ほぼ均一の深度を呈している。

3. 手技および術後管理

ほとんどが手指あるいは前腕までの損傷であるため，受傷早期から局所管理を中心とした治療が開始される。多くは壊死組織の範囲が境界明瞭であるため，受傷後数日以内にデブリードマンと植皮術を施行する。指掌側や手掌部では，皮膚軟部組織が厚いため，深部組織の露出を見ることは少ないが，指背側や手背部では皮膚軟部組織が薄く，深部組織の露出や損傷を受けやすい。そのため腱や骨・関節などの深部組織の露出が認められる場合には，有茎皮弁や遊離皮弁などの再建法も適用される。

中でも逆行性前腕筋膜弁[3]や遊離側頭筋膜弁[4]を移植し，筋膜上に遊離植皮を行うことで，薄く，しなやかな手背部の皮膚の再建が可能となる。また，筋膜で伸筋腱を包むことで同時に伸筋腱の gliding floor も再建できるため，広範囲の手背部の欠損に対しては有用な方法と考えている。圧挫が高度の場合には，手指の血行障害が発生し，指尖部の壊死を生じる危険性もあり，早期の減張切開が必要となる。

4. 症例

【症例1】 55歳，女

シーツのプレス機に右手を挟み，指を含む手背および手掌に広範囲に圧挫熱傷が認められた（図V・9-a, b）。受傷後6日に手背部の腱および骨露出に対して，逆行性前腕筋膜弁と遊離植皮術による再建を行った。

手背および手掌部のデブリードマンを行い（図V・9-c, d），全指をワイヤーで intrinsic plus position に固定した後，5×7 cm の前腕筋膜弁を採取した（図V・9-e）。筋膜には長掌筋腱を含めて採取し，橈骨動静脈は中枢で結紮，切離した。挙上した筋膜弁を手関節部の皮下を通し，手背部の腱および骨露出部を被覆し，長掌筋腱を断裂した中指の伸筋腱に移植した（図V・9-f）。手背側には殿部よりの分層植皮術を行い，手掌側には両足底の土踏まずから厚めの分層植皮術を行った（図V・9-g, h）。筋膜採取部は一期的に縫合閉鎖した。

術後，筋膜弁および植皮の生着は経過良好であったが，熱作用が深部組織まで及んでいたため，手指の運動に関しては制限が残存している（図V・9-i～l）。

5. 考察

圧挫熱傷は熱傷と圧挫傷が同時に起こった病態であり，その特徴としては周囲の健常部との境界が明瞭で，損傷の程度も比較的深達性となりやすい。一般に機械の操作中の事故で，手指あるいは前腕が受傷部位であることが多いため，全身状態に関しては良好で，早期から局所の治療に専念することが可能である。しかしながら，損傷の程度は重症であることが多く，治療法は複雑化し，治療期間が長期化するものも多い。さらに二次的な再建も必要で，一般的には手指機能の予後は不良なことが多い。

治療上の問題点としては，受傷早期と陳旧性の時期とに分けられる。受傷早期のデブリードマンと再建に関しては，その時期と方法には異論のあるところである。難波[2]は遅くとも受傷後5～6日までの比較的早期に焼痂のデブリードマンと遊離植皮術を行うべきとしており，一方，石田[1]らは受傷後2～3週後まで待機し，明らかな壊死の範囲が確認され，肉芽形成が始まる頃にデブリードマンと再建を行うのがより安全であると述べている。

両者はいずれも治療上の利点と問題点を有している。前者はより早期に創面を被覆することで，早期のリハビリテーションが可能となり，手指の機能温存が図れる。しかしながら，壊死組織の分界が明瞭でない場合もあり，結果として遊離植皮術や皮弁の不成功も予想される。一方，後者のように待機的な場合には，壊死組織に対するデブリードマンの範囲は比較的容易となるものの，リハビリテーションが遅れがちとなり，結果として不可逆性の手指の拘縮につながることも考えられる。

患者の年齢，職業，受傷の状況などにより，治療時期や治療方針は異なってくるものの，筆者は多くの場合，前者のような早期手術を選択している。その理由として，前述したように圧挫熱傷の受傷部は比較的境界明瞭なことが多く，また受傷から数日すると熱による損傷部位がさらに明瞭となるため，デブリードマンが不足するといった問題点は少ないものと考えているからである。また，早期の被覆とリハビリテーションは手指機能の回復にとって有利となる。

再建方法としては，指腹や手掌部では多くの場合，腱が露出することは少なく，遊離植皮術による被覆が可能となる。一方，指背や手背部では，皮膚および皮下組織の損傷が強く，また伸筋腱や骨・関節の変性や露出を認めることも多いため，遊離植皮術と併せて有茎皮弁や遊離皮弁なども適用される。このような場合には，手背部の再建には薄い組織が必要であるため，逆行性の前腕筋膜弁や遊離側頭筋膜弁移植と遊離植皮術による再建が好んで用いられる。また，前腕皮弁や後骨間動脈皮弁などの島状皮弁や遊離鼠径皮弁や遊離前外側大腿皮弁などの血管柄付遊離組織移植術も適用されるが，腹壁皮弁などの遠隔皮弁も有用と考えられる。

また，損傷が高度な場合には，伸筋腱の断裂を伴う伸

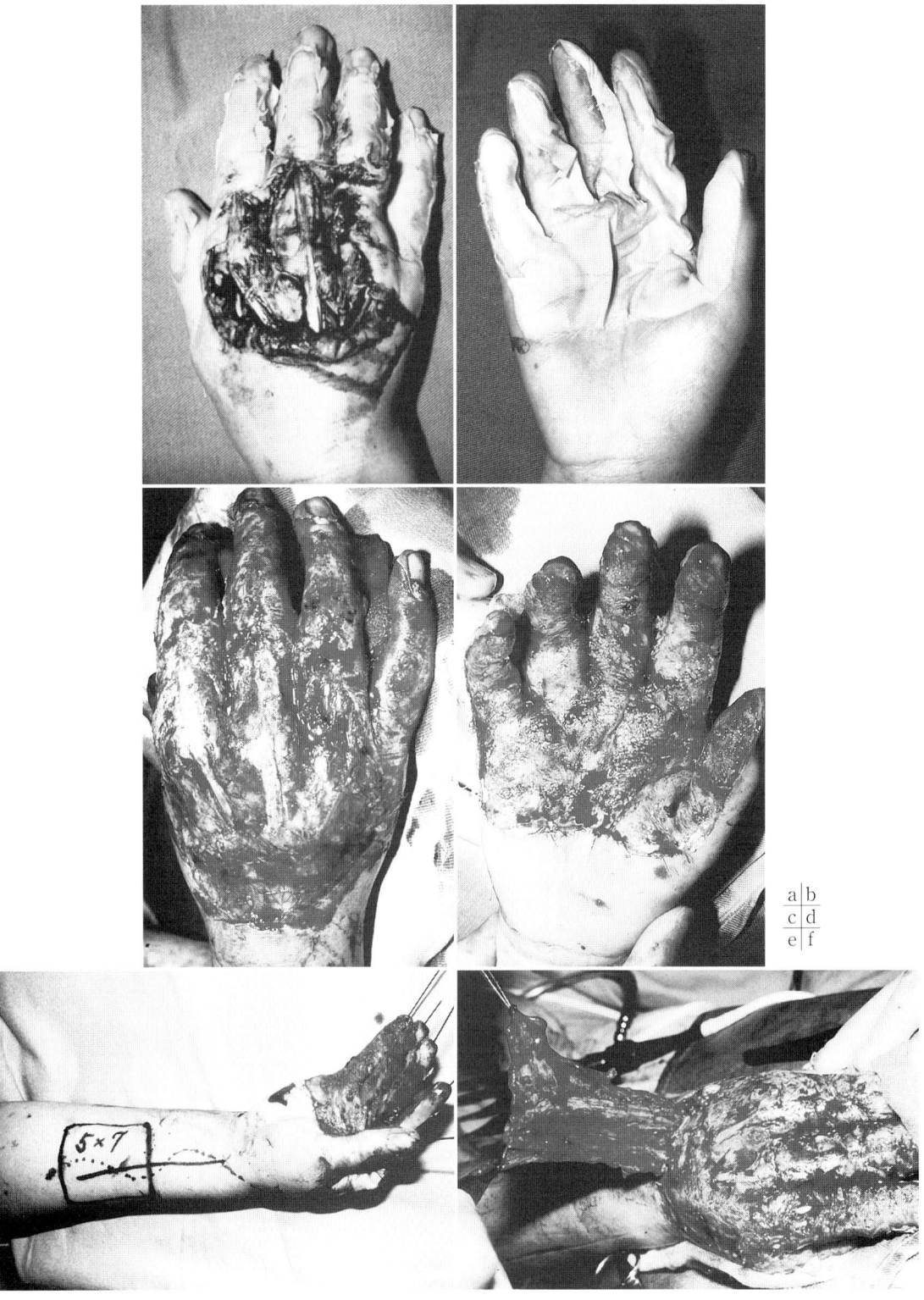

2．特殊な熱傷・損傷の診断と治療（圧挫熱傷，電撃傷，化学損傷など）　　87

a	b
c	d
e	f

（a，b）　手背部には高度の圧挫を伴うIII度熱傷と伸筋腱の露出が認められる。手掌部にも水疱下にIII度熱傷が認められる。
（c，d）　受傷後6日のデブリードマン後の状態。示指，中指および環指は伸筋腱が露出・断裂しており，中指および環指は骨の露出が認められる。手掌部は皮下組織までの損傷で，屈筋腱の露出は認められない。
（e）　前腕中央に5×7 cmの筋膜弁の採取予定のデザインを示す。実線は橈骨動脈の走行で，波線は切開の予定線を示す。
（f）　挙上した筋膜弁を手関節部で皮下トンネルを通して背側に移動した。中指の伸筋腱断裂に対する再建のために筋膜弁内に長掌筋腱を含めている。

図　V・9　症例1：55歳，女

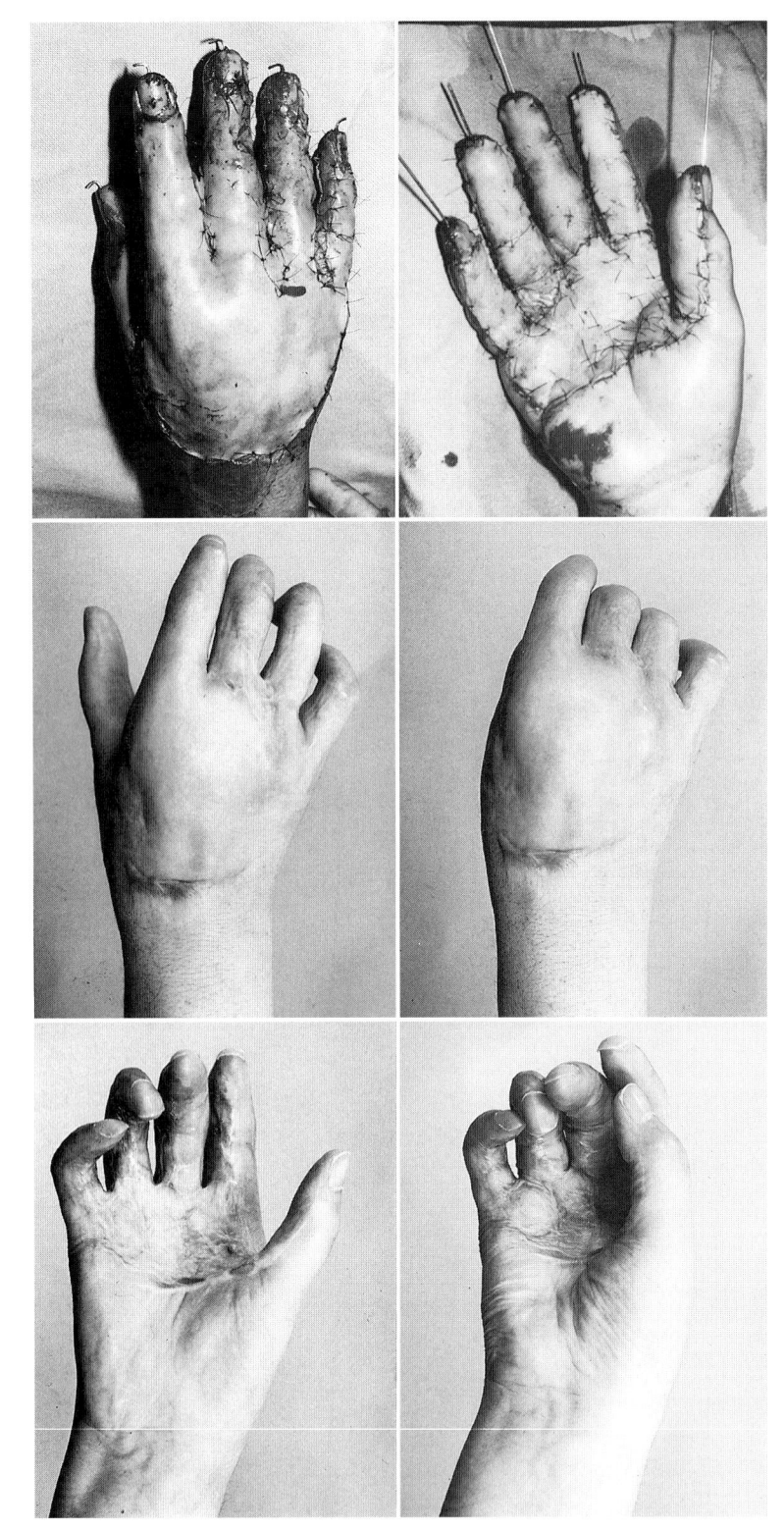

(g, h) 全指ともワイヤーにより，intrinsic plus position で固定した。手背部では筋膜移植後に殿部からの分層植皮術を行い，手掌部には両足底の土踏まずより厚めの分層植皮術を行った。

(i～l) 術後1年の状態。手指の伸展・屈曲には制限が認められるものの，日常生活での不自由は少ない。整容的には良好である。

図 V・9 つづき

展機構の障害が認められる．このような場合には，皮弁でいったん被覆した後，装具で関節の拘縮を除去し，二期的に腱移植や腱移行などにより central slip や lateral band の再建を行う必要がある．

陳旧性の障害としては，手指の関節拘縮と伸展機構の障害がある．多くは熱や圧挫により骨・関節や伸展機構が変性や壊死に陥った結果であり，さらにはそのような症例では intrnsic muscle の拘縮も合併しており，予後不良なことも多い．ボタン穴変形などに対しては，二期的に腱移植などの治療が行われるが，関節の破壊が高度の場合には，関節固定なども考慮する必要がある．

B 電撃傷・雷撃傷

1．概念

a．定義と分類

一般に電撃傷とは生体内に電気が通電することによって発生する損傷を総称しているが，損傷の状態はさまざまで，電流が生体内を流れることにより生じる障害，通電によって生体内で発生したジュール熱により生じる障害，アーク放電によって生じる障害，二次的に衣服などに着火して生じる火炎熱傷などが含まれ，さらには通電後の転倒や転落などによる合併損傷も生じやすいことが特徴である．

Artz[5]は，以下の3つに分類している．

①true electrical injury：電流が生体内に流れることによって生じる損傷．

②arc burn：高電圧へ接近することによって生じるフラッシュオーバー現象の際の電弧（electrical arc）による熱傷．

③flame burn：アーク放電やスパークにより発生した火花が着衣に着火して生じる熱傷．

大橋[6]は true electrical injury だけが電撃傷に特異的なものであり，それ以外は通電による影響をほとんど無視できる損傷として電気火傷と呼び，一般の熱傷と同じと考えている．

落雷による雷電流による損傷が雷撃傷であるが，広い意味では電撃傷に含まれている．受傷機転や症状が電撃傷とは若干異なっているが，ここでは同一の項で述べることとする．雷撃傷では電流および電圧がきわめて大きく，通電時間がきわめて短いことが特徴である．通電経路は多くは頭部から下肢に向かっており，大部分の電流は体外電流として体表面を流れ，体内電流は著しく減少するため，体内でのジュール熱の発生は非常に小さいものとなる．これまでの報告[7,8]の多くは落雷の直撃や主電流による受傷であるが，大橋ら[9]はさらに落雷地点近傍での雷撃傷として誘導雷電流，歩幅電圧，多地点雷落，側撃，コロナ放電，爆風の6項目を挙げている．

また，雷撃傷と電撃傷の違いとして大橋ら[6,10]は，以下のような点を挙げている．

①死亡の大部分は即死で，遷延死はまれである．

②生存者の多くは速やかに回復し，後遺症はまれである．

③頭部通電により，一過性の意識障害がしばしば発生する．

④電紋はしばしば認められるが，電流斑，筋肉損傷，進行性壊死はまれで，局所損傷の多くは浅達性Ⅱ度熱傷までに留まる．

⑤受傷後早期の低K血症が遷延することがある．

⑥ときに神経痛が遷延する．

⑦年齢，性には無関係に受傷し，1回の落雷で多数が受傷することがある．

b．電気による生体への影響

生体内を電気が通電した場合に，電流を I（アンペア），電圧を V（ボルト），通電時間を T（秒），生体の電気抵抗を R（オーム）とすると，発生する電気エネルギーが熱エネルギーに変化し，ジュール熱 J は

$$J = I^2RT = V^2T/R$$

となる．

したがって損傷の程度は，主として電流の大きさ・電圧・通電時間によって決定される．さらに電流の種類による差（交流か直流か），周波数，接触部の抵抗，通電経路，個体の感受性なども関係している．

1）電流量との関係

一般に生体に流入する電流量が大きいほど重症となる．生体内に入った電流は組織の抵抗によって減少し，生体の電流による直接障害は軽度となる．この際に電気抵抗が大きい組織では，高い熱量が発生し，重症な contact burn が引き起こされる．一方，電流が電気抵抗の小さい組織を通過した場合には，組織での熱量の発生が小さい代わりに生体内に大きい電流量が流れることになり，致命的な状態となる．

2）電圧との関係

一般に作用電圧が高いほど重症となる．高電圧の電流が体内に通電すると，筋肉などの深部組織では高いジュール熱が発生し，広範な組織障害や壊死を生じることになる．しかしながら，家庭用の100～200 Vの低電圧で発生した場合に必ずしも軽症となるわけではない．低電圧の場合には筋の攣縮や神経麻痺により電導体と接触

した身体の一部が離れにくくなり，通電時間も長くなる。そのため電流量が多くなり，重篤になることもある。一方，高電圧では生体が接触する前にアーク放電によりはね飛ばされてしまうため，電撃傷の発生が低電圧よりも少なくなるともいわれている。

電撃傷の多くは四肢から体幹に通電し，再度四肢から外に出ることが多いが，高電圧の場合には，ジュール熱により四肢の血管において血管内皮の損傷や血栓形成を生じ，組織の進行性壊死となる場合もある。しかしながらHuntら[11]，大橋ら[6]は進行性壊死の範囲は受傷時にすでに決まっていると報告しているが，現実には受傷後早期には肉眼的に明らかな壊死の範囲を決定することができないため，臨床的には現在も使用されている。

3）組織の電気抵抗との関係

生体の電気抵抗は組織により大きく異なっている。一般に生体の組織の電気抵抗は骨がもっとも大きく，以下，脂肪，腱，皮膚，筋肉，血管，神経の順となっている[12]。生体に通電した場合，電流は電気抵抗の大きい皮膚・皮下組織や骨で高いジュール熱を発生し，熱傷を生じ，電気抵抗の小さい内臓や血管・神経などでは，そのまま通過し，再度電気抵抗の大きい皮下組織・皮膚で熱傷を生じさせ流出する。皮膚の電気抵抗は皮膚表面の水分の状態により変化し，乾燥時では湿潤時に比べて電気抵抗が大きくなる。したがって，入浴後や雨で濡れている場合には，皮膚・皮下組織の抵抗が小さくなっているため，乾燥時に比べてより高い電流が生体内に流れることになり，致命的となりやすい。

4）生体内における通電経路との関係

通電後の電流が生体内のどこを流れるかということは生命的な予後を左右することになる。一般に生体において電流は電気抵抗の小さい組織に沿って流れる。先に述べた電流，電圧，組織の電気抵抗などにも左右されるが，電撃傷の多くが上肢から流入し，他側の上肢あるいは下肢から流出することを考えると電流の経路に心臓が存在するのは危険性が高いと考えられる。また，頭から流入した場合には流出する部位が四肢あるいは体幹のいずれでも脳および心臓への通電経路が生じるため，より高い危険性があるものと考えられる。

5）電流の種類との関係

一般に交流電流は直流電流よりも危険性が高いと考えられている。理由としては，交流電流は筋肉の攣縮を発生させ，接触部が電導体から離れにくくなり，そのため接触時間が長くなることにより障害が高度となりやすい。さらに心臓や呼吸中枢は直流電流よりも交流電流に対する感受性がより高いため，心室細動などの致死的な不整脈による心停止や呼吸麻痺を生じやすいことも一因と考えられる。

2．術前の評価

前述したようにtrue electrical injuryだけが電撃傷に特異的なものと考えられており[6]，それ以外は深達度の差はあるものの，通電による影響をほとんど無視できる一般の熱傷と同じと考えている。したがって，おもにtrue electrical injuryに関して述べることとする。

a．全身症状

1）不整脈および心停止

心臓への通電による不整脈の出現があり，中でも心室細動がもっとも危険性が高く，これが受傷直後のおもな死亡原因の一つとなる。電流の強さや通電時間に比例してその危険性は高くなり，さらに皮膚が濡れている場合や通電経路の途中に心臓が存在する場合には，発生しやすくなるといわれている[13]。受傷直後に発生しない場合でも，受傷後8〜12時間にこれらの症状が発生したとの報告[14]もある。これらの不整脈は長期持続することもあるが，心筋自体の障害は比較的少ない[15]。

雷撃傷の場合も死亡者のほとんどは即死の状態であり，その原因は心停止および呼吸停止とされている。

2）神経系の障害

過半数の症例で受傷直後に意識消失が認められるが，ほとんどは数分後に自然に覚醒する。ほかに呼吸停止，痙攣，健忘などが認められるが，多くは一過性で後遺症を残すことは少ない。脊髄においては運動神経麻痺や知覚神経麻痺などを認めることがある。これらの原因は通電により中枢神経，とりわけ頸髄，延髄および脳幹網様体への影響や一過性の脳脊髄圧の上昇などが関係しているものと考えられている[16][17]。

一方，受傷後数日以降には，記銘力低下，頭痛，痙攣，てんかんなどの中枢神経系の症状と四肢の知覚異常や運動障害に加えて，浮腫，チアノーゼ，冷感，発汗異常などの自律神経系の障害も認められる。これらは長期間持続したり，あるいは数カ月から数年を経過して出現したりすることもあり，多彩な病像を呈する[16][17]。

3）急性腎不全

重症例では常に注意しなければならない。電撃傷による腎臓あるいは腎血管への直接の障害は比較的まれである。この病態が生じる原因としては，ジュール熱により筋肉などの深部組織が壊死となり，血中にミオグロビンが遊離し，急性尿細管壊死を来すためと考えられている[5]。ほかにも深達性熱傷が広範囲の場合では，血中の遊離ヘモグロビンによる障害や細胞外液の移動に伴う循環

血漿量の低下も大きな影響を及ぼしている。

4）消化器系障害

通電経路が体幹を通過した場合や流入あるいは流出部が腹部である場合には，まれではあるが腹腔内臓器の直接障害を来すことが報告されている[18)~20)]。損傷臓器としては胆囊，肝臓，胃・十二指腸，小腸，結腸，膀胱などがあり，流入創でも流出創でも起こりうる。進行性壊死と思われる消化管穿孔や腹壁の損傷を伴わない症例などもあるため，注意が必要である。Yangら[18)]の報告では電撃傷に腹腔内臓器の損傷を合併した場合，その死亡率は37.5％と非常に高率であるため，受傷直後からの腹腔内臓器の損傷の有無と損傷状態の正確な把握が重要である。

また，腹壁の壊死による腹腔内臓器の露出と続発する腹壁ヘルニアの発生が問題となる。腹腔内臓器の損傷がない場合でも，腹壁の壊死に伴う腹腔内の感染は致命的となるため，損傷の程度の的確な評価と適切な再建時期および再建法が必要となる。

5）転倒や転落による合併損傷

転倒や転落は電撃傷による直接的な損傷ではないが，常に留意しておかなければならない合併損傷である。多くは転倒や高所からの転落により，頭部外傷，四肢の骨折，脊椎の骨折や脱臼とそれに伴う脊髄損傷などが発生する。

b．局所症状

1）ジュール熱による熱傷

電流が体内に流入した部位と流出した部位では，皮膚の表面に電流斑と呼ばれる乾燥した黒褐色調の皮膚壊死が生じる。これは皮膚の電気抵抗が高く，その部位で発生したジュール熱により皮膚が熱傷となったものである。多くは深達性である。

また，体表面に放射状や樹枝上に赤色の紋様が認められることがある。これは電紋と呼ばれ，電撃傷では比較的まれであるが，雷撃傷ではしばしば認められる（図V・10）。これは高電圧で受傷した際に放電の火花が体表面に這っていった結果生じたⅠ度熱傷である。

皮下組織，血管，筋肉は皮膚より電気抵抗が小さいため通電しやすく，障害が発生しやすい。さらに骨まで通電した場合には，電気抵抗のもっとも高い骨の周囲では高いジュール熱が発生し，筋肉を含めた深部組織の壊死が生じることになる。この結果，後述する進行性壊死の病態と併せて，いわゆる crush injury 様の状態が引き起こされる。

2）進行性壊死

電流は電気抵抗の低い血管においてもジュール熱の発

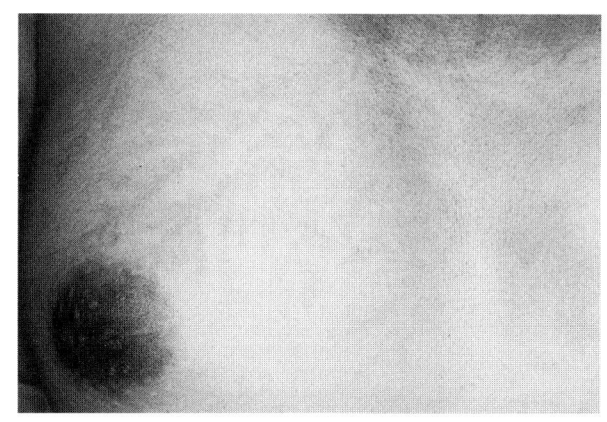

図Ⅴ・10　16歳，女性の雷撃症例における電紋
前胸部に樹枝上の紋様が認められる。

生を引き起こし，血管内皮の損傷や血栓形成の発生により，進行性の壊死が生じるものと考えられる。この進行性壊死の発生機転には異論[6)11)]があるものの，臨床上は病態と症状が比較的よく適合している。さらに動脈壁あるいは動脈周囲組織へジュール熱が作用した場合には，動脈壁の損傷が生じ，仮性あるいは真性の動脈瘤を形成することもある。これらの動脈瘤は1～2週後に破裂し，二次的出血を生じ，致命的な状態となることもある。

3）末梢神経障害

軽症の場合には，通電による知覚異常や運動障害が認められるが，多くは一過性で後遺症として残ることは少ない。一方，高いジュール熱により直接末梢神経自身が障害を受けた場合には，多くは完全に壊死となり，非可逆性の知覚および運動障害を残すことになる。また，熱作用が直接及んでいない場合でも，周囲組織の障害が比較的高度な場合には神経周囲の瘢痕化により，神経の圧迫や絞扼が生じることもある。

4）白内障

頭部から流入した症例に合併することが多いといわれているが，ほかの部位の電撃傷にも合併することもあり，眼科的な精査は必須であると考えられる。発症時期は受傷後6カ月から1年頃に見られることが多い。

3．手技および術後管理

a．全身管理

電撃傷の治療でもっとも重要なことは，受傷直後の意識状態および心肺機能の確認を行い，心肺蘇生術が必要かどうかを判断することである[21)]。心停止，呼吸停止状態に対しては気道確保，人工呼吸，心臓マッサージを行い，高次の医療機関へ速やかに救急搬送が必要となる。心室細動に対しては救急車内で除細動を行う必要がある。もし，救急車の到着までに時間を要する場合には，前胸部

叩打法が有効であるとの報告もあり，試みてよい初期治療法の一つと考える。また，しばしば電撃傷の患者は高所から転落しているため，頭部外傷，四肢および脊椎の骨折や脱臼，脊髄損傷などを合併していることもあり，常に合併損傷にも注意を払うべきである。

医療施設に到着後は，一般の熱傷の治療とほぼ同様の治療が行われる。しかしながら，重症の電撃傷ではほとんどの症例で筋肉などの深部組織の障害が認められるため，通常の熱傷体表面積あたりの輸液公式では輸液量が不十分となる。また，血中のミオグロビンを早急に排泄させるためにも，一般の熱傷に比べて多量の輸液が必要となる。目標としては，成人の場合，尿量が80～100 ml/hr，あるいは1.5～2 ml/kg/hrとなるように乳酸加リンゲル液を輸液する。尿中にミオグロビンが認められれば，輸液を増量し，尿量を確保するとともに腎尿細管へのミオグロビンの沈着を減少させるために炭酸水素ナトリウムを静脈内に投与し，尿をアルカリ化させることも必要である。これらの処置に対しても効果が少ないと判断された場合には，速やかに血液濾過，血液透析，血漿交換などの血液浄化法を選択する必要がある[22]。

b．局所管理

電撃傷の病態である深部組織への通電による影響と熱傷創を考慮しながら治療が必要となる。通電経路の流入部と流出部における深達性熱傷やアーク放電後の衣服への着火による熱傷に対しては，デブリードマンと植皮術が必要になる。筋肉の壊死などがなく，深部組織の障害がない場合には，一般的な熱傷と同様に治療時期や治療方法を決定してもよいと考えられる。

一方，進行性壊死の発生が予想される場合には，当初はデブリードマンだけに留め，一期的な再建は行わない方が安全である。通常，2～3週経過を見ながら徐々に進行性壊死の部分を追加切除を行い，健常組織と壊死組織の領域が明確になった時点で，遊離植皮術，局所皮弁移植術，血管柄付遊離組織移植術などの再建法を選択する。ただし，壊死組織により全身的な感染症につながる恐れがある場合や，壊死組織の直下に大血管や重要臓器が存在する場合には，二次的損傷が発生する危険性もあるため，早期に対応するべきである。

四肢においては，深部組織までの損傷が疑われる場合には，早期に筋膜を含めた減張切開を行わなければならない。対応が遅れたり，放置した場合には，浮腫や循環障害により深部組織の障害がさらに進行し，コンパートメント症候群や四肢末梢の壊死を生じ，さらに腎障害や感染の原因となる。また，四肢の電撃傷では，しばしば切断を考慮しなければならない症例が見られるが，全身状態と合わせて壊死組織の部位や深さなどの評価が難しいことも多い。とくに手から上腕にかけて受傷した場合には，手術部位や手術内容が術後の機能に大きく影響するため，的確な治療法が要求される[19]。早期の減張切開とデブリードマンを行い，さらに主幹動脈の閉塞や筋肉の障害の状態次第では，血行再建を含めた遊離組織移植術が有用な場合もある[23][24]。

電撃傷による腹腔内臓器の損傷はまれであるが，その死亡率は非常に高いため，明らかな腹腔内臓器の損傷がある場合や疑わしい症例では早期から専門医との連携が必要となる。形成外科医としては，むしろ腹壁損傷への対応が重要と考える。高いジュール熱による深達性の熱傷に加え，進行性壊死が存在するため損傷の範囲や深達度を正確に決定することは難しいため，段階的なデブリードマンを行うことで，壊死組織を比較的安全に切除することが可能となる。

壊死組織が切除された後，肉芽上に遊離植皮術を行って閉鎖する。しかしながら，壁側の腹膜を含めた腹壁の損傷がある場合には，筋弁移植に遊離植皮術を行ったり，大網移植に遊離植皮術を行うなどの一期的な再建方法とナイロンやポリアミド・ポリウレタン系などの創傷被覆材を用いて一時的に腹壁の閉鎖を試み，壊死組織の範囲が決定した後に血管柄付遊離組織移植などによる根治手術を行う方法がある。いずれの方法も利点や問題点があり，一概に選択することは難しいため，実際にどちらの方法を選択するかは，全身状態を含めて対応することになる。

特殊な受傷機転としては，乳幼児が電気コードや電気器具のソケットを口にくわえたことにより口唇に発生することがある。部位的に早期のデブリードマンが難しく，また，再建も容易でないことから，多くは保存的な治療が行われる。欠損が大きく，保存的に閉鎖が困難なものや変形が高度な症例に対しては，粘膜移植術や舌弁などの再建法も検討される[25]。

4．症例

【症例2】 17歳，男

電車の上に登っていた時に6,600 Vの高圧線に頭部が接触し，受傷した（図V・11-a）。電流は頭部から下肢に流れたものと考えられた。また，衣服に着火したため胸部から腹部にかけてはⅢ度熱傷となっていた（図V・11-b）。全身状態の改善を図るとともに胸腹部のデブリードマンと遊離植皮術を行った。

受傷後44日に頭蓋骨の全層壊死に対して再建術を施行した（図V・11-c）。まず，壊死骨の除去を行った後，

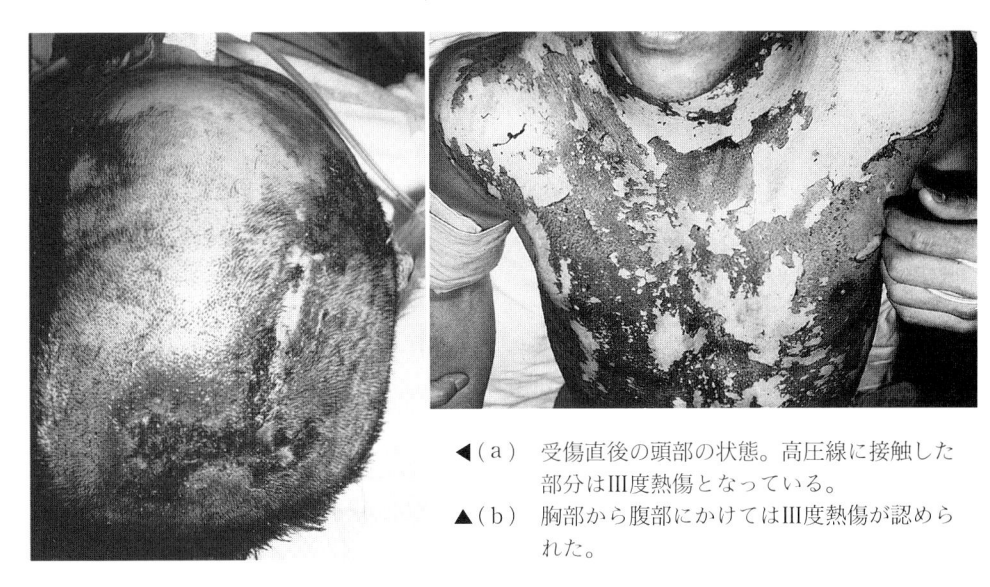

◀ (a) 受傷直後の頭部の状態。高圧線に接触した部分はⅢ度熱傷となっている。
▲ (b) 胸部から腹部にかけてはⅢ度熱傷が認められた。

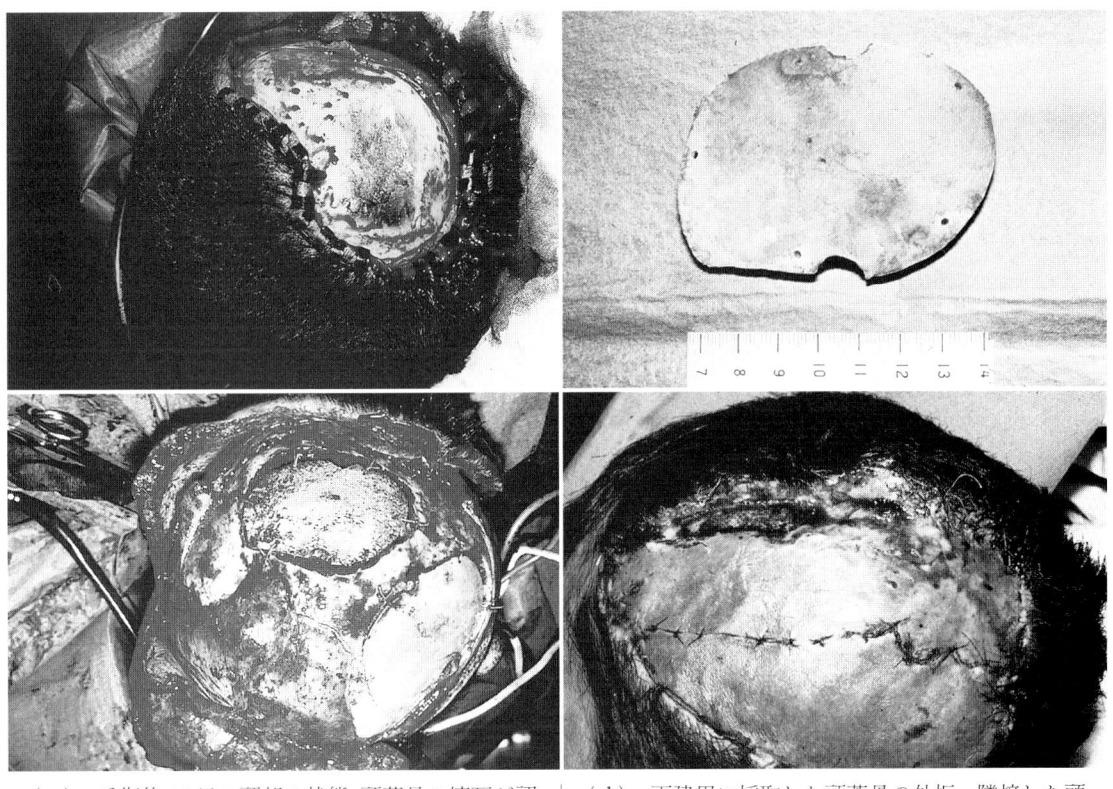

(c) 受傷後44日の頭部の状態。頭蓋骨の壊死が認められる。
(d) 再建用に採取した頭蓋骨の外板。隣接した頭頂骨を全層で採取した後、板間層で2枚に分割した。
(e) 内板を採取部に戻し、外板を欠損部に移植、固定した。
(f) 頭皮の欠損に対しては、局所皮弁と遊離植皮術で被覆した。

図 Ⅴ・11 症例2：17歳，男

隣接した頭頂骨を全層で採取し（図Ⅴ・11-d），内板は採取部に戻し，外板を欠損部へ移植した（図Ⅴ・11-e）。
皮膚欠損部には局所皮弁と遊離植皮術により閉鎖した（図Ⅴ・11-f）。1年後，tissue expanderによる再建を行い，禿頭部を切除・縫縮した（図Ⅴ・11-g, h）。

【症例3】 41歳，男
6,600Vの高圧電源に左手が接触し，受傷した。手掌部，腹部に電撃傷を認めた。また，同時に両下肢は衣服が燃えたために深達性Ⅱ度熱傷を受傷した。受傷後20日の状態では，進行性壊死により壊死部の拡大が認められた（図Ⅴ・12-a）。その後，デブリードマンと遊離植皮術を繰り返し，創を閉鎖した。
受傷後6カ月の状態では上腹部に12×9×7 cmの腹壁ヘルニアが認められた（図Ⅴ・12-b, c）。そこで受傷後8カ月に左大腿部より20×15 cmの遊離大腿筋膜張筋皮弁による再建術を行った（図Ⅴ・12-d, e）。移植床血管は

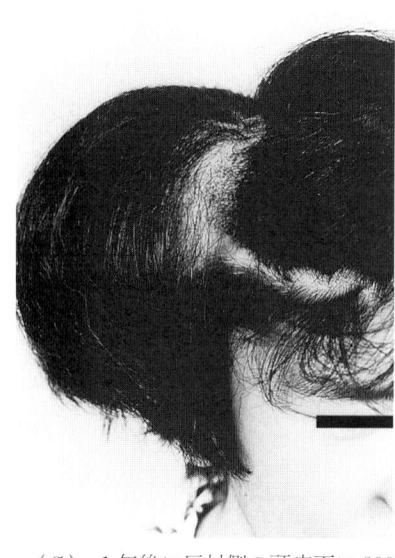

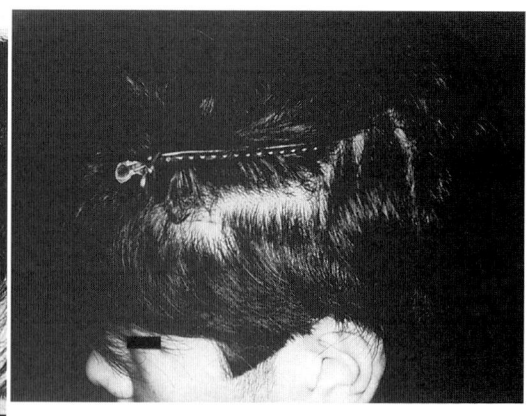

(g) 1年後に反対側の頭皮下に 800 ml の rectangular type の tissue expander を挿入した。約 4 カ月間で 790 ml 注入し，ほぼ full expansion となった。この後，植皮部を全切除し，伸展皮弁で被覆した。
(h) 再建後 2 カ月の状態。瘢痕の幅は数 mm 程度と狭く，良好な結果が得られた。

図 V・11 つづき

左内胸動静脈を使用した。採取部は遊離植皮術により閉鎖した。再建術後 2 年の状態であるが，ヘルニアの再発は認められない（図 V・12-f）。

5．考察

電撃傷の治療は通常の熱傷とは異なり，通電に伴う病態を理解することが重要である。救急救命処置とそれに続く全身管理への対応が患者の生命的予後を大きく左右することになる。

局所管理における最大の問題点は損傷の範囲と深達度をどれだけ早く，正確に判断することが可能かということである。いわゆる true electrical injury における損傷とアーク放電やスパークにより着衣へ着火して発生した熱傷では，全身管理はもとより，局所管理においても大きく異なってくる。両者は臨床診断で明らかな場合が多いが，症例によっては鑑別に MRI が有用であるとの報告もある[26)~28)]。

小泉[26)]はウサギにおいて筋肉の損傷が 2 型に分類されることを報告した。Type 1 は T_1 強調像では低～等信号，T_2 強調像で高信号を示し，可逆的な浮腫や筋螺旋化を呈する。Type 2 は T_1 および T_2 強調像で高信号となり，非可逆的な進行性壊死が生じているとした。Nettelblad ら[27)]は電撃傷患者における MRI 検査により，筋肉の浮腫は T_1 強調像では低信号，T_2 強調像で高信号を示し，筋壊死は T_1 強調像で低～等信号，T_2 強調像でより高い高信号を示すと報告している。現在まで報告例は少ないが，今後両者の鑑別に有用になるものと考えられる。

現在のところ，デブリードマンの時期に関しては受傷直後の減張切開時に明らかな壊死組織を認める場合を除いては受傷直後に行うことは少ないと考えられる。多くは数日以降に行われているが，筆者らは進行性壊死を考えると受傷後 2 週間程度は待機し，徐々に進行性壊死の部分を追加切除を行いながら再建法を決定している。早期にデブリードマンを行った後，一期的に血管柄付遊離組織移植による再建も報告されており[29)]，重要臓器の露出などの症例においては適応があるものと思われる。早期に血行の良好な組織で被覆することは創傷治癒の点からも有利で，感染に対しても有用と考えられる。

通電後の血管損傷に関してみると，Hunt ら[11)]の動脈造影の結果では，動脈閉塞は受傷時にすでに発生しており，遅発性や進行性の動脈閉塞は認められないと報告している。また，Buchanan ら[30)]もラットによる実験で同様の結果であることを証明した。したがって，血管柄付遊離組織移植の移植床血管としての安全性は理論的には信頼に値するものと思われるが，移植組織の壊死は状態をさらに悪化させることにもつながるため，術前に慎重に評価した上で適応を決定するべきと考える。

C 化学損傷

1．概念

化学物質との接触によって皮膚が損傷を受けた状態を化学損傷と呼称している。これらの原因物質は非常に数

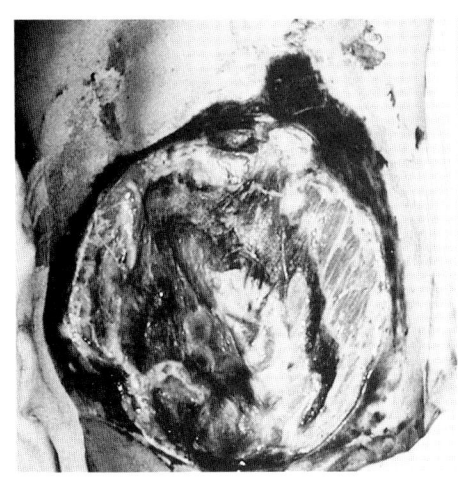

(a) 受傷後 20 日の腹部を示す。壊死は内外腹斜筋，腹直筋，腹横筋に及んでいる。

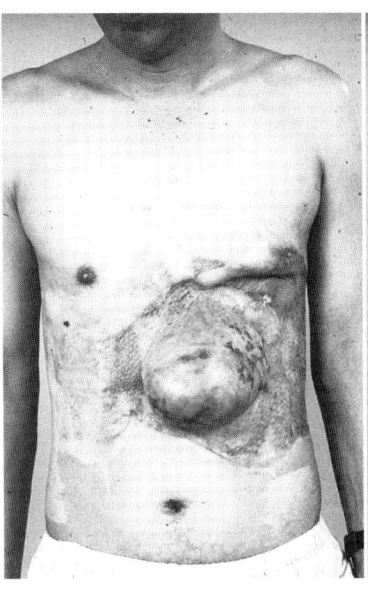

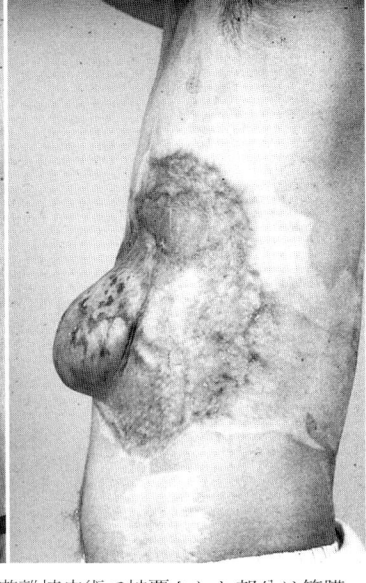

(b，c) 受傷後 6 カ月の状態。遊離植皮術で被覆された部分は筋膜および筋体が欠損しているため，腹壁ヘルニアが生じている。胃，小腸および横行結腸の一部がヘルニア嚢内に認められた。

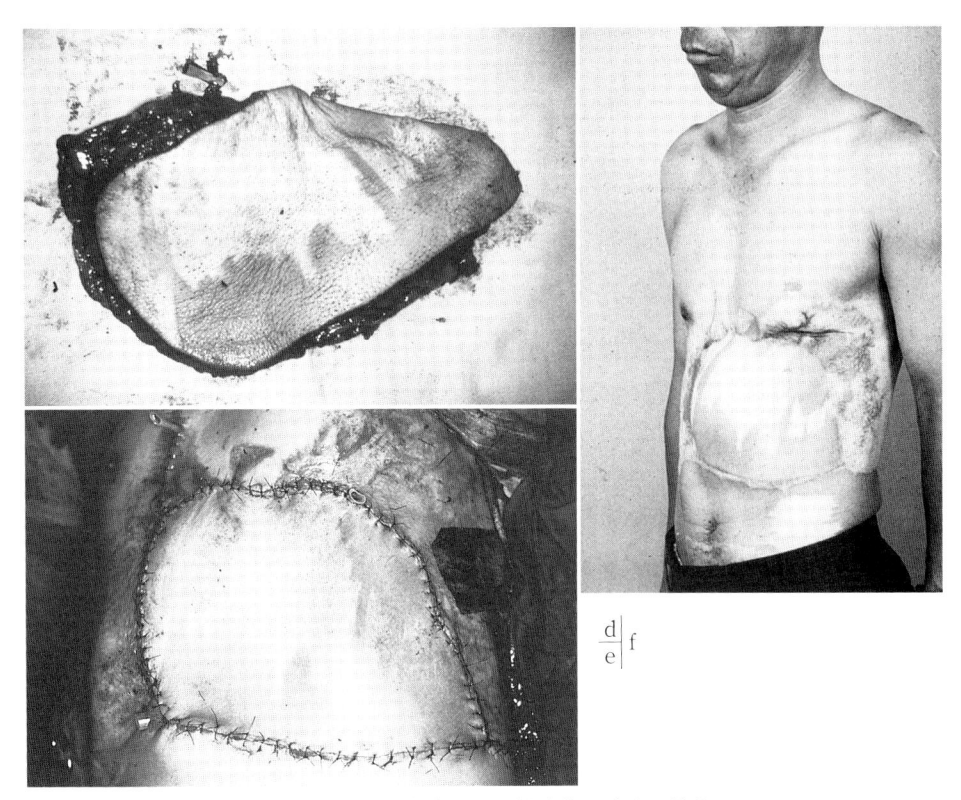

(d，e) 採取された大腿筋膜張筋皮弁と移植直後の皮弁の状態を示す。
(f) 移植後 2 年の状態。ヘルニアの再発は認められず，元の職場に復帰している。

図 V・12 症例 3：41 歳，男

多く存在しており，物質により作用機序が異なっている[31)](**表 V・3**)。また，物質のもつ独自の作用以外に薬品の強さ，pH，濃度，量，組織への浸透性，作用時間などが関係している。

a．酸

酸による損傷の機序は H イオンが組織のタンパク質と結合することにより酸アルブミンを形成し，皮膚の凝固壊死となる。また，酸の吸水性の作用でさらに乾性の壊死組織を生じさせる。一般に強酸は腐食的に作用し，弱酸は収斂的に作用するといわれているが，実際上は差はなく，細胞死，組織の凝固壊死，組織破壊の程度による差が表れているだけである。

表 V・3　化学損傷の原因となる化学物質

1）酸
　　塩酸，硫酸，硝酸，フッ化水素酸，燐酸
2）アルカリ
　　水酸化ナトリウム，水酸化カリウム，水酸化カルシウム
3）腐食性芳香族
　　フェノール，フェニルヒドロキシルアミン，フェニルヒドラジン，無水フタル酸，ピクリン酸
4）脂肪族化合物
　　ホルムアルデヒド，イソシアネート，酸化エチレン，エチレンイミン，三塩化酢酸，パラコート
5）金属およびその化合物
　　ナトリウム，酸化カルシウム，塩化亜鉛，四塩化チタニウム，炭酸ナトリウム，次亜塩素酸ナトリウム
　　ベリリウム塩，バリウム塩，マグネシウム，水銀およびその化合物
6）非金属およびその化合物
　　燐，燐化合物，硫化水素，塩化硫黄，二酸化硫黄，フッ素化合物，過塩素酸，四塩化炭素，臭素

（岡田芳明：特殊熱傷：化学損傷．最新の熱傷臨床，平山　峻ほか編，p 423，克誠堂出版，東京，1994より引用）

b．アルカリ

アルカリは自身が有する吸水作用により細胞内脱水を起こしたり，組織の脂肪を鹸化させることで脂肪組織の機能を喪失させ，さらには生じた熱により周囲組織を障害させる。また，アルカリは蛋白質と結合してアルカリ蛋白を形成する。このアルカリ蛋白は可溶性で，OHイオンの状態で皮膚を腐食させ，深部組織に対して強い障害を引き起こす。

c．腐食性芳香族

蛋白質を変性させ，高濃度では凝固させる。側鎖によっては酸として作用したり，アルカリとして作用する。

d．脂肪族化合物

蛋白質を変性させる。皮膚に対しては刺激性，腐食性に作用する。

e．金属およびその化合物

多くは反応して形成された蛋白金属化合物が蛋白の凝固や組織の腐食として作用する。また，反応して酸あるいはアルカリが生じたり，高熱が生じることにより，組織を障害するものもある。

f．非金属およびその化合物

フッ素，塩素，燐などは各種の物質を酸化し，強酸として作用する。

2．術前の評価

化学損傷では熱傷に比べて障害の深達度を診断することは難しい。多くは物質特有の着色を認め，また水疱や創面からの浸出液もない。また，原因となった化学物質が表面上は除去された後も内部に残存している場合には，さらにその物質が浸透して障害が持続，進行する[32)33)]。とくにアルカリでこの作用は強く，酸でも認められる。

多くは原因である化学物質が特定できるが，広範囲の受傷例ではショックなどの全身状態にも注意を払う必要がある。

3．手技および術後管理

a．初期治療

原因となる化学物質が生体に存在する限り，損傷は持続することになる。したがって，可能な限り速やかに原因物質を除去することが必要である。そのためには基本的には大量の水で洗浄する。時間としては少なくとも1～2時間は必要と考えられるが，明確な根拠はなく，6～12時間は必要という報告もある[31)]。水洗は化学物質の除去だけではなく，生じている化学反応を減少させ，冷却により組織の代謝を低下させる効果ももっている。水洗後の中和剤に関しては，原則として使用しない。これは中和反応の際に発生する熱による障害と中和剤自身が組織に与える障害が考えられるため，もし使用する場合には必ず十分量の水で洗浄を行ってから開始すべきである。

フッ化水素酸に対しては，グルコン酸カルシウムの局所注射が効果的といわれている。フッ素イオンが不溶性のフッ化カルシウムとなることにより，疼痛の軽減や骨のカルシウム喪失が減弱する。ただし，局所の障害が高度となったり，感染を惹起するとの考えもあり，0.02％塩化ベンゼルコニウム溶液に患部を浸ける方法を推奨するものもある。

生石灰やナトリウムなどの場合には，水洗により多量の反応熱を生じるため禁忌とされている。確かに反応熱の問題はあるものの，ある程度除去されていれば大量の水で洗浄する方が効率は良く，発生した熱も冷却されるため，状況に応じた判断が必要である。

b．初期治療後

皮膚障害が軽度の場合には，保存的に軟膏療法で上皮

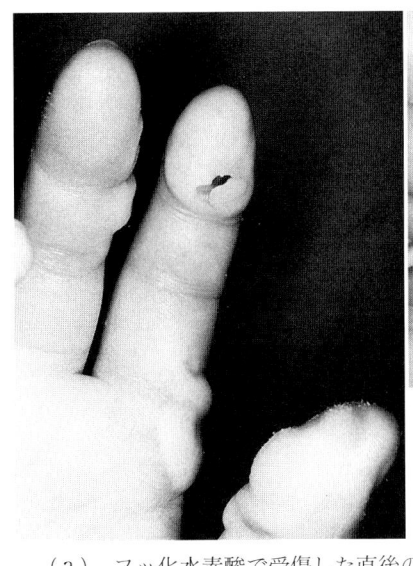

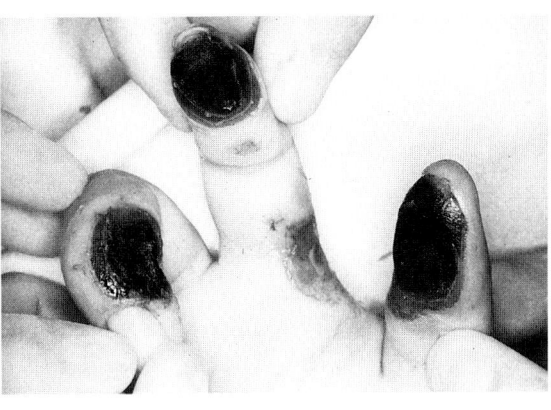

(a) フッ化水素酸で受傷した直後の状態。水疱が認められる。この後，水疱を除去し，大量の水で洗浄し，8.5%グルコン酸カルシウム溶液を皮下に注入した。
(b) 受傷翌日の状態。この例では，皮膚の全層壊死が認められたため，2週後に遊離植皮術が施行された。

図 V・13 症例4：22歳，女

化が完了する。しかしながら，原因物質が腐食性，深達性の場合には皮膚全層あるいは皮下組織まで損傷が達しており，多くはデブリードマンと遊離植皮術や皮弁移植術が必要となる。

4．症例

【症例4】 22歳，女

作業中，誤って右手で50%のフッ化水素酸に触れてしまい受傷した。ただちに水で洗浄し，来院した（図V・13-a）。再度，大量の水で洗浄した後，8.5%グルコン酸カルシウムを受傷部位およびその周辺の皮下に浸潤注入した（図V・13-b）。注入後，徐々に疼痛は減弱したが，本例では2週後に遊離植皮術で閉鎖した。

5．考察

化学損傷は原因物質自体による損傷と組織と反応した後に惹起された損傷が存在するが，その多くが深達性であるため，初期治療が非常に重要となる。可能な限り速やかな原因物質の除去が必要であるため，このような物質を扱う場所では緊急事態に備えて，シャワーなどの洗浄用の設備を設置しておく必要がある。　　（田中克己）

文献

1) 石田寛友，田島達也，高橋　甲：Heat-press injury の治療経験．整形外科，22：878-883，1971
2) 難波雄哉：特異な機転による接触熱傷．熱傷の治療，p 100，克誠堂出版，東京，1982
3) 村上隆一，梶　彰吾，鬼塚圭子ほか：逆行性前腕筋膜弁（reverse forearm fascial flap）による手背再建．日形会誌，8：706-715，1988
4) Brent B, Upton J, Acland RD, et al：Experience with the temporoparietal fascial free flap. Plast Reconstr Surg, 76：177-188, 1985
5) Artz CP：Electrical injury. Burns；A Team Approach, edited by Artz CP, Moncrief JA, Pruitt PA, pp 351-362, WB Saunders, Philadelphia, 1979
6) 大橋正次郎：電撃傷．熱傷，23：65-80，1997
7) Strasser EJ, Davis RM, Menchey MJ：Lightning injuries. J Trauma, 17：315-319, 1977
8) Ohashi M, Kitagawa N, Ishikawa T：Lightning injury caused discharges accompanying flashovers-a clinical and experimental study of death and survival. Burns, 12：496-501, 1986
9) 大橋正次郎，露木　晃：落雷地点近傍での雷撃傷―誘導雷電流による雷撃傷―．熱傷，16：195-201，1990
10) 大橋正次郎，露木　晃：雷撃傷．熱傷と環境障害，杉本侃編，pp 172-175，メジカルビュー社，東京，1989
11) Hunt JL, McManus WF, Hany WP, et al：Vascular lesion in acute electric injuries. J Trauma, 14：461-473, 1974
12) 岡田芳明：電撃傷．熱傷，杉本　侃，大浦武彦編，pp 409-423，南江堂，東京，1982
13) Chandra NC, Siu CO, Munster AM：Clinical predictors of myocardial damage after high voltage electrical injury. Crit Care Med, 18：293-297, 1990
14) Jensen PJ, Thomsen PEP, Bagger JP, et al：Electrical injury causing ventricular arrythmias. Br Heart J, 57：279-283, 1987
15) Housinger TA, Green L, Shahangian S, et al：A prospective study of myocardial damage in electrical injury. J Trauma, 25：122-124, 1985

16) Koller J, Osagh J : Delayed neurological sequelae of high tension electrical burns. Burns, 15 : 175-178, 1989
17) Grube BJ, Heimbach DM, Engrav LH, et al : Neurological consequence of electrical burns. J Trauma, 30 : 254-258, 1990
18) Yang JY, Tsai YC, Noordhoff MS : Electrical burn with visceral injury. Burns, 11 : 207-212, 1985
19) Harberal M : A five-year experience 1985 Evans lecture. J Trauma, 26 : 103-109, 1986
20) 山本有祐, 本田隆司, 水野元子ほか：腹壁・腹腔内臓器損傷を伴った重症電撃傷の1例. 熱傷, 26：36-44, 2000
21) 青木重憲：心肺蘇生のアルゴリズム. ACLSマニュアル：心肺蘇生法への新しいアプローチ, 沼田克雄監修, pp 74-77, 医学書院, 東京, 2000
22) 林多喜王, 久津見恭典, 中井継彦ほか：電撃傷に伴う急性腎不全の救命例；血漿交換療法の新しい適応. 日内会誌, 71：507-512, 1982
23) Bartle EJ, Wang XE, Miller GJ : Early vascular grafting to prevent upper extremity necrosis after electrical burns ; anastomotic aneurysm, a severe complication. Burns, 13 : 313-317, 1987
24) 佐伯英明, 佐野　豊, 原　徹ほか：四肢の電撃傷と Free Flap Transfer. 熱傷, 13：43-47, 1987
25) 藤井　徹：特殊熱傷；電撃傷. 日外会誌, 99：52-56, 1998
26) 小泉　淳：電撃傷におけるMRI診断—実験的研究—. 慶応医学, 72：121-130, 1995
27) Nettleblad H, Thuomas KA, Sjoberg F : Magnetic resonance imaging ; a new diagnostic aid in the care of high-voltage electrical burns. Burns, 22 : 117-119, 1996
28) 堀内郁雄, 河野匡彦, 青木光広ほか：電撃傷との鑑別に受傷後早期 MRI が有用であった重症熱傷の1救命例. 熱傷, 23：113-118, 1997
29) Hagan KF, Buncke HJ, Gonzalez R : Free latissimus dorsi muscle flap coverage of an electrical burn of the lower extremity. Plast Reconstr Surg, 69 : 125-129, 1982
30) Buchanan DL, Erk V, Spira M : Electric current arterial injury ; a laboratory model. Plast Reconstr Surg, 72 : 199-207, 1983
31) 岡田芳明：特殊熱傷；化学損傷. 最新の熱傷臨床, 平山峻ほか編, pp 422-427, 克誠堂出版, 東京, 1994
32) Curreri PW, Asch MJ, Pruitt BA : The treatment of chemical burns ; Specialized diagnostic therapeutic and prognostic considerations. J Trauma, 10 : 634-640, 1970
33) Leonard LG, Scheulen JJ, Munster AM : Chemical burns ; Effect of prompt first aid. J Trauma, 22 : 420-423, 1982

VI 熱傷の局所療法

1　外用剤と創被覆材の選択

2　培養細胞を組み込んだ皮膚代替物による熱傷治療

3　熱傷創被覆に用いられる人工あるいは培養真皮

VI 熱傷の局所療法
1 外用剤と創被覆材の選択

SUMMARY

外用剤や創被覆材は，I度熱傷や浅達性II度熱傷において表皮形成を促進するために重要な役割を担っており，深達性II度熱傷やIII度熱傷では植皮までの間の感染を防止し，良好な植皮床を準備するために大きな役割を果たす。抗菌作用を目的とした外用剤には抗生物質含有軟膏，スルファジアジン銀，ポピドンヨードなどがあるが，各薬剤の抗菌スペクトルを理解した上で使用することが重要である。

創傷治癒の目的で使用される外用剤は，壊死組織除去，肉芽形成促進，表皮形成促進の作用を有する。壊死組織除去には塩化リゾチーム軟膏，デキストリンポリマーなど，肉芽形成促進には塩化リゾチーム軟膏，トレチノイントコフェリル軟膏，白糖ポピドンヨード軟膏など，表皮形成促進にはDBcAMP軟膏，プロスタグランジンE_1軟膏などを用いる。

創被覆材は優れた創面保護効果をもつため疼痛の軽減に有用であるが，壊死組織の残存する創面への被覆材の適応は避けるべきであり，比較的浅い熱傷が適応である。創面保護，鎮痛，表皮形成促進作用に優れているものが多く，人工真皮のように肉芽形成を目的とした被覆材も開発されている。

熱傷の局所療法を行うにあたっては，各薬剤の特徴を理解して創面の状態に合った外用剤を選択する事が大切である。

はじめに

広範囲の深達性II度熱傷やIII度熱傷では，外科的壊死組織除去と自家植皮による創面の閉鎖が必要となる。外用剤や創被覆材は，植皮までの間の感染を防止し，良好な植皮床を準備するために大きな役割を果たす[1]～[3]。また，I度熱傷や浅達性II度熱傷では表皮形成を促進するためにも重要な役割を担っている[4]～[6]。近年の創傷治療の流れはwet dressingであるが熱傷においても同様であり，以前行われていた開放療法などは少なくなってきている。本稿では，創の深度や面積，部位に合わせた外用剤や創被覆材の使い分けについて説明する。

A 概 念

現在，熱傷治療に用いる局所療法剤は，外用剤と創被覆材および人工皮膚に大きく分類される。この中では外用剤がもっとも使用頻度が高く，その使用目的は，鎮痛，創面保護，感染対策，治癒促進などである[6][7]。

抗菌作用を目的とした外用剤には抗生物質含有軟膏，スルファジアジン銀，ポピドンヨードなどがある。各薬剤の抗菌スペクトルを理解した上で使用することが重要であり，耐性菌発現の危険性を考慮すると，全身投与可能な薬剤は外用すべきではない[6]。

創傷治癒の目的で使用される外用剤は，壊死組織除去，肉芽形成促進，表皮形成促進の作用を有する。壊死組織除去には塩化リゾチーム軟膏，デキストリンポリマーなど，肉芽形成促進には塩化リゾチーム軟膏，トレチノイントコフェリル軟膏，白糖ポピドンヨード軟膏など，表皮形成促進にはDBcAMP軟膏，プロスタグランジンE_1軟膏などを用いる[8]～[10]。

創被覆材は軟膏よりも使用法が簡便であり，ガーゼ交換の手間を省くことができ，優れた創面保護効果をもつため，疼痛の軽減に有用である。壊死組織の残存する創面への被覆材の適応は避けるべきであり，比較的浅い熱傷が適応である[11]～[14]。創面保護，鎮痛，表皮形成促進作用に優れているものが多く，人工真皮のように肉芽形成を目的とした被覆材も開発されてきている[15]～[17]。

B 外用剤

創の状態をよく観察し，目的により使い分ける必要がある。使用目的には以下のようなものがあるが，2つ以上の作用を併せもつ外用剤も多い。

1）壊死組織除去
①塩化リゾチーム軟膏（リフラップ軟膏®）
②デキストリンポリマー（カデックス®，デブリザ

(a) 44歳，男，DDB，糖尿病の合併。受傷後5カ月，壊死組織の残存がある。
(b) 外用後2週，壊死組織が除去されてきている。
(c) 外用後5週。
(d) 外用後2カ月，上皮化が完了した。

図 VI・1　ヨード含有デキストリンポリマー（カデックス®）

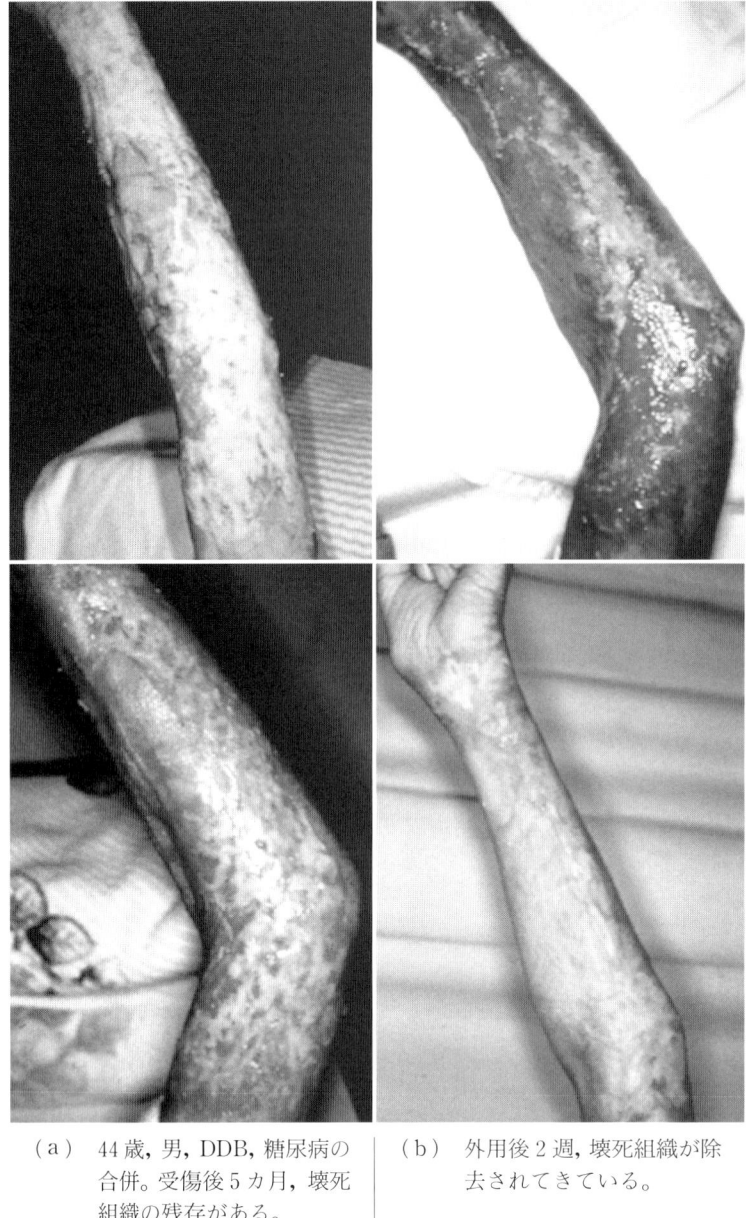

ン®，図VI・1）
　③蛋白分解酵素製剤（エレース®）
　2）肉芽形成促進
　①塩化リゾチーム軟膏
　②トレチノイントコフェリル軟膏（オルセノン軟膏®，図VI・2）
　③白糖ポピドンヨード軟膏（ユーパスタ軟膏®，図VI・3，VI・4）
　④b-FGF（フィブラストスプレー®，図VI・5）
　3）表皮形成促進
　①DBcAMP軟膏（アクトシン軟膏®，図VI・6）
　②プロスタグランジン E_1 軟膏

　4）感染制御
　①抗生物質含有軟膏（バラマイシン軟膏®，フシジンレオ軟膏®，ゲンタシン軟膏®）
　②スルファジアジン銀クリーム（ゲーベンクリーム®）
　③白糖ポピドンヨード軟膏
　5）消炎作用
　①ステロイド軟膏

C 創被覆材

　1）Biological dressing materials
　①キチン膜（ベスキチンW®）：創面保護（図VI・7）
　②アルギン酸不織布（カルトスタット®，ソーブサ

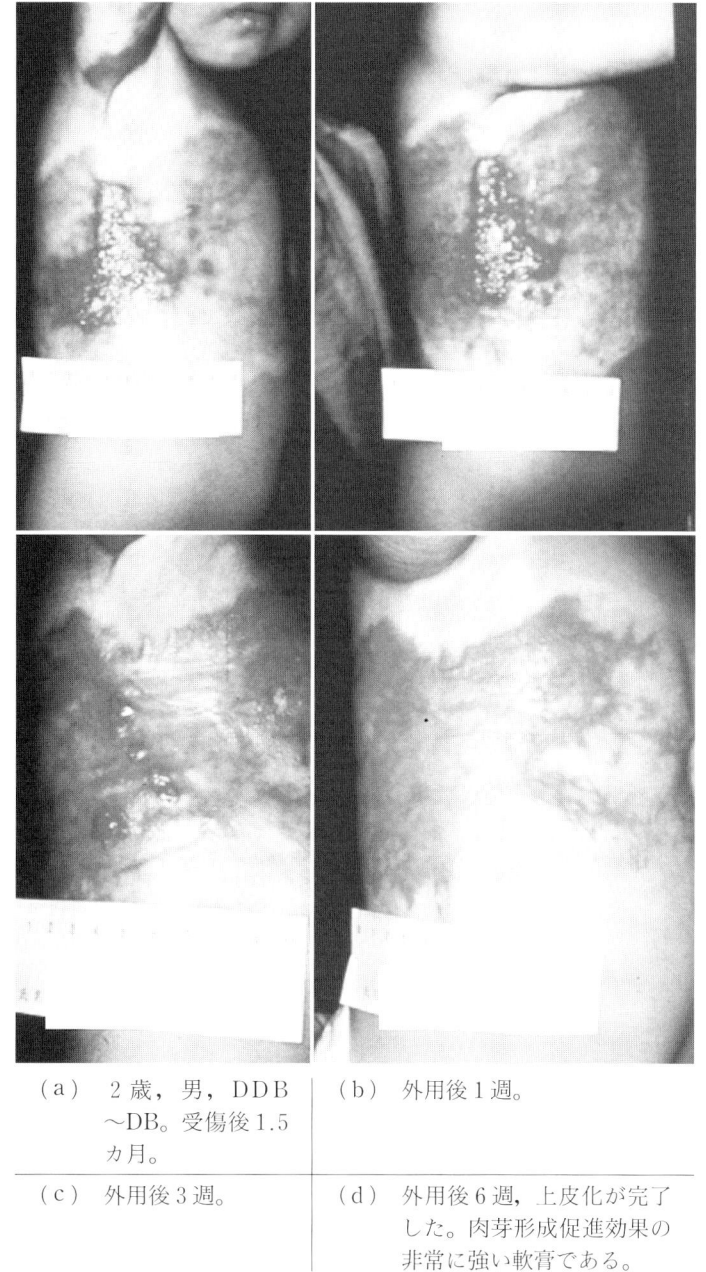

(a) 2歳,男,DDB～DB。受傷後1.5カ月。
(b) 外用後1週。
(c) 外用後3週。
(d) 外用後6週,上皮化が完了した。肉芽形成促進効果の非常に強い軟膏である。

図 VI・2　トレチノイントコフェリル軟膏（オルセノン軟膏®）

ン®）：創面保護,湿潤環境維持（図VI・8）
　③コラーゲン膜（メイパック®）：創面保護
　④アテロコラーゲンスポンジ（テルダーミス®,ペルナック®）：湿潤環境維持（図VI・9）
　⑤凍結乾燥豚真皮（アロアスクD®）：創面保護（図VI・10）

2）Synthetic dressing materials
　①コラーゲン結合ナイロン編物（Biobrane®）：創面保護
　②ポリウレタンフィルムドレッシング（Tegaderm®,Op-Site®）：創面保護
　③ポリ-L-ロイシン hydrophobic sponge（Xemex Epicuel®）：創面保護,感染予防（図VI・10, VI・11）
　④ハイドロコロイド（DuoActive®, Comfeel®）：創面保護,湿潤環境維持
　⑤ハイドロゲル（Nue-Gel®, Vigilon®）：創面保護,湿潤環境維持（図VI・12, VI・13）
　⑥フラジオマイシン含有ガーゼ（Sofratulle®）：感染予防

D 考　察

　熱傷の局所療法を行うにあたっては,各薬剤の特徴を理解して創面の状態に合わせて外用剤を選択することが大切である[4,7]。外科的デブリードマンを加えながら塩化リゾチーム軟膏軟膏や蛋白分解酵素製剤で壊死組織を除

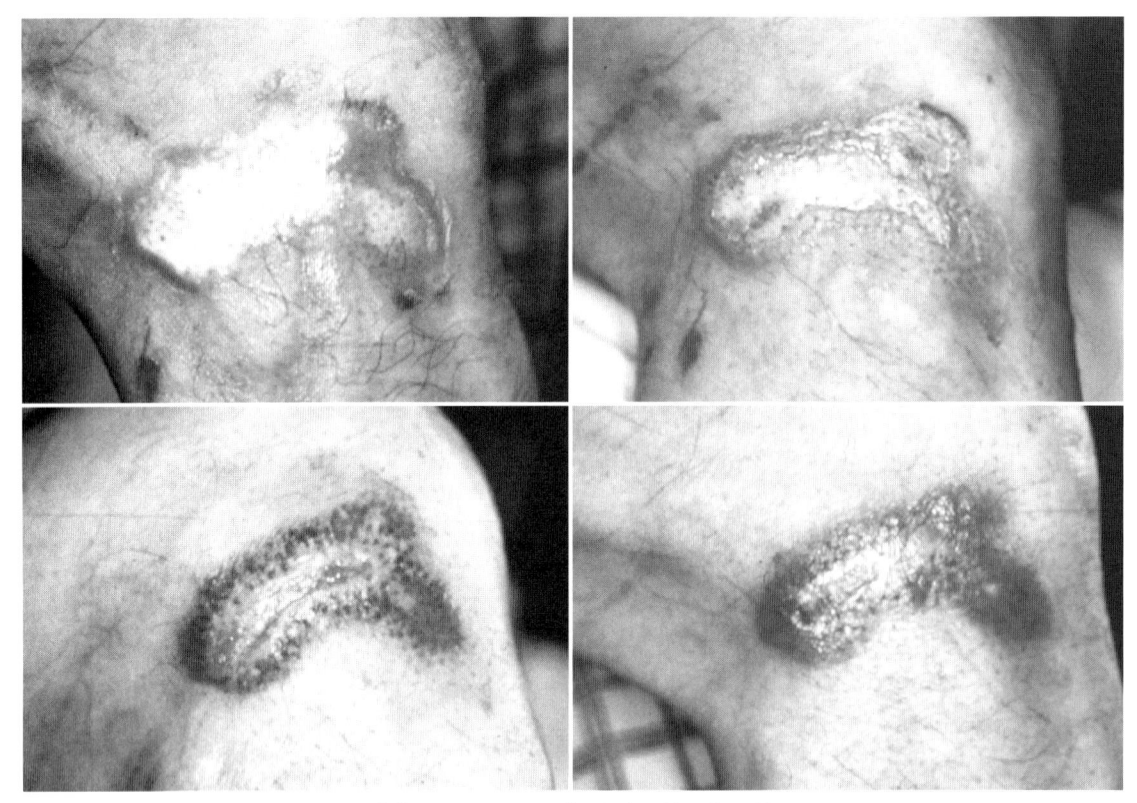

(a) 57歳，男，DDB〜DB。受傷後1カ月。　(b) 外用後1週。
(c) 外用後3週。　(d) 外用後5週，上皮化が完了した。

図 VI・3　白糖ポピドンヨード軟膏（ユーパスタ軟膏®）

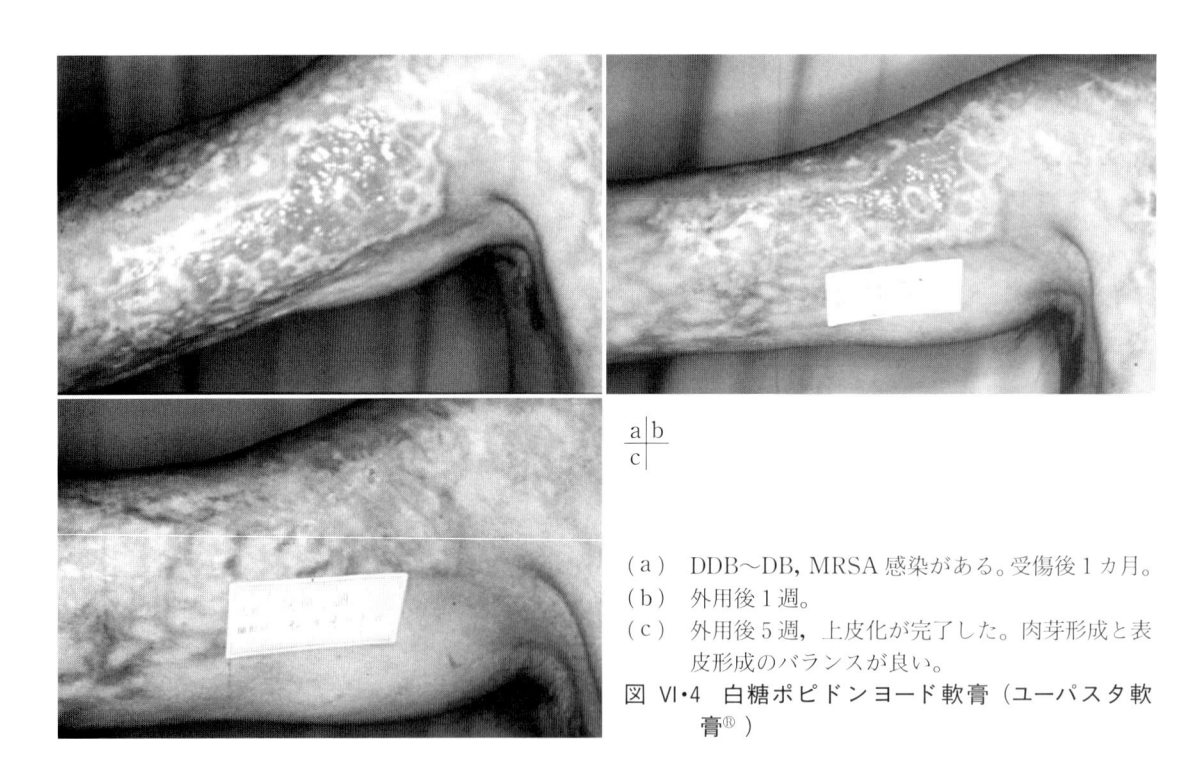

a|b
c|

(a) DDB〜DB，MRSA感染がある。受傷後1カ月。
(b) 外用後1週。
(c) 外用後5週，上皮化が完了した。肉芽形成と表皮形成のバランスが良い。

図 VI・4　白糖ポピドンヨード軟膏（ユーパスタ軟膏®）

去し，ある程度除去が進んだ時点でトレチノイントコフェリル軟膏や塩化リゾチーム軟膏を使用して肉芽形成を促進する[10]。最終的にDBcAMP軟膏やプロスタグランジンE_1軟膏で上皮化を図るというのが一つの方法である[9]。感染が心配な場合には白糖ポピドンヨード軟膏やスルファジアジン銀クリームなどの使用も考慮すべきである[8]。また肉芽形成が強すぎた場合には一時的にステロイド軟膏を外用することで肉芽の状態が良好となり，その後の表皮形成が促される。創をよく観察し状態を把握することが重要であり，一つの薬剤に固執しない

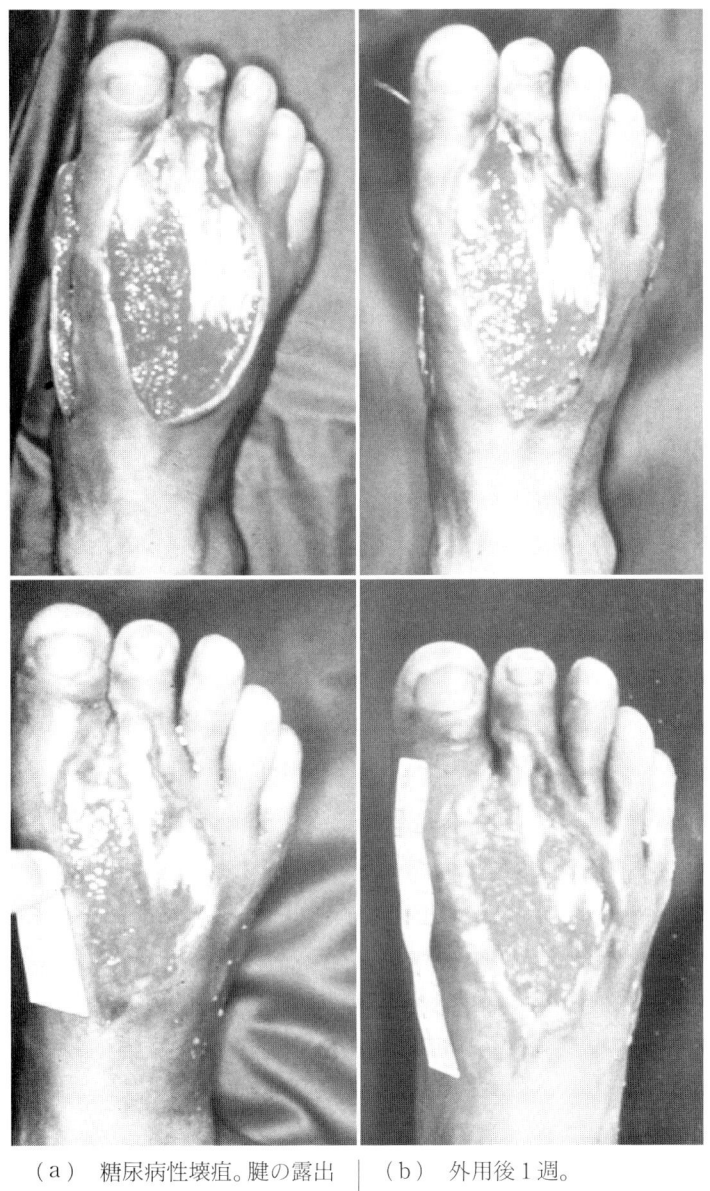

(a) 糖尿病性壊疽。腱の露出がある。受傷後1カ月。
(b) 外用後1週。
(c) 外用後2週，肉芽形成が良好である。
(d) 外用後7週，肉芽で腱がほぼ被覆された。

図 VI・5　b-FGF（フィブラストスプレー®）

ことが大切である。

　浅達性II度熱傷までの比較的浅い熱傷では，外用剤の使用目的は創面保護，表皮形成促進が主体であり，バラマイシン軟膏®などの抗生物質含有軟膏が多用される。これは抗菌作用を強く期待しているわけではなく，ワセリン基材によるwet dressing効果が主目的である。深達性II度熱傷以上の比較的深い熱傷では，創面保護，感染対策が外用剤の使用目的となる。抗菌作用を目的とした外用剤には抗生物質含有軟膏，スルファジアジン銀，ポピドンヨード，硝酸銀などがあるが，各薬剤の抗菌スペクトルを理解した上で使用することが重要である。抗生物質含有軟膏にはゲンタシン，テトラサイクリン，クロランフェニコール，フシジン酸，ポリミキシンBなどがあるが，分離菌の感受性に合わせた使用を原則とする[7]。また，耐性菌発現の危険性を考慮すると，全身投与可能な薬剤は外用すべきではないと考えられる。

　創被覆材は，I度熱傷や浅達性II度熱傷に対する保護・上皮化促進を目的とする場合に使用することが多い。軟膏よりも使用法が簡便であり，ガーゼ交換の手間を省くことができるため疼痛の軽減に優れているが，複雑な面への貼付が困難なこともあり，外用剤に完全に取って代わられるまでには至っていない。しかし，症例を選べば非常に有用な手技であり，今後さらに適応が広がるものと考えられる[11〜14]。ハイドロコロイドやハイドロゲル，キチン膜などがこの目的に多用される。

　広範囲熱傷の場合，熱傷創面を被覆するために最適な

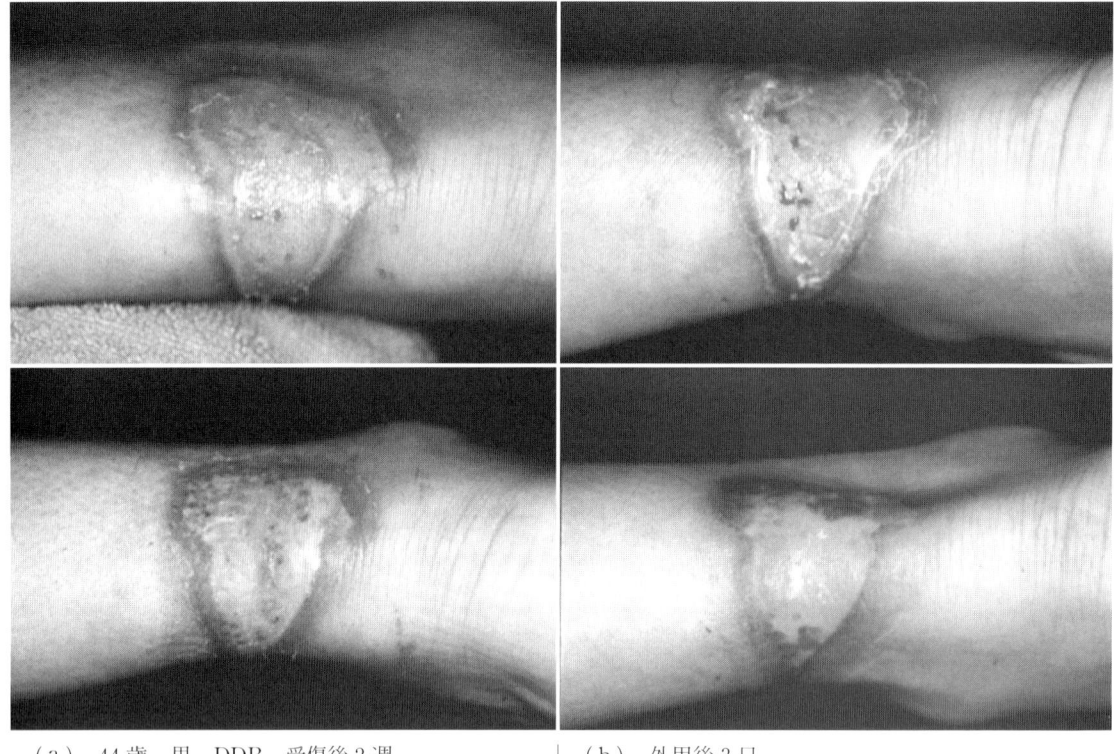

(a) 44歳，男，DDB。受傷後2週。　　(b) 外用後3日。
(c) 外用後1週。　　(d) 外用後2週，上皮化が完了した。表皮形成促進効果の非常に強い軟膏である。

図 VI・6　DBcAMP 軟膏（アクトシン軟膏®）

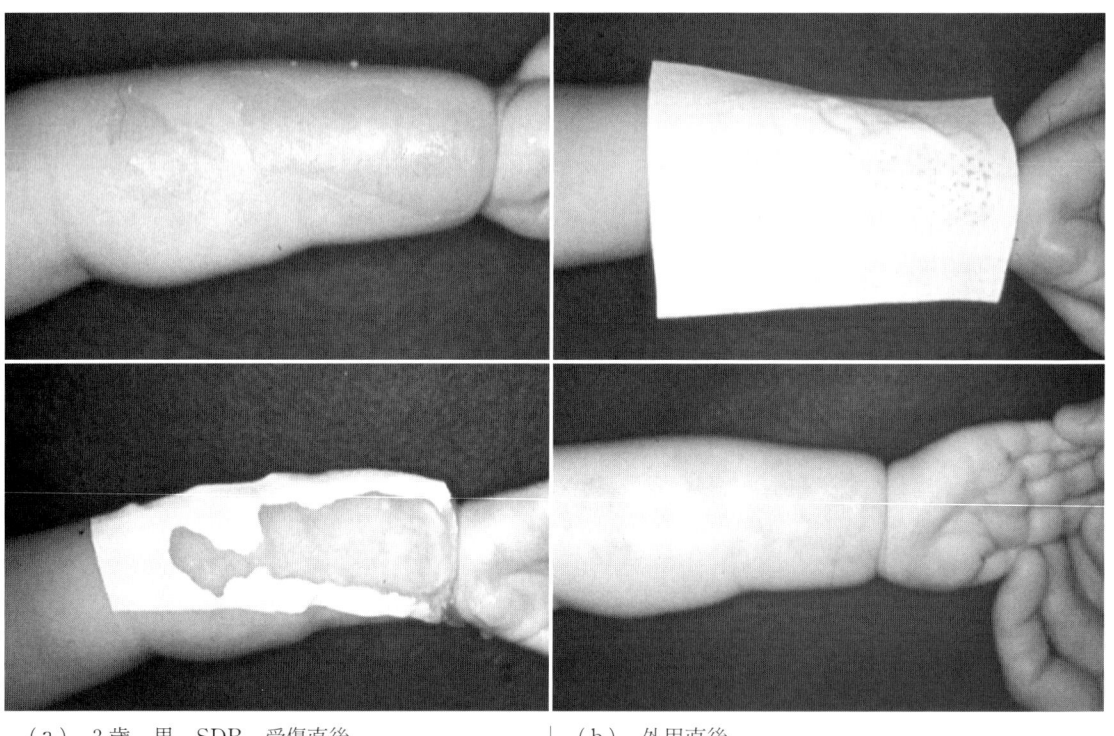

(a) 3歳，男，SDB。受傷直後。　　(b) 外用直後。
(c) 外用後2日。　　(d) 外用後7日，上皮化が完了した。

図 VI・7　キチン膜（ベスキチンW®）

(a) 陳旧性熱傷潰瘍。受傷後2カ月。
(b) 外用直後。
(c) 外用後5日。
(d) 外用後18日。
(e) 外用後1カ月，上皮化が完了した。

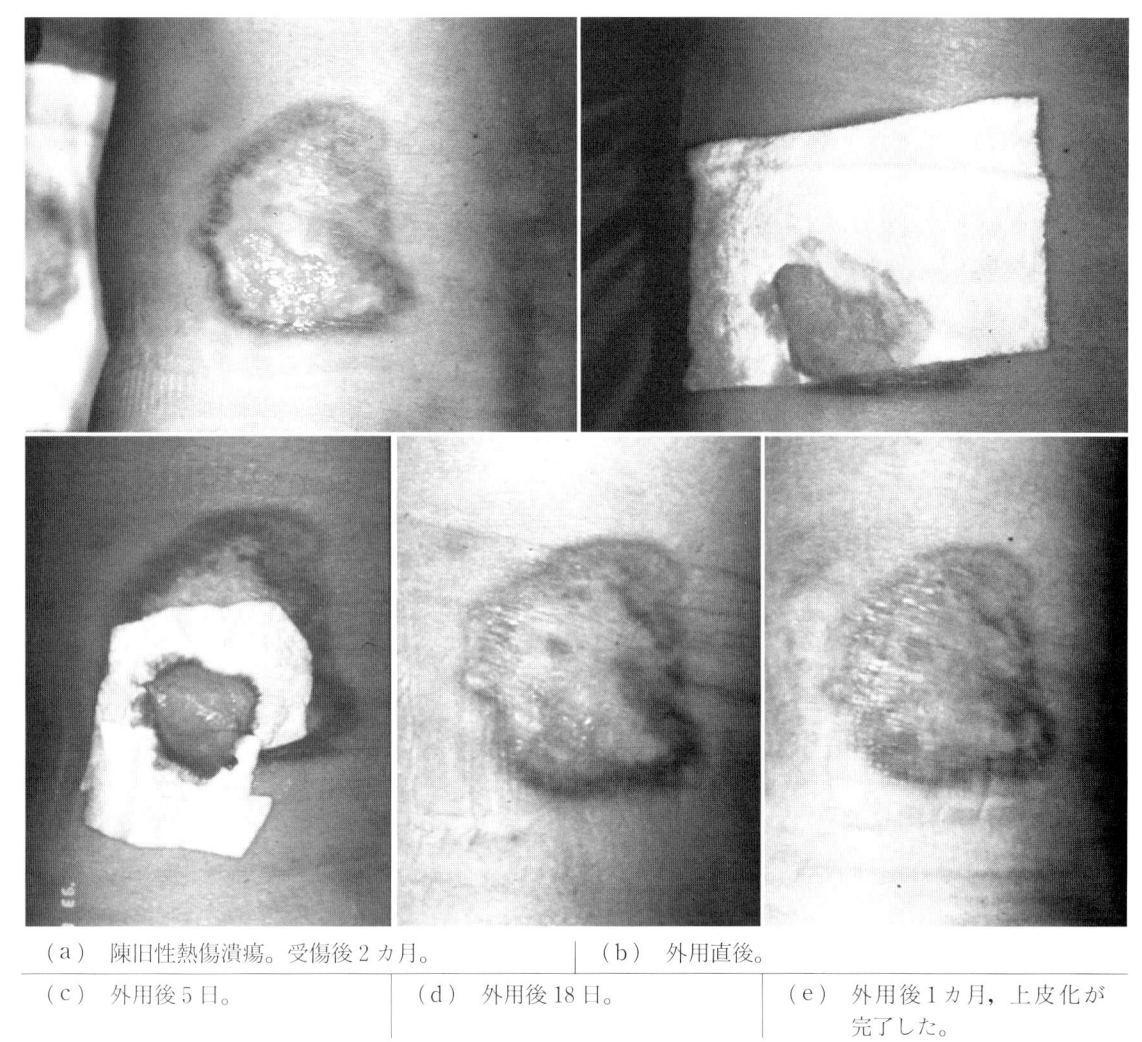

図 VI・8 アルギン酸不織布（カルトスタット®）

ものは自家皮膚である。しかし，熱傷面積が広く採皮部が不足している場合には，ほかに被覆材料を求めなければならない。もっとも親和性の高いbiological dressing材はallograftであるが入手困難な場合もあり，通常の創被覆材を使用することもある。創被覆材は前述したように比較的浅い熱傷が適応としたものが多く，壊死組織の残存する創面への被覆材の適応は避けるべきであるが，外科的に壊死組織除去を行った後に，植皮術までの一時的被覆として使用する。この目的には以前よりコラーゲン結合ナイロン編物が用いられてきたが，現在製造中止となっており使用不可能であるため，人工真皮を外用することが多くなっている[15)~17)]。

創面の状態に合わせた外用剤の選択が熱傷の局所療法に重要であることは前述の通りであるが，臨床の現場では熱傷深度の判断などが困難なことも多い。実際に熱傷患者が受診した場合には熱傷深度にかかわらず，まずバラマイシン軟膏®をガーゼに厚く塗布して外用する。初期の浸出液が多い時期には毎日のガーゼ交換を行う。浅達性II度熱傷であればバラマイシン軟膏®の外用を上皮化完了まで継続するが，浸出液が減少した後には2～3日ごとのガーゼ交換としている。小範囲で被覆材が貼付しやすい部位の場合には浸出液が減少した後にハイドロコロイドなどの創被覆材に変更することもある。深達性II度熱傷，III度熱傷の場合もバラマイシン軟膏®を手術までの創面保護を目的として外用を継続するが，感染を強く疑われる場合にはスルファジアジン銀クリームなどの外用剤に変更する。

以上のように，われわれはワセリン基材の軟膏を第一選択薬として使用しているが，創の状態の把握と，一つの薬剤に固執しないことが重要であると考えられる。

（川嶋邦裕，杉原平樹）

文　献

1) 添田周吾，塚田貞夫，一色信彦ほか編：図説臨床形成外科学講座，第8巻：熱傷・その他の物理的損傷，メジカルビュー社，東京，1988
2) 飯田和典，大浦武彦：熱傷の治療法．臨床科学，29：257-259，1993
3) Carsin H, Ainaud P, LeBever H, et al：Cultured epith-

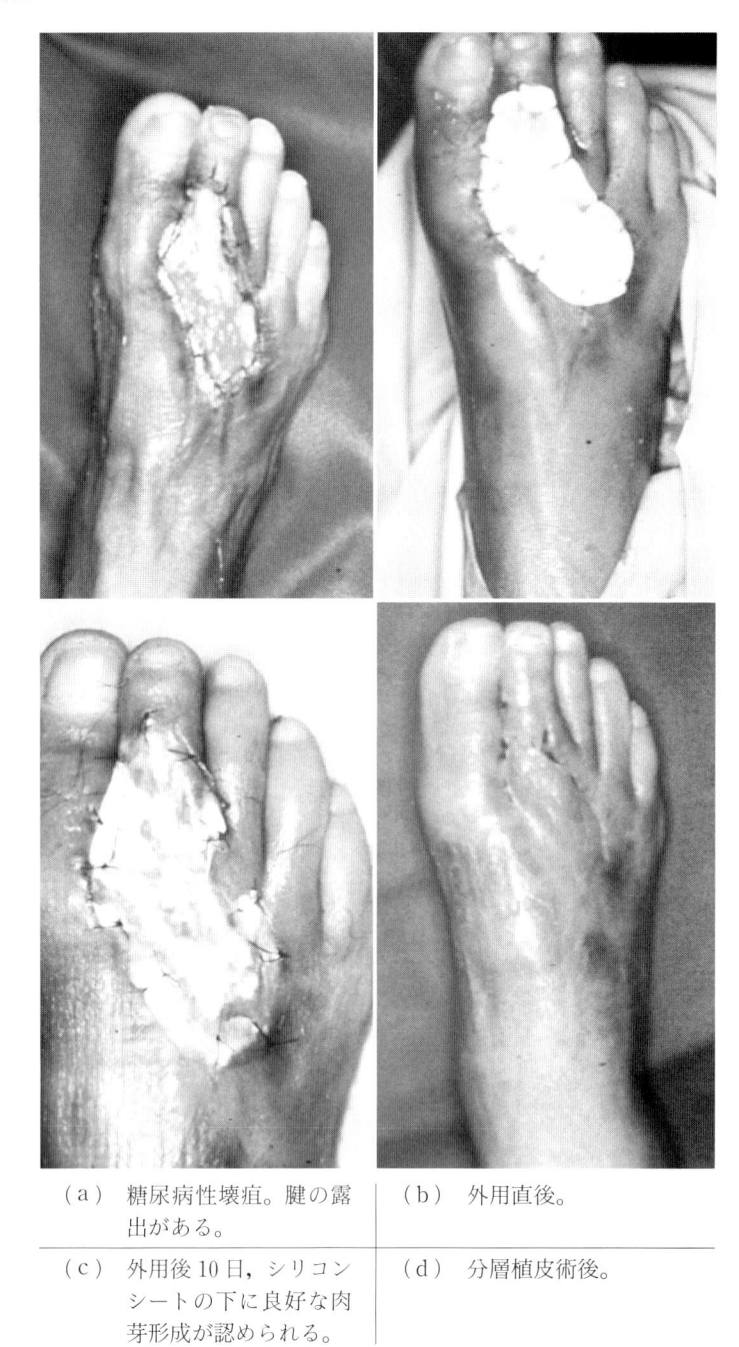

(a) 糖尿病性壊疽。腱の露出がある。
(b) 外用直後。
(c) 外用後10日，シリコンシートの下に良好な肉芽形成が認められる。
(d) 分層植皮術後。

図 VI・9　アテロコラーゲンスポンジ（テルダーミス®）

elial autografts in extensive burn coverage of severely traumatized patients : a five year single-center experience with 30 patients. Burns, 26 : 379-87, 2000
4) 國分一郎，大浦武彦：潰瘍の保存的療法．形成外科，35 : 1407-1411, 1992
5) 大浦武彦，飯田和典：熱傷．外科治療，62 : 976-979, 1990
6) Ang ES, Lee ST, Gan CS, et al : Evaluating the role of alternative therapy in burn wound management : randomized trial comparing moist exposed burn ointment with conventional methods in the management of patients with second-degree burns. Medscape General Medicine, 3 : 3, 2001
7) 吉田哲憲，鈴木　元，大原国章：熱傷の局所療法．皮膚病診断，10 : 1139-1151, 1988
8) 國分一郎，大岩　彰，鳴海英治ほか：形成外科領域におけるユーパスタの褥瘡・皮膚潰瘍に対する臨床効果．臨床医薬，12 : 3181-3195, 1996
9) 坂村律生，南本俊之，杉原平樹ほか：DBcAMP 含有軟膏の経潰瘍吸収，循環動態への影響について．根本熱傷学会会誌，23 : 171-178, 1997
10) 吉田哲憲，大浦武彦，松本敏明ほか：熱傷潰瘍に対するリゾチーム軟膏の使用経験．日本熱傷学会会誌，14 : 46-53, 1988
11) 竹内章晃，石川隆夫，小浦場祥夫ほか：綿状キチンの使用経験．形成外科，39 : 1215-1220, 1996
12) 大浦武彦，杉原平樹：人工被覆材の適応と効果．手術，44 : 515-522, 1990
13) 大浦武彦：各種人工被覆材の臨床的使用．皮膚病診断，10 : 1095-1100, 1988
14) 桑原広昌，大浦武彦，杉原平樹ほか：創傷被覆材 NG-01

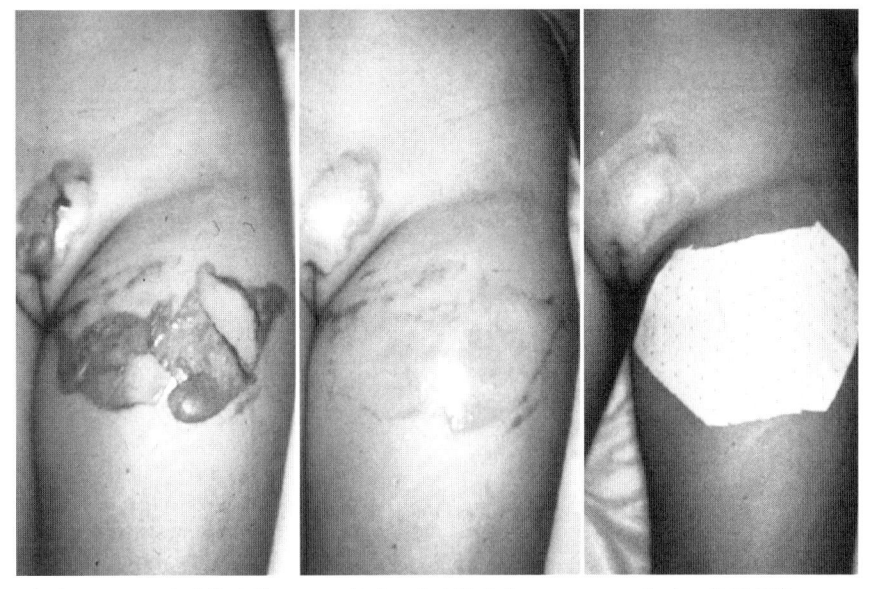

(a) SDB，水疱除去前。　(b) 水疱除去後。　(c) 外用直後。

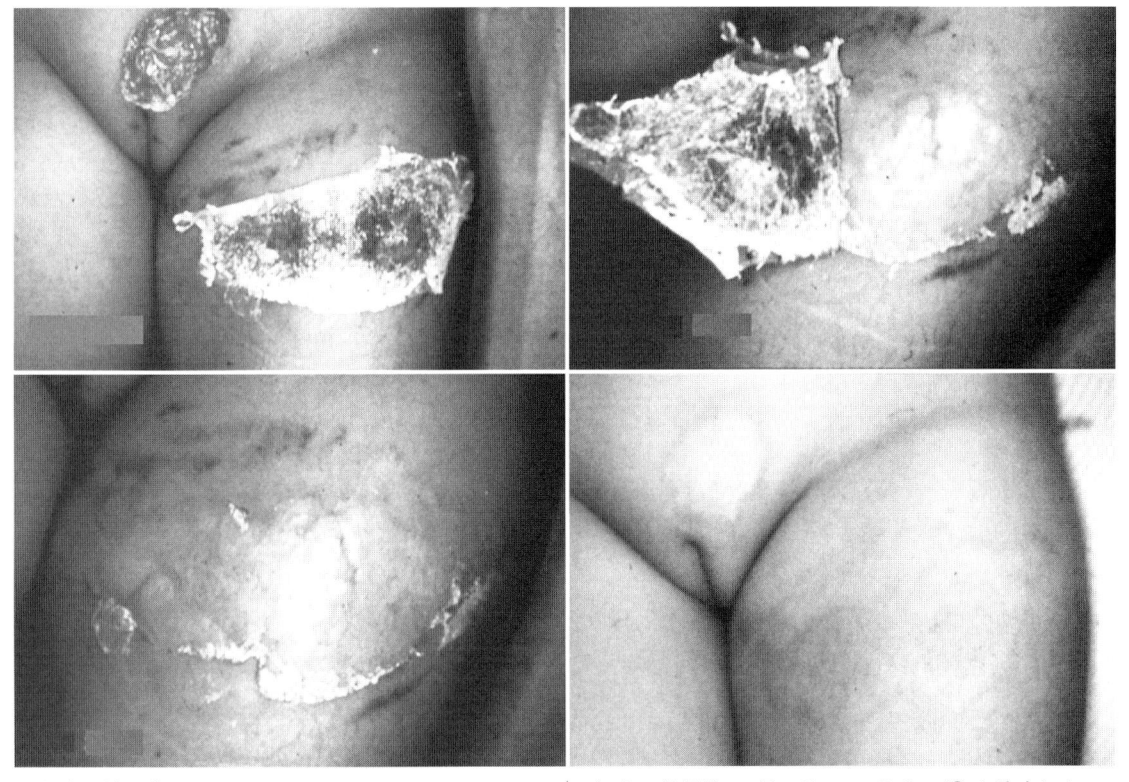

(d) 外用後10日。　　　　　　　　　　　(e) 外用後10日，Xemex Epicuel® を除去した。
(f) 外用後10日，上皮化は良好である。　(g) 3カ月後，軽度の色素沈着があるが瘢痕形成はない。

図 VI・10　ポリ-L-ロイシン hydrophobic sponge（Xemex Epicuel®）：左大腿，凍結乾燥豚真皮（アロアスク D®）：下腹部

の臨床使用経験．基礎と臨床，27：4958-4968，1993
15) 南本俊之，木村　中，畠　真也ほか：人工真皮を用いた創被覆の治療経験．道南医学会誌，34：234-236，1999
16) 大浦武彦，杉原平樹，中村雄幸ほか：テルダーミス真皮欠損用グラフトの重度真皮欠損創への臨床応用．基礎と臨床，28：114-125，1994
17) Jones I, Currier L, Martin R：A guide to biological skin substitutes. Br. J Plast Surg, 55：185-193, 2002

(a) SDB〜DDB。
(b) 水疱除去後。
(c) 外用直後。
(d) 外用後3日。
(e) 外用後10日，DDB部分は上皮化していない。深い熱傷に対する創被覆材の有用性は低い。適応を選択する必要がある。

図 VI・11 ポリ-L-ロイシン hydrophobic sponge (Xemex Epicuel®)

(a) SDB，外用直後。
(b) 外用後3日。
(c) 外用後7日。
(d) 外用後14日，上皮化が完了した。

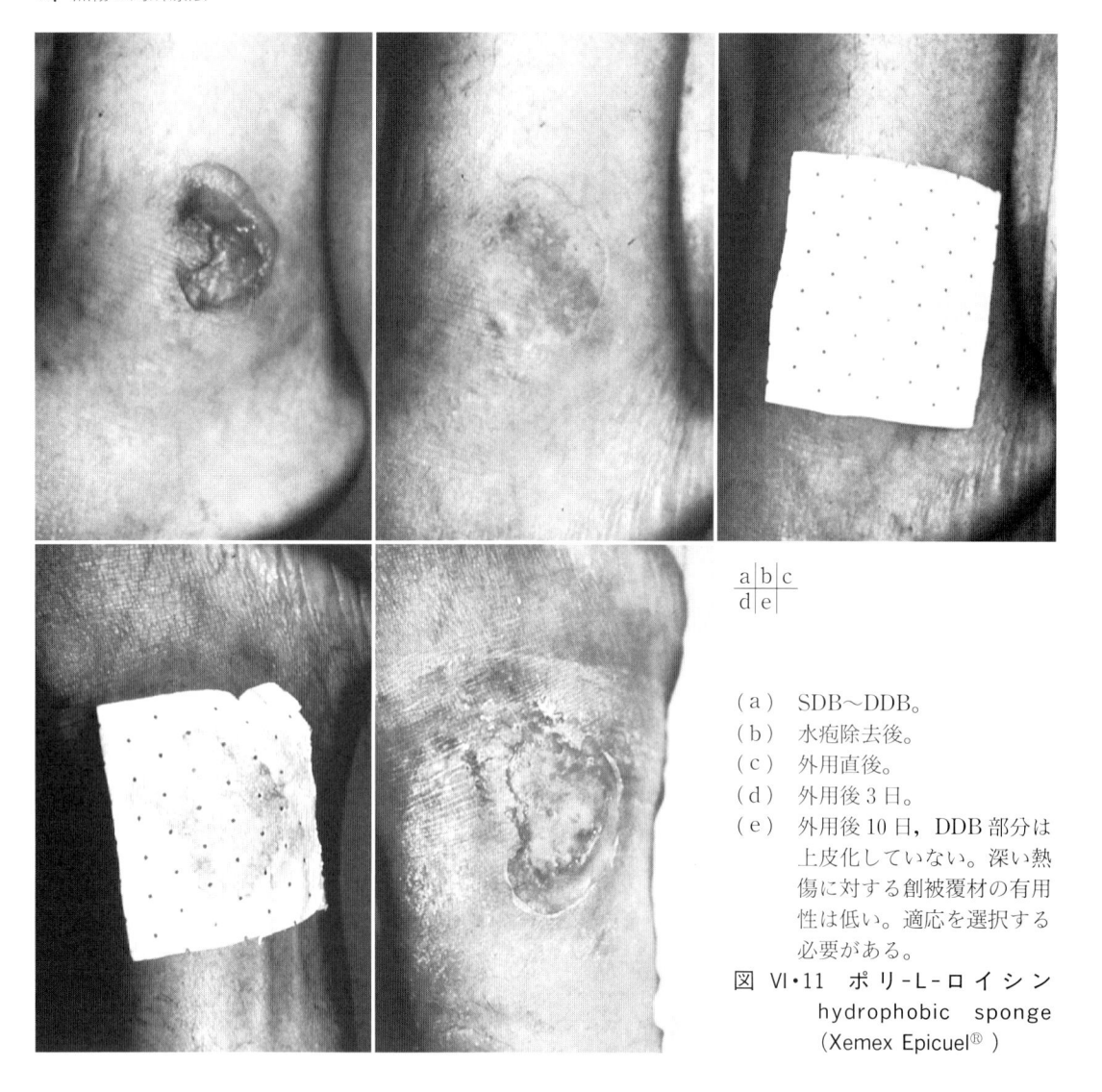

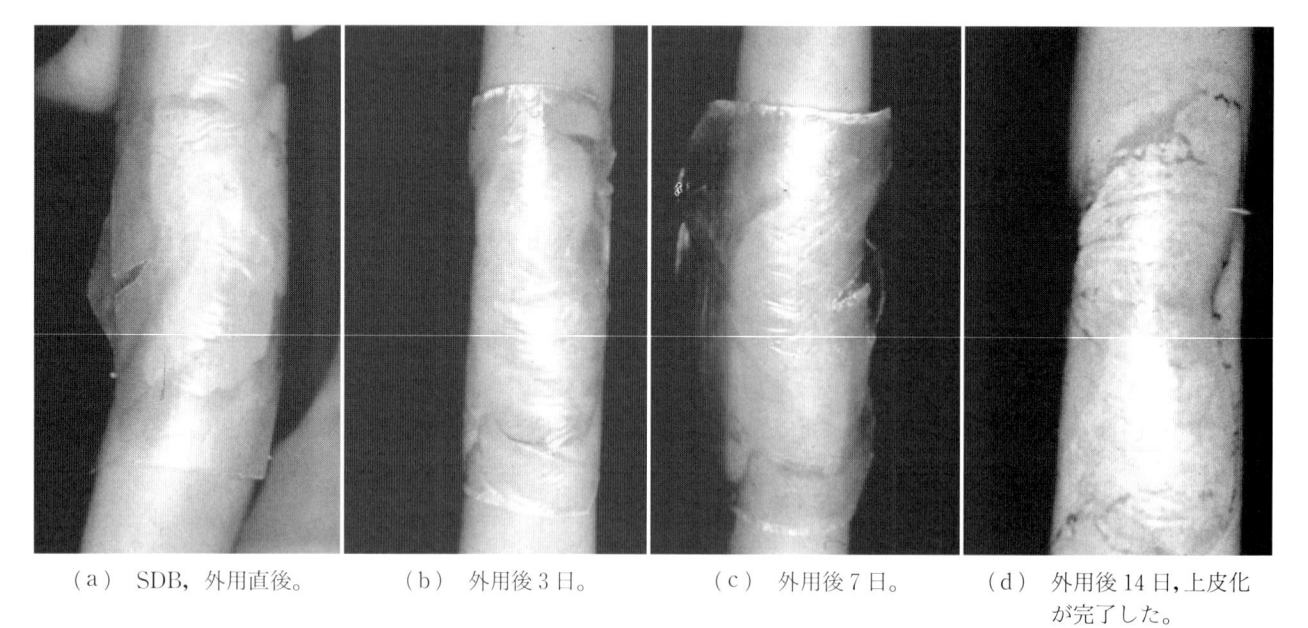

図 VI・12 ハイドロゲル (Nue-Gel®)

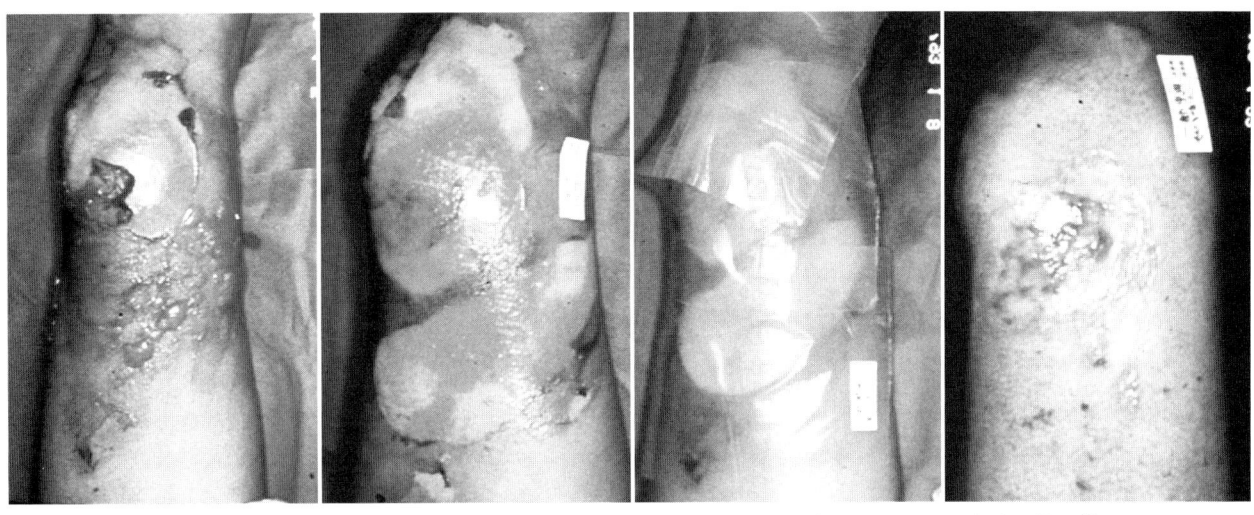

(a) SDB〜DDB。　　(b) 水疱除去。　　(c) 外用後6日。　　(d) 外用後18日，DDB部分は上皮化していない。

図 VI・13　ハイドロゲル（Nue-Gel®）

VI 熱傷の局所療法

2 培養細胞を組み込んだ皮膚代替物による熱傷治療

SUMMARY

熱傷の局所治療は，創の上皮化の時点で治癒とした時代から，上皮化後の機能面，整容面まで配慮する時代へと変わった。創傷治癒研究の進歩により，創面を機械的刺激から保護し湿潤環境を提供するだけの被覆材から，培養細胞のもつ多彩な機能を組み込んだ，より積極的に治癒を促進する皮膚代替物へと開発が展開されている。

そして，培養表皮細胞を用いる培養表皮，培養線維芽細胞が組み込まれた培養真皮，その両者を用いる培養皮膚がすでに臨床応用され，とくに深達性Ⅱ度熱傷で効果が得られている。しかし，Ⅲ度熱傷において自家植皮のように安定した生着が得られる皮膚代替物は未だ完成していない。今後は培養表皮の移植床として機能する生体真皮に近い培養真皮の開発が，皮膚代替物の完成に不可欠である。

はじめに

Ⅰ度熱傷や浅達性Ⅱ度熱傷（SDB）では通常，肥厚性瘢痕や拘縮を残すことなく治癒する。そして，その後は機能的な問題より色素沈着や色素脱失といった整容面でのケアが中心になる。しかし，深達性Ⅱ度熱傷（DDB）の上皮化後には整容面のみならず機能面での問題も生じることが多い。DDBの安易な局所管理は創を深くし，治癒の遷延化を招く。また，zone of stasis[1]と呼ばれるDDBとⅢ度熱傷の境界領域では，その対応いかんによって局所予後が大きく左右される。

このような問題を最小限にするため，熱傷創の速やかな上皮化が望まれる。通常の創傷被覆材は創面を機械的刺激から保護し，湿潤環境を提供することで創傷治癒を促進する。現在，さらなる治癒促進の取り組みとして，細胞を組み込んだ皮膚代替物（skin substitute）の開発が注目されている。そして，そのいくつかはすでに臨床応用され効果が得られている。また，わずかな採皮部しか残されていない広範囲Ⅲ度熱傷の治療のため，単なる一時的な被覆材ではなく，永久生着を目的とした，自家植皮に代わる皮膚代替物の開発も進められている。

本稿では培養細胞を組み込んだ皮膚代替物による熱傷治療について，とくにわれわれが1985年より取り組んできた培養表皮移植による治療を中心に述べる。

A 細胞培養

皮膚を構成する表皮と真皮には数種類の細胞が存在するが，そのうち表皮に存在する角化細胞と，真皮に存在する線維芽細胞が皮膚代替物の作製ではよく用いられる。

表皮の幹細胞は有毛部では毛包のbulge領域に，手掌や足底といった無毛部では表皮基底部に存在するので[2]，表皮細胞の培養ではほかの臓器のようにES細胞にこだわる必要はなく，分層皮膚中の体性幹細胞で十分培養が可能である。ただし，年齢とともに増殖能が低下するため，同種移植のドナーには成人より乳幼児の方が良い。このことは線維芽細胞のドナーにおいても同様である。

1．表皮細胞培養

1910年，Carrelら[3]は培地中に浸した皮膚片から表皮が伸びることを発見した。皮膚を体外で増殖させた彼らの発見は画期的であったが，このexplant culture法で得られる表皮の量はわずかであったため表皮細胞の移植という臨床応用を前提とした研究へは発展しなかった。1941年，Medawar[4]がトリプシンを使って表皮を真皮から剝がすことに成功し，さらに1952年，Billinghamら[5]はトリプシンで処理をした表皮細胞にも増殖能があるので細胞培養が可能であると報告した。細胞を培養して組織を作製するという新しい概念の始まりであった。

しかし，トリプシンで処理して得られる表皮にも，わ

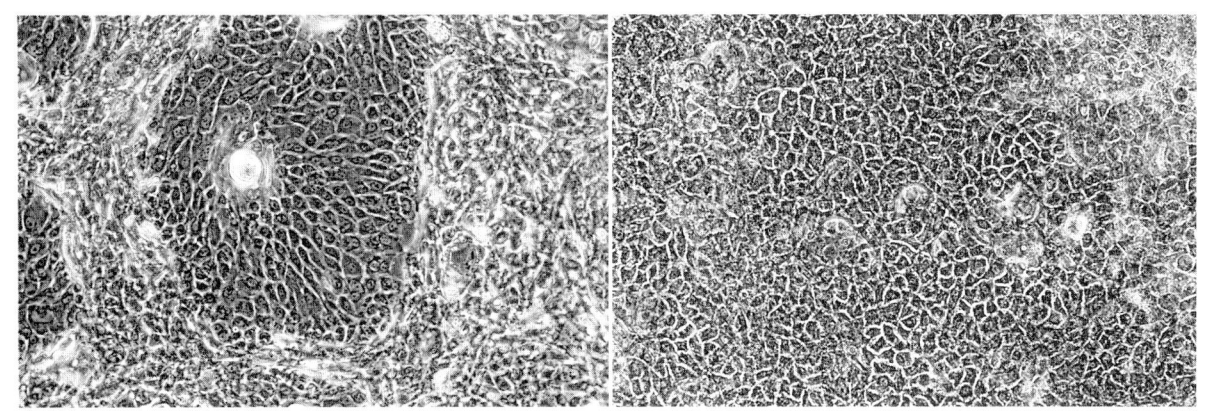

図 VI・14　３Ｔ３細胞で囲まれた表皮細胞のコロニー　　図 VI・15　Confluent になった表皮細胞

ずかに線維芽細胞が混入し，そしてこの線維芽細胞の方が表皮細胞より増殖能が高いため，培養開始後数日でシャーレは線維芽細胞で占められてしまった。加えて，表皮細胞の分化を制御することが難しかったため，臨床応用に必要な量を培養するのは困難であった。

しかし1975年，Rheinwald and Green[6]によって報告された，マウス胎児由来の線維芽細胞である３Ｔ３細胞をfeederとする培養法によりこの問題は解決された。放射線照射により増殖能を失った３Ｔ３細胞との共培養により線維芽細胞の増殖が抑制され，表皮細胞の分化の制御と増殖が可能になった。

一方1983年，Boyceら[7]により３Ｔ３細胞を必要としない培養法も開発された。この培養法ではウシ胎児血清の代わりにウシの下垂体抽出エキスを培地に加え使用する。現在，ウシの下垂体抽出エキスの代わりに，各種のヒト組換え型増殖因子カクテルを加える無血清培地も開発されている。しかし，この方法ではGreenの方法に比べ細胞増殖のスピードが遅い上，移植に適した強度と厚さを備えた培養表皮シートを作るのが難しい[8]。そのため細胞培養の目的が表皮細胞シートの作製ではなく，単離表皮細胞の回収であればこの方法でもかまわないであろう。ここではわれわれが，約20年前から行っているGreen型培養表皮シートの作製法を紹介する。

２．培養表皮シートの作製

ａ．採皮

切手サイズ程度の分層皮膚を採取し，これを70％アルコールで除菌後，生理食塩水で洗浄する。この分層皮膚片を２mm角の大きさに細切後，ゲンタマイシン40mgを含む生理食塩水20mlに入れ約２時間，37℃のインキュベータ内で再度除菌する。

つぎに0.02％ EDTA/phosphate buffered saline (PBS) 溶液で約10分間，37℃でのインキュベーション後，0.2〜0.25％トリプシン/Dulbecco's modified Eagle's medium (DME) 培地 (Ca^{++} free) で一晩，4℃でのインキュベーションを行う。

ｂ．３Ｔ３細胞の準備

採皮当日あるいは表皮細胞を播種する数時間前に6,000 radの放射線を照射した３Ｔ３細胞を2×10^4/cm^{2}の濃度で培養シャーレに播種する。３Ｔ３細胞の培地には10％ bovine serumを含むDME培地を用いる。

ｃ．表皮細胞の播種

トリプシンで処理をした皮膚を10％ fetal calf serum (FCS) を含むDME培地（Ca^{++} free）中で約40分間撹拌後，Falcon社製70μm Nylon Cell Strainer®で濾過し表皮細胞浮遊液を得る。この表皮細胞を放射線照射後の３Ｔ３細胞が接着したシャーレに2×10^4/cm^{2}の濃度で播種し37℃，10％ CO_2のインキュベータ内で培養する。

表皮細胞の培養にはDME培地とF-12培地を３：１に混合し，その中に10％FCS，EGF 10 ng/ml，insulin 5μg/ml，adenine 1.8×10^{-4}M，transferrin 5μg/ml，triiodothyronine 2.0×10^{-9}M，hydrocortisone 0.4μg/ml，cholera toxin 1.0×10^{-10}Mを添加して作製した培地（cFAD培地）を使用する。培地交換は通常１週間に２回の割合で行う。

ｄ．表皮細胞の増殖

培養開始後３〜５日には３Ｔ３細胞で囲まれた表皮細胞のコロニーが形成される（図VI・14）。このコロニーはしだいに拡がり周囲のコロニーと融合し，早ければ播種後１週間から10日でシャーレは単層の表皮細胞で覆われる（confluent，図VI・15）。その間に３Ｔ３細胞は表皮細胞に押しのけられるかのようにシャーレから剝がれ培地交換の際に除去される。その後，表皮細胞は生理的な皮膚と同様に重層化し，confluent後約１週間で数層から10層の表皮細胞で構成された表皮シートができる。

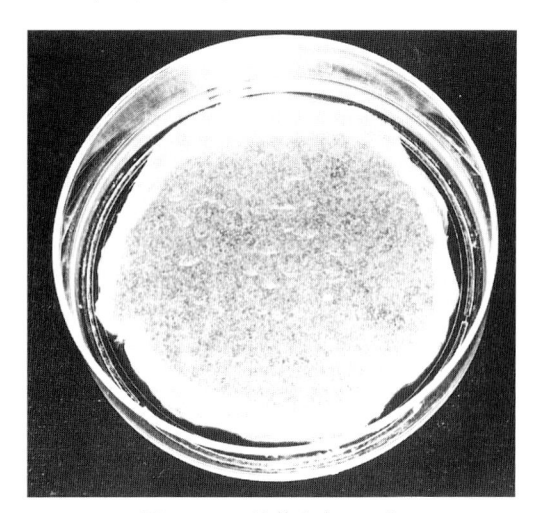

図 VI・16　培養表皮シート

大量の培養表皮が必要な場合は confluent になる数日前に 0.05％トリプシン/EDTA で表皮細胞をシャーレから剥がし，これを初代培養と同様に放射線を照射した 3T3 細胞と共培養する（継代）。必要とする培養表皮の量に応じてさらに継代を行うことも可能であるが，5 継代目頃には増殖能に乏しい大型化した細胞が出現するため，一般に臨床では 3 継代までの培養表皮を使用する。

e．培養表皮シートの剥離

重層化した培養表皮に 300 unit/ml のディスパーゼを加え，37℃で 40 分間インキュベーションを行う（図VI・16）。その後，PBS で数回洗浄してから培養表皮の上にキャリア（滅菌和紙）を乗せ，これと一緒にシャーレから剥がす。

f．培養表皮の凍結保存

培養表皮に 10％グリセロールを含む cFAD 培地を加え，4℃で 2 時間，ついで－80℃の freezer で一晩冷却後，－135℃の deep freezer で保存する（図VI・17）。使用時は 25～30℃の温水で急速解凍する。

3．線維芽細胞培養

線維芽細胞は表皮細胞に比べ比較的容易に培養できるため，ウイルス学や癌研究など広く細胞生物学領域で扱われてきた。前述の 3T3 細胞も，元来発癌ウイルスの研究のために樹立されたマウス胎児由来の線維芽細胞である。

a．Explant culture 法による培養

1 cm 四方程度の皮膚を 70％アルコールで除菌後，生理食塩水で十分洗浄する。この皮膚片を tissue chopper で 1 mm 角程度の組織片に細切後，ゲンタマイシン 40 mg を含む生理食塩水 20 ml に入れ約 2 時間，37℃のインキュベータ内で再度除菌する。除菌した皮膚片をシャーレに移し，10％ fetal bovine serum を含む DME

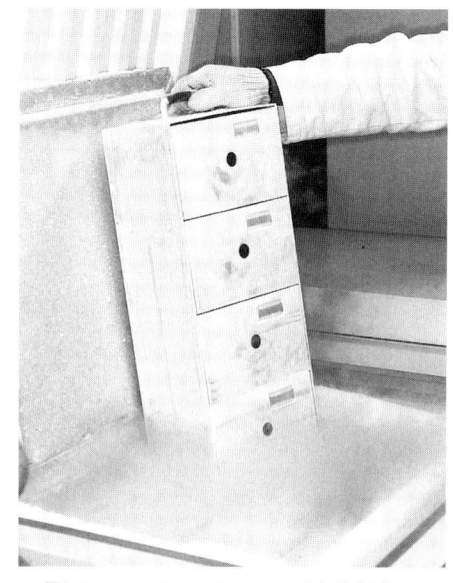

図 VI・17　Deep freezer で凍結保存された培養表皮

培地を加える。線維芽細胞は浮遊した皮膚片からは遊走しないので，初代培養では皮膚片をカバーガラスで圧着し，37℃，10％CO_2のインキュベータ内で培養する（図VI・18）。

培養開始後約 10 日間は培地を交換せずに静置する。細胞の遊走を確認後は，1 週間に 2 回の割合で培地を交換する（図VI・19）。ある程度シャーレが単層の線維芽細胞で覆われたら 0.05％トリプシン/EDTA で細胞をシャーレから剥がし継代する。

b．線維芽細胞の凍結保存

前述した培養表皮と同様の方法で凍結保存が可能である。

B 培養細胞を組み込んだ各種の皮膚代替物

培養細胞を組み込んだ皮膚代替物は，その組み込まれた細胞の種類によって名称が異なる。一般に表皮細胞が組み込まれた皮膚代替物は培養表皮，線維芽細胞の場合は培養真皮，表皮細胞と線維芽細胞の両者では培養皮膚と呼ばれる[9]。また，ドナーとレシピエントの関係から自己の細胞移植では自家移植，他人の細胞移植では同種移植と呼ばれる。

1．培養表皮

Green によって開発された培養表皮シートは，現在欧米で Epicel® という商品名で販売されている[10]。Green の方法で作製した培養表皮は，ディスパーゼでシャーレから剥がす際，表皮の基底膜が傷つくため生着に影響を

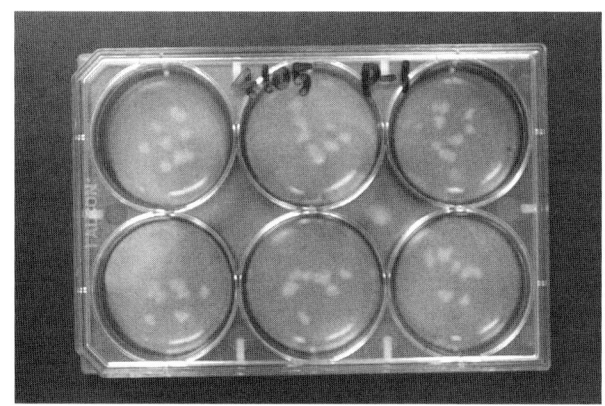

図 VI・18　線維芽細胞の初代培養

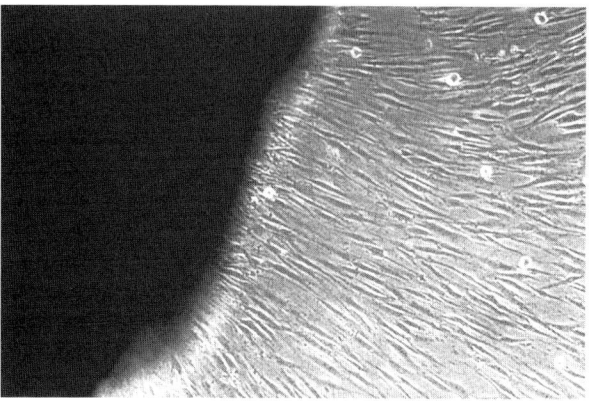

図 VI・19　皮膚片から遊走した線維芽細胞

及ぼすとされている。そのため，ディスパーゼを用いずにシートを剥がす方法として，温度応答性シャーレで培養する方法が検討されている[11]。

また，シャーレにコーティングしたフィブリンゲル上で表皮細胞を培養する方法も報告されている[12]。この方法であれば，フィブリンゲルと一緒にシートをシャーレから剥がすので基底膜を傷つける心配がない。また，フィブリンゲルがキャリアとしての機能もかねるため移植の際に操作しやすい。表皮細胞のシートでなく，単離した表皮細胞をフィブリン液に混ぜ噴霧する方法も以前から報告されている[13]。現在，欧州では自家表皮細胞をフィブリン糊に混入して作製する BioSeed®-S が販売されている。

2．培養真皮

線維芽細胞を組み込んで作製する培養真皮はおもにマトリックスの違いから各種の製品が開発されている。欧米ではバイオブレン®に線維芽細胞を組み込んだ TransCyte®[14]やバイクリルメッシュに線維芽細胞を組み込んだ Dermagraft® が販売されている[15]。

北里大学人工皮膚開発センターではヒアルロン酸とアテロコラーゲンを凍結真空乾燥して作製するマトリックスを用いた培養真皮を開発し，現在ミレニアムプロジェクトとして臨床試験が行われている[9]。

3．培養皮膚

培養皮膚には表皮細胞と線維芽細胞の両者が組み込まれている。米国で販売されている Apligraf® はⅠ型コラーゲンに新生児由来の同種表皮細胞と同種線維芽細胞が組み込まれている[16]。欧州で販売されている VivoDerm® はヒアルロン酸膜に自家の表皮細胞と線維芽細胞が組み込まれている[17]。また，線維芽細胞を埋入したフィブリンシート上で表皮細胞を培養して作製する培養皮膚も

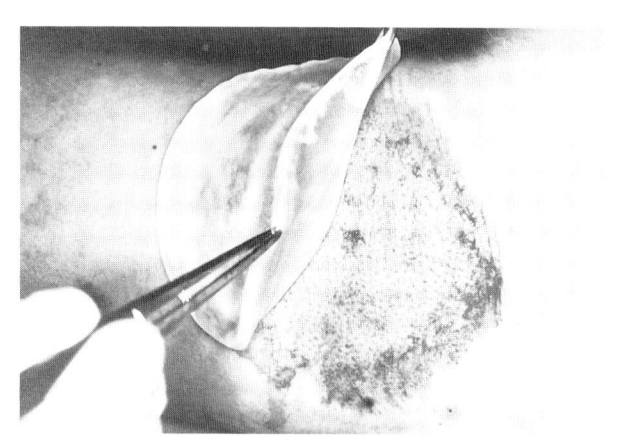

図 VI・20　線維芽細胞を埋入したフィブリンシート上で表皮細胞を培養して作製した培養皮膚の移植

開発されている[8)18)]（図 VI・20）。

C 手　技

1．培養表皮の移植

a．DDB

表面の壊死組織や汚染を除去した創面に，キャリアを乗せた凍結保存同種培養表皮を移植する。この際，キャリアは培養表皮の表層に乗せてあるのでキャリアの付いていない表皮基底側をそのまま創面に移植する。キャリアを除去後，ハイドロジェル被覆剤で培養表皮をカバーする。ついで生理食塩水で湿らせたガーゼ，乾ガーゼの順に移植部を覆う。

b．Ⅲ度熱傷

同種培養表皮は肉芽形成と創縁からの上皮化を促進するので，小範囲のⅢ度熱傷であれば凍結保存同種培養表皮で治療が可能である。しかし，DDB のような真皮への移植と違い，肉芽への移植では培養表皮は融解しやすいので，治癒までに数回の追加移植が必要になることが多

い。培養表皮のカバー材にはハイドロジェル被覆剤より軟膏加非固着性ガーゼの方が良い。

広範囲のIII度熱傷では移植片の恒久的生着が必要なため，同種ではなく自家の培養表皮移植が適応になる。しかし，前述したように肉芽での培養表皮の生着は良くないので，われわれは培養表皮の移植前にあらかじめ同種皮膚移植を行い真皮の再建を行っている[19]。この方法により移植床の再建だけでなく，壊死組織の早期切除と同種皮膚の生着による全身状態の改善が得られる。

本法では通常，患者の入院後ただちに採皮し自家培養表皮の作製を開始する。また，受傷後早期にIII度熱傷を切除し，同種皮膚を移植する。自家培養表皮の完成後，同種皮膚の表層を剝削した同種真皮上に自家培養表皮を移植する。本法では同種皮膚のうち抗原性の高い表皮が除去されるためその後の拒絶反応は見られない。一般に重傷熱傷の患者は免疫能が低下しているため，自家培養表皮が完成するまでの約3週間の間に同種皮膚の拒絶は見られない。培養表皮のカバー材には軟膏加非固着性ガーゼを用いることが多い。

2．培養真皮の移植

a．DDB

培養真皮の一つであるTransCyte® は，使用の際メッシュにしたり引き延ばしたりせずに，そのまま壊死組織や汚染を除去した創面に乗せる。TransCyte® のカバーには非固着性のドレッシング材を使用する。

b．III度熱傷

小範囲のIII度熱傷であれば，培養真皮の使用により創の収縮と創縁からの上皮化による治癒が期待できる。しかし，自家の表皮が含まれていないので，広範囲のIII度熱傷では後日，自家移植を行う必要がある。

3．培養皮膚の移植

a．DDB

培養表皮や培養真皮と同様に行う。

b．III度熱傷

線維芽細胞を埋入したフィブリンシート上で表皮細胞を培養して作製する培養皮膚では，患者の入院後ただちに採皮し細胞培養を開始する。培養皮膚が完成後，III度熱傷をデブリードマンし移植する。ドレッシングは培養表皮移植と同様に行う。

D 移植後の経過

1．培養表皮の移植

培養表皮は表皮だけで構成されているため，従来の皮膚移植で用いられる植皮片と比べ薄い。そのためガーゼ交換を丁寧に行わないと培養表皮の脱落を招く。また，移植部が感染すると培養表皮は融解しやすいため感染にも気をつけなければならない。

最初のガーゼ交換は術後3，4日に行う。その際，培養表皮のカバー材を残し，その表層のガーゼのみを交換する。術後7日にはカバー材も除去し，軟膏加非固着性ガーゼで移植部を覆う。その後は3，4日に1回の割合でガーゼを交換する。培養表皮の非生着部がわずかな範囲であれば外用剤で治療することもあるが，通常新鮮あるいは凍結保存しておいた培養表皮を追加移植する。

術後約3週間は移植部に軟膏を塗布し乾燥を防ぐ。また，ガーゼで被覆し物理的刺激から保護する。その後は通常の皮膚移植の後療法と同様にレストンスポンジやサポーターで圧迫固定する。また，移植部が露出部であれば遮光を行い色素沈着を予防する。

2．培養真皮の移植

TransCyte® による治療では，術後3日間は毎日移植部を観察し，もし被覆材の下に浸出液が溜まっているようであれば，スリットを入れたり，圧迫や穿刺吸引などにより排液する。その後，被覆材が創面に密着すれば，カバー材は不要でオープンにしてかまわない。創面の上皮化とともに被覆材は乾燥し，容易に剝がれる。上皮化後は必要に応じて保湿剤を用いる。

3．培養皮膚の移植

線維芽細胞を埋入したフィブリンシート上で表皮細胞を培養して作製する培養皮膚では，培養表皮と同様の移植後管理を行う。

E 症　例

【症例1】 16歳，女

衣服に引火して，両下肢に25%のDDBを受傷した。受傷翌日に当科を紹介受診し，凍結保存同種培養表皮を移植した。創部は良好に上皮化し，その後の瘢痕も目立たない（図VI・21）。

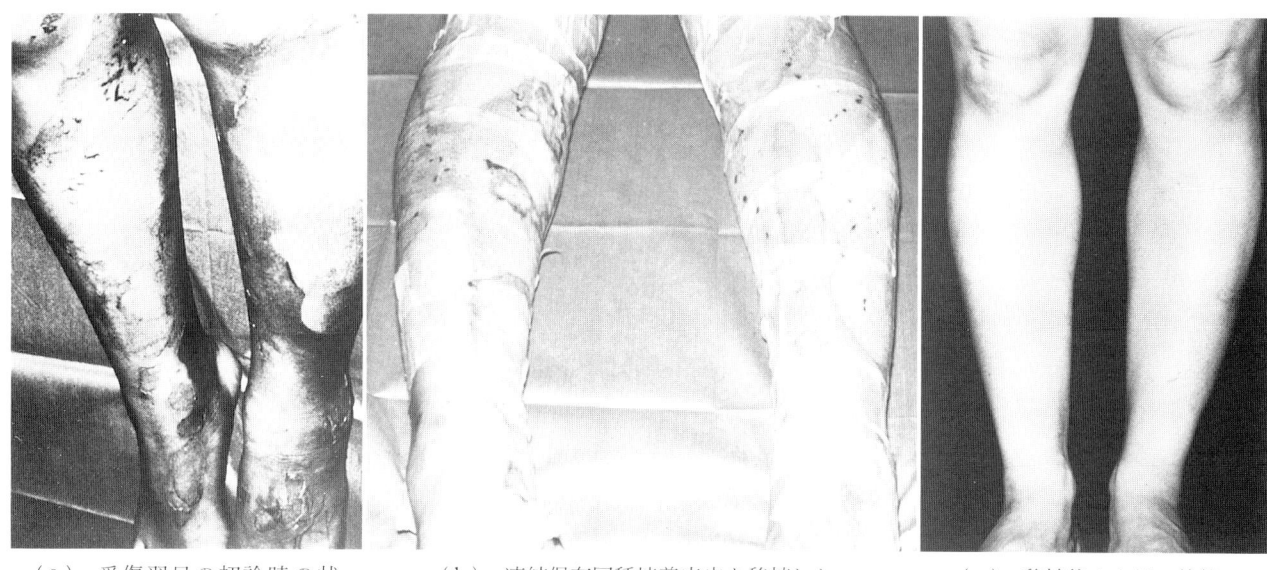

(a) 受傷翌日の初診時の状態。両下肢のDDB。　　(b) 凍結保存同種培養表皮を移植した。　　(c) 移植後9カ月の状態。

図 VI・21　症例1：16歳，女

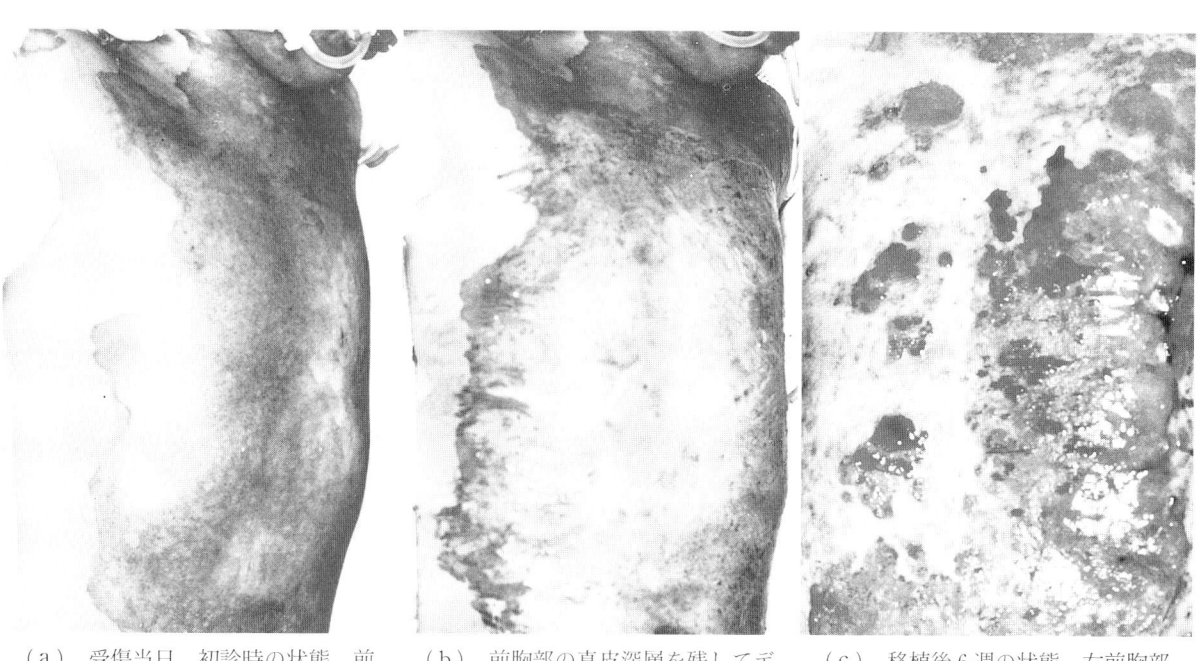

(a) 受傷当日，初診時の状態。前胸部のDDBとIII度熱傷。　　(b) 前胸部の真皮深層を残してデブリードマンし，凍結保存同種培養表皮を移植した。　　(c) 移植後6週の状態。右前胸部のDDBでは上皮化しているが，左前胸部のIII度熱傷では上皮化していない。

図 VI・22　症例2：4歳，女

【症例2】　4歳，女
　自宅の火災で，顔面，四肢，体幹に65%熱傷を受傷した。受傷当日，zone of stasis の救済と DDB からIII度熱傷への移行を最小限にするため，III度熱傷と考えられた部位も含め前胸部の熱傷全範囲を真皮深層部を残してデブリードマンし，凍結保存同種培養表皮を移植した。左前胸部のIII度熱傷では生着が得られなかったが，右前胸部のDDBでは上皮化が得られた（図VI・22）。

【症例3】　3歳，男
　風呂に転落して四肢，体幹に85%熱傷を受傷した。背部のIII度熱傷をデブリードマンし同種皮膚を移植した。自家培養表皮の完成後，同種皮膚の表層を切除し，切除後の同種真皮上に自家培養表皮を移植した（図VI・23）。

【症例4】　41歳，男
　作業中，操作していた重機械から吹き出した熱油で前胸部にDDBを受傷した。受傷翌日，TransCyte® で患部を被覆した。被覆後7日には TransCyte® の約30%が上

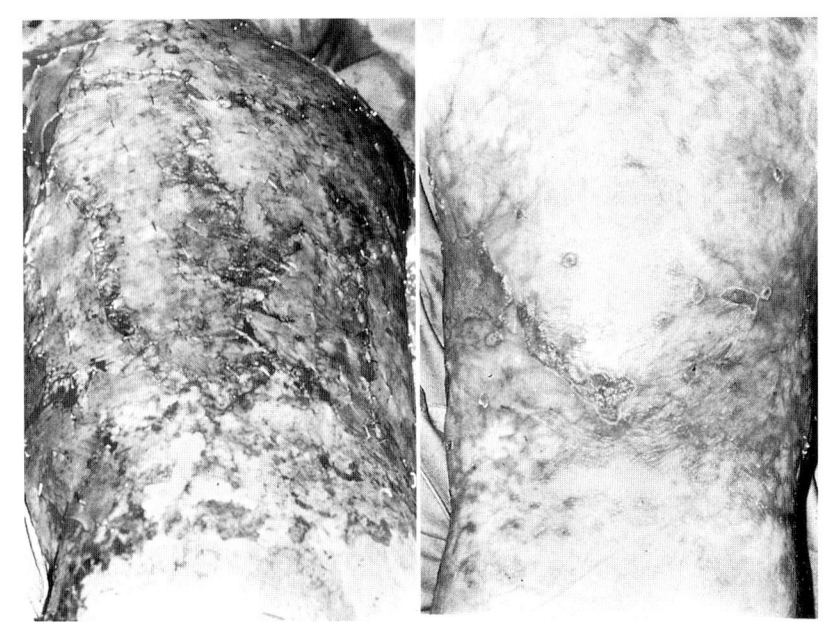

(a) 背部のIII度熱傷をデブリードマンし，同種皮膚を移植した。
(b) 同種皮膚の表層を切除した同種真皮上に自家培養表皮を移植後1カ月の状態。

図 VI・23 症例3：3歳，男

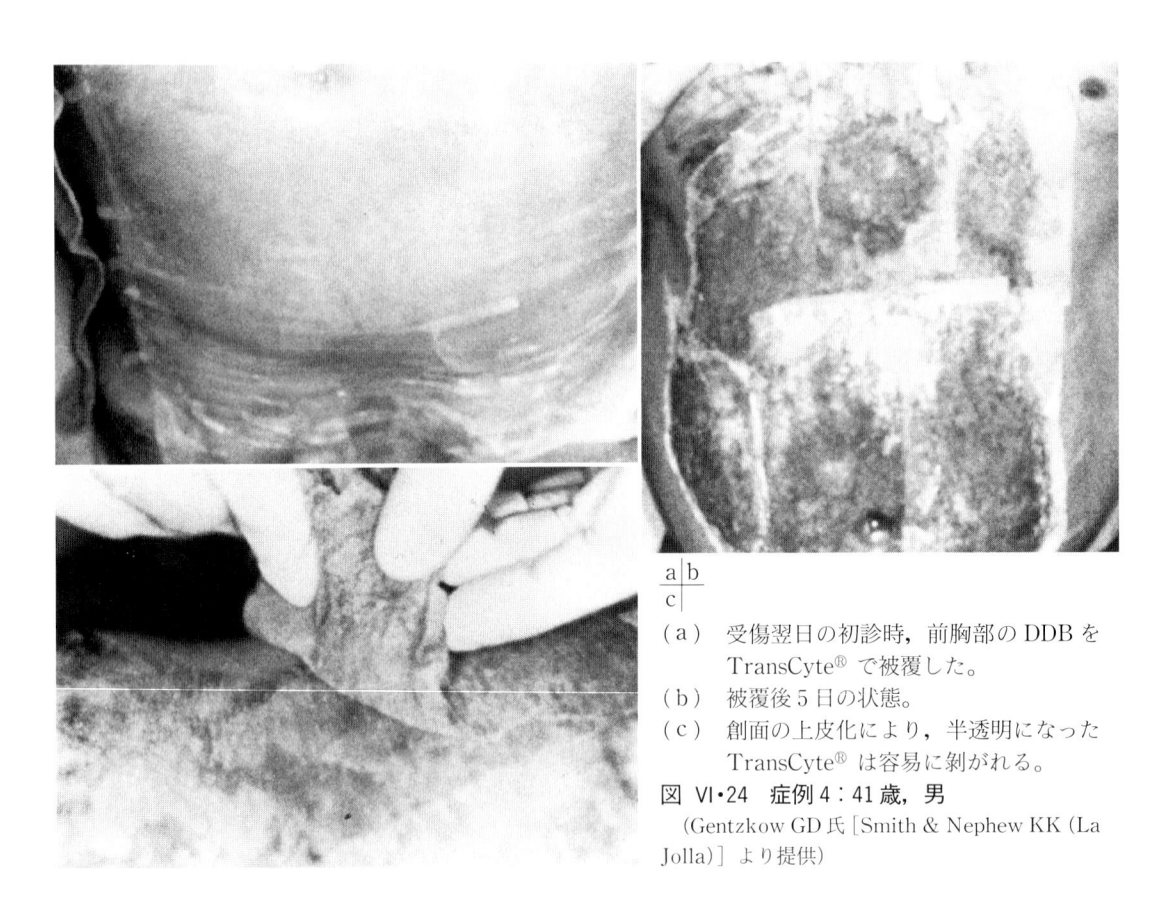

a	b
c	

(a) 受傷翌日の初診時，前胸部のDDBをTransCyte® で被覆した。
(b) 被覆後5日の状態。
(c) 創面の上皮化により，半透明になったTransCyte® は容易に剝がれる。

図 VI・24 症例4：41歳，男
(Gentzkow GD 氏 [Smith & Nephew KK (La Jolla)] より提供)

皮化により剝がれた。その後，10日目には約80%，13日目には90%以上が剝がれ上皮化が見られた（図VI・24）。

F 考 察

Moisture wound healing の概念に基づいた創傷被覆材が開発され，熱傷創だけでなく，下腿潰瘍や褥瘡など各種の皮膚欠損創の治療にも用いられている。いわゆる難治性潰瘍と呼ばれる下腿潰瘍や褥瘡では創の閉鎖が治療のゴールなのに対し，顔面，頸部，上肢など露出部位で受傷する機会の多い熱傷では，速やかな上皮化と最小限の瘢痕形成が治療の最終目標である。

分子レベルでの創傷治癒研究の進歩に伴い，臨床面においても被覆材の材質にだけ関心がもたれていた時代から platelet-derived growth factor（PDGF）製剤[20]や，basic fibroblast growth factor（bFGF）製剤[21]といったサイトカインを用いたより積極的な治療も行われるようになった。しかし，細胞間の相互作用（interaction）でコントロールされている内因性の（endogenous）サイトカインと違い，外因性の（exogenous）サイトカインの投与で，複雑に制御された創傷治癒のプロセスを促進するのは限界があると考えられる。

そこで，より理想に近い創傷治癒を目指した取り組みとして，受傷後早期に移植細胞で創面を被覆する治療法が注目されている。すなわち，移植した細胞に複雑な創傷治癒過程のモデレーターとしての役目も期待するというアイディアである。現在，移植に用いられている代表的な細胞は表皮細胞と線維芽細胞である。培養表皮は通常の表皮と違い，HLA DR 抗原であるランゲルハンス細胞が培養中に消失しているので抗原性が低下している[22][23]。そのため，同種皮膚移植で見られるような炎症反応は見られず，あたかも永久生着したかのように創は上皮化する。そして，その後は緩徐に細胞レベルで同種細胞から自家細胞に置き換えられる[24]。

同種培養表皮は通常の創傷被覆材のような創面を乾燥や機械的刺激から保護するだけでなく，各種のサイトカインも放出する[25]~[27]。この作用により皮膚付属器や創縁の表皮細胞の増殖と遊走が促進される。また，肉芽形成も促進されるので，小範囲のⅢ度熱傷であれば創縁からの上皮化も起こりやすい。そして，熱傷治療において大切な移植後の質感においても，皮膚粘弾性テスト[28]や水分保持能テスト[29]で良好な結果が得られている。さらに，これらの臨床効果は凍結保存しても影響がないので，常時保管しておけば，いつでもすぐに使用できる[30]。

一方，TransCyte® に組み込まれた培養線維芽細胞からもⅠ型コラーゲンや，細胞外マトリックスとして重要な働きをする fibronectin や tenascin の分泌が確認されている。また，グリコサミノグリカンやサイトカインの分泌も確認されている。これらの多彩な創傷治癒促進効果によって，上皮化後の肥厚性瘢痕の形成も少ないとされている[31][32]。

このような培養細胞の特性を利用して開発された皮膚代替物による熱傷治療において，すでに DDB の治療では満足のいくレベルに近づいているといえよう。むしろ，DDB 治療における今後の課題は代替物その物ではなく，それを被覆するカバー材の開発かもしれない。とくに DDB に隣接してⅢ度熱傷があると，局所感染や浸出液なとのため臨床効果が不安定になる。そのため，代替物の特性が最大限発揮されるようなカバー材の開発が期待される。

さらに，今後一番の進歩が望まれるのは，Ⅲ度熱傷において自家植皮のように安定した生着が得られる皮膚代替物の開発であろう。すでに Green によって開発された培養表皮により，重層化した厚みと強度のある表皮が作製可能になった。よって，皮膚を構成するもう一つの層である真皮をどのように再構築するかが今後の課題になる。

既存の培養真皮には structural protein であるコラーゲンや細胞外マトリックスを構成する蛋白，グリコサミノグリカンなどが含まれている[31][32]。しかし，コンパクトな形態をとる生体真皮とは明らかに構造が異なり，感染創での臨床効果も不安定である。また，採皮創のような生体真皮と違い，培養真皮上では培養表皮の生着も良くない。今後は網状植皮がかろうじて生着するような感染創でも，臨床効果が得られるような，生体真皮に近い代替物の開発が望まれる。

そのためには，内皮細胞の導入や各種の血管新生促進物質の投与などによる早期血行の再建についての検討も不可欠であろう。将来的には開発の最終段階として皮膚代替物中のメラノサイトの調節や弾性線維の配列などを検討する日が来るかもしれない。また，皮脂や発汗，発毛といった皮膚付属器の再生を論じる時代も遠くないかもしれない。　　　　　（松崎恭一，熊谷憲夫，井上　肇）

文　献

1) Zawacki BE : Reversal of capillary stasis and prevention of necrosis in burns. Ann Surg, 180：98-102, 1974
2) Rochat A, Kobayashi K, Barrandon Y : Location of stem cells of human hair follicles by clonal analysis. Cell, 76：1063-1073, 1994
3) Carrel A, Burrows MT : Cultivation of adult tissues and organs outside of the body. JAMA, 55：1379-1381, 1910
4) Medawar PB : Sheets of pure epidermal epithelium from human skin. Nature, 148：783, 1941
5) Billingham RE, Reynolds J : Transplantation studies on sheets of pure epidermal epithelium and on epidermal cell suspensions. Br J Plast Surg, 5：25-36, 1952
6) Rheinwald JG, Green H : Serial cultivation of strains of human epidermal keratinocytes : the formation of keratinizing colonies from single cells. Cell, 6：331-344, 1975
7) Boyce ST, Ham RG : Calcium-regulated differentiation of normal human epidermal keratinocytes in chemically defined clonal culture and serum-free serial culture. J Invest Dermatol, 81：33 s-40 s, 1983

8) 井上　肇：体性幹細胞培養技術の確立と臨床応用―再生表皮から再生皮膚へ（現状と展望）―. 聖マ医大誌, 30：53-61, 2002
9) 黒柳能光：厚生科学再生医療プロジェクト―同種培養真皮の開発. 医学のあゆみ, 200：247-251, 2002
10) Carsin H, Ainaud P, Le Bever H, et al：Cultured epithelial autografts in extensive burn coverage of severely traumatized patients：a five year single-center experience with 30 patients. Burns, 26：379-387, 2000
11) 大和雅之, 内海美香, 副島一孝ほか：温度応答性培養皿からディスパーゼを用いずに回収した新しい培養人工表皮. 熱傷, 27：193-194, 2001
12) Ronfard V, Rives JM, Neveux Y, et al：Long-term regeneration of human epidermis on third degree burns transplanted with autologous cultured epithelium grown on a fibrin matrix. Transplantation, 70：1588-1598, 2000
13) Kaiser HW, Stark GB, Kopp J, et al：Cultured autologous keratinocytes in fibrin glue suspension, exclusively and combined with STS-allograft (preliminary clinical and histological report of a new technique). Burns, 20：23-29, 1994
14) Hansbrough JF, Morgan J, Greenleaf G, et al：Development of a temporary living skin replacement composed of human neonatal fibroblasts cultured in Biobrane, a synthetic dressing material. Surgery, 115：633-644, 1994
15) Hansbrough JF, Dore C, Hansbrough WB：Clinical trials of a living dermal tissue replacement placed beneath meshed, split-thickness skin grafts on excised burn wounds. J Burn Care Rehabil, 13：519-529, 1992
16) Falanga V, Margolis D, Alvarez O, et al：Rapid healing of venous ulcers and lack of clinical rejection with an allogeneic cultured human skin equivalent. Arch Dermatol, 134：293-300, 1998
17) Harris PA, di Fancesco F, Barisoni D, et al：Use of hyaluronic acid and cultured autologous keratinocytes and fibroblasts in extensive burns. Lancet, 353：35-36, 1999
18) 猪口貞樹：自家複合型培養皮膚移植. 医学のあゆみ, 200：231-235, 2002
19) Cuono CB, Langdon R, Birchall N, et al：Composite autologous-allogeneic skin replacement：Development and clinical application. Plast Reconstr Surg, 80：626-635, 1987
20) Smiell JM, Wieman TJ, Steed DL, et al：Efficacy and safety of becaplermin (recombinant human platelet-derived growth factor-BB) in patients with nonhealing, lower extremity diabetic ulcers：a combined analysis of four randomized studies. Wound Rep Reg, 7：335-346, 1999
21) 大浦武彦：新しい塩基性線維芽細胞増殖因子（bFGF）製剤の臨床的意義. 医薬ジャーナル, 37：2111-2119, 2001
22) Hefton JM, Amberson JB, Biozes DG, et al：Loss of HLA-DR expression by human epidermal cells after growth in culture. J Invest Dermatol, 83：48-50, 1984
23) Morhenn VB, Benike CJ, Cox AJ, et al：Cultured human epidermal cells do not synthesize HLA-DR. J Invest Dermatol, 78：32-37, 1982
24) Phillips TJ, Provan A, Colbert D, et al：A randomized single-blind controlled study of cultured epidermal allografts in the treatment of split-thickness skin graft donor sites. Arch Dermatol, 129：879-882, 1993
25) Alvarez-Díaz C, Cuenca-Pardo J, Sosa-Serrano A, et al：Controlled clinical study of deep partial-thickness burns treated with frozen cultured human allogeneic epidermal sheets. J Burn Care Rehabil, 21：291-299, 2000
26) Nuñez-Gutiérrez H, Castro-Muñozledo F, Kuri-Harcuch W, et al：Combined use of allograft and autograft epidermal cultures in therapy of burns. Plast Reconstr Surg, 98：929-939, 1996
27) Rivas-Torres MT, Amato D, Arámbula-Alvarez H, et al：Controlled clinical study of skin donor sites and deep partial-thickness burns treated with cultured epidermal allografts. Plast Reconstr Surg, 98：279-287, 1996
28) Matsuzaki K, Kumagai N, Fukushi S, et al：Cultured epithelial autografting on meshed skin graft scars：evaluation of skin elasticity. J Burn Care Rehabil, 16：496-502, 1995
29) 大島秀男, 熊谷憲夫, 松崎恭一ほか：培養表皮移植部位における皮表角層機能の検討. 形成外科, 39：47-53, 1996
30) 松崎恭一, 井上　肇, 熊谷憲夫：凍結保存した同種培養表皮の臨床応用. 医学のあゆみ, 201：848-849, 2002
31) Balasubramani M, Kumar TR, Babu M：Skin substitutes：a review. Burns, 27：534-544, 2001
32) Jones I, Currie L, Martin R：A guide to biological skin substitutes. Br J Plast Surg, 55：185-193, 2002

VI 熱傷の局所療法
3 熱傷創被覆に用いられる人工あるいは培養真皮

SUMMARY

再生医学を応用した真皮代替物として，人工真皮，自家培養真皮，同種培養真皮が挙げられる。人工真皮は足場（scaffold）としてのコラーゲンスポンジと上層のシリコーンシートからなり，細胞や血管の侵入増殖を誘導し真皮様肉芽組織に置き換わっていくものである。細胞を組み込んでいないため，in vitro での培養操作が不要である点で安全性が高い。

真皮様肉芽組織上への分層植皮は生着性に優れ，術後の収縮は比較的少ない。しかし，真皮様肉芽組織の再生を待って，二期的に手術を行わなければならないことが欠点である。最近は，メッシュ植皮と同時に使用する試みや，創傷治癒促進作用のあるサイトカインを徐放化して組み込むことで真皮様肉芽組織の再生を促進する試み，徐放性抗菌剤を組み入れて感染に抵抗性をもたせる試みがなされている。また，自家培養線維芽細胞を人工真皮内にあらかじめ播種して組み込むことで，真皮様肉芽組織への置換を早めたものが自家培養真皮であるが，作製に手間がかかるわりには付加価値が少ないことから応用は拡がっていない。

他人（同種）の線維芽細胞を組み込み，産生される生理活性物質の働きで，創傷治癒促進を目指したものが同種培養真皮である。吸収性合成高分子，ナイロンメッシュを細胞のキャリアーとした材料が欧米で製品化されている。わが国でもミレニアムプロジェクトとして，黒柳らにより，ヒアルロン酸とコラーゲンとからなるスポンジを細胞のキャリアーとした同種培養真皮が開発されている。大量培養した線維芽細胞を用いて，あらかじめ作製したものを冷凍保存し，必要に応じて解凍して使用する。難治性創傷の肉芽形成促進や表皮形成促進を目的として使用されるので，材料自体が真皮様肉芽組織に置き換わる人工真皮とは，治癒機序が異なる。

はじめに

最近，再生医学の発展が目覚ましい。とくに皮膚に関しては培養表皮がすでに実用段階に入っており，表皮層，真皮層をかね備えた培養皮膚も今後の発展が見込まれている。しかし，培養というin vitroの操作を加えない方が，いろいろな面で安全性が高いことも確かである。この点で，足場（scaffold）としてのコラーゲンスポンジだけからなり，細胞や血管の侵入増殖を誘導し真皮様肉芽組織に置き換わっていく人工真皮の有用性は高い。

一方，同種培養線維芽細胞を播種した一種の創傷被覆材ともいうべき，同種培養真皮も開発されており，ミレニアムプロジェクトとして臨床試験が始まっている。本稿では人工真皮と同種培養真皮を用いた熱傷および熱傷後遺症の治療について，今後の展望も合わせて述べる。

A 概　念

1．人工真皮

人工真皮はYannas[1)2)]らよって最初に報告された。続いて筆者らにより抗原性の少ない材料が開発された[3)〜7)]。わが国では別の材料[8)]も開発されており，人工真皮の臨床応用は広まっている。それぞれの人工真皮は構造，性状は異なるものの，基本的にはコラーゲンスポンジとシリコーンシートの2層構造をもっている。

人工真皮をⅢ度熱傷創などのデブリードマン後の全層皮膚欠損創に貼付すると，母床や創縁から内層のコラーゲンスポンジ内に線維芽細胞や毛細血管が侵入し増生する。やがてスポンジの空隙内で増生した線維芽細胞から新しくコラーゲン線維が作られ，元のコラーゲンスポンジはしだいに分解吸収されていき，2，3週間で自然に真皮組織様の肉芽組織に置き換わる。この時点でシリコーンシートを取り除き，真皮様肉芽組織の上に薄目の分層植皮を行う（図Ⅵ・25）。肉芽組織上への植皮は生着

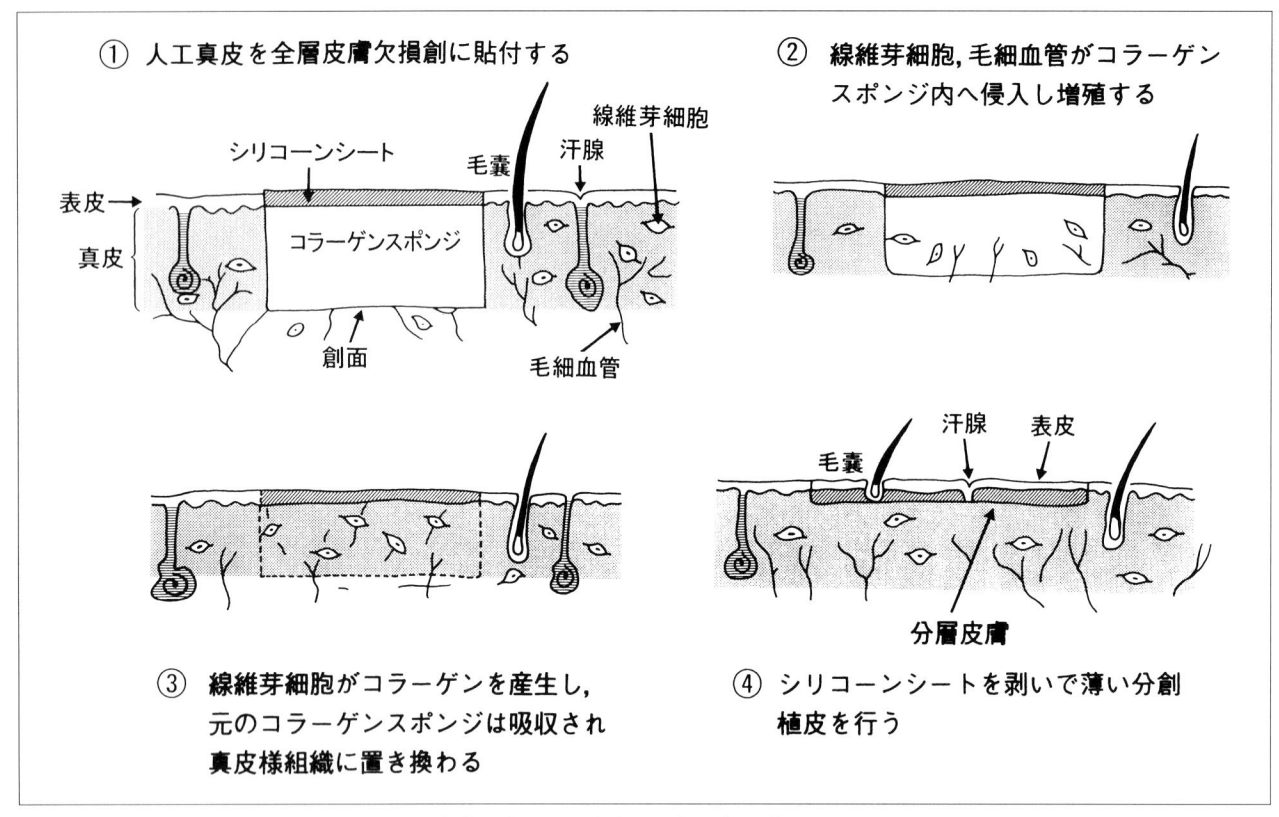

図 VI・25　人工真皮を使用した皮膚全層欠損創治療の効果発現メカニズム

① 人工真皮を全層皮膚欠損創に貼付する
② 線維芽細胞，毛細血管がコラーゲンスポンジ内へ侵入し増殖する
③ 線維芽細胞がコラーゲンを産生し，元のコラーゲンスポンジは吸収され真皮様組織に置き換わる
④ シリコーンシートを剥いで薄い分層植皮を行う

性が良く，術後の収縮も比較的少ない。

2．同種培養真皮

同種培養真皮は同種（他人）の線維芽細胞と足場から構成されている。そのため永久生着しないが，移植された細胞から産生される種々の生理活性物質が，重症の熱傷や難治性潰瘍に対して，創傷治癒促進効果をもたらすと考えられている。つまり将来的に植皮が必要な創の肉芽形成促進や表皮形成促進が主目的であり，材料自体が真皮様組織に置き換わる人工真皮とは目的が異なる。

足場として吸収性合成高分子 polygractin を用いた材料（Dermagraft™）[9)~11)]や，コラーゲン加ナイロンメッシュを用いた材料（TransCyte™）[12)]が欧米で製品化されている。ともに凍結した状態で市販されているが，前者は細胞が生きているので解凍して創面に貼付後，線維芽細胞から新たな生理的活性物質が放出されるが，後者は死んでおり，すでに産生された生理活性物質のみの効果しかない。

わが国でも北里大学人工皮膚研究開発センターの黒柳ら[13)14)]により，ヒアルロン酸とコラーゲンとからなるスポンジ状マトリックスに，同種の線維芽細胞を播種して不織布で被覆した同種培養真皮が開発された。この同種培養真皮も凍結状態で保存されるが，細胞は生きている。使用される線維芽細胞は HIV，HBV，HCV，HTLV およびパルボウイルスについて陰性であることが確認されている。この同種培養真皮はミレニアムプロジェクトの1つとして，筆者らの施設を含む全国30の施設で臨床応用が行われている。

以下，同種培養真皮としては黒柳らの材料について述べる。

B 術前の評価

III度熱傷創，熱傷潰瘍のデブリードマン後や，熱傷後瘢痕拘縮解除後の全層皮膚欠損創などが人工真皮の適応になる。同種培養真皮はその概念からみて，細胞を含まない人工真皮よりもさらに難治性の創がおもな適応となる。人工真皮，同種培養真皮ともに，明らかな感染創には使用を避ける。熱傷創では壊死組織は完全に切除する。脂肪層の生死がはっきりしない場合，筋膜上まで全切除した方が無難である。消毒液，抗菌剤などは，植皮床のみならず同種培養真皮中の生細胞に対して毒性を示すので，その使用は慎重でなくてはいけない。生理食塩水による徹底的な洗浄が重要である。

C 手技

1. 人工真皮

人工真皮によって多少使用方法は異なるが，ここでは筆者らの開発した材料（ペルナック®）をモデルに手技を述べる。前もって必要な人工真皮をパックから取り出し，生理食塩水中で浸軟化させておく。準備した創面に貼付し辺縁を健常皮膚と縫合する。人工真皮同士も縫合しておく。浸出液を排出させるために，縫合間隔は広めでよい。シリコーンシートの上から，軟膏メッシュガーゼを被せその上からガーゼをあて軽く圧迫固定する。

2. 同種培養真皮

黒柳らが開発した同種培養真皮は，$-80°C$以下で凍結保存されているので解凍して使用する。同種培養真皮は従来の創傷被覆材と異なり，生細胞を使用した組織工学製品なので適切な解凍とリンスの操作を行わないと細胞の活性は発現できない。プロトコールに基づいて適切に解凍された同種培養真皮中の線維芽細胞は，血管内皮成長因子を産生する能力を保持している[15]。解凍後同種培養真皮を創部に貼付し，上から軟膏メッシュガーゼを被せ，さらにガーゼでドレッシングする。

D 術後管理

1. 人工真皮

術後は2，3日ごとに上層のガーゼを除去して人工真皮貼付部を観察する。シリコーンシートを透して，血腫や膿汁が認められなければ，シリコーンシートの表面と周囲健常皮膚の消毒のみ行い，同様のガーゼ固定を続ける。2，3週間後に真皮様肉芽形成が完了すれば，シリコーンシートを剥がし，再生した真皮様肉芽組織の表面を軽く搔爬した後，生理食塩水でよく洗浄した上で薄い分層植皮を行う。

植皮の生着後，収縮を予防するために通常の植皮と同様，少なくとも3カ月間の伸展圧迫固定を続ける。植皮部の創が残っている間は軟膏ガーゼの上から生理食塩水で湿らせた綿花をあてて圧迫を続け，完全に創が上皮化して乾燥すればスポンジ圧迫に切り替える。スポンジ圧迫に切り替える前にハイドロコロイド創傷被覆材を使用してもよい。

2. 同種培養真皮

3，4日ごとに不織布を剥がし，新たな同種培養真皮を貼付する。感染が著明でない限りは創面は消毒せず，生理食塩水による洗浄に留める。2，3週間以降，植皮床となる肉芽層が形成されれば植皮を行う。生着後の後療法は人工真皮の場合と同じである。小範囲の潰瘍創であれば植皮を行わず，上皮化完了まで同種培養真皮の貼付を続ける。

E 症例

【症例1】 1歳，女

右下肢後面の熱湯によるIII度熱傷受傷後25日，手術を行った。大腿部は壊死組織が融解しかかっていたが下腿部は壊死部はまだ乾燥していた（図VI・26-a）。デブリードマン後（図VI・26-b），大腿部には後に述べる抗生物質徐放型人工真皮を使用，下腿部は抗生物質を加えていない人工真皮を使用した（図VI・26-c）。経過中感染はなく，3週間後にシリコーンシートを剥がし，背部を採取部とした厚さ0.2 mmの分層植皮を行った（図VI・26-d）。

両部位ともに植皮は完全に生着した。術後早期には両部位ともに収縮による皺が認められたが，しだいに程度は改善した。約10年後，大腿部には皺が残っているが，下腿部は上部を除きほとんど皺がなくなっている（図VI・26-e）。採皮部の瘢痕は目立たない（図VI・26-f）。

【症例2】 40歳，男

右下腿に幼児期に受けた熱傷による瘢痕があり拘縮を伴っており，部分的に潰瘍形成を繰り返していた（図VI・27-a）。潰瘍部を中心に瘢痕を切除し，拘縮を解除すると一部筋肉や骨露出を伴う皮膚欠損創が生じた（図VI・27-b）。この上にあらかじめ生理食塩水中で浸軟しておいた人工真皮を貼付し，辺縁の皮膚と針付きナイロン糸で縫合した。縫合終了後，軽く圧迫固定した（図VI・27-c）。

3週間後，二次植皮手術時にシリコーンシートを剥ぐと，筋肉，骨露出部も含めすべて新生した真皮様肉芽組織で覆われていた（図VI・27-d）。この真皮様組織の上部をガーゼで軽くこすって最小限のデブリードマンを行った後，生理食塩水でよく洗浄した。その後，大腿部から採取した厚さ約0.2 mmの薄い分層植皮を行った。植皮はほぼ完全に生着し，7年経過するが，植皮部は収縮もなく機能的かつ整容的に良好な結果が得られている（図VI・27-e）。なお，大腿の採皮部もほとんど瘢痕が目立たない（図VI・27-f）。

(a)	右下肢後面の熱湯によるIII度熱傷。受傷25日後, 手術時の所見。	(b) デブリードマン後, 大腿部は抗生物質徐放型人工真皮を貼付, 下腿部は人工真皮を貼付した。	(c) 3週間後, シリコーンシートを剝がし, 薄い分層植皮を行った。
(d)	分層植皮後2カ月。大腿部, 下腿部ともに収縮による皺が認められる。	(e) 術後約10年。大腿部はわずかに皺が残っているが, 下腿部は上部を除きほとんど皺がなくなっている。	(f) 術後約10年。採皮部の瘢痕は目立たない。とくに日焼けしている部分はほとんど目立たない。

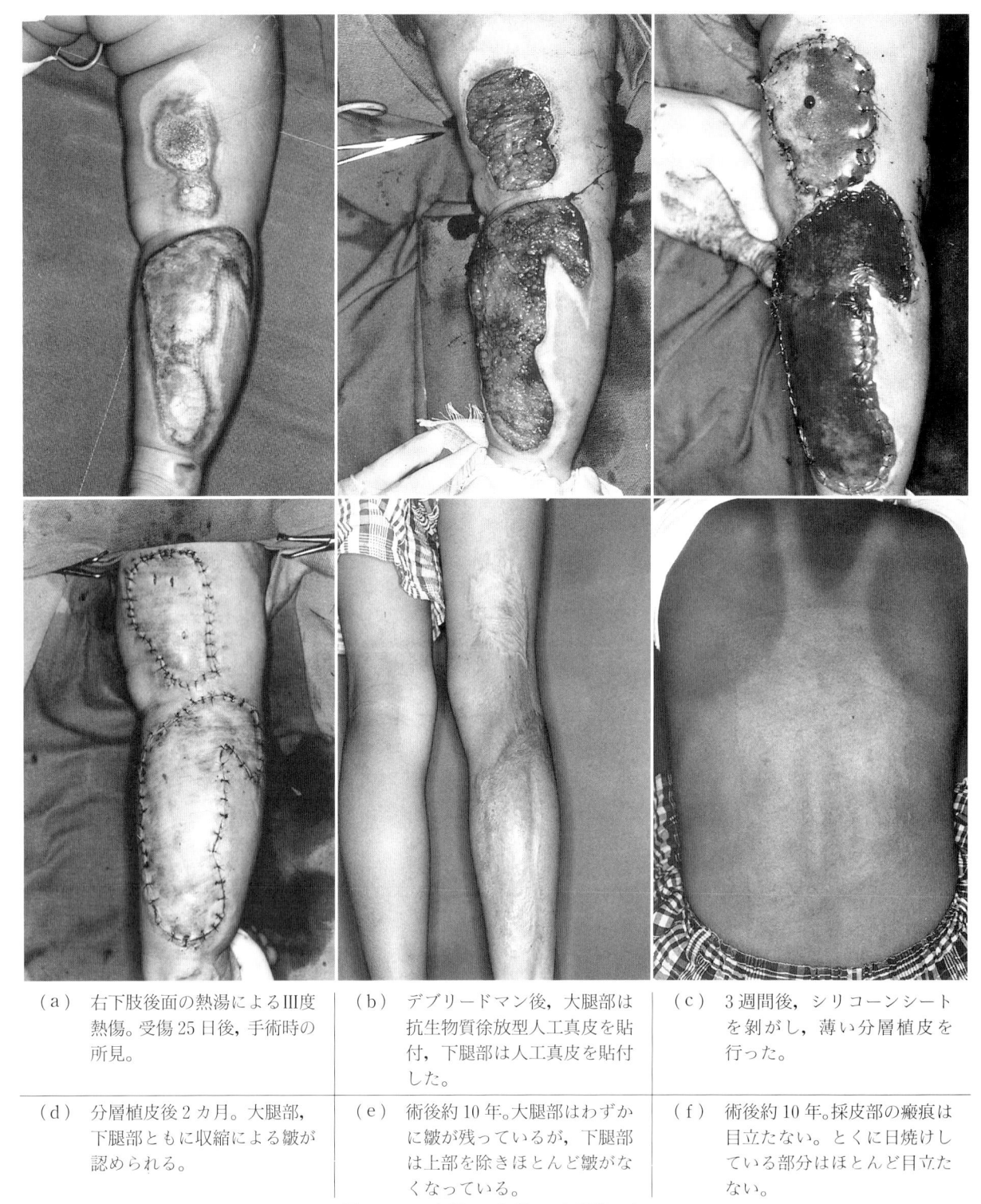

図 VI・26 症例1：生後11カ月半, 女

【症例3】 21歳, 男

火災による全身熱傷（体表面積の約53％）を受け, 壊死と感染のため下肢は切断されている。骨露出部の創面の閉鎖が遅れていたので, 同種培養真皮使用によって移植床の形成を試みた。同種培養真皮の使用にあたり香川医科大学附属病院の倫理委員会の承認と患者, 家族の文書による承諾を得た。デブリードマン後, 大腿骨断端の直径約15 mmの骨露出部（図VI・28-a）に同種培養真皮を貼付した（図VI・28-c）。同種培養真皮の上から軟膏メッシュガーゼをあて, さらにガーゼで被覆した。同種培養真皮の交換は1週間に2回行った。約2週間で大腿骨末端部にも良好な肉芽組織の増殖が認められた（図VI・28-c）。約6週間後, 自家メッシュ植皮を行い良好に生着した（図VI・28-d）。

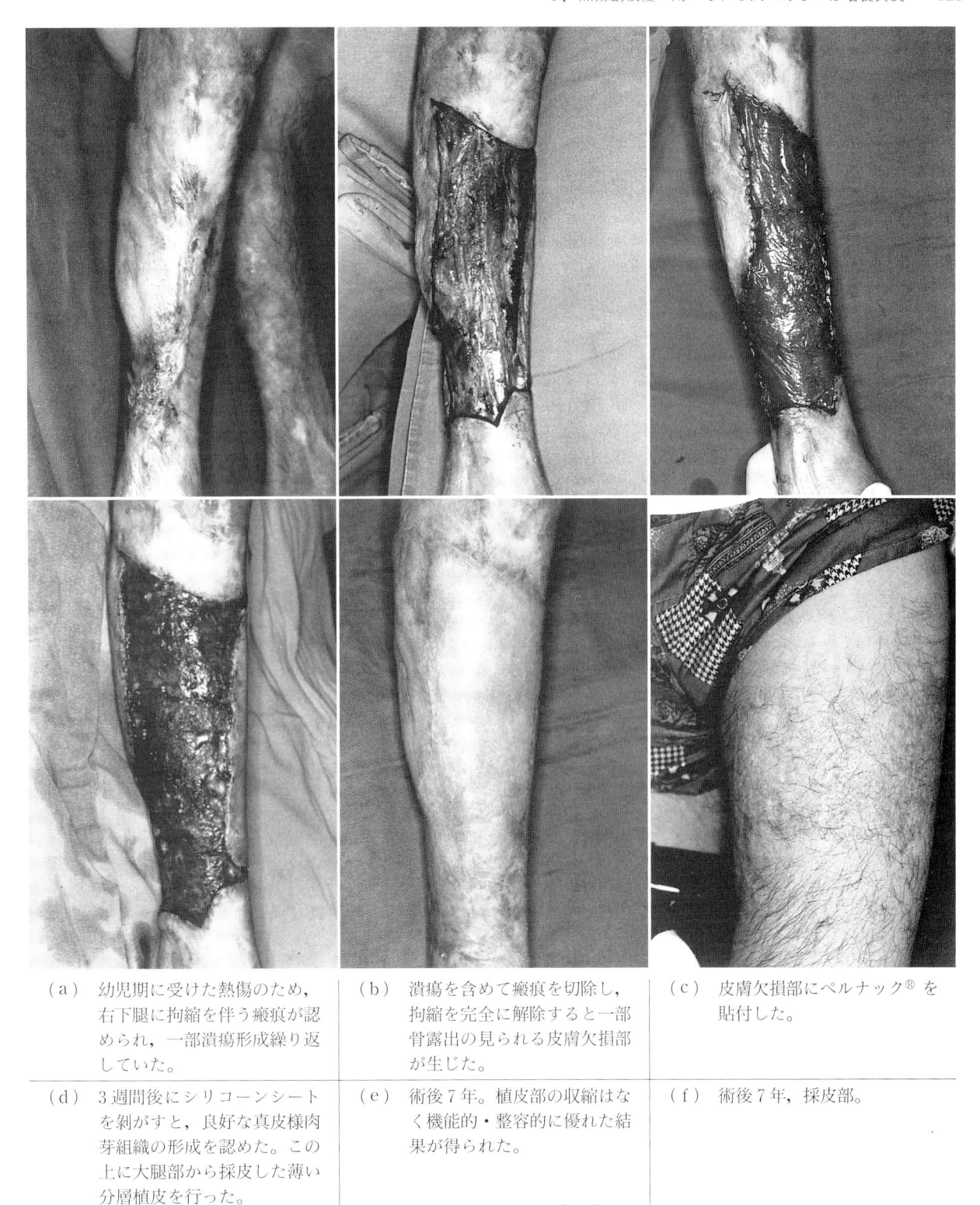

(a) 幼児期に受けた熱傷のため，右下腿に拘縮を伴う瘢痕が認められ，一部潰瘍形成繰り返していた。	(b) 潰瘍を含めて瘢痕を切除し，拘縮を完全に解除すると一部骨露出の見られる皮膚欠損部が生じた。	(c) 皮膚欠損部にペルナック®を貼付した。
(d) 3週間後にシリコーンシートを剥がすと，良好な真皮様肉芽組織の形成を認めた。この上に大腿部から採皮した薄い分層植皮を行った。	(e) 術後7年。植皮部の収縮はなく機能的・整容的に優れた結果が得られた。	(f) 術後7年，採皮部。

図 VI・27 症例2：41歳，男

F 考 察

1. 人工真皮

人工真皮の使用によって再生された真皮様肉芽組織は植皮の母床として最適であり，生着性に優れる。さらに，筆者らの長期経過観察結果では，薄い分層植皮を用いても植皮片の術後の収縮は少なく，初期に少し皺になることがあってもしだいに改善されていくことが確認されている[16)17)]。ただし欠点として，二期的手術を要するため，治療期間が長くなること，また感染に対する抵抗性がないことが挙げられる。したがって，人工真皮は症例2で示したような深く限局性の全層皮膚欠損創には好適応になるが，広範囲熱傷に対しては現状では第一選択とはなりにくい。二期的植皮の代わりに，一期的植皮も試みら

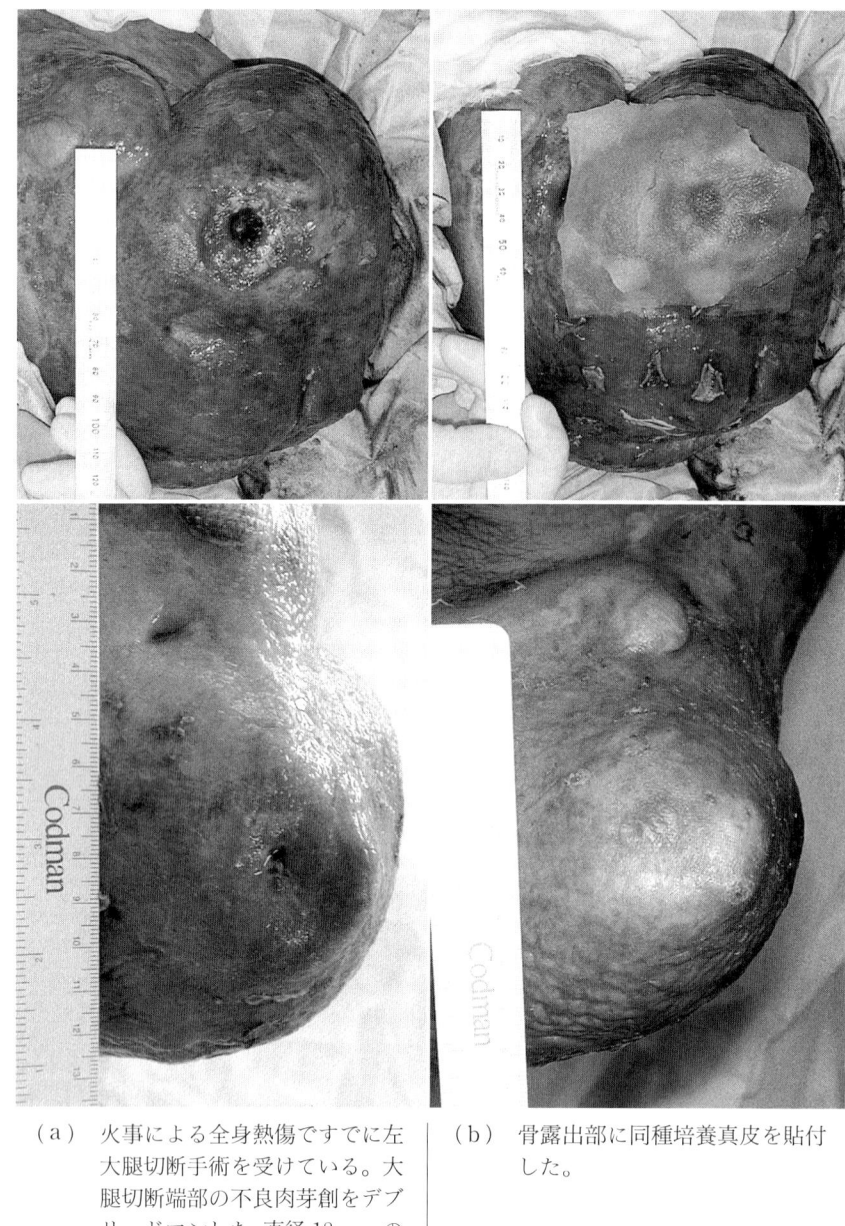

(a) 火事による全身熱傷ですでに左大腿切断手術を受けている。大腿切断端部の不良肉芽創をデブリードマンした。直径 18 mm の骨露出を認める。

(b) 骨露出部に同種培養真皮を貼付した。

(c) 同種培養真皮使用開始後 2 週。骨露出部はほとんど肉芽組織に覆われている。

(d) メッシュ植皮後 1 カ月。植皮は完全に生着した。

図 VI・28 症例 3：21 歳，男

れているが，必ずしも生着率が良くない[18]。

一方，メッシュ植皮の上から人工真皮を被覆して，メッシュの隙間の上皮化を促進するとともに，同部の疑似真皮組織化で機能的改善を図る方法が学会発表されている。特殊な症例に限れば有用かもしれないが，今のところ論文報告がなくコストに見合うだけの効果があるかどうかは不明である。

筆者らは人工真皮の種々の欠点を解決するために，いろいろな材料を開発してきた。

2．抗生物質徐放型[19]

化学架橋を加えていないコラーゲンスポンジにトブラマイシン含有ポリ乳酸 microsphere を注入した後，シリコーンを塗布し，改良型のコラーゲンスポンジの上層にかぶせて作製した。In vitro, in vivo の実験で徐放性と抗菌効果が確認され，臨床応用でも症例 1 で示されたように感染が予防ができ好結果を得た。しかし抗生物質の局所使用には，耐性菌出現の問題がある。また架橋を加えていないコラーゲンスポンジの使用が，術後の植皮部の収縮の原因となる可能性がある。

3. 抗菌剤徐放型[20]

サルファジアジン銀（Ag-SD）は幅広い抗菌スペクトルを有する抗菌剤として，広範囲熱傷や褥瘡の治療に用いられており，抗生物質に比べ耐性菌の出現が少ないと思われる。そこでAg-SDを人工真皮に添加した抗菌剤含有人工真皮を作製した[21]。In vitroにおいて，Ag-SD含有人工真皮はコラーゲンの分解に従いAgを放出することが確認され，放出されたAgの作用による細菌増殖抑制効果とコラーゲン分解抑制効果も認められた。

モルモット背部皮膚全層欠損創に緑膿菌および黄色ブドウ球菌を播種した汚染創にAg-SD含有人工真皮を移植すると，Ag-SD含有により細菌増殖は有意に抑制された。ただし，抗菌剤の濃度を上げれば，抗菌効果は増すが細胞毒性も強くなり，創部の治癒遷延にもつながるので，臨床応用までにはもう少し検討を要する。

4. 塩基性線維芽細胞増殖因子（bFGF）徐放型[21]

人工真皮貼付後，真皮肉芽組織再生までの期間を短縮させるために，塩基性線維芽細胞増殖因子（bFGF）の応用を検討した。bFGFは血管内皮細胞，線維芽細胞，表皮細胞などさまざまな細胞の増殖を誘導することにより，血管新生，創傷治癒を促進する働きがあり，ほかのサイトカインに先立って皮膚潰瘍治療に臨床応用されている。しかし，bFGFは半減期が短いので，徐放化材料を開発した。

bFGF溶液を直径約 $40\,\mu m$ の凍結乾燥ゼラチン粒子に滴下してゼラチンとポリイオンコンプレックスを形成させると，ゼラチンの分解とともにゼラチン粒子から放出される。In vivo実験でbFGF含有ゼラチン粒子を組み込んだ人工真皮のコラーゲンスポンジ内において10日目までbFGFの有効な徐放効果が確認できた。モルモットを用いた移植実験では，bFGF徐放型人工真皮は線維芽細胞の侵入増殖，血管新生の促進，コラーゲン産生の増加が認められた。

bFGFはすでに皮膚潰瘍の治療などに医薬品として臨床使用が認可されている。ゼラチンもすでに種々の医用材料として使用されており，このbFGF徐放型人工真皮の臨床応用は近い将来可能と思われる。ただし，河合らの実験ではbFGFは単回投与にしてもある程度の効果が得られているので，当面の臨床応用としては単回投与の繰り返しでも有効と思われる。bFGFと人工真皮の併用により，条件の悪い創への人工真皮の臨床応用が拡大することができよう。

さらに，今後はほかのサイトカインの徐放化やサイトカインの遺伝子導入も検討課題となってくるであろう。

5. 自家培養真皮

自家線維芽細胞を培養してコラーゲンスポンジに播種しておくことで，真皮様組織の再生が促進されることを筆者らは実験的に確認しているが，現時点ではつぎに述べる同種培養真皮や自家培養皮膚に比べて優位性に乏しいと思われる。ただし，今後の展開によっては臨床応用が進む可能性も残されている。

6. 同種培養真皮

同種培養真皮の使用により，かなり広範囲の骨露出面でも早期に肉芽形成が進むことが症例3で示された。黒柳が開発した同種培養真皮は，Dermagraft™やTransCyte™と異なり，マトリックスが線維芽細胞の足場として機能するだけでなく，創面においてマトリックス自体も創傷治癒を促す成分として機能するように設計されている。同種培養真皮は生細胞を材料としており，使用にあたっては感染創を避けるのが原則であるが，ドレッシングチェンジの頻度を多くし，十分創面を洗浄すれば，軽度の感染創には使用可能と思われる。今後多くの臨床使用成績が報告されれば使用効果がもっと明らかになるであろう。

ただし，人工真皮の項でも述べた，メッシュ植皮やパッチ植皮の上から被覆して，メッシュの隙間の上皮化を促進させる使用法は，効果はあっても，人工真皮以上にコストがかかる同種培養真皮の一般的な使い方にはならないであろう。

同種培養真皮は，解凍手技など使用方法の煩雑さやコストの面での問題はあるが，難治性熱傷潰瘍の治療に有用な材料であると思われる。　　　　（鈴木茂彦，川添　剛）

文　献

1) Yannas IV, Burke JF：Design of an artificial skin；1. Basic design principles. J Biomed Mater Res, 14：65-81, 1980
2) Yannas IV, Burke JF, Gordon PL, et al：Design of an artificial skin 2. Control of chemical composition. J Biomed Mater Res, 14：107-31, 1980
3) 鈴木茂彦，一色信彦，玉田　靖ほか：GAG添加コラーゲンとシリコーンの2層構造をもつ新しい人工皮膚の作成と使用経験. 日形会誌，6：221-231，1986
4) Suzuki S, Matsuda K, Isshiki N, et al：Experimental study of a newly developed bilayer artificial skin. Biomaterials, 11：356-60, 1990
5) Suzuki S, Matsuda K, Isshiki N, et al：Clinical evaluation of a new bilayer "artificial skin" composed of collagen sponge and silicone layer. Br J Plast Surg,

43：47-54, 1990

6) Matsuda K, Suzuki S, Isshiki N, et al：Re-freeze-dried artificial skin. Biomaterials, 14：1030-1035, 1993
7) Suzuki S, Matsuda K, Maruguchi T, et al：Further application of "bilayer artificial skin". Br J Plast Surg, 48：222-229, 1995
8) Koide M, Osaki K, Konishi J, et al：A new type of biomaterial for artificial skin：dehydrothermally cross-linked composites of fibrillar and denatured collagens. J Biomed Mater Res, 27：79-87, 1993
9) Hansbrough JF, Dore C, Hansbrough WB：Clinical trials of a living dermal tissue replacement placed beneath meshed, split-thickness skin grafts on excised burn wounds. J Burn Care Rehabil, 13：519-529, 1992
10) Purdue GF, Hunt JL, Still JM Jr, et al：A multicenter clinical trial of a biosynthetic skin replacement, Dermagraft-TC, compared with cryopreserved human cadaver skin for temporary coverage of excised burn wounds. J Burn Care Rehabil, 18：52-57, 1997
11) Gath HJ, Hell B, Zarrinbal R, et al：Regeneration of intraoral defects after tumor resection with a bioengineered human dermal replacement (Dermagraft). Plast Reconstr Surg, 109：889-893, discussion 894-895, 2002
12) Noordenbos J, Dore C, Hansbrough JF：Safety and efficacy of TransCyte for the treatment of partial-thickness burns. J Burn Care Rehabil, 20：275-281, 1999
13) Kuroyanagi Y, Yamada N, Yamashita R, et al：Tissue-engineered product：allogeneic cultured dermal substitute composed of spongy collagen with fibroblasts. Artif Organs, 25：180-186, 2001
14) 黒柳能光：厚生科学再生医療プロジェクト―同種培養真皮の開発．医学のあゆみ，200：247-251, 2002
15) 黒柳能光，久保健太郎，松井宏道ほか：同種培養真皮の製造と供給システム（厚生科学再生医療プロジェクト）．熱傷，印刷中
16) Suzuki S, Kawai K, Ashoori F, et al：Long-term follow-up study of artificial dermis composed of outer silicone layer and inner collagen sponge. Br J Plast Surg, 53：659-666, 2000
17) 鈴木茂彦，伊藤　理，宗内　巖ほか：人工真皮の開発と長期フォローアップ成績．熱傷，27：127-135, 2001
18) 浅井真太郎，伊能和彦，蛯沢克己ほか：熱傷創に対する人工真皮・皮膚同時移植の試み．形成外科，44：27-34, 2001
19) Matsuda K, Suzuki S, Isshiki N, et al：Evaluation of a bilayer artificial skin capable of sustained release of an antibiotic. Biomaterials, 13：119-22, 1992
20) Kawai K, Suzuki S, Tabata Y, et al：Development of an artificial dermis preparation capable of silver sulfadiazine release. J Biomed Mater Res, 57：346-356, 2001
21) Kawai K, Suzuki S, Tabata Y, et al：Accelerated tissue regeneration through incorporation of basic fibroblast growth factor-impregnated gelatin microspheres into an artificial dermis. Biomaterials, 21：489-499, 2000

VII

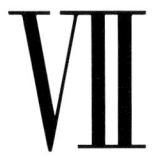

広範囲重症例を中心としたデブリードマンと植皮法

VII 広範囲重症例を中心としたデブリードマンと植皮法

SUMMARY

深達性II度熱傷創，III度熱傷創では軟膏療法による上皮化は期待しにくく，広範囲に及ぶ重症例では早期の創閉鎖が必須である。広範囲重症熱傷患者は，熱傷創面の創閉鎖が完了するまで高度の炎症反応，いわゆる全身性炎症疾患症候群（SIRS）の状態が継続する。また，残存する熱傷創面からの感染症の発症や敗血症そして多臓器障害に陥ってしまうと，その患者の生命予後は著しく不良となる。それゆえ，熱傷治療における外科的創閉鎖方法としてのデブリードマンと植皮術が重要となる。

近年，広範囲重症熱傷に対し，受傷後早期に壊死組織を切除し創閉鎖する超早期手術の有用性が認められつつある。本法を行うには綿密な周術期管理が必要になるが，熱傷患者への侵襲を軽減すべく，できるだけ短時間に手術を行わねばならない。そのための工夫として，われわれはIII度熱傷創面に対してfascial excisionではなく，フリーハンドダーマトームを用いたsequential excisionを施行し，短時間に広範囲な熱傷面積のデブリードマンを行うことを目標としている。

植皮方法としては，広範囲熱傷例での自家植皮片が不足する場合には，mesh skin graftやpatch graftを行っているが，現在では1994年に設立された東京スキンバンクネットワークからの同種皮膚移植が可能となり，症例に応じて積極的に利用している。また，植皮片の固定方法として，輪ゴムと事務用クリップを用いることで，短時間で確実なtie over法を行っている。このような工夫を行うことで，われわれは超早期手術において，約40％の熱傷面積のデブリードマンと創閉鎖が可能となった。

はじめに

広範囲重症熱傷においては，創閉鎖が完了するまで高度の炎症反応が消退せず全身性炎症疾患症候群（SIRS）が遷延し，熱傷患者の生命予後を不良にする。そこで最近では，広範囲重症熱傷に対し，受傷後早期に壊死組織を切除し創閉鎖する超早期手術が試みられ，その有用性が認識されつつある。わが国でも関西スキンバンクと東京スキンバンクネットワークの設立により，両地域においては同種皮膚移植が可能となった。それにより超早期手術の創閉鎖方法における大きな武器となり，救命率の向上に寄与している。

本稿ではおもに広範囲重症例を対象としたデブリードマンと植皮の基本的な方法，また最近の動向について述べる。

A 外科的壊死組織切除の方法

1. Tangential excision (sequential excision)

1968年，Jazenkovicにより報告されたデブリードマンの方法である[1]。この方法の目的は，できる限り健常組織を温存しながら植皮片を完全に生着させることである。深達性II度熱傷とIII度熱傷創面に対してフリーハンドダーマトームや軽便カミソリ（図VII・1）を用いて，りんごの皮を剝くように熱傷創面を薄く切除し，小さな出血点が認められるところまで，何回か繰り返し行う（sequential excision）。手背の深達性II度熱傷創面に良い適応となる（図VII・2）。

2. Fascial excision (筋膜上切除術)

広範囲で熱傷創面が炭化したような明らかなIII度熱傷創面が適応となる。本法の利点として，①筋膜上で切除するため壊死組織が容易であること，②移植床が血行がよい筋膜となるため植皮片の生着が良好であること，③切除に際し皮膚への穿通枝を結紮することで確実な止血ができること，などが挙げられる。

実際の方法としては，主として電気メスを用いて，皮

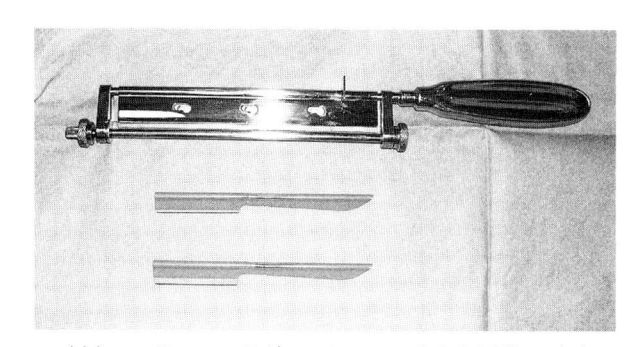

(上) フリーハンドダーマトーム。大きな面積にデブリードマンを行う時に用いる。
(中) 軽便カミソリ。小さな面積にデブリードマンを行う時に用いる。
(下) 実際に使用する場合には，歯を5 mm程度引き出して使用すると便利である。
図 VII・1 デブリードマン用の器具

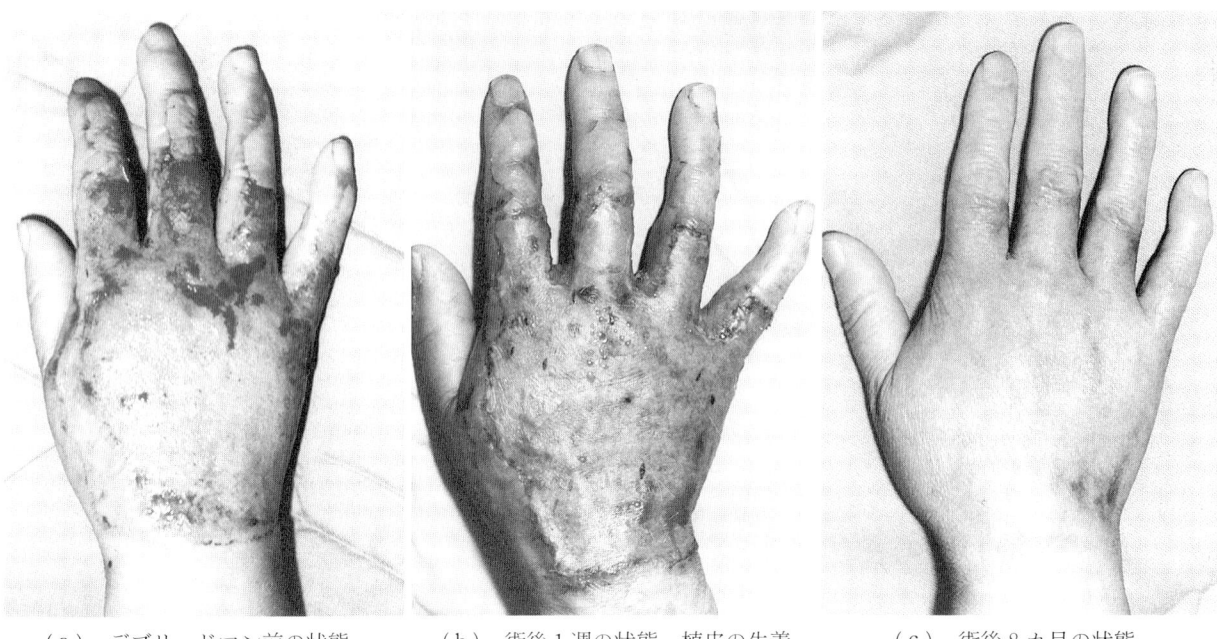

(a) デブリードマン前の状態。
(b) 術後1週の状態。植皮の生着は良好である。
(c) 術後8カ月の状態。

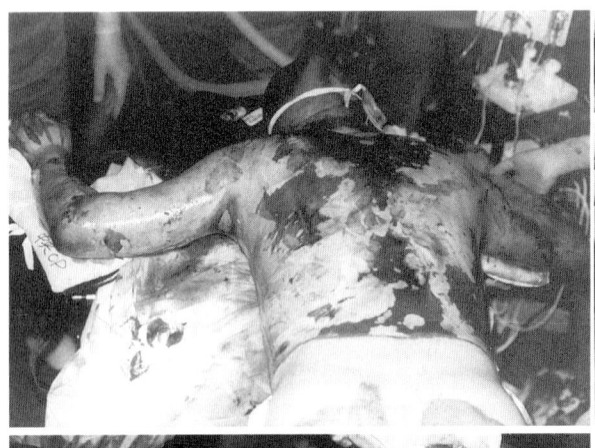

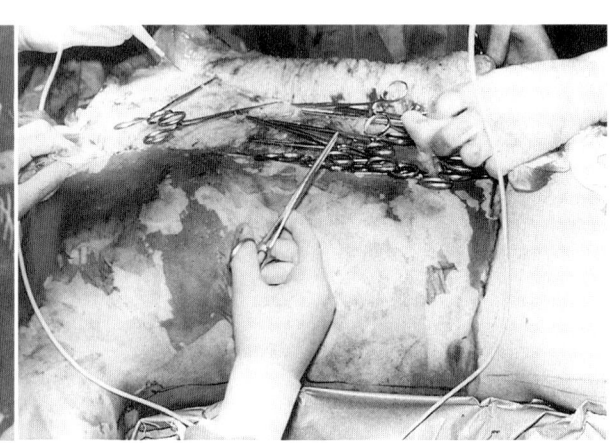

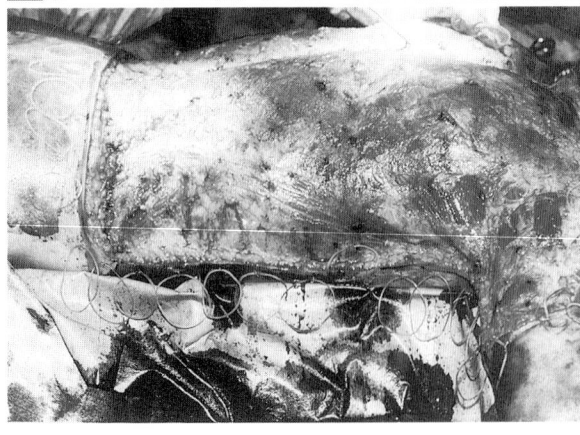

図 VII・2 手背の深達性II度熱傷例

(a) デブリードマン前の状態。
(b) 電気メスで切除し、コッヘルで止血を行っている。
(c) デブリードマン後の状態。

図 VII・3 広範囲熱傷例：背部のIII度熱傷

下脂肪層を含め筋膜上で切離していく。部位としては、体幹部が適応となる（図VII・3）。

しかし、本法は多くの欠点もある。とくに四肢において施行すると、皮下の静脈やリンパ管を切除してしまうことになり、術後に著明なリンパ浮腫を来すことも多く、機能的な障害を認めることが多い。また本法を行った部位は、周囲組織から著しい陥凹変形となり整容的にも大きな問題となる。それゆえ、本法の適応については十分な配慮が必要である。

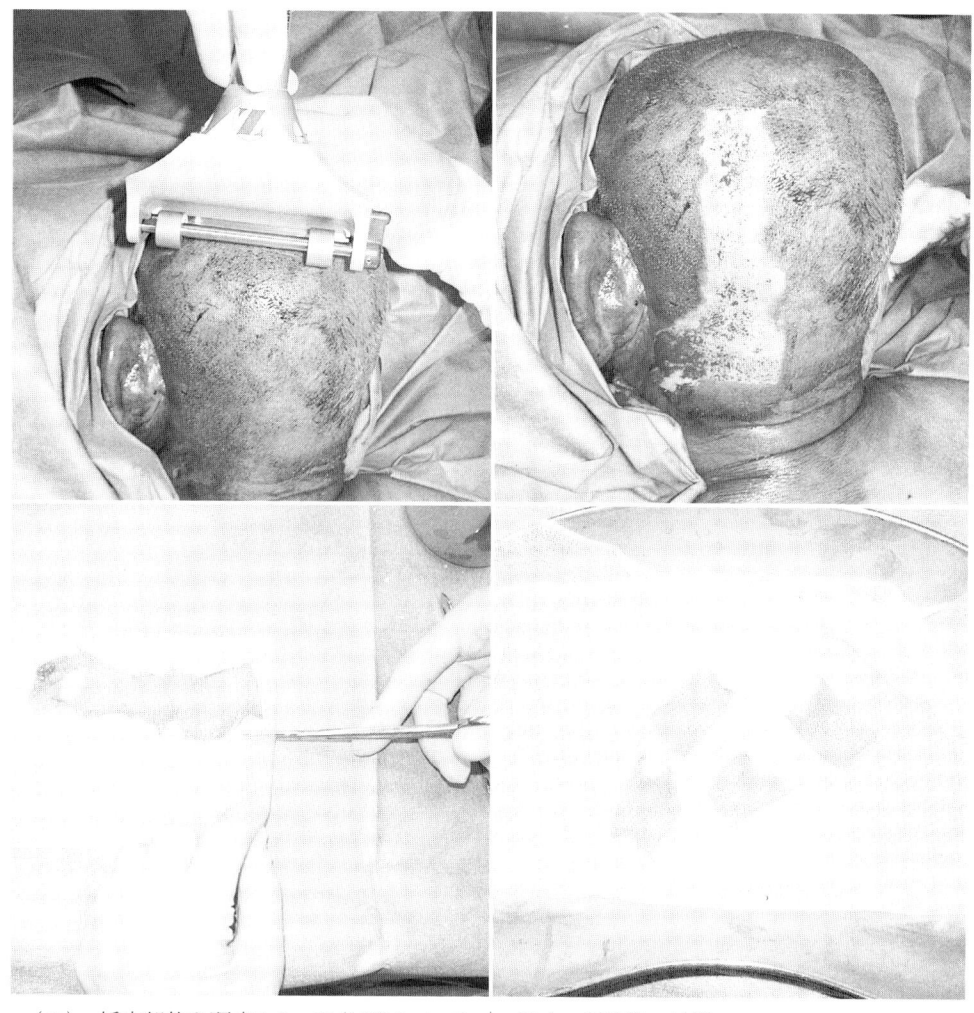

(a) 採皮部位を頭皮とし，11/1000 inch で採皮する。	(b) 採皮後の状態。
(c) 採皮片を軟膏ガーゼに乗せて，切手大の大きさに細片する。	(d) 細片された植皮片。

図 VII・4　Patch skin graft (postage stump graft)

B 植皮の方法

1．シート状分層植皮術

ダーマトームで採取した皮膚をそのままシート状に移植する方法である。比較的大きな植皮を行う場合や，術後移植片下の血腫が危惧される場合には，ドレナージ用に#11メスなどにより小さなスリットを多数作成するとよい。植皮が完全に生着すると，スリットの瘢痕が目立つことはない。

2．網状植皮術

分層植皮片を専用の器具（メッシャー）により，細かい切開を加え網のように広げて移植する方法である。網目の倍率が大きくなればなるほど，小さな植皮片で大きな面積を植皮することが可能となるが，網目の部分が広くなるため上皮化は遅れる結果となる。市販のメッシャーには，網目の倍率として，1：1, 1：1.5, 1：3, 1：4, 1：6 など何種類か用意されている。通常は植皮面積（被覆面積）と上皮化の両面から考慮して，1：3が用いられることが多い。

3．Patch skin graft (postage stamp graft)

分層植皮片を約 2×2 cm 大（切手大）の大きさに細分して熱傷創面に植皮する方法である（図VII・4）。各植皮片の間隔を約 1 cm 程度離して並べることで，少ない植皮片でより大きな面積の創閉鎖を図ることができる（図VII・5）。

本法には，高齢者の重症例や合併症のため全身麻酔が困難な症例に対し，ベットサイドで局所麻酔下に行える

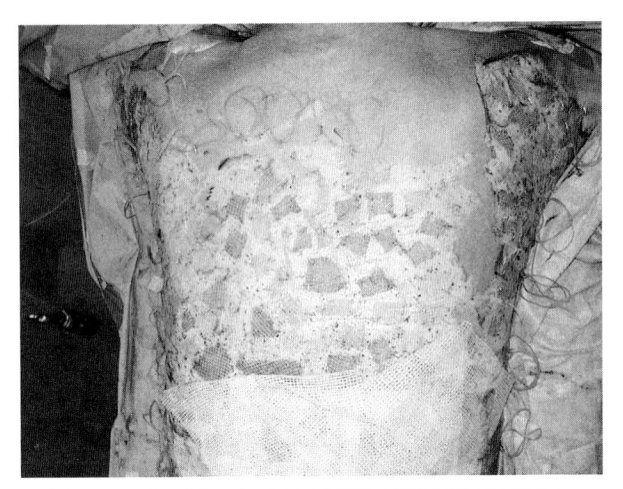

図 VII・5 切手大の植皮片が背部の熱傷創に移植された状態

利点がある。Tie over などの特殊な固定法も必要とせず，生着率も良好なため，重症例における積極的な創閉鎖方法として大いに活用すべきである。

4．凍結保存同種皮膚移植

近年，関西スキンバンク，東京スキンバンクネットワーク（以下 TSBN）の設立により，同種皮膚移植が可能となった。われわれも TSBN の参加施設として現在までに多くの症例にスキンバンクからの同種皮膚移植を行い，良好な結果を得てきた。成人の広範囲重症熱傷患者の創閉鎖だけでなく，幼小児の重症例にも有用である。幼小児の熱傷は，従来は両親などを皮膚のドナーとしたが，採取する皮膚の量に制限があり，また，皮膚提供者に瘢痕を残す多大な犠牲を払わざるを得なかった。しかし，スキンバンクからの同種皮膚移植が可能となった現在，このような犠牲を強いることもなく，必要な量を利用することができる。また，凍結保存された皮膚は，表皮が脱落した後，真皮が生着していることがあり，その表層に培養表皮移植することで創閉鎖が可能などの利点がある[2]。

【症例】 5歳，男，80%DDB（図VII・6-a）

経過：風呂に落ち全身に熱傷を受傷した。受傷後2日にすべての熱傷創面に tangential excision を施行した後（図VII・6-b, c），TSBN から供給された20枚の同種皮膚を移植した（図VII・6-d）。

約2週間後，同種皮膚の表皮は脱落したが，真皮は生着しており，その表層に自家培養表皮移植を行った（図VII・6-e）。その後，2回の植皮術を追加し熱傷創はほぼ完全に閉鎖された（図VII・6-f, g）。

5．混合植皮（intermingled skin graft）

広範囲熱傷において採皮部位がきわめて少ない場合，同種植皮と併用する方法である。通常，自家植皮片をpatch graft として植皮した後，その上に網状（1：3）にした同種皮膚を移植する（図VII・7）。同種植皮が脱落した後も，自家植皮片からの表皮再生が速やかに起こるため，比較的早期の創閉鎖が可能となる。

C 超早期手術の実際

近年，わが国においても，広範囲重症熱傷に対し超早期手術が行われるようになってきた。日本熱傷学会用語集においては，手術時期を受傷後48時間以内に行うと定義づけている（表VII・1）。広範囲重症熱傷患者に対し超早期手術を行うには，できるだけ手術侵襲を少なくしなければならない。そのためには，出血量を少なくし，かつ短時間に効率良く壊死組織を切除し創閉鎖することが重要である。

従来から広範囲のIII度熱傷創面に対するデブリードマンは fascial excision が行われることが多かったが，最近ではフリーハンドダーマトームを用いた sequential excision による方法が漸増してきている。その理由として，短時間にデブリードマンが広範囲に施行でき，出血量も少ないからである（図VII・8）。

われわれの施設では，植皮術に際し手術時間の短縮を目的としてスキンステープラーを多用している。植皮片の固定や輪ゴムをステープラーで皮膚に固定し，事務用クリップを合わせて用いることで，簡便に tie over 固定ができ，手術時間の短縮化の一助となっている（図VII・9）。

D 考 察

深達性II度熱傷創，III度熱傷創では軟膏療法による上皮化は期待しにくい。一方，広範囲に及ぶ重症例では早期の創閉鎖が必須である。ひとたび残存する熱傷創面からの感染症が発生すると，容易に敗血症や多臓器障害を招来し，患者の生命予後を著しく不良とする。それゆえ，重症度を増すほどに熱傷治療における外科的創閉鎖方法として，デブリードマンと植皮術が重要となる。

Burke ら[3]の重症例に対する早期手術の有用性に関する報告以来，四半世紀が過ぎた。現在では米国の熱傷施設ではスタンダードな治療法となり，患者の救命率の向上のみならず入院期間の短縮や医療コストの削減など，さまざまな優れた点が報告されている[4〜12]。われわれも，

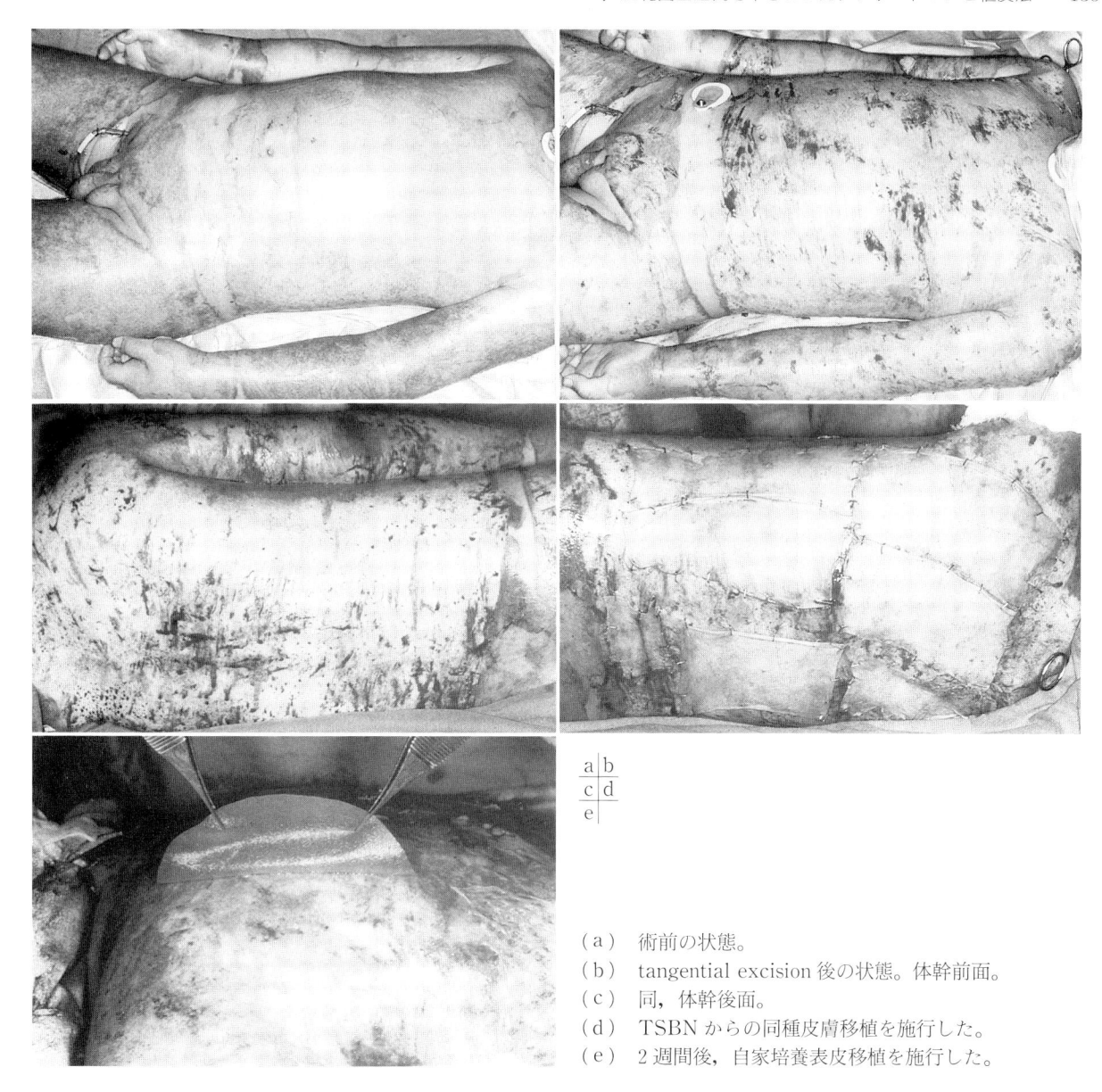

VII. 広範囲重症例を中心としたデブリードマンと植皮法　135

a	b
c	d
e	

（a） 術前の状態。
（b） tangential excision 後の状態。体幹前面。
（c） 同，体幹後面。
（d） TSBN からの同種皮膚移植を施行した。
（e） 2 週間後，自家培養表皮移植を施行した。

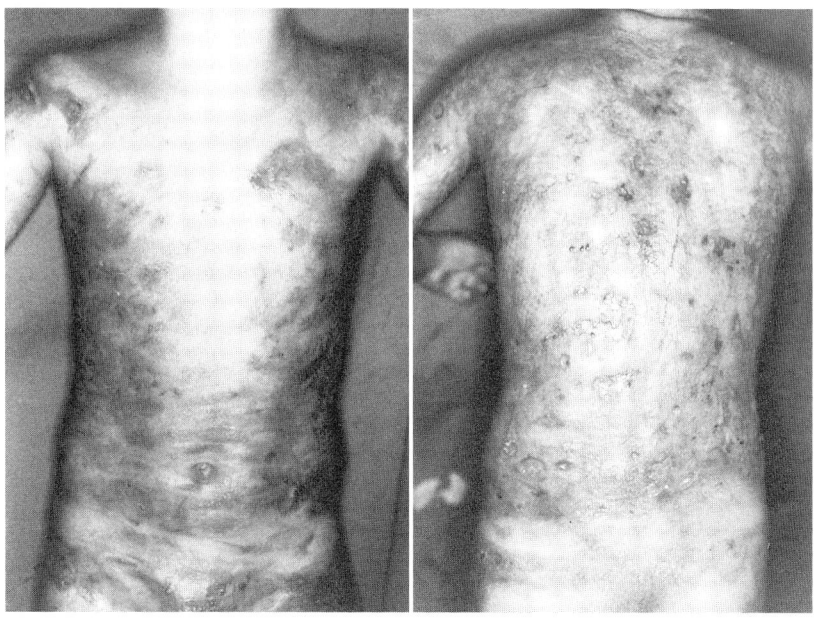

（f） 受傷後約 1 カ月半の状態。ほぼ上皮化が完了した。体幹前面。
（g） 同，体幹後面。

図 VII・6　症例：5 歳，男，80% DDB

1991年より広範囲重症熱傷に対し受傷後24時間以内の超早期手術を施行し，その有用性について報告してきた[13)～15)]。

しかしながら，熱傷ショック期に全身麻酔下で壊死組織を切除し創閉鎖するには，綿密な周術期管理と循環動態に対する周到な管理が必須であり，できるだけ熱傷患者への侵襲を軽減する工夫も必要となる。われわれは，全身管理への工夫として加温装置を用いた加温輸液を実施した。これにより低体温の予防と循環動態の早期安定化が得られた。実際の手術においては，より広範囲の熱傷面積をより短時間に行うこと目標にしている。

一方，効率の良いデブリードマンを行うよう工夫してきた。一般的には広範囲のⅢ度熱傷創面に対しては，多くの施設でfascial excisionが行われてきた。その理由として，①本法は筋膜上で切除するため壊死組織が容易に切除できること，②移植床が血行が良い筋膜となるため植皮片の生着が良好であること，③切除に際し皮膚への穿通枝を結紮することで確実な止血ができること，な

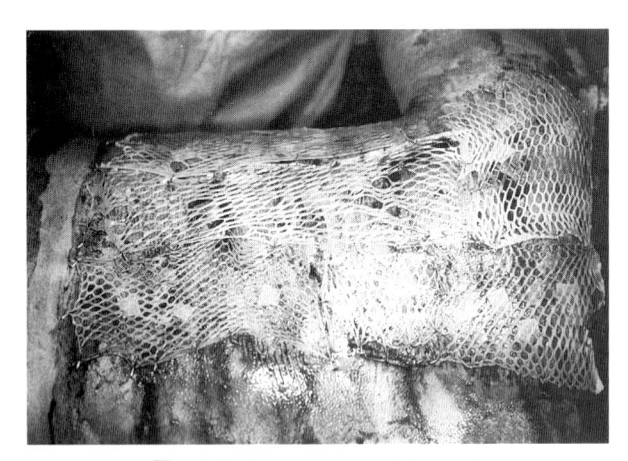

図 Ⅶ・7 Intermingled skin graft
自家 patch graft の上に，TSBN から提供された同種皮膚を網状にして重ねて植皮した。

表 Ⅶ・1 Excisionと植皮の時期による分類

① immediate excision：超早期（即時）切除（術）
② early excision：早期切除（術）
③ late excision：晩期切除

DB（ときにDDBを含む）に対しては早期創閉鎖のために外科的壊死組織除去と植皮術が適応となる。とくに広範囲熱傷患者に対して，熱傷創に感染が起こる前にできる限り早期に熱傷壊死組織の除去を行うことを早期切除術という。時期については一般的に受傷後48時間以内に行う手術を超早期切除術といい，5～7日以内を早期切除術，それ以降を晩期切除術という。
（日本熱傷学会用語集，1996より引用）

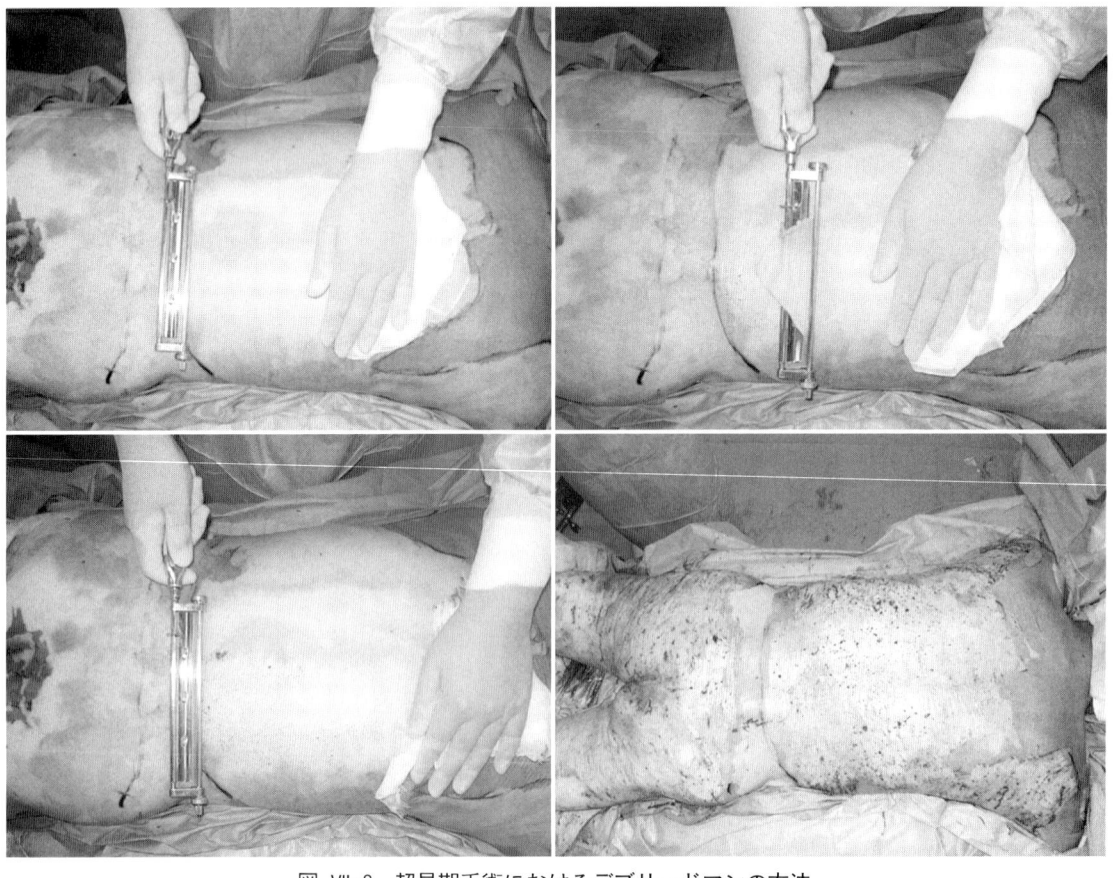

図 Ⅶ・8 超早期手術におけるデブリードマンの方法
背部Ⅲ度熱傷創面に対し，フリーハンドダーマトームを用いて良好な出血点が認められるまで連続して（sequential）壊死組織を切除していく。

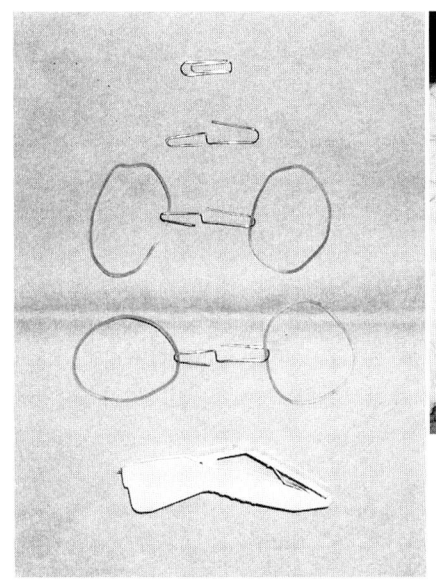

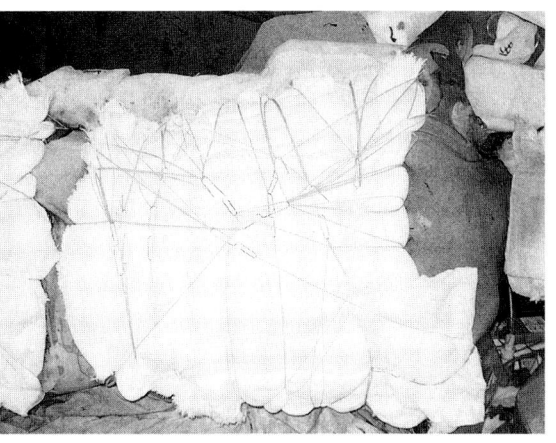

(b) 短時間で良好な tie over 固定が施行できる。

(a) 上から事務用クリップと輪ゴム，輪ゴムを止めるステープラー。

図 VII・9　輪ゴムと事務用クリップを用いた tie over 法

どが挙げられる。われわれも超早期手術の初期の頃には本法を行っていたが，意外と止血操作に時間がかかり，10〜15％TBSA 程度の熱傷面積の創閉鎖が限界であった。また，本法は皮下組織を全層切除するため犠牲が大きい。

そこで，フリーハンドダーマトームを用いた sequential excision に変更したところ，2〜3 回の切除を重ねる操作で大部分の壊死組織が切除でき，短時間に広範囲の熱傷面積を処理できるようになった。危惧された出血量に関しても，fascial excision より著明に増加することはなかった。さらに，sequential に行うことで，皮下の living tissue を温存することが可能となり，侵襲の軽減と整容的改善が図れるという結果を得た。

広範囲熱傷の植皮における問題は，採皮部位が制限され，自家植皮を行いにくいことである。しかし近年，スキンバンクの設立により，同種皮膚移植が可能となったことは大きな福音である。われわれは貴重なスキンバンクの皮膚を使用するにあたって，以下の植皮方法を選択することが多い。

すなわち，自家植皮片に同種皮膚を重ねて植皮する混合植皮法 (intgermingled skin graft) である。拡大利用の目的で網状植皮された同種皮膚の真皮から自家植皮片の表皮形成を促進する効果があり，早期に創閉鎖も期待できる。また，凍結保存された同種皮膚は，移植後約 2 週間で表皮は脱落するが，真皮成分は生着することが多い。それゆえ，この時期にあらかじめ準備しておいた自家の培養表皮移植により創閉鎖することも可能である[2]。

一方，植皮のより確実な生着には，植皮片の固定も重要な要素である。通常は絹糸を用いた tie over 法が用いられるが，広範囲になると絹糸の本数も多くなり，皮膚に縫着するにも時間がかかり，また植皮片上でそれらを結ぶ操作にも手間がかかってしまう。それゆえ，われわれの施設では以下の工夫を行っている。

すなわち，絹糸の代わりに輪ゴムをステープラーで皮膚に固定し，おのおのの輪ゴムを事務用クリップでつなぐようにする。この方法は非常に簡便で，短時間に確実な tie over が施行できる。また，術後に tie over を開けた後も，再度クリップを用いることで tie over を行うこともできるという利点もある。

われわれは以上の数々の工夫を重ねることにより，現在では広範囲重症熱傷患者の超早期手術において手術時間を 2 時間と限定して，約 40％TBSA の熱傷面積までデブリードマンを行い創閉鎖することが可能となった。広範囲重症熱傷の治療成績を向上するには，できる限り早期の創閉鎖がもっとも重要な要素となる。したがって，わが国においても行政支援によるスキンバンクネットワークの全国的拡大が早急に完遂されることを願う次第である。
　　　　　　　　　　　　　　　　　　(仲沢弘明，野﨑幹弘)

文　献

1) Jazenkovic Z : A new concept in the early excision and immediate grafting of burns. J Trauma, 10 : 1103-1108, 1970
2) Cuono CB, Langdon R, Birchall N, et al : Composite

autologous-allogenic skin replacement ; development and clinical application. Plast Reconstr Surg, 80 : 626-635, 1987
3) Burke JF, Bondoc CC, Quinby WC : Primary burn excision and immediate grafting ; a method shortening illness. J Trauma, 14 : 389-394, 1974
4) Deitch EA : A policy of early excision and grafting in elderly burn patients shortens the hospital stay and improves survival. Burns, 12 : 109-114, 1985
5) Desai MH, Herndon DN, Broemeling L, et al : Early burn wound excision significantly reduces blood loss. Ann Surg, 211 : 753-759, 1990
6) Heimbach D, Herndon DN, Luterman A, et al : Early excision of thermal burns-an international roundtable discussion, Geneva, June 22, 1987. J Burn Care Rehab, 9 : 549-561, 1988
7) Herndon DN, Barrow RE, Rutan RL, et al : A comparison of conservative versus early excision. Ann Surg, 209 : 547-552, 1989
8) Munster AM, Smith-Meek M, Sharkey P : The effect of early surgical intervention on mortality and cost-effectiveness in burn care, 1978-91. Burns, 20 : 61-64, 1994
9) Rutan TC, Hendon DN, Osten TV, et al : Metabolic rate alterations in early excision and grafting versus conservative treatment. J Trauma, 26 : 140-142, 1986
10) Sheridan RL, Tompkins RG, Burke JF : Management of burn wounds with prompt excision and immediate closure. J Intensive Care Med, 9 : 6-19, 1994
11) Thompson P, Herndon DN, Abston S, et al : Effect of early excision on patients with major thermal injury. J Trauma, 27 : 205-207, 1987
12) Tompkins RG, Remensnyder JP, Burk JF, et al : Significant reductions in mortality for children with burn injuries through the use of prompt eschar excision. Ann Surg, 208 : 577-585, 1988
13) 仲沢弘明, 野崎幹弘：広範囲熱傷の重症度と予後．日外会誌, 99 : 40-45 1998
14) 仲沢弘明, 野崎幹弘, 佐々木健司：超早期手術による医療費削減の可能性．熱傷, 24 : 256-261 1998
15) 仲沢弘明, 野崎幹弘, 佐々木健司：当科における超早期手術の実際と周術期管理．形成外科, 43 : 1073-1079, 2000

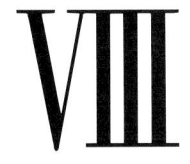

VIII 特殊領域の熱傷の早期処置

1 顔面,手部,足部,会陰部,肛門部
2 耳介の熱傷および熱傷後変形に対する治療

VIII 特殊領域の熱傷の早期処置

1 顔面，手部，足部，会陰部，肛門部

SUMMARY

顔面，手部，足部，会陰部とその周囲の新鮮熱傷の特殊性，その局所管理，手術適応，手術時期，手術手技上の問題点，術後管理について詳述した。

顔面熱傷では，多くは保存的に上皮化するが，眼瞼部など拘縮を起こすと機能障害を残す部位では積極的に植皮を行う。上皮化が見込めない深達性顔面熱傷は早期手術の適応がある。手背・足背部の深達性熱傷に対しては，早期切除を行い，良好な手・足の機能を温存する。これに対して，手掌・足底部熱傷は，できるだけ保存的に扱うのが基本である。会陰部とその周囲の熱傷では，その管理に工夫を要する。全身状態，年齢を考慮して管理方法を選び，通常は保存的に管理した後に植皮を施行するのがよいと考えられる。

はじめに

顔面，手足，会陰部，肛門部などの特殊部位の熱傷は，その治療に特別な配慮と知識・手技が必要となる。たとえば，熱傷重症度の基準である Artz の熱傷診断基準や American Burn Association Burn Severity Classification Schedule[1]においても，顔面，目，耳，手，足，陰部を含む熱傷は，機能的ならびに整容的問題が生じることから，重症熱傷と定義づけられている。本稿では，このような特殊部位での初期管理，創閉鎖のための手術適応とその実際について詳述する。

A 顔面熱傷

1. 顔面熱傷の特殊性

顔面は露出部であるために，熱傷受傷の頻度は高く，入院患者の30％以上に合併する[2]との報告があり，その多くは広範囲重症熱傷症例である。顔面熱傷の初期治療において，まず念頭に置かなければならないことは，高頻度に気道熱傷を伴うことである。とくに火炎熱傷や爆発の場合[3]，または乳幼児や小児において加熱液体が顔にかかる場合は，その熱傷範囲が小さく，軽症であるからといっても油断してはならない[4]~[6]。

顔面熱傷を合併する時は，気道熱傷の迅速かつ適切な診断と上気道の確保が治療上もっとも大切なものとなる。また，気道熱傷と同様に，爆発による顔面熱傷では，眼球損傷や外耳道損傷などの合併の有無も十分に注意する必要がある[7]。眼球自体の損傷や角膜熱傷（図VIII・1）の有無についての診断，眼内異物とくにコンタクトレンズの除去を早期に行うことが必要である。

顔面は解剖学的・機能的に多くの特徴をもつ。顔面皮膚は，血行が良く，皮脂腺に富み，熱傷受傷しても比較的上皮化しやすい。

眼瞼は遊離縁となっており，容易に瘢痕による変形や拘縮，とくに兎眼を来す。兎眼は，角膜の損傷を招き，視機能に重大な機能障害を残すに至る。口唇も眼瞼同様に遊離縁をもち，容易に瘢痕による変形や拘縮，とくに小口症（図VIII・2）を来し，摂食障害や構語障害をもたらす。耳介は薄い皮膚の直下に軟骨があり，容易に軟骨炎（図VIII・3）を来し，しばしば変形や欠損を来す。

整容面からも，顔面は特殊な部位である。顔面熱傷治療後の整容は社会生活を考えると非常に重要であり，社会生活への復帰に問題を残すこともまれではなく，中には社会から逃避的になる disfigured face syndrome[8]を生じる患者もあることから，周囲の人による精神的な支えが不可欠な熱傷である。

2. 顔面熱傷の局所管理

a. 開放療法と閉鎖療法

顔面は血行が良く，皮脂腺に富むため，比較的浅い熱傷では早期に上皮化が得られる（図VIII・4）。局所療法としては開放療法と閉鎖療法があるが，深達性で感染が著しいと考えられる場合を除き開放療法がとられることが多い。開放療法は比較的浅い熱傷において良い適応があり[10]，

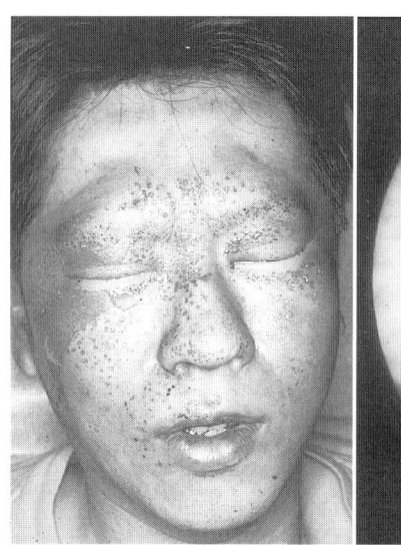

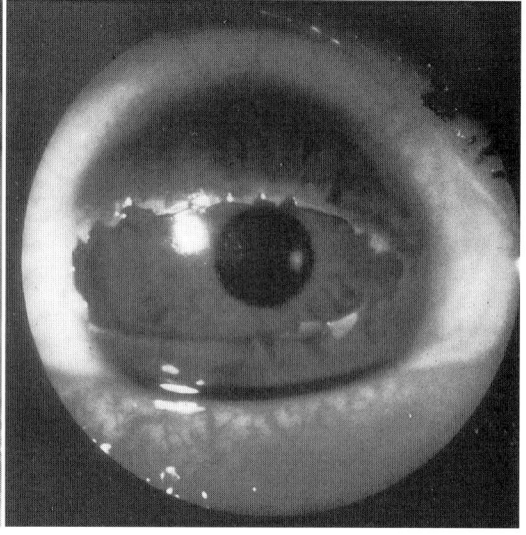

図 VIII・1　顔面熱傷に伴った角膜熱傷

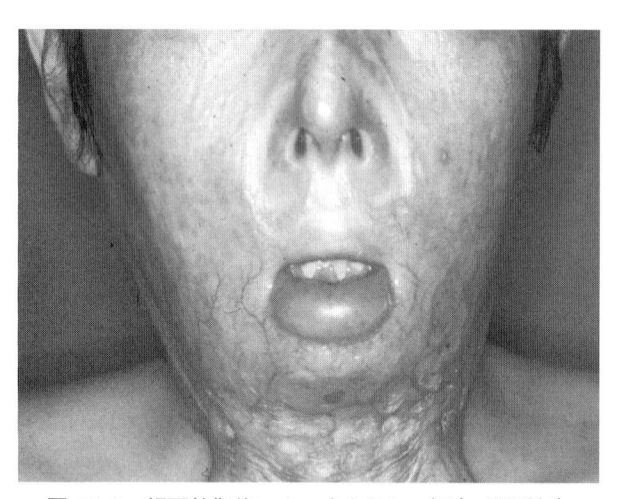

図 VIII・2　顔面熱傷後に小口症を呈し，摂食・構語障害を来した症例

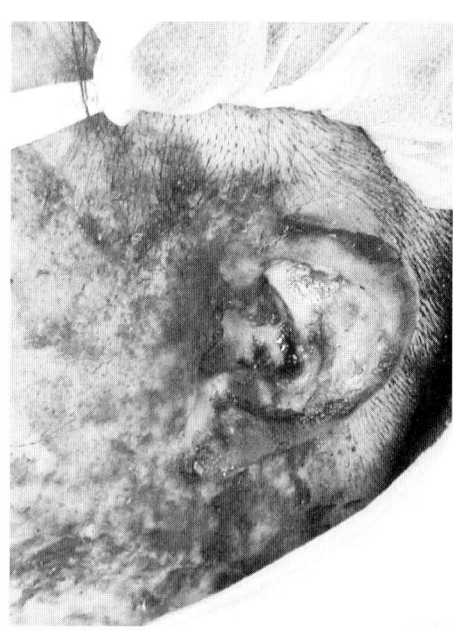

図 VIII・3　耳介部熱傷により容易に軟骨炎を来した症例

創面が直接観察可能であること，包帯交換が省け患者の苦痛も少ないなどの利点がある。しかしながら，焼痂の下に感染が進むような深達性の熱傷では，十分な注意が必要となる。

　実際の施行方法は，創面の洗浄・消毒の後にワセリン基材抗生剤軟膏を創面が乾かないように頻回に塗布し開放創とする。また，眼部には同様の眼軟膏を塗布する。

　一方，閉鎖療法は深達性の熱傷において有効である。Silver sulphadiazine cream（またはワセリン基材抗生剤含有軟膏）を塗ったガーゼに眼瞼部と口唇部に穴を開けて顔面に貼布し，包帯で閉鎖する。しかしながら，刺激性が強いので，眼裂や外耳道に局所療法剤が流れ込まないような注意が必要である。

　また近年においては，顔面熱傷に対して biological dressing[11]を用いることの有効性が知られている。湿らせたガーゼを用いた熱傷部のデブリードマンの後に，生体由来の創傷被覆剤を貼布することで良好な上皮化と疼痛軽減が得られる。

b．部位別局所療法

　耳介の熱傷においては，熱傷が深達性となって感染を併発すると容易に軟骨炎を生じ，最終的には耳介の変形や欠損をもたらす。初期治療においては，周囲の頭髪を除毛して清浄化を図り，さらに包帯や枕などによる圧迫を避けるよう十分な注意が必要である。耳介部は広範囲熱傷治療においてはあまり目を向けられないことが多く，耳介変形を残してしまう症例が多いので，できれば早期に植皮を行うことを勧める[12]。

　眼瞼部の皮膚は顔面の中でもっとも薄く，熱傷が深達化しやすい。また，浮腫などで眼瞼の外反を来し角膜が露出することもあり，十分な眼軟膏の塗布，または一時

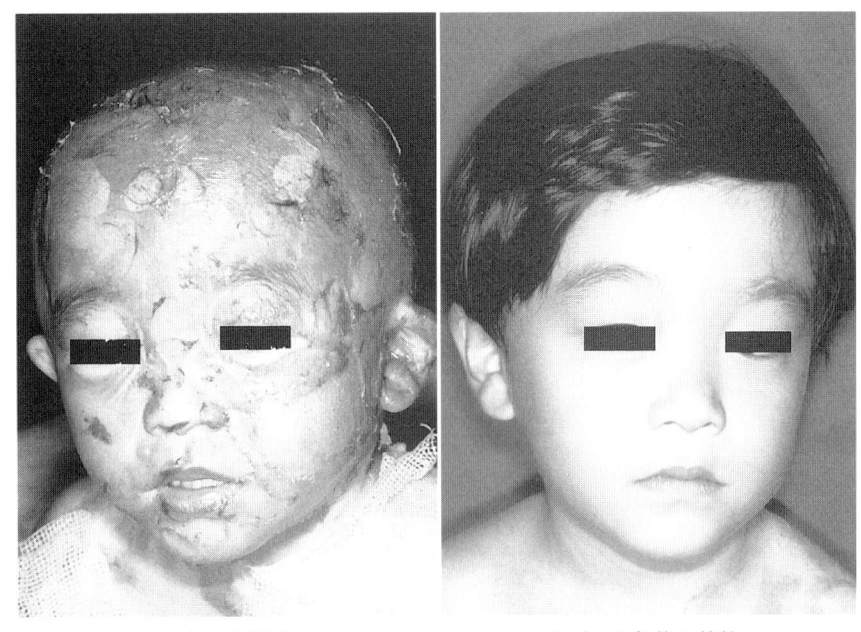

(a) 受傷時。　　　　　　　　　(b) 1年後の状態。
図 VIII・4　小児顔面 II 度熱傷例
開放療法により良好な上皮化が得られた。

的な瞼板縫合（tarsorrhaphy）[13]を必要とする場合もある。

3．顔面熱傷の術前評価と手術適応

　顔面熱傷の手術適応を決定するのは非常に難しい。これは，合併する熱傷の重症度に関連しておのおのの症例での手術適応が異なること，またどのような植皮方法を取るか，その後の再建の計画をどのように考えるかで，適応が異なってくるためである。

　一般的には3～4週間で上皮化が得られない場合，あるいはそれが予想される場合には手術適応といってよい。熱傷深達度では，DBまたはDDBでも感染の影響で上皮化が遅れるような症例が適応となる。さらに，部位的には上眼瞼の瘢痕性外反や兎眼がある場合，またはその発生が予想される場合は絶対適応である。しかし，小児例ではできるだけ保存的に治療するのが原則である。

　手術時期については，従来では上皮化が得られずに肉芽創になりつつある状態で，デブリードマンと植皮術を行う傾向があった。しかしながら，その機能的ならびに整容的結果には十分満足のいかないものもよく見られた。そのため，現在では広範囲受傷熱傷においても受傷後2週（7～10日）に，創閉鎖が遅れると予想される症例に対して手術を行い，良好な結果を得ている報告が多い[7)14)15]。

　また，DDBではいわゆるtangential excisionの概念に基づき，7日以内に真皮層を残しsequentialに切除，分層植皮を行うことで，さらに良い整容的結果を得ることができる（図VIII・5）[7)14)16)17]。

4．顔面熱傷の手術手技とその注意点

　一般のDBに対する植皮ではaesthetic unit（図VIII・6）[18]に従い，その1つのユニットを1枚のシート状植皮により移植すれば，植皮縁が目立たなく整容的に良いとされてきた[7]。しかし，この方法では，植皮を要さない範囲も含めて植皮をすることになるために，広範囲の熱傷創に対しては適応となるが，小範囲の場合には適さない。このため，より小さなサブユニットを用いる場合もある。

　また，眼瞼縁，口唇縁，鼻孔底などは，aesthetic unitに従って植皮するのではなく，軽度の熱傷があっても，できる限り温存すべきという意見もある[19]。また，DDBに関しては，真皮成分が残存するので，植皮縁の形状にはあまりこだわる必要はないともされる[17]。

　植皮片の厚さに関しては，DBに対しては全層植皮が良いという意見もあるが，実際には採皮量の制限から厚め分層植皮で十分と思われる。

　眼瞼は機能的に非常に重要な部位であり，その面積も比較的小さいので，全層植皮を適応すべきである。恵皮部も，耳介後部，鎖骨上窩などが適当である。厚めの分層植皮によっても一時的には十分良い機能的・整容的結果が得られるとされるが，長期で見れば再手術を要することが少なくない。このため，全層植皮の方が外反や兎眼の再発が少なくより有効である[20]。

　手術では，非常に血行の良い顔面をsequentialにデブリードマンを行うために，出血のコントロールが大きな

(a) 術前。　　　　　　　(b) 術中。　　　　　　　(c) 術後。

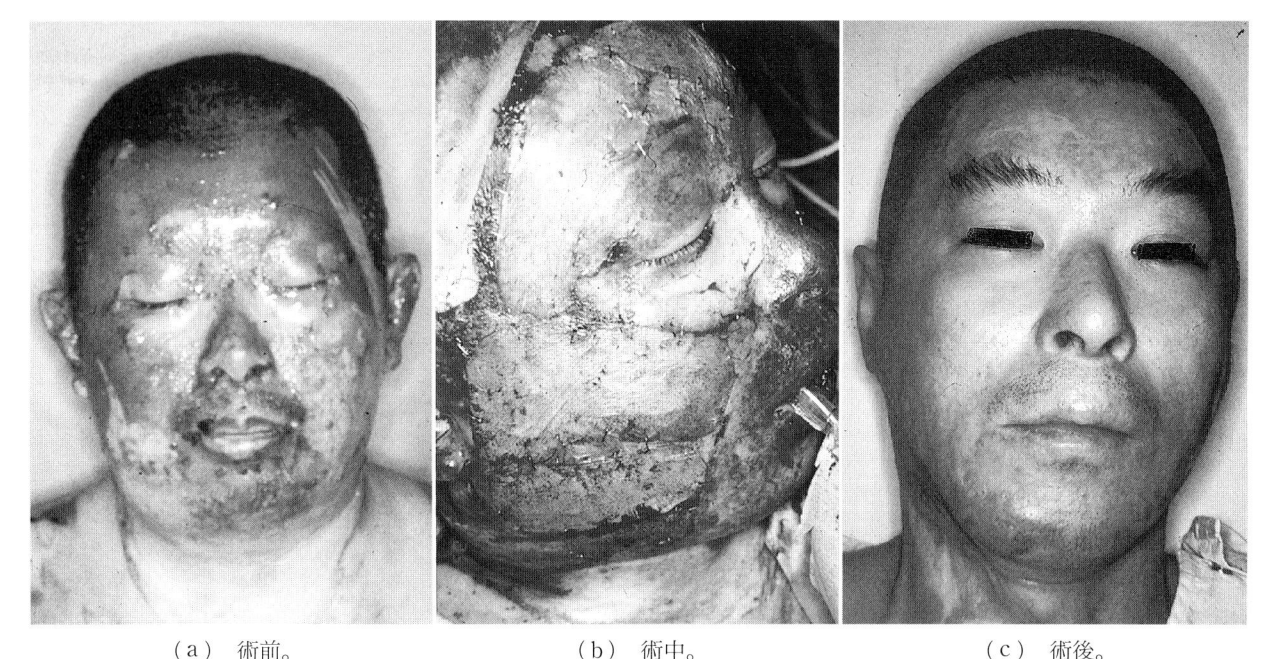

図 Ⅷ・5　顔面のⅡ度深達性熱傷に対する tangential excision 例

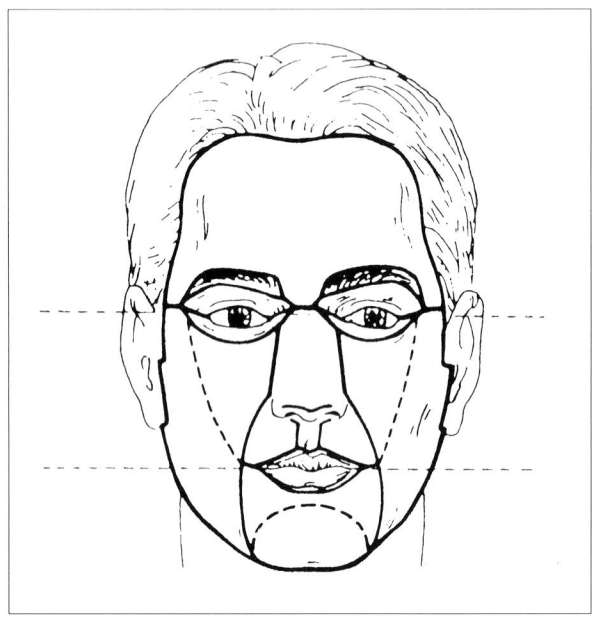

図 Ⅷ・6　顔面の aesthetic unit
(Engrav LH, Heimbach DM, Walkinshaw MD, et al : Excision of burns of the face. Plast Reconstr Surg, 77(5) : 744-751, 1986 より引用)

問題である。エピネフリン添加生理食塩水の局所注入，エピネフリン添加ガーゼによる圧迫はもちろんのこと，いかに短時間で手術を終了させるかが重要である。頬部では口腔内にガーゼパッキングを行うとデブリードマンが行いやすい[17]。

5．顔面熱傷の術後管理

顔面熱傷の植皮直後の管理で重要なことは，いかにして血腫による植皮の生着不良を防ぐかに尽きる。このため，厳重な tie over dressing を用いることが一つの良い方法である。しかし，この方法では植皮後に血腫が生じても分からないため，植皮後2～3日間は開放療法に準じて管理し，連日植皮下の出血を綿棒で押し出し，完全に止血したところで閉鎖療法にもっていくという方法もある。

また，植皮後の肥厚性瘢痕予防では，圧迫療法[21]を用いる。伸縮性の布のフェイスマスクやプラスティック性のフェイスマスクなどが汎用されるが，本邦においてはまだ一般的ではなく，長期の装着例は少ない。また，このようなフェイスマスクによる瘢痕管理は非常に有効であるものの，小児期からの装着においては，下顎の成長障害や顎関節障害の発生も知られており注意を要する[22]。

B 手部熱傷

1．手部熱傷の特殊性

手部も露出部であるために，熱傷受傷頻度の高い部位である。このために，顔面熱傷と同様に整容的重要性がある。また手部の皮下組織には，腱，関節，神経，血管などのきわめて複雑な解剖学的構造が存在し，それぞれが微細な運動に関与するので，その解剖学的・機能的特殊性を熟知することが手部熱傷の治療には重要となる。なお，手背と手掌では解剖学的特徴がまったく異なるため，その治療方針も異なってくる。

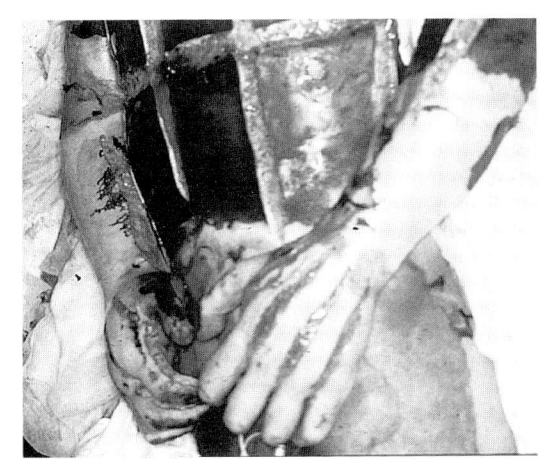

1．顔面，手部，足部，会陰部，肛門部　145

図 VIII・7　減張切開を施行した広範囲熱傷例

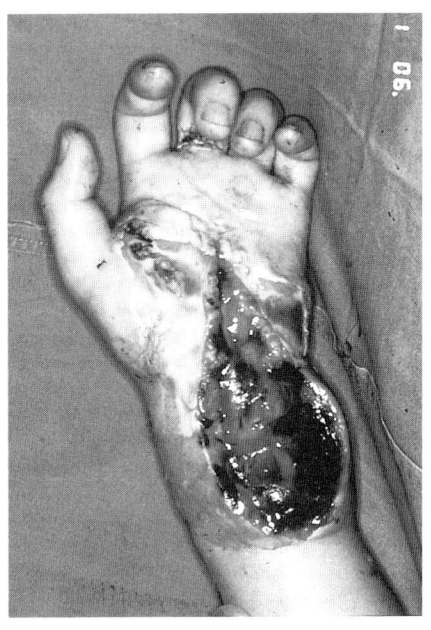

図 VIII・8　手部電撃傷症例での手根管開放

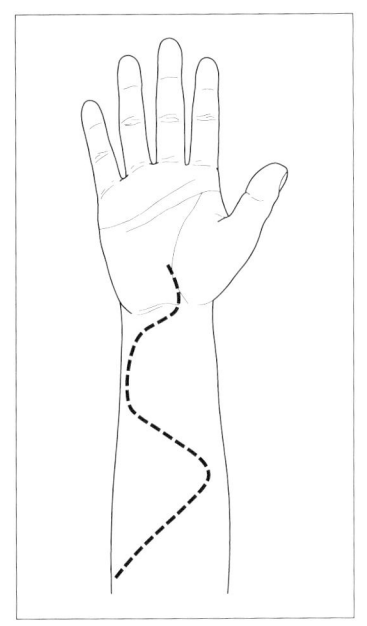

図 VIII・9　前腕から手関節の減張切開

2．手部熱傷の局所管理

初療時にもっとも重要なことは，手指の血行障害の評価である．手部の全周に及ぶ DB，ときには DDB においても，浮腫の亢進と熱傷皮膚の伸展性の制限から，皮下組織内圧の上昇が起こる．これにより血管の圧迫，血管攣縮，神経の圧迫などが起こり，末梢循環不全，血栓形成，壊死・変性，知覚・運動障害を起こす危険性がある．

これを防ぐには，減張切開が必要となる．切開は長軸方向に沿って行い，手背では各伸筋腱間，指部では側切開とする（図VIII・7）．手関節周囲では，前腕よりの尺側の縦切開から尺骨神経管を開放し，正中に切開を進め正中神経を開放する[23]（図VIII・8，VIII・9）．

合わせて，熱傷受傷による浮腫の進行は熱傷創の深達化，関節の可動域制限につながりかねないので，初期より積極的な上肢挙上が必要である．

局所療法においては，II度熱傷の場合はできる限り水疱膜を温存し，内部の水疱液のみを除去し，水疱膜を圧着しておく．この際に開けた小孔から創面を観察し，SDB と DDB の鑑別をするのがよい．

II度熱傷ではワセリン基材抗生剤含有軟膏と非固着性ガーゼを，DB（とくに羊皮紙様）の場合には silver sulphadiazine cream を用いるのが一般的である．この時，クリームを塗布した手にグローブ状のものをかぶせて管理するのもよい[24)25)]．SDB では創傷被覆剤を用いてもよいが，この場合，水疱膜を除去してから貼布する．

Dressing は，さばいたガーゼを十分に指間に入れて bulky dressing とし，intrinsic plus position，または，functional position の良肢位を取ることが重要である．とくに，母指が対立位を取っており，近位指節関節が過屈曲になっていないように十分注意する（図VIII・10）[26)27)]．近位指節関節が過屈曲になると，近位伸筋腱中心索の損傷が起こりやすく，植皮による創閉鎖が難しくなり，後に難治性のボタンホール変形となる．初期より dressing 内で指の自動運動を十分に行うことも浮腫の軽減，関節可動域の確保に不可欠である．また，軽症例では包帯交換時の温浴と，その時の自動運動も有効である[26)27)]．

手部は前述した通り，手背と手掌では解剖学的にまったく異なるため，その術前の評価，手術適応，手術手技もおのずから異なる．以下に部位別に記載する．

3．手背部熱傷の術前評価と手術適応

手背部は皮膚が下層との可動性に富み，十分な皮膚の

ゆとりが必要な部位であると同時に，直下に伸筋腱機構，関節があり，これらの部位に損傷が及びやすい。このため，早期手術が原則であり，3～5日以内，遅くとも7日以内に手術を行うのが理想的である[28]。広範囲熱傷の場合には救命を優先させるため，まず熱傷総面積の縮小を図るために手部熱傷の治療は後回しとなり，1～2週間の間にならざるを得ないことが多い。その場合の手術成績は，やはり小範囲熱傷の場合に比べ良くない[29][30]。

手背部のDDBでは，そのまま上皮化させることが可能ではあるが，瘢痕拘縮により，背屈位の拘縮を来し機能障害となることが多い。その予防には，Janzuekovicの提唱したtangential excisionが良い適応である。受傷後3～5日の間に，壊死に陥った真皮上層の凝固帯を切除し分層植皮を行うことで静止帯が壊死に陥いることを防ぎ，より多くの真皮成分を温存することで，機能的に良好な手背皮膚を再建することができる（図VIII・11）[31]～[33]。

DBも，当然ながら早期切除の適応である。なお，感染の併発は伸筋腱，関節に損傷が及びやすく，高度の機能障害を残しやすい。

4. 手背部熱傷の手術手技とその注意点

手術に際しては必ず駆血帯を使用し，出血量の減少に努める。デブリードマンはカミソリを用いるのが簡便でよい。深さは，非駆血下に小範囲を切除して，小出血点が見られる深さを指標とするのがよい（図VIII・12）。駆血下で行う場合は，DDBでは赤くうっ血した浮腫状の真皮は切除し，ごく薄いピンク色の真皮または白色の浮腫状でない真皮が下層に残るまで，DBでも同様に赤くうっ血した脂肪織は切除する。

新鮮熱傷での植皮は分層植皮とする。DBによる全層欠損に対しては中間層より厚めの分層植皮を，DDBに対するtanagential excisionでは，中間層より薄めの分層植皮がよい。植皮においては，指間の直線的なmarginal

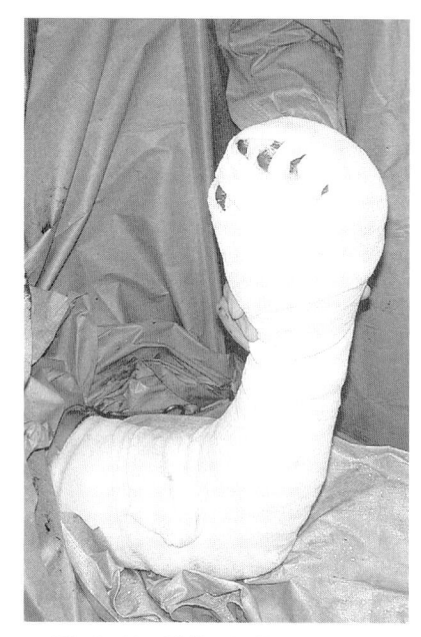

図 VIII・10　手部のbulky dressingをした状態

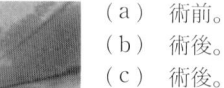

(a) 術前。
(b) 術後。
(c) 術後。

図 VIII・11　手背部II度深達性熱傷に対するtangential excision

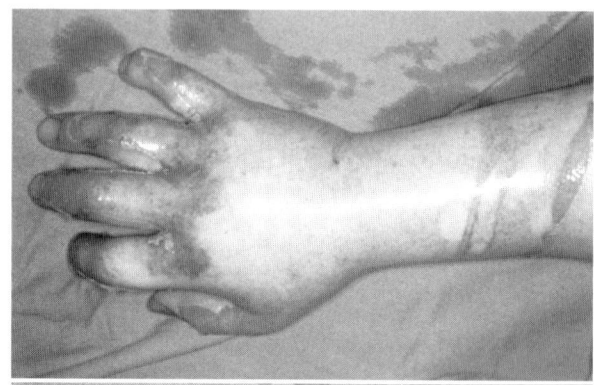

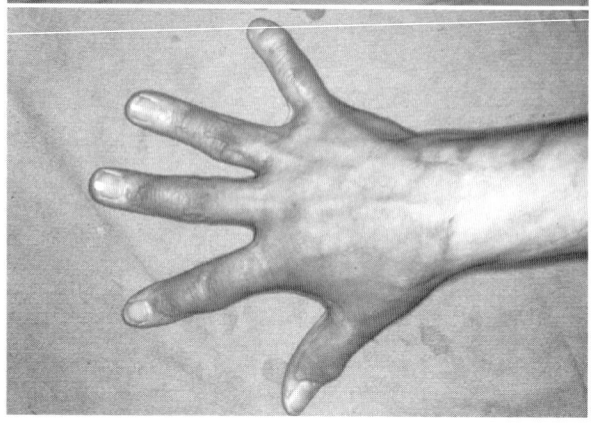

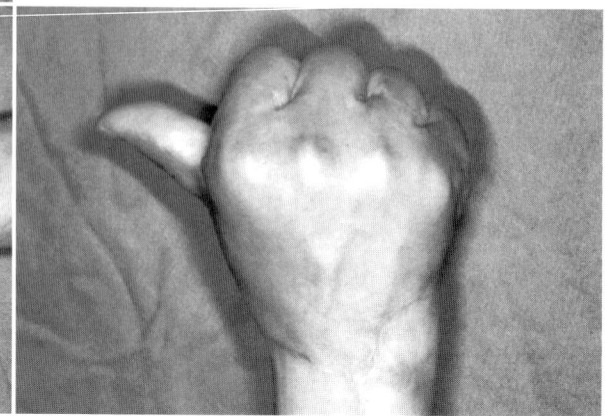

a
b｜c

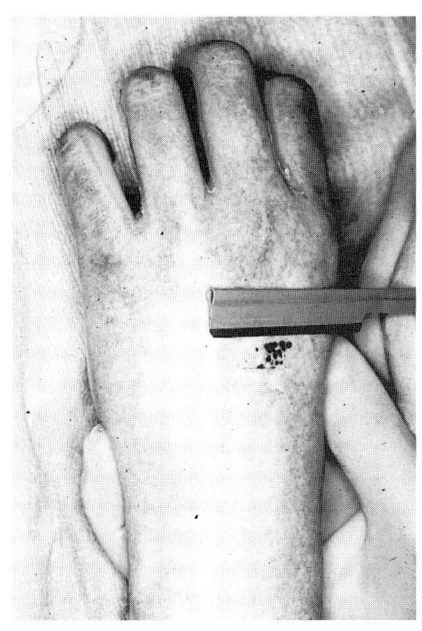

図 VIII・12　手背部熱傷のデブリードマン
非駆血下に小範囲を切除し小出血点が見られる深さを指標とする。

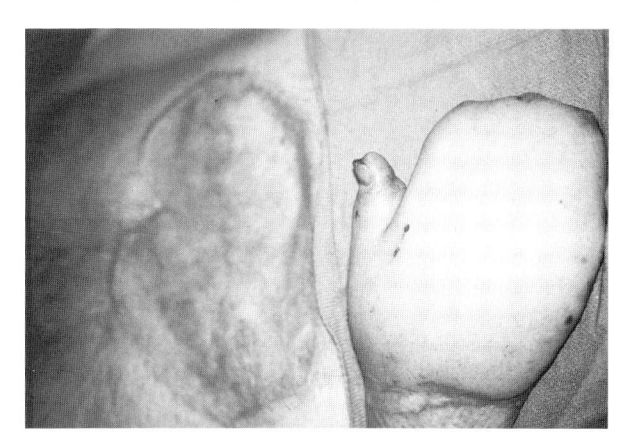

図 VIII・13　腹壁皮弁により再建した症例の術後
この後に指の分離術を施行した。

scar による拘縮を予防するために，植皮辺縁がジグザグとなるように指間にも植皮片が入るよう心がける[34]。

5．手掌部熱傷の術前の評価と手術適応

　手掌部熱傷は，広範囲熱傷に合併する場合以外では，小児において受傷の頻度が高い。とくに乳児期の熱固体把握による場合と，炊飯器などによる高温蒸気による手掌熱傷が多い[35)36]。

　手掌部熱傷は，保存的療法を基本とする。手掌は，豊富なエクリン汗腺が存在するため，一見植皮が必要そうに見えても上皮化が得られることが多いためである。また，厚い角質層，真皮に豊富な弾性線維や膠原線維があり伸展性に乏しいが，外的刺激に強いという特殊性を有している皮膚であり，この特性は植皮によっては再現できないため，できる限り保存的加療を行うべきである。さらに，厚い皮下脂肪織のため損傷が深部組織に及び難く，自然上皮化しても比較的瘢痕も目立たない。

　手術時期に関しては，成人症例では上皮化が得られないことが明らかとなる受傷後 2〜3 週以降となる。これに対して小児熱傷では，できる限り保存的に加療を行う。これは，小児では拘縮を起こしても，成人と違い非可逆的な関節拘縮を来すことが少ないので，二次的瘢痕形成後に再建をした方がよい場合が多いためである。しかしながら，flame burn や contact burn による明らかな深達性熱傷の場合では，当然ながら手術の適応と考えられる[37]。

6．手掌部熱傷の手術手技とその注意点

　手背部と同様に，駆血下の sequential excision が基本となる。植皮の厚さに関しては，全層植皮の方が，分層植皮と比較して手術後の機能・拘縮の発生が少なく有利である[38]。全層植皮の術後安静には tie over dressing は必須であり，必要に応じて指の pinning による安静固定を追加するのがよい。

7．手部熱傷の術後管理

　術後は術前と同じような良肢位にて挙上とし，植皮の生着が確認されしだい，active exercise を開始するのがよい[39]。瘢痕の管理に関しては，指間の水かき変形の予防に対して圧迫テーピング療法や手袋型の圧迫療法を施行することが望まれる。

8．深達性熱傷（伸筋腱，関節の露出例）

　腱や関節の露出するような深達性の手部熱傷においては，皮弁による創閉鎖が必要となる。このような症例においては，残された健常組織をできるだけ温存するために，できる限り早期に創閉鎖を行うことが必要である[40]。しかしながら，前腕の熱傷も伴う広範囲重症熱傷であることが多いため，前腕皮弁などの局所皮弁[41]，各種遊離皮弁[42]の適応症例はきわめて限られる。

　そこで，このような症例に対しては各関節のピンニングを行い良肢位で肉芽形成を待ちその後に植皮を行う方法もあるが[42]，術後の機能回復は劣る。このため，一般には腹壁皮弁などの遠隔皮弁が適応となる場合も多い（図 VIII・13）[44]。あるいは，必要最小限にデブリードマンした手部を腹壁皮弁と同様に腹壁脂肪織内に移植しておき，10〜14 日後に周囲の脂肪織とともに挙上，その上に分層植皮を行うという crane method も適応を選べば，良好

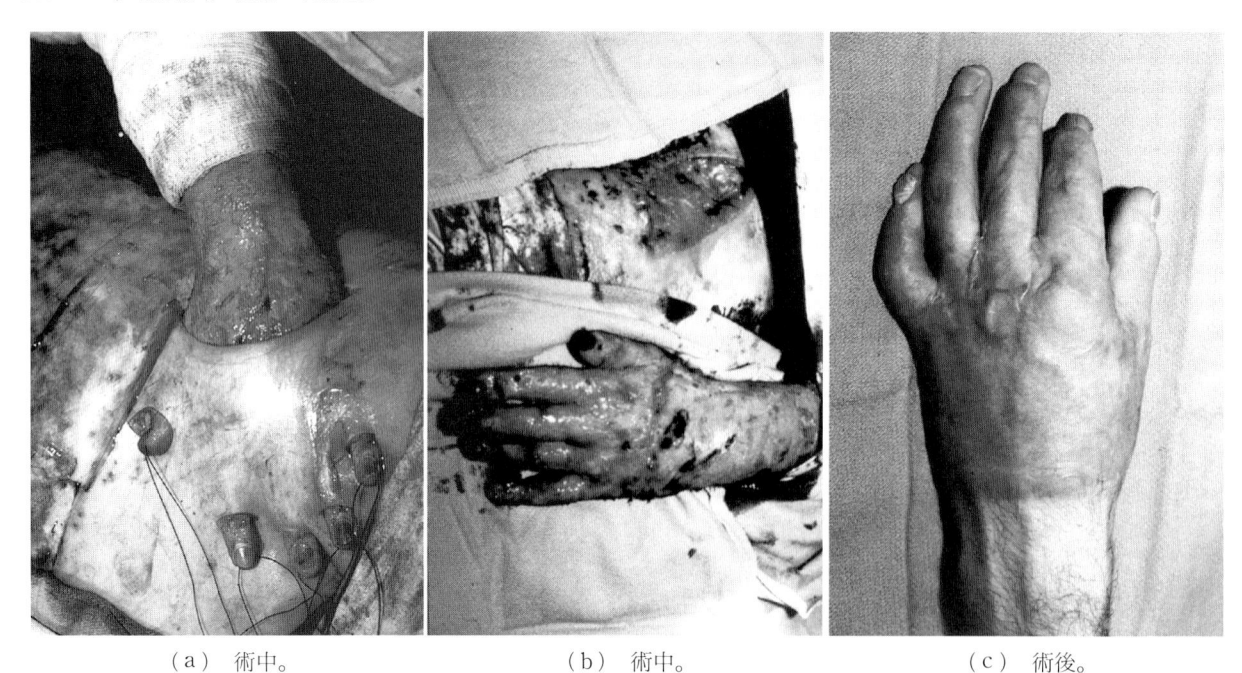

(a) 術中。　　　　　　　　　(b) 術中。　　　　　　　　　(c) 術後。
図 VIII・14　Crane method を用いて再建した深達性手部熱傷例

な結果が得られる（図VIII・14）[45]。

◉足部熱傷

1. 足部熱傷の特殊性

足部の熱傷は基本的に手部と同様の特殊性をもつ。すなわち，露出部位であること，腱，神経，血管などの複雑な解剖学的構造が存在し，足の運動機能に関与している。これに加え，足底は荷重，歩行に関与するきわめて重要な部位である。

足底の皮膚は全身の中でもっとも厚く，汗腺，神経が豊富に存在し，血行も良い。皮下組織は厚く，皮膚と足底腱膜，筋膜と密な線維性の連続性がある。これらの構造のために，足底の皮膚は，外力，荷重，歩行に耐えることができ，それと同時に，足底の知覚が protective sensation として非常に重要となっている。

2. 足部熱傷の局所管理

手部と同様に，全周性，または足底部の深達性熱傷の場合には，熱傷による浮腫と伸展性を欠いた熱傷皮膚のために，足部，足趾の血行障害を来すことがある。このため，十分な挙上を行い，必要があれば減張切開を施行する。

II度熱傷においては，水疱膜はできるだけ温存し，内容のみを穿刺吸引し，水疱膜を圧着しておく。とくに足底の水疱膜は丈夫なため良い biological dressing となり，疼痛の軽減に対しても効果が大きい。

手部と同様，II度熱傷においてはワセリン基材軟膏と非固着性ガーゼを，III度熱傷では silver sulphadiazine cream を用いる。手部と同様に裁きガーゼを趾間に入れる。足趾，足底部の厚い水疱膜の下は，ときに感染を生じることがあるので注意を要する。

また，初期より足関節の自動運動を中心に可動域の保持を行う。広範囲熱傷では，しばしば尖足位での拘縮を来しやすいので[46]，フットボードを使用するのがよい。

3. 足部熱傷の術前の評価と手術適応

手部と同様，足背，足底で解剖学的特徴がまったく異なるので，その手術適応は，おのずと異なってくる。

足背は，手背と同様，薄い伸展性に富む余裕のある皮膚の直下に伸筋腱があり，それらに損傷が及びやすいので，容易に足趾，足関節の背屈拘縮を来す。このために，DDB，DB においては受傷後7日以内の早期手術が適応となる。

足底の熱傷においては，豊富な汗腺により，良好な上皮化が得られること，瘢痕治癒した場合でも，荷重・歩行により屈曲拘縮や，肥厚性瘢痕となることが少ないこと，植皮をした場合でも，足底皮膚以外からの植皮では荷重に耐えられないことが多く，有痛性の胼胝を形成しやすいことなどのために，できる限り保存的に治療し，広範囲の肉芽創になった場合にのみ植皮を考えるのがよい。幼少児の場合には，胼胝形成や疼痛が少ないことより，植皮によっても比較的良い結果が得られる。また，幼小児の足底の DDB において，足底真皮を温存し，良い知覚を温存するために，tangential excision を勧める報

告もあるが[47]，その長期結果には疑問が残る。

また，アキレス腱部の DB に対しては安易にデブリードマンを行わない方がよい。この部位では，容易にアキレス腱が露出し，その創閉鎖に難渋する場合が多い。したがって，外科的なデブリードマンは極力避け，外用療法により壊死組織を徐々に除去し，肉芽形成を待つのがよい[48]。ただし，アキレス腱は植皮が生着するという報告もあり，時期を見て出血のある部分までデブリードマンを行い，メッシュ状植皮を行う場合もある[49]。

4．足部熱傷の手術手技とその注意点

基本的に，手部熱傷と同様である。足底部の植皮においては，保存的療法を行った後に肉芽形成となった部位に植皮を行うのが一般的であり，その場合には，可能な限り厚めの植皮，できれば全層植皮を行うのがよい。

幼小児においては，植皮片が薄くなるほど，足の成長に及ぼす影響が大きいといわれる[50]。また，足底の熱傷においては，創閉鎖後に胼胝，潰瘍形成を繰り返す部位に対しては，足底非荷重部よりの植皮などによる二次的再建を念頭に置く必要がある。

5．足部熱傷の術後管理

植皮術を行った場合には足部を挙上し，安静を保つ。植皮の生着が確認されてから，まず下肢の下垂の訓練，その後に歩行訓練となる。また，足底の植皮を行った場合には，植皮部にスポンジや免荷パットを使用するなどの工夫が必要である。

6．深達性足部熱傷

Flame burn, contact burn などによるきわめて深達性の熱傷の場合には，創閉鎖は保存的に肉芽形成を待った後に植皮を行う。しかしながら，高齢者の場合，または成人の広範囲熱傷においては，足部の部分的な救済が将来的の QOL の維持に適さないと考えられる症例もあり，そのような場合には切断を考慮することもある[51]。

D 会陰部，肛門部とその周囲の熱傷

1．会陰部，肛門部とその周囲の熱傷の特殊性

会陰部，肛門部とその周囲は，誤って熱湯をかぶったり，熱い浴槽に転落した場合など，意外に熱傷を受傷する頻度は高い。この部位は，外性器，肛門とその周囲の殿部，恥丘部，鼠径部など管理の難しい部位で，排尿・排泄により創の汚染，感染，dressing のずれなどが起こ

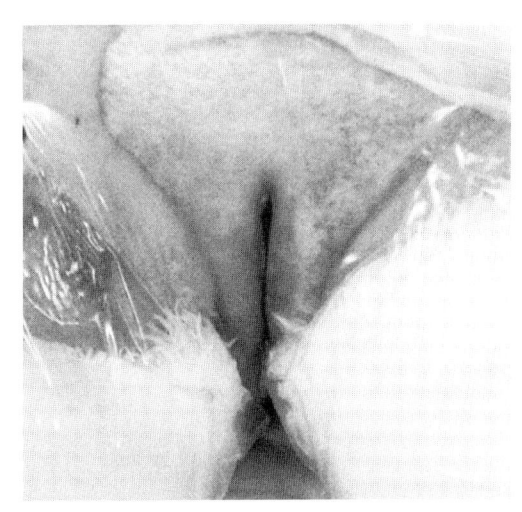

図 VIII・15 陰部熱傷開放療法と周囲に汚染を広げないためのフィルムドレッシング

りやすい。この部位が瘢痕拘縮を来せば，機能障害，排尿・排便障害，性交障害，分娩障害などにつながる。さらに，受傷患者自身にとっても，羞恥心から心理的にも問題がある部位である。

2．会陰部，肛門部とその周囲の熱傷の局所管理

この部位は創面をうまく展開することが難しく，また排便や尿により容易に創が汚染される。このため，尿・便の管理が必要となる。尿管理には，尿道バルーンカテーテルを挿入する。しかしながら，長期の留置は尿路感染の原因となり，適宜交換，膀胱洗浄などが必要である。頻度は低いが，長期留置患者や，陰茎の深達性熱傷においては，urogenital abscess[52)53)] の発生が報告されている。また，外陰部の深達性熱傷により尿道バルーンカテーテルの設置が困難な症例では，膀胱皮膚瘻の設置が必要な場合もある。

排便の管理は，実際のところ困難をきわめる。経静脈的栄養法，低残渣食により排便そのものを少なくする方法，アヘンチンキ，リン酸コデイン，整腸剤・止痢剤の投与により排便を止める方法などが採られるが，あまり有効でない場合も多い。また，肛門にチューブ類を挿入し，排便を誘導したりする方法も試みられているが，その有効性は疑問である。また，肛門自体の熱傷では，人工肛門を増設するのも後の植皮の管理には有用である。一番現実的な方法は，排便後の十分な洗浄を心がけることと，周囲の創，ガーゼなどに汚染が広がらないように，フィルムドレッシングを活用することである（図VIII・15）。

会陰部，肛門部とその周囲に関しては，汚染の洗浄がしやすいように，開放療法を基本とする。それとともに，両下肢を開外，挙上した砕石位での skeletal suspension

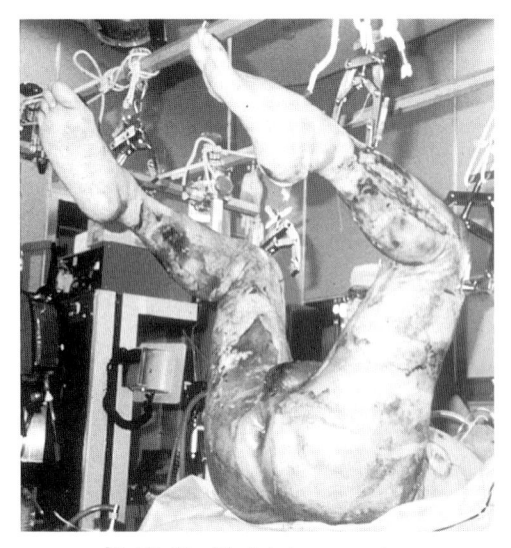

図 VIII・16　Skeletal suspension

も有効である（図VIII・16）[54)55)]。一般に大腿骨遠位部，脛骨粗面部，脛骨遠位部，踵骨部などに，骨折牽引と同様にキルシュナー鋼線を刺入し，下肢を懸垂する。これにより会陰部，殿部の熱傷は容易に展開され，創処置ならびに植皮の管理は大幅に容易となる。

しかし，skeletal suspension を施行した場合には，その管理は慎重に行わなければならない。膝が過伸展されれば，腓骨神経麻痺の危険があり，また下肢の高挙による循環動態の変化，脳浮腫，下肢の血流減少にも注意が必要である。また，脛骨遠位部で懸垂する場合には，尖足となりやすい。キルシュナー鋼線の刺入部に熱傷創がある場合も多いが，一般的には骨髄炎などの原因となることはまれと考えられる。Skeletal suspension のもっとも大きな合併症は，体動制限による呼吸器合併症である。とくに高齢者で肺炎の危険性のある症例では，skeletal suspension は適応外と考えた方がよい。

3．会陰部，肛門部とその周囲の熱傷の術前評価と手術適応

この部位のSDBは容易に上皮化する。本邦でのDDB，DB に対する治療法の選択は施設によりさまざまである。会陰部・肛門部熱傷は積極的に早期手術を勧める報告もあるが[56)]，一般的にはこの部位の深達性熱傷は，上皮化・収縮による創閉鎖がかなり期待できるため，早期からのデブリードマンは避け，できるだけ保存的に治療し，肉芽となり創閉鎖ができない場合のみに植皮をするのがよいと思われる[55)~58)]。実際のところ，ほとんどの症例で植皮なしに創閉鎖でき，瘢痕拘縮や肥厚性瘢痕を生じても，二期的な植皮や局所皮弁の利用で十分対応できる[55)]。

会陰部・肛門周囲を含む殿部の深達性熱傷に関しても，その手術時期に関しては議論が多い。Skeletal suspension と，場合によっては人工肛門を造設して，積極的に早期植皮にもっていった方がよいという意見もある。しかしながら，この部位の深達性熱傷を受傷する症例の少なからずが高齢者で，skeletal suspension を躊躇せざるを得ない場合も多く，またその植皮の生着率も必ずしも良好とはいえない。われわれは最近このような症例では，まず比較的早期にデブリードマンのみを行い，その後軟膏療法により肉芽形成を待ち，肉芽の上に植皮をすることで，感染の制御，植皮生着率の向上を図っている。

4．会陰部，肛門部とその周囲の熱傷の手術手技と注意点

この部位の創閉鎖目的の植皮は，分層のパッチ状，またはメッシュ状植皮を原則にする。Skeletal suspension を施行する場合を除いて，植皮の安静を保つこと，汚染を避けることは非常に難しいので，tie over dressing を行い，植皮のずれ，汚染を避けるのがよい。

5．会陰部，肛門部とその周囲の熱傷の術後管理

手術直後では前述したように，植皮部のずれを避けること，汚染を避けること，呼吸器合併症に注意することが重要である。植皮が生着した後，または保存的に創閉鎖した後には，股関節を中心とする瘢痕拘縮に対する処置や，外陰部の瘢痕に対する精神的ケアが必要である。

（松村　一）

文　献

1) Appendix B to hospital resources document Guidelines for service standards and severity classifications in the treatment of burn injury by the American Burn association. Bull Am Coll Surg, 69 (10)：2-28, 1984
2) 野崎幹弘，仲沢弘明，菊池雄二：熱傷時間経過に即した治療の実際；その他の熱傷治療における問題点：手と顔面の熱傷．救急医学，15 (9)：1074-1077, 1991
3) Edlich RF, Nichter LS, Morgan RF, et al：Burns of the head and neck. Otolaryngol Clin North Am, 17 (2)：361-388, 1984
4) Watts AM, McCallum MI：Acute airway obstruction following facial scalding：differential diagnosis between a thermal and infective cause. Burns, 22 (7)：570-573, 1996
5) 野本猛美，牧野惟男，菅又　章：乳幼児の過熱液体誤飲による上気道閉塞の危険性．熱傷，17(3)：138-142, 1991
6) Vivori E, Cudmore RE：Management of airway complications of burns in children. Br Med J, 2 (6100)：1462-1464, 1977
7) Engrav LH, Heimbach DM, Walkinshaw MD, et al：

Excision of burns of the face. Plast Reconstr Surg, 77 (5) : 744-751, 1986

8) 菅又　章, 上野　孝, 吉沢直樹：顔面に熱傷後瘢痕を残した若い女性患者の精神状態の検討 Disfigured face syndrome を防ぐための精神的援助の必要性. 熱傷, 19 (5) : 236-243, 1993

9) 手島正行：外見に現われた傷や障害をもつ患者のためにできる支援活動；米国の重度熱傷体験者が取った行動とその方法. 看護学雑誌, 64 (5) : 432-437, 2000

10) Ang ES, Lee ST, Gan CS, et al : The role of alternative therapy in the management of partial thickness burns of the face ; experience with the use of moist exposed burn ointment (MEBO) compared with silver sulphadiazine. Ann Acad Med Singapore, 29 (1) : 7-10, 2000

11) Demling RH, DeSanti L : Management of partial thickness facial burns (comparison of topical antibiotics and bio-engineered skin substitutes). Burns, 25 (3) : 256-261, 1999

12) 大久保正智, 梅田敏彦, 塩塚正純ほか：熱傷耳介への植皮法. 手術, 39 (3) : 329-333, 1985

13) Bosun I : Tarsorrhaphy of necessity. Oftalmologia, 39 (3) : 221-224, 1995

14) Cole JK, Engrav LH, Heimbach DM, et al : Early excision and grafting of face and neck burns in patients over 20 years. Plast Reconstr Surg, 109 (4) : 1266-1273, 2002

15) Hunt JL, Purdue GF, Spicer T, et al : Face burn reconstruction ; does early excision and autografting improve aesthetic appearance ? Burns, 13 (1) : 39-44, 1987

16) Jonsson CE, Dalsgaard CJ : Early excision and skin grafting of selected burns of the face and neck. Plast Reconstr Surg, 88 (1) : 83-92, discussion 93-94, 1991

17) 菅又　章, 松村　一, 田中　祝ほか：Tangential excision と頭部からの植皮を行った顔面熱傷の2例. 救急医学, 25 (13) : 1885-1889, 2001

18) Gonzalez-Ulloa M : Restoration of the face covering by means of selected skin in regional aesthetic unit. Br J Plast Surg, 9 : 212-221, 1956

19) Warpeha RL : Resurfacing the burned face. Clin Plast Surg, 8 (2) : 255-267, 1981

20) Lille ST, Engrav LH, Caps MT, et al : Full-thickness grafting of acute eyelid burns should not be considered taboo. Plast Reconstr Surg, 104 (3) : 637-645, 1999

21) Dantzer E, Dias Garson MT, Queruel P : Device of the burnt face. Role of compression and splints. Ann Chir Plast Esthet, 40 (3) : 293-301, 1995

22) Leung KS, Cheng JC, Ma GF, et al : Complications of pressure therapy for post-burn hypertrophic scars. Biomechanical analysis based on 5 patients. Burns, 10 (6) : 434-438, 1984

23) 松村　一：減張切開. 救急医学, 25 (10) : 1481-1488, 2001

24) Schiller WR, Leukens C, Neve D : The use of expanded polytetrafluoroethylene gloves for care of upper-extremity burns. J Burn Care Rehabil, 15 (1) : 34-36, 1994

25) Terrill PJ, Kedwards SM, Lawrence JC : The use of GORE-TEX bags for hand burns. Burns, 17 (2) : 161-165, 1991

26) Bach J, Draslov B, Jorgensen B : Positioning, splinting and pressure management of the burned hand : a method. Scand J Plast Reconstr Surg, 18 (1) : 145-147, 1984

27) Kealey GP, Jensen KT : Aggressive approach to physical therapy management of the burned hand. A clinical report. Phys Ther, 68 (5) : 683-685, 1988

28) Sherif MM, Sato RM : Severe thermal hand burns ; factors affecting prognosis. Burns, 15 (1) : 42-46, 1989

29) 松村　一, 茂原　健, 菅又　章：手背熱傷手術における手指機能の follow up study. 日本手の外科学会雑誌, 10 (6) : 927-930, 1994

30) Pegg SP, Cavaye D, Fowler D, et al : Results of early excision and grafting in hand burns. Burns, 11 (2) : 99-103, 1984

31) Brcic A : Primary tangential excision for hand burns. Hand Clin, 6 (2) : 211-219, 1990

32) Levine BA, Sirinek KR, Peterson HD, et al : Efficacy of tangential excision and immediate autografting of deep second-degree burns of the hand. J Trauma, 19 (9) : 670-673, 1979

33) 菅又　章, 薬丸洋秋, 牧野惟男：手背部熱傷の検討；Tangential excision 例を中心として. 日手会誌, 10 : 3 (2) : 576-579, 1986

34) Wang XW, Sun YH, Zhang GZ, et al : Tangential excision of eschar for deep burns of the hand : analysis of 156 patients collected over 10 years. Burns Incl Therm Inj, 11 (2) : 92-98, 1984

35) 鈴木芳郎, 薬丸洋秋, 菅又　章：手掌部熱傷の治療. 日手会誌, 11 : 5 (3) : 596-599, 1988

36) 見元弘一郎, 高橋秀尚：高熱蒸気による乳幼児手熱傷の検討. 熱傷, 28 (1) : 34-41, 2002

37) Barret JP, Desai MH, Herndon DN : The isolated burned palm in children : epidemiology and long-term sequelae. Plast Reconstr Surg, 105 (3) : 949-952, 2000

38) Schwanholt C, Greenhalgh DG, Warden GD : A comparison of full-thickness versus split-thickness autografts for the coverage of deep palm burns in the very young pediatric patient. J Burn Care Rehabil, 14 (1) : 29-33, 1993

39) Tredget EE : Management of the acutely burned upper extremity. Hand Clin, 16 (2) : 187-203, 2000

40) Hunt JL, Sato RM : Early excision of full-thickness hand and digit burns : factors affecting morbidity. J Trauma, 22 (5) : 414-419, 1982

41) Schoofs M, Bienfait B, Calteux N, et al : The forearm fascia flap. Ann Chir Main, 2 (3) : 197-201, 1983

42) Takeuchi M, Nozaki M, Sasaki K, et al : Microsurgical reconstruction of the thermally injured upper extremity. Hand Clin, 16 (2) : 261-269, ix, 2000

43) Nuchtern JG, Engrav LH, Nakamura DY, et al : Treatment of fourth-degree hand burns. J Burn Care Rehabil, 16 (1) : 36-42, 1995

44) Barillo DJ, Arabitg R, Cancio LC, et al : Distant pedicle flaps for soft tissue coverage of severely burned hands : an old idea revisited. Burns, 27 (6) : 613-619, 2001
45) Matsumura H, Engrav LH, Nakamura DY, et al : The use of the Millard "crane" flap for deep hand burns with exposed tendons and joints. J Burn Care Rehabil, 20 (4) : 316-319, 1999
46) Shah BR : Burns of the feet. Clin Podiatr Med Surg, 19 (1) : 109-123, 2002
47) Singh K, Prasanna M : Tangential excision and skin grafting for ash burns of the foot in children : a preliminary report. J Trauma, 39 (3) : 560-562, 1995
48) Heimbach DM, Engrav LH : Surgical Management of the Burn Wound, pp 83-98, Raven Press, New York, 1984
49) 百束比古：下肢熱傷の初期治療．形成外科，45：s173-s178，2002
50) 小島和彦：足の発育に対する足底部遊離植皮の影響．昭和大学医学会誌，43：517-532，1983
51) 松村 一，鳴海篤志，菅又 章ほか：熱傷治療における下肢 Amputation；特にその有効性，適応について．熱傷，18 (3)：130-136，1992
52) McDougal WS, Peterson HD, Pruitt BA, et al : The thermally injured perineum. J Urol, 121 (3) : 320-323, 1979
53) Stone HH, Willis TV Jr : Periurethral abscess in patients with major burns. Am Surg, 38 (6) : 318-321, 1972
54) 牧野惟男，小池 真，伊藤寿男ほか：熱傷治療における skeletal suspension の応用について．熱傷，1 (2)：84-89，1976
55) Alghanem AA, McCauley RL, Robson MC, et al : Management of pediatric perineal and genital burns : twenty-year review. J Burn Care Rehabil, 11 (4) : 308-311, 1990
56) 鈴木康治：特殊部位の熱傷の治療；会陰部・肛門周囲の熱傷．救急医学，20 (1)：92-93，1996
57) 藤井 徹，山本光宏：重症広範囲熱傷；最近の論点と問題症例に対する治療法；問題症例における pitfall と対処法；会陰部熱傷．集中治療，4 (3)：301-303，1992
58) Peck MD, Boileau MA, Grube BJ, et al : The management of burns to the perineum and genitals. J Burn Care Rehabil, 11 (1) : 54-56, 1990

VIII 特殊領域の熱傷の早期処置

2 耳介の熱傷および熱傷後変形に対する治療

SUMMARY

耳介を含む広範囲熱傷においては，救命のための創の閉鎖が第1の治療目標となり，耳介に対する処置が遅れることが多い。また突出部位のため，外力により，経過とともに受傷深度が深くなることが特徴である。

耳介に対する初期治療の要点は，軟骨炎や感染，治癒後の瘢痕拘縮を予防することにある。軟骨が不可逆的変性に陥る前に，早期デブリードマンにより創を新鮮化し，健常組織により軟骨を被覆する。他部位の治療と平行して行う必要があり，短時間で安易に行える手技を選択する。受傷範囲が限定される場合には後耳介皮弁などの局所皮弁により積極的に再建する。広範囲熱傷に伴う場合には，耳介後面の皮膚を剥離し耳介を埋入する手技などが有用である。軟骨が不可逆的に損傷を受けた場合には，変性軟骨を切除し，残存組織を後の再建に確実に利用できるよう整備する。

一方，治癒後の変形においては，①外耳道や耳甲介部は残存することが多い，②周囲も瘢痕組織である，③残存軟骨も変性している可能性がある，④再建後，長期経過してからも感染などの合併症が生じやすい，などの特徴がある。したがって，瘢痕や変性軟骨は十分切除すること，積極的に血行の良い temporoparietal fascia flap で移植軟骨を被覆することが重要である。瘢痕が深部に及ぶ場合には temporal vessels の損傷も考慮し，deep temporal fascia の利用を考慮する。

はじめに

熱傷の受傷，あるいは治癒後に生じる瘢痕拘縮により，耳介はさまざまな程度の変形や欠損を生じる。受傷後早期に適切な治療を行えば救済できる耳介も少なくないが，広範囲の熱傷では救命のための創閉鎖が優先され，耳介に対する治療は後回しになりがちである。創の治癒後の再建も，周囲の瘢痕組織の存在，受傷年齢，再建材料の獲得，などの点から困難を伴う。しかし，現在耳介再建の技術自体も向上してきており，また救命率の向上とともに，社会復帰に向け耳介再建を希望する者が増加している。本稿では，耳介の熱傷に対する初期治療，および熱傷後変形に対する耳介再建についての術式の選択や手技を述べる。

A 熱傷耳介の初期治療

1．概念

耳介熱傷に対する初期治療の要点は，軟骨炎や感染，治癒後の瘢痕拘縮の予防にある[1〜5]。したがって，直接の損傷により変性した軟骨や軟部組織は，確実に切除し感染などの合併症を最小限に抑える必要がある。

耳介の一部に限局した熱傷に対しては，積極的に一期的創閉鎖を図る。軟骨の露出がない場合には，早期に皮膚移植を行うのは有効な手技の一つである[6]。しかし，手術後も外力により治癒が遅れたり，移植皮膚が生着しない場合も懸念される。耳介後面は受傷を免れていることが多いため，われわれは後耳介皮弁などの局所皮弁を多用している。

広範囲熱傷に伴う場合には，他部位の治療と平行して行う必要があるため，短時間で済む容易な手技を選択する。受傷後早期に複雑な手技を行うのは現実的ではなく，またもし行えたとしても，感染や瘢痕拘縮による変形などの合併症を生じた場合，後の治療手段を失うことになりかねない。したがって，軟骨移植や temporoparietal fascia flap の利用などは，後日のためにできる限り温存する。

2．術前の評価

治療時期はできる限り早期であることが望ましいが，受傷後時間を経てから治療する機会もあり，創に対する十分な評価が必要である。評価にあたっては以下の点などを考慮し治療法を選択する。

a．熱傷深度

受傷後早期で，軟部組織に十分な血行が認められる場合には，デブリードマンは表層を薄く剝削する程度でもかまわない．しかし，やや時間が経過し肉芽の増生が認められる場合には，軟骨上の軟部組織はすべて切除すべきである．また，とくに耳輪や対輪に関しては，受傷直後には熱傷深度が浅くとも，外力などにより経過とともに深度が進行する可能性が高い．したがって，軟骨が露出し不可逆的変性を生じる前に，早期デブリードマンにより創を新鮮化し，健常組織により軟骨を被覆することが重要である[5)6)]．

b．軟骨の状態

明らかに変色した，または脆弱になっている軟骨はもちろんのこと，露出後長時間経過したものは，肉眼的に正常でも，後に軟骨炎など種々の合併症を生じかねず，積極的にデブリードマンを行うべきである．後日の再建を容易にするため，使用可能な軟骨のみを確実に温存することを方針とする．

c．受傷範囲

耳輪や対輪に限局しているのか，広範囲に及んでいるのか，または耳介後面の皮膚は健常か否か，などにより処置は異なる．耳輪に限局する場合，耳介後面の皮膚を剝離し耳輪を埋入する方法が短時間で容易に行え有用である．耳介前面で広範囲に受傷が認められる場合には，受傷部位の軟骨を露出し，耳介後面の皮下にすべて埋入する．耳介後面の皮膚まで広く受傷している場合は，軟骨の損傷も避けられないことが多く，後日の再建を容易にするための処置を優先する．

3．手技

上記の代表的術式につき，手技を述べる．

a．後耳介皮弁

皮弁の挙上法に関しては，すでに種々の報告があるためそれらを参照されたい[7)8)]．軟骨欠損のない症例では，耳甲介軟骨の一部を切除して皮弁を移動する．本皮弁は移動距離が少なく，皮弁のデザインも容易で，血行も安全である．しかし，軟骨欠損が生じた症例においては，皮下茎を通す穴を新たに軟骨に作成すると，耳介の強度が弱くなり，変形を来す可能性があり，軟骨の欠損部位をうまく利用して皮弁を移動する．この場合，皮弁の位置，向き，剝離範囲は慎重に決定する必要がある．皮弁の挙上においては，後耳介動静脈から分岐した細血管を傷害しないよう注意する．

術後は後出血がしばしば生じるため，ペンローズドレーンの留置を行う．また，皮弁採取部位を直接縫合すると，耳介側頭溝が浅くなり，耳介が後方に牽引されてしまう症例がある．われわれは後耳介皮弁に隣接した側頭部にも新たに皮弁を作成し，これを耳介側頭溝の作成に利用することが多い．

b．耳介後面皮膚による耳輪の被覆法

耳輪に対する簡便な被覆法を述べる．まず壊死組織や，創周囲の脆弱な皮膚，軟部組織，肉芽などはできる限り全切除し，軟骨を露出する．つぎに耳介後面を軟骨膜上で広く剝離後，耳介側頭溝にも切開を加え，耳介の頭，尾側を茎としたbipedicle flapを作成する（創の範囲が小さい場合にはあえて耳介側頭溝に切開を加えなくともよい）．耳輪が皮弁の皮膚で余裕をもって被覆できるよう，対輪を屈曲させた上で縫合固定を行う．皮弁に緊張が強くかかる場合には，耳甲介-舟状窩間にボルスター縫合を行い，緊張を軽減する．皮弁のdog earに対しては，とくに処置は行わず，後日修正してよい．対輪も受傷している場合には，積極的に分層皮膚移植などを行う．

本手技により，とくに変形が目立ちやすい耳輪部の形態を再建できる．しかし，対輪の屈曲変形や耳介側頭溝が浅いなどの変形が目立つような場合には，1〜2週間後に対輪後面で皮膚を切開し，皮膚移植を追加する．

4．症例

【症例1】 48歳，男（図Ⅷ・17）

左耳介の一部に限局した熱傷および剝脱創に対する後耳介皮弁による治療例．

転倒し，熱したラジエーターに耳介を接触して受傷．対輪と耳輪の一部で皮膚の剝脱，および熱傷を受傷した．第4病日に当科を受診した．剝脱された皮膚はうっ血が強く，対輪軟骨の一部は露出，変色しており，軟骨露出が認められない部でも肉芽の増生を認めた．

ただちにデブリードマンを行い，変色した軟骨を切除し，また肉芽組織やうっ血した皮膚などの軟部組織は全切除し軟骨を露出した．欠損範囲に合わせて，耳介後面に皮弁をデザインした．皮弁移動後の耳介側頭溝の作成のため，さらに隣接部に皮下茎皮弁を作成した．軟骨欠損部を通して皮弁を耳介前面に移動し，創を閉鎖した．皮弁は緊張なく縫合でき，術後，うっ血などの合併症なく良好に治癒した．耳介後面も移動した皮弁により耳介側頭溝を作成できた．

【症例2】 34歳，男（図Ⅷ・18）

右顔面，頸部，胸部の約10％BSAの熱傷．耳介後面のbipedicle flapにより耳輪を被覆した例．

火事により熱傷を受傷．第16病日に当院に転院した．対輪はすでに上皮化していたが，耳輪は潰瘍および肉芽

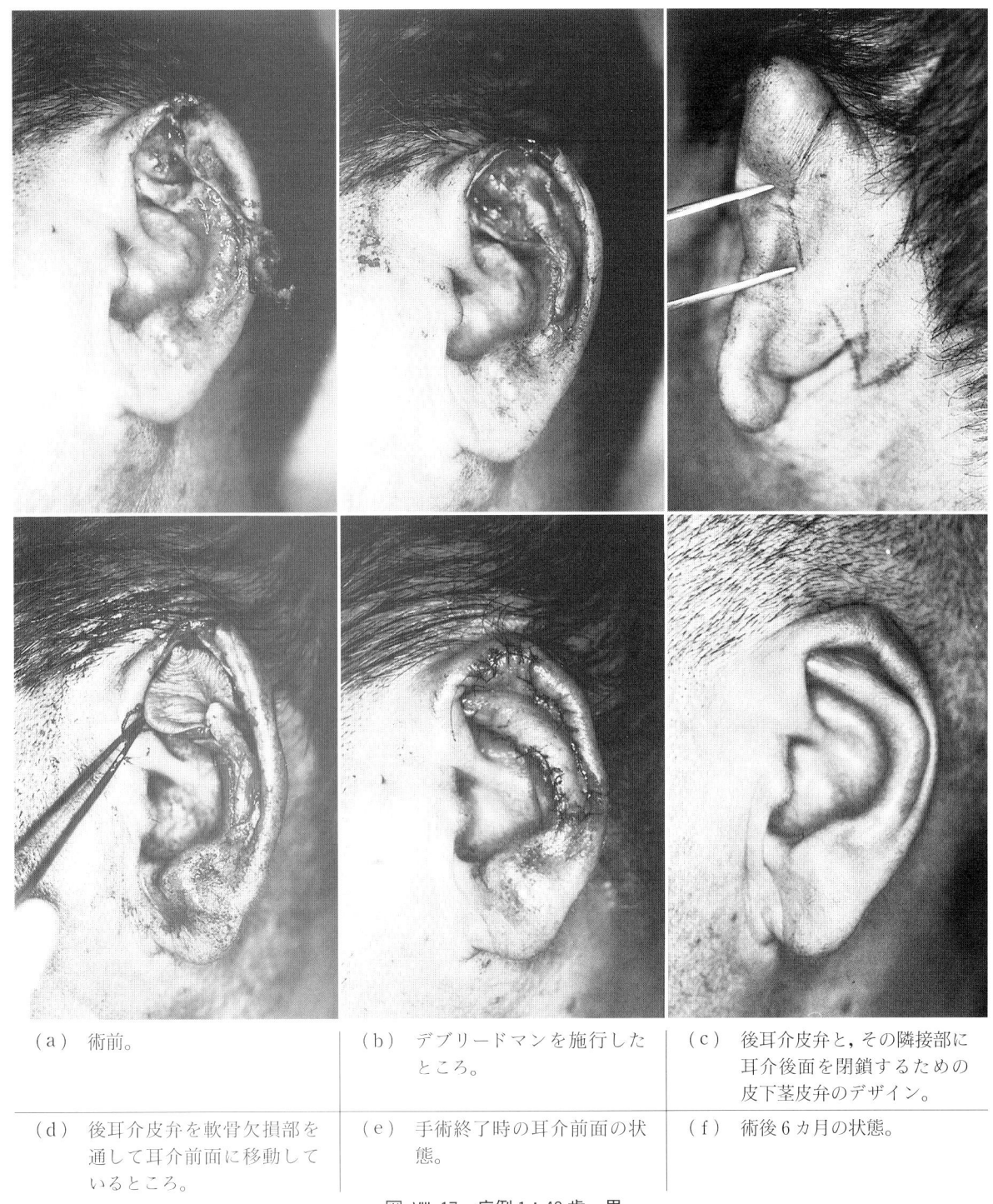

(a) 術前。
(b) デブリードマンを施行したところ。
(c) 後耳介皮弁と，その隣接部に耳介後面を閉鎖するための皮下茎皮弁のデザイン。
(d) 後耳介皮弁を軟骨欠損部を通して耳介前面に移動しているところ。
(e) 手術終了時の耳介前面の状態。
(f) 術後6カ月の状態。

図 VIII・17　症例1：48歳，男

の形成を認めた。頸部，胸部に対しデブリードマン，皮膚移植を施行すると同時に耳介の処置を行った。耳輪の受傷範囲の軟骨上で，軟部組織は全切除した。露出した軟骨は良好な色調であった。耳介後面に bipedicle flap を作成し，耳輪前面に移動した。対輪をやや屈曲し，皮弁皮膚に緊張が加わらないよう縫合した。耳介側頭溝に加えた切開は，再び縫合した。Dog ear は目立たなかった。

術後，耳介は感染などの合併症なく治癒し，耳介変形も認められなかった。本患者では一度の手術で創をすべて閉鎖でき，患者自身も耳介形態に満足したため，耳介後面に皮膚移植は行っていない。

B 熱傷後の耳介変形に対する治療

1. 概念

熱傷後の耳介変形の特徴としては，①小耳症と比較し，残存耳介に瘢痕や瘢痕拘縮を有することはもちろん，②残存軟骨自体にも変性・変形があること，③耳甲介や外

(a) 術前。	(b) 耳輪のデブリードマンを施行後，耳介後面に bipedicle flap を作成，移動しているところ。
(c) 手術終了時の耳介前面の状態。	(d) 術後1年の状態。

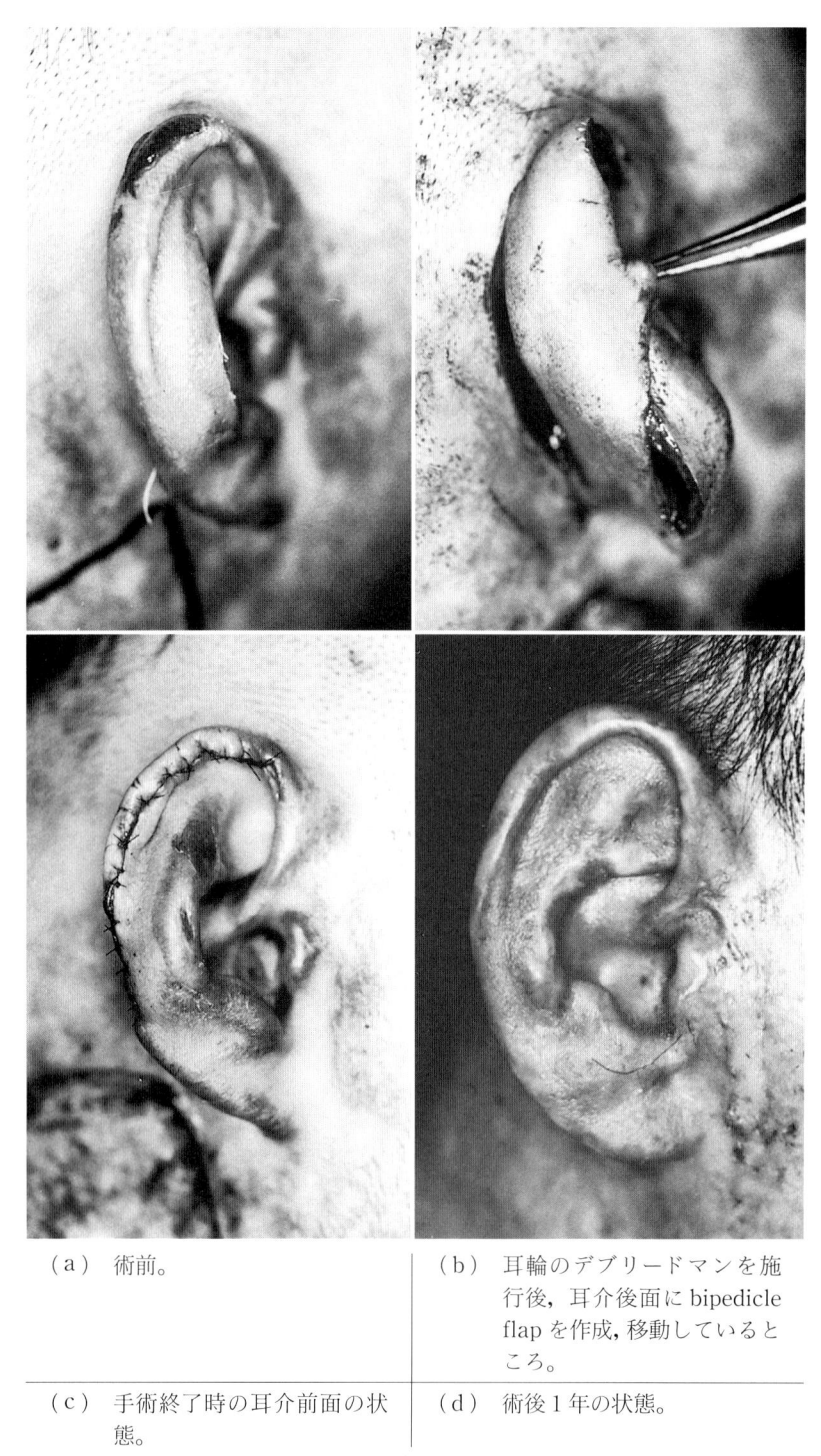

図 VIII・18　症例2：34歳，男

耳道は比較的維持されていること，④耳垂も拘縮により変形を来す場合があること，などが挙げられる。また，再建耳介は再変形を生じやすく，再建後長期経過してからも感染などの合併症が起こる可能性があるため，これらを予防できる方法を選択する[9~15]。

したがって，①できる限り瘢痕は切除すること，②瘢痕が十分成熟した後に行うこと，③肋軟骨など強固な組織を利用すること，④血行の豊富な組織で被覆すること，などを考慮する。Tissue expander を利用した再建例の報告も散見されるが，長期経過してからも感染などの合併症が起こることを考慮すると，ほかに良好な手段がない場合に選択されるべきと考えられる[13]。

2．術前の評価と治療法の選択

a．治療時期

耳介および周囲組織の瘢痕の成熟を待つことが重要である。瘢痕の発赤が強い時期に行うと，再建後も再変形しやすく，また剝離した皮膚はうっ血や壊死を生じやすい。発赤が継続する場合には，あらかじめそれらの瘢痕を切除し，積極的に皮膚移植などを施行して，早期の成

熟を図っておくのも一法である[11)12)]。

b．残存皮膚の状態

使用可能な皮膚の範囲を十分確認しておく。外観上強い瘢痕形成が認められなくとも，皮膚の伸展が十分得られにくいこともあり，受傷の影響があると思われる皮膚は，できる限り使用しないことが望ましい。

c．瘢痕の範囲

とくに周囲組織に瘢痕拘縮が認められる場合には，あらかじめ拘縮を解除しておきたい。隣接する頰部や下顎部に拘縮が軽度でも存在する場合には，再変形の原因になりうる。

d．軟骨変形の程度

解剖学的に正常形態が維持されている部分，または変形がわずかなもの，拘縮の解除により容易に正常形態に戻る部位などは利用可能である。軟骨変形が著明で，拘縮の解除により形態が改善されないもの，または厚い瘢痕を有する部位では，下層の軟骨が変性しており，強度も十分ではないことが多い。これらの場合，切除して新たに作成し直すつもりの方がよい。

e．受傷深度

Temporal vessels が障害されていても，Temporoparietal fascia を幅広い有茎の flap として利用することが可能であるが，temporoparietal fascia 自体も受傷の影響が認められる場合には，deep temporal fascia の使用を考慮する[15)]。

3．手技

Temporoparietal fascia flap と肋軟骨移植を利用した再建を例に手術手技を述べる。一期的再建は術後管理が難しく合併症も増えるため，肋軟骨移植と耳介挙上術の二期的再建が望ましい。

a．残存耳介の利用

受傷を免れた外耳道や耳甲介はできるだけ利用する。軟骨を移植する部位に皮膚移植が施行されている場合，それを利用するのも一法であるが，フレームの凹凸が十分反映されず，また術後軟骨変形などの原因となりうるので，fascia flap を挿入する，または皮膚移植を追加するなどの工夫が必要である[9)]。また，瘢痕を利用するにあたっては，細心の注意で手術操作や剝離を行い，また局所皮弁としての利用もできる限り避けたい。

b．肋軟骨フレーム

熱傷は高齢者にも多く，再建時，肋軟骨がしばしば硬く脆く，細工しにくい。とくに耳輪の細工時に破損したり，軟骨の継ぎ目にあたる部位で変形を来たりすることがある。できる限り採取した軟骨形態を上手に利用し，曲げたり細かな操作を要さないように行う。またワイヤーによる固定時にも破損しやすいため，ナイロン糸なども併用する。後日のワイヤーの露出を予防するためには，ワイヤーを軟骨内に埋没させるなどの丁寧な固定も重要である。

このように細工や固定法に注意すれば，高齢者でも再建は可能である。また耳垂の欠損例に対しては，再変形を予防するため耳垂も含めた形態のフレームを作成する。

c．Temporoparietal fascia flap の利用

感染予防，剝離皮膚の壊死などの可能性の点から，temporoparietal fascia を積極的に利用する。十分な範囲の被覆ができるよう，大きめに採取すべきである。

d．移植皮膚

対側耳後部からの全層皮膚移植が理想であるが，広範囲熱傷では両側耳介とも受傷しており，使用できない場合もある。頭皮からの分層皮膚移植，または整容的には劣るものの，躯幹からの全層皮膚移植を考慮する。

e．ドレッシング

軟骨と fascia 間の血腫は感染などの大きな要因となる。われわれは持続吸引ドレーンを1〜2本使用し，また耳介周囲に縫合糸を置き，長く残して tie over 法の要領で軟骨と fascia，移植皮膚が密着するようガーゼを固定している。この糸は何回も利用できるようにし，2, 3日ごとに創の状態を確認する。

4．症例

【症例3】 27歳，男（図VIII・19）

灯油の引火により，顔面頸部を含む約60％BSAの熱傷を受傷。両耳介の変形欠損があり，耳介再建を施行した例。

背部，下肢などから patch skin graft などにより，数回にわたって創を閉鎖した。その後，全身に瘢痕拘縮および両耳介の変形欠損を生じたため，他部位の瘢痕拘縮に対する治療に平行して，両側の耳介再建を行った。

右側耳介では，耳甲介，対輪を除き，耳垂も含めその他ほぼ全域の欠損を有した。周囲にも広く瘢痕組織が存在したが，瘢痕拘縮は軽度であった。手術は二期的に行った。左側の形態を参考に再建耳介の大きさと形態を決定した。

耳甲介，耳垂は残存組織を利用したが，その他の部位の瘢痕は切除した。肋軟骨は，耳垂も含めた形態のフレームを作成し，temporoparietal fascia flap を利用して再建した。Fascia は，移植軟骨を完全に被覆し，かつ残存耳介皮下にも挿入した。耳垂部分は周囲瘢痕を挙上・翻

158　VIII．特殊領域の熱傷の早期処置

a	b	c
d	e	f
g	h	

(a) 右側，術前。
(b) 切開のデザイン。耳垂は皮弁を折り曲げて作成した。
(c) 作成した肋軟骨フレーム。耳垂形態も含めて作成した。
(d) フレームを移植後，temporoparietal fascia flap と皮膚移植を行った。
(e) 左側，術前。
(f) 側頭部に皮下ポケットを作成したところ。
(g) 細工した肋軟骨フレーム。
(h) 手術終了時の状態。

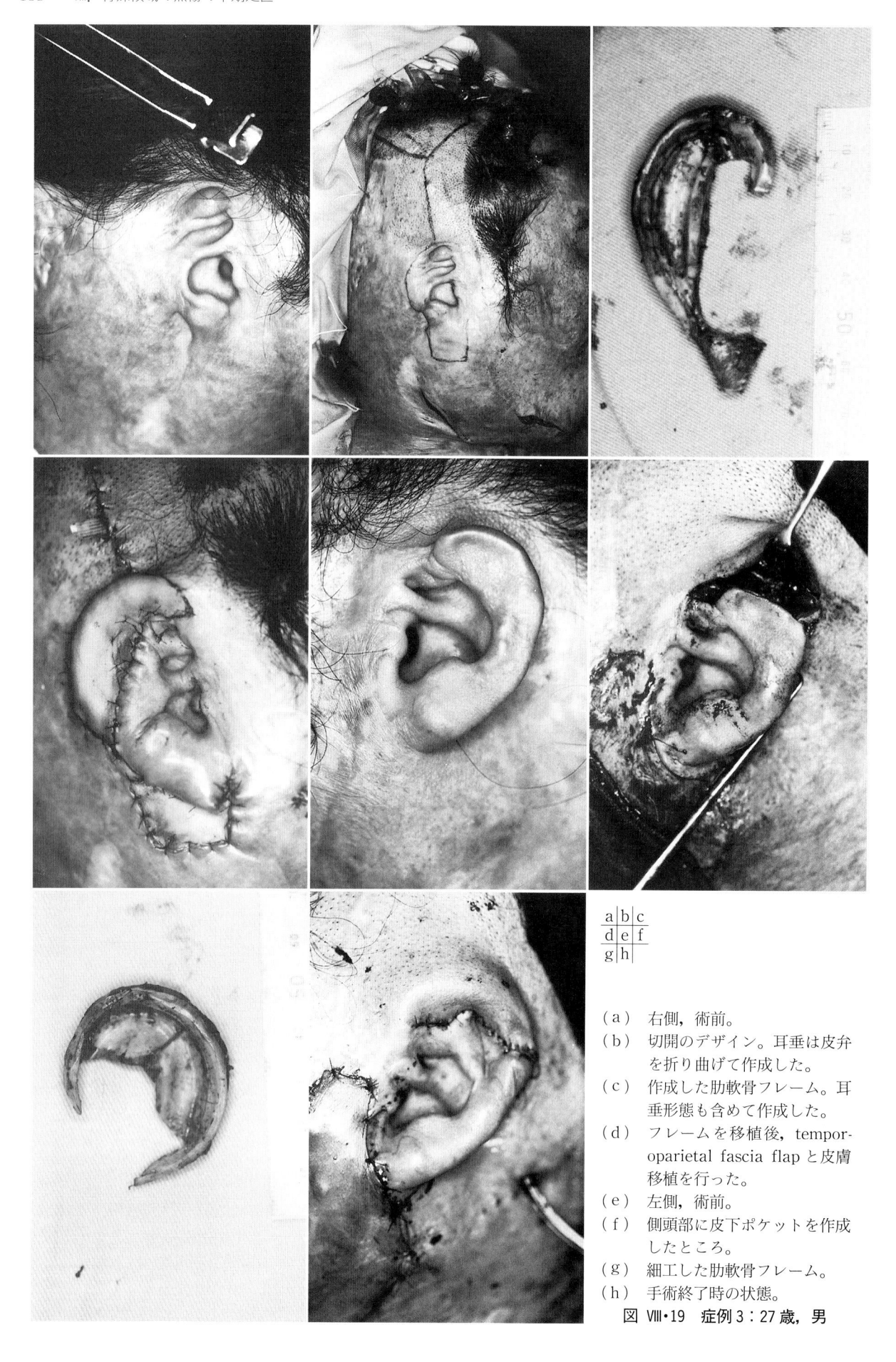

図 VIII・19　症例3：27歳，男

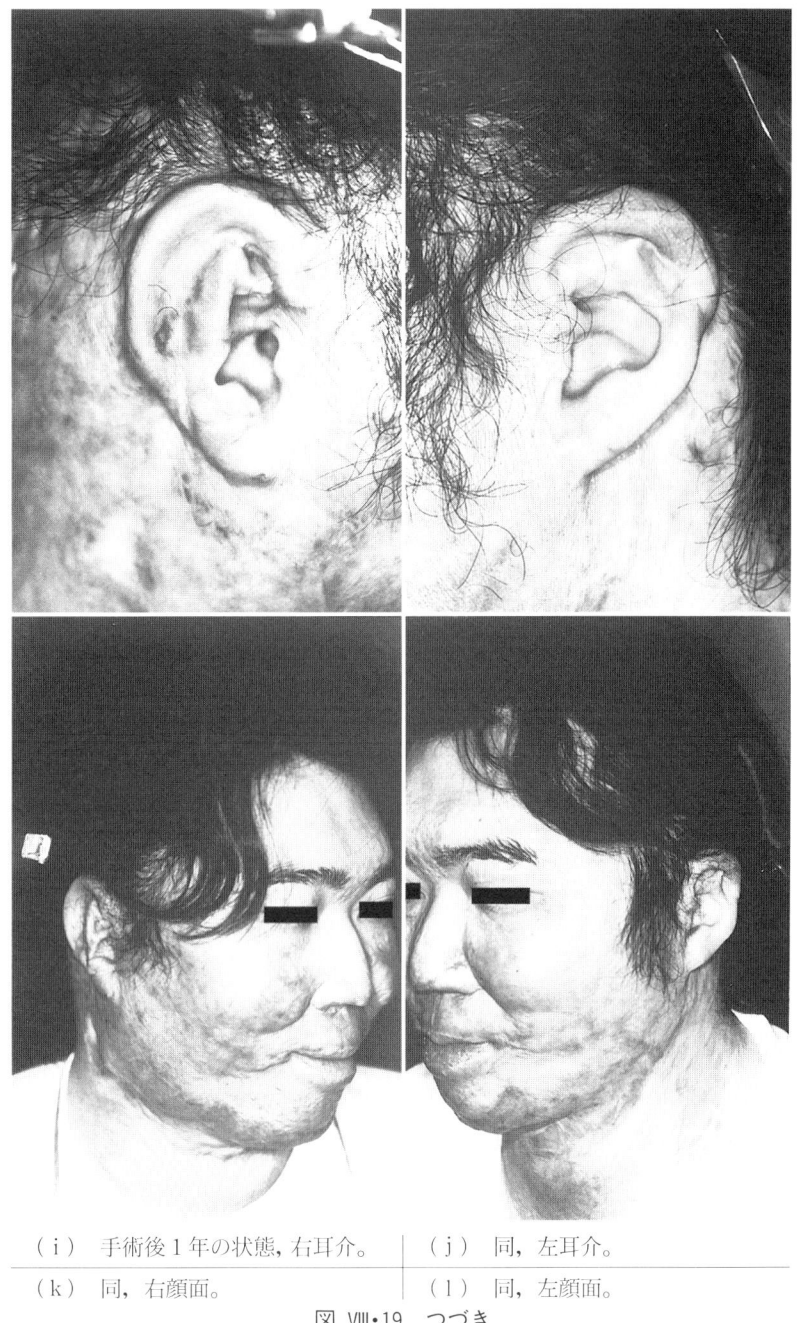

(i) 手術後1年の状態，右耳介。　　(j) 同，左耳介。
(k) 同，右顔面。　　(l) 同，左顔面。

図 VIII・19　つづき

転して軟骨を被覆した。Flap 上に腹部より全層皮膚移植を行った。同時に頸部の瘢痕拘縮の解除，皮弁作成術を施行した。術後移植皮膚は良好に生着した。移植皮膚の色調はやや異なるが，良好な耳介の輪郭が得られた。

左側耳介では，耳輪の欠損および，耳介前面に瘢痕を有するも拘縮を認めず，形態は比較的良好に維持されていた。耳介後面や側頭部の皮膚は正常であった。手術は二期的に計画した。初回は小耳症に対する術式と同様に，側頭部皮下にポケットを作成，対輪は残存軟骨を利用し，舟状窩，耳輪部分に肋軟骨移植を行った。残存耳介との固定を十分行った。同手術時に同側上肢の瘢痕拘縮の解除，皮膚移植術も施行した。術後経過は良好であった。

耳介挙上は，腹部よりの全層皮膚移植により，両側同時に施行した。同時に顔面の瘢痕拘縮に対しても皮膚移植を行った。術後，左右ともに術後感染や再変形などの合併症はなく良好に経過した。

C 考　察

熱傷受傷後早期の処置については，軟骨炎への波及などについて述べた論文は散見されるものの，処置法の実際についての報告例は少ない[1〜6]。本稿では具体的処置例につき述べたが，症例ごとに受傷の程度と残存組織の状態を十分確認した上で，処置の方法を選択すべきである。

重症熱傷において，われわれは実際に受傷直後から直

表 VIII・1　荻野らによる熱傷後耳介変形の分類

1) 耳輪辺縁の欠損と瘢痕
2) 耳介後面が側頭部に癒着したタイプの変形
3) 耳介後面が側頭部に癒着すると伴に耳介軟骨の一部が失われた変形の場合
4) 耳介前面皮膚の熱傷による瘢痕変形
5) 耳介の形態がほとんど失われた症例
6) 耳介のみでなく耳介周囲組織の瘢痕による耳介の変形

表 VIII・2　Bhandari らによる熱傷後耳介変形の再建法と適応

1) 耳介や周辺皮膚が熱傷による障害を有さず，軟骨の被覆に利用可能な症例
2) 耳介や周辺皮膚が瘢痕ないしは皮膚移植が行われているものの，柔軟で軟骨の被覆に利用可能な症例
3) 耳介や周辺皮膚は軟骨の被覆に適さず，temporoparietal fascia flap の使用を要する症例
    a) axial pattern flap として利用
    b) superficial temporal artery が同定できず，random pattern flap として利用
4) temporoparietal fascia flap の使用も困難で，free flap として対側の temporoparietal fascia flap，または radial forearm flap の使用を要する
5) 整容的な見地，患者の希望などの点から再建自体を断念し，プロテーゼを考慮する症例

接深い熱傷深度の患者よりも，時間とともに耳輪や対耳輪で外力により深度が進行する例を経験することが多い．したがって，後の変形に対する再建などを考慮すると，初期から積極的に処置を行った方が，最終的に患者の負担は少ないものと思われる．

一方，熱傷後の耳介変形については，種々の治療法が報告されてきた[10]~[15]．荻野らは 1982 年，熱傷後の変形部位や範囲により表VIII・1のように分類し，種々の局所皮弁の活用法や肋軟骨移植につき詳細に記載している[14]．

その後，temporoparietal fascia flap を利用した種々の手技が普及し，耳介再建に対しても利用されるようになってきた．Bhandari らは 1998 年，pedicled または free temporoparietal fascia flap を利用した再建法や適応を考慮し，表VIII・2のように分類した[15]．

われわれも，彼らが分類の指標としているように，瘢痕の範囲や深さ，残存耳介の状態を考慮して再建方法を選択している．しかし，治療上の最大の問題点である感染の危険性を考慮し，術式の選択にあたっては，瘢痕の状態を過小評価しないことがもっとも重要と考えている．感染の危険性は，術直後はもちろん，手術後長期を経てもワイヤーの露出などから感染を生じやすい．そこで，できる限り瘢痕の影響のない組織で再建すること，temporoparietal fascia や deep temporal fascia など，積極的に血流のよい組織で確実に移植軟骨を被覆することをとくに意識したい．　　　　　　　　　　（四ツ柳高敏）

文　献

1) Carroll DB：Early treatment of burned ears. Symposium on Reconstruction of the Auricle, edited by Tanzer RC, Edgerton MT, pp 191-195, CV Mosby, St Louis, 1974
2) Grant DA, Finley ML, Coers CR：Early management of the burned ear. Plast Reconstr Surg, 44：161-166, 1969
3) Dowling JA, Foley FD, Moncrief JA：Chondritis in the burned ear. Plast Reconstr Surg, 42：115-122, 1968
4) Mills DC, Roberts LW, Mason AD, et al：Suppurative chondritis：its incidence, prevention, and treatment in burn patients. Plast Reconstr Surg, 82：267-276, 1988
5) Cotlar SW：Reconstruction of the burned ear using a temporalis flap. Plast Reconstr Surg, 71：45-48, 1983
6) 大久保正智，梅田敏彦，塩塚正純ほか：熱傷耳介への植皮法．手術，34：329-332，1985
7) 四ッ柳高敏，桜庭　実，横井克憲：耳甲介再建に対する後耳介皮下茎皮弁の有用性．耳鼻咽喉科・頭頸部外科，66：429-433，1994
8) Yotsuyanagi T, Watanabe K, Yamashita S, et al：Retroauricular flap；its clinical application and safety. Br J Plast Surg, 54：12-19, 2001
9) Erol O, Parsa FD, Spina M：The use of the secondary island graft-flap in reconstruction of the burned ear. Br J Plast Surg, 34：417-421, 1981
10) Lynch JB, Bueno R, Larson D, et al：Reconstruction of burned ears. Symposium on Reconstruction of the Auricle, edited by Tanzer RC, Edgerton MT, pp 196-202, CV Mosby, St Louis, 1974
11) 田原真也，薄　丈夫，菊池知子ほか：熱傷性耳介欠損の肋軟骨による再建．日本災害医学会会誌，35：374-378，1987
12) 木村　中，南本俊之，畠　真也ほか：熱傷による耳介変形の再建の経験．熱傷，26：131-138，2000
13) 岡　博昭，山本雅之，漆原克之ほか：エキスパンダーを用いた熱傷後耳介変形の治療経験．熱傷，27：72-77，2001
14) 荻野洋一，熊谷憲夫，中村雄幸：熱傷による耳介および耳介周囲組織の瘢痕変形とその修復再建手術．手術，36：917-926，1982
15) Bhandari PS：Total era reconstruction in postburn deformity. Clin Plast Surg, 29：213-220, 2002

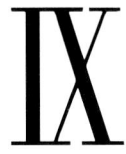

IX 小児熱傷および高齢者熱傷の特殊性と対応

1 小児熱傷の特殊性と対応
2 高齢者熱傷の特殊性と対応

IX 小児熱傷および高齢者熱傷の特殊性と対応

1 小児熱傷の特殊性と対応

SUMMARY

小児熱傷を取り扱う上では，患者が小児であるがゆえの種々の特殊性を認識した上で治療計画を立てる必要がある。疫学的な面を見ると，熱傷の受傷様式の多くが小児の知的・肉体的成長と密接な関連性を有しており，各年代において特徴的なパターンを呈している。逆に考えれば，小児を保育する周囲がこのパターンを知り，事故に対する防止策をとれば，ほとんどの小児熱傷は未然に防止しうるものと考えてよい。

一方，熱傷受傷後の初期管理においては，熱傷面積の算定において小児の体型的特徴を考慮しなければならず，輸液法や輸液量の選定ではその生理学的特徴を念頭に置かねばならない。

局所治療に関しては，後に生じる肥厚性瘢痕の問題を常に考えておく必要があり，手術適応，手術法の選択において成人とは異なった考え方をしなければならない。

われわれは形成外科医の立場から，同一スタッフにより小児熱傷の初期治療から瘢痕拘縮の治療までを一貫して行っている。本稿ではわれわれの経験を踏まえて小児熱傷の諸問題について言及した。

はじめに

熱傷は小児が受ける外傷の中でももっとも頻度が高いものの一つである。その治療にあたっては，全身的にも局所的にも小児としての生理学的特性を考慮した上での治療を進める必要がある。一方，小児熱傷では治療が初期治療に留まることはないといってもよく，成長に伴って生じる諸問題にも適切な対応を継続しなければならない。そのためには形成外科医と救急医が協力して初期からチームを形成して治療にあたり，患児およびその家族との間に十分な信頼関係を確立することが大切である。

A 小児熱傷の疫学

1996年4月から2002年3月までの6年間に東京医科大学熱傷ユニットに入院した熱傷患者は278例であるが，そのうち12歳以下の小児熱傷患者は45例（16.2％）であった。しかし，小児熱傷患者においては，外来での保存的治療を行う小範囲熱傷が多く，外来患者と入院患者を総合すると，その頻度は全体の熱傷患者総数の30〜40％である。

われわれの行った小児熱傷患者231例の集計では[1]，患者の発生年齢は1〜2歳がもっとも多く，7〜11カ月がこれについており，この2つの年代を合わせると全体の51.5％を占める。

受傷原因別の分類では，熱液体によるものが圧倒的に多く，74.0％を占める。ついで熱固体によるものが16.5％，蒸気によるものが4.8％と続く。蒸気によるものは炊飯器によるものがほとんどであったが[2]，最近になって加湿器によるものも増加している[3]。

B 熱傷の受傷パターンと予防対策

小児熱傷の受傷時の状況は，小児の知的発育と運動能力とに密接な関連性をもっていると同時に，その生活環境に大きく影響されている。つまり，小児熱傷のほとんどは，各年代における特有の受傷パターンに分類することが可能である[1]。

たとえば，小児がテーブル上にある熱液体をかぶることにより顔面から頸部にかけて受傷する熱傷は1歳頃に多く見られるが[4]，これは掴まり立ちが可能になり好奇心が旺盛になるこの年代の小児の身長と家庭用のテーブルの高さが大きく関係しており，この年代特有の受傷機序である（図IX・1）。また，電気ポットに関連した事故でも，1歳未満では単にポットを引っくり返すことによるものが多いのに対し，1歳過ぎでは興味本位にスイッチボタンを押してしまうという受傷パターンに変化してくる。これらを逆に考えると，小児を保育する立場にある周囲の成人がこのような特有の受傷パターンを前もって

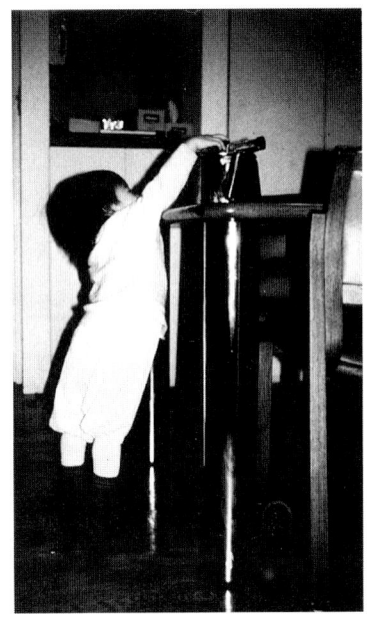

図 IX・1　1歳前後の小児の顔面，頸部熱傷の典型的受傷機序

知っていれば，小児の熱傷事故の多くが未然に防止できるものとなる[1]。

以上の観点から，小児熱傷事故の減少のためには，成人に対する予防教育がもっとも大切となる。アメリカでは各バーンセンターが事故防止活動に積極的に取り組んでおり，ボランティアを中心とした熱傷予防キャンペーンが繰り返し行われている。分かりやすいパンフレットの作成など，われわれも参考にすべき点が多い。

C 小児熱傷の初期管理

熱傷の受傷範囲が広範な小児熱傷患者が搬入された場合は，重傷度や初期輸液量の決定のために熱傷面積を算定する必要がある。この際は，小児の体型的特徴を考慮しなければならない。つまり，小児は成人と比べて頭部が大きく胴長で四肢が短いため，もっとも一般的な熱傷面積算定法である「9の法則」は適用できない。小児の体型的特徴を考慮した「5の法則」や「Lund and Browderのチャート」から熱傷面積を算定する（図IX・2）。

熱傷面積算定後に初期輸液量を決定するが，小児は細胞外液量が多く，熱傷受傷時にこれを補足する輸液量も多くなる。Baxterの公式で算出された量に1日水分維持量を加えるか，Shrinerなどの小児用の公式を用いる（表IX・1）。

D 初期手術における注意点

小児熱傷においては，救命目的の初期手術においても，成長に伴って生じる諸問題を考慮した上での治療計画を立てる必要がある。とくに採皮部は，二次再建の妨げにならない部分を選択する必要がある。大腿部などは将来の拘縮再建の採皮のために極力温存する。小児では頭部の占める面積が大きく，採皮後の治癒も早いことから反復して採皮することで，かなりの面積の創面に適応することが可能である[5]。分層皮膚の採皮部としては頭部を第一選択とする（図IX・3）。さらに，同種皮膚やskin substituteを利用して，植皮量の節約を図る。

植皮の方法としては，メッシュ植皮を用いると，メッシュ状の人工的な瘢痕が長期にわたり存在することになるので，患児の精神的な負担となることがある。広範囲熱傷などのやむを得ない場合以外では，メッシュ植皮は避けるべきである。

E 局所治療の特殊性

浅達性II度熱傷（SDB）およびIII度熱傷（DB）の治療法に関しては，小児熱傷における治療も成人の場合と基本的に同じと考えてよい。SDBは局所外用剤や被覆剤を用いて保存的に上皮化を図り，DBでは手術的治療を優先させる。

小児熱傷の局所治療において独特の考え方があるのは深達性II度熱傷（DDB）である[6]。DDBの治療における問題点は，創面の上皮化を保存的に図るか早期に手術を行うかの選択にある。早期手術を選択した場合は，創閉鎖までの期間が短縮しうるが，初期ではSDBかDDBかの判別が困難な創面に対し，過剰手術をする危険性があることや，採皮部にさらなる創面を形成しなければならないマイナスがある。

一方，保存的治療では採皮に伴う新たな創面を作ることなく創治癒が得られるが，治癒後の肥厚性瘢痕が必発である。また，保存的治療に固執しすぎると，処置に伴う疼痛が患児の精神的負担となったり，高度の感染の持続が全身状態の悪化を招いたりする危険性がある。

結論的には，生命予後に影響するような広範囲のDDBは積極的に早期手術を行うべきであり，そうでない場合は保存的治療を原則としてよい。

1．DDBの保存的治療法

一般的には抗生剤含有軟膏を用いるが，創面の細菌培養によりシルバーサルファダイアジンなども適時使用する。DDB創面では，壊死組織の融解脱落が起きるため，密封性の強い被覆剤の長期貼付は感染の原因となる。被覆剤を用いる場合は，アルギン酸塩線維製材などの吸収

【5の法則】

幼児　　　　　　　小児　　　　　　　成人

幼児: 頭 20%、前 20%、後 20%、上肢 左右各 10%、下肢 左右各 10%　計100%

小児: 頭 15%、前 20%、後 20%、上肢 左右各 10%、下肢 左右各 15%　計105%
体幹後面の時, 5％減算する

成人: 頭 5%、前 15%、後 15%、上肢 左右各 10%、下肢 左右各 20%　計95%
前胸部あるいは, 両足の時, 5％加算する

【Lund and Browderの法則】

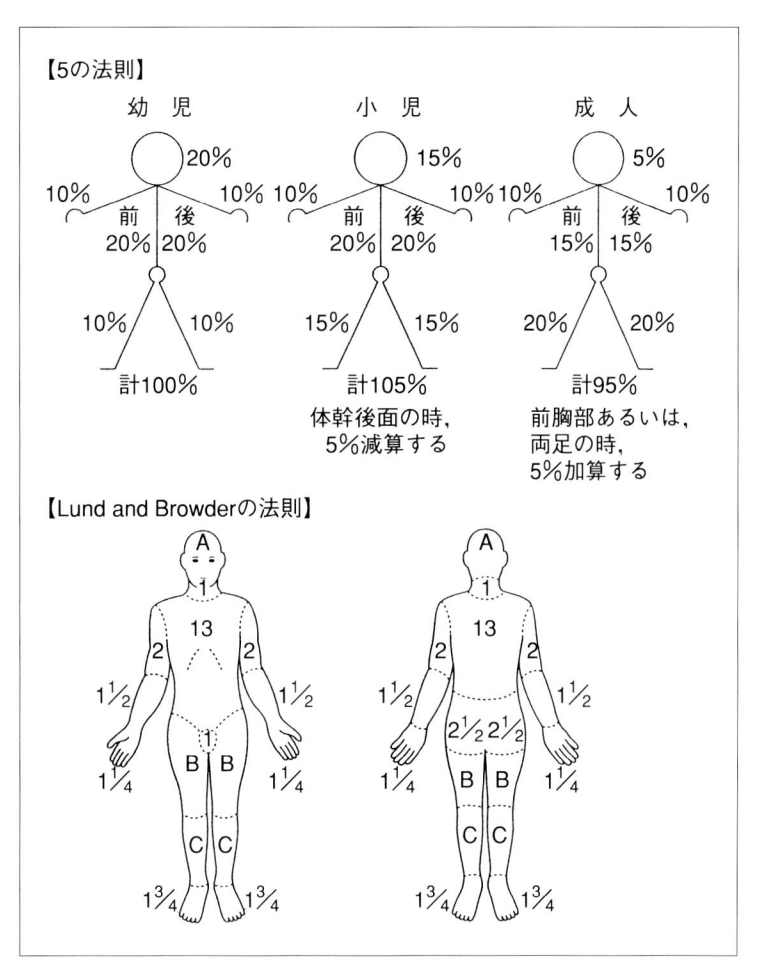

年齢による広さの換算

	年齢					
	0歳	1歳	5歳	10歳	15歳	成人
A：頭部の1/2	9 1/2	8 1/2	6 1/2	5 1/2	4 1/2	3 1/2
B：大腿部の1/2	2 3/4	3 1/4	4	4 1/4	4 1/2	4 3/4
C：下腿部の1/2	2 1/2	2 1/2	2 3/4	3	3 1/4	3 1/2

図 IX・2　熱傷面積算定法

表 IX・1　小児に用いられるおもな輸液公式

輸液公式	最初の24時間	つぎの24時間	投与速度
Baxter (Parkland) 小児・成人	乳酸リンゲル 4 ml ×％BSA×体重（kg）（小児は＋1日水分維持量）	コロイド 0.3〜0.5 ml ×％BSA×体重（kg） ＋ 5％グルコースで血清Na 135〜145 mEqを目標に	時間尿量 50〜100 ml 初日は全量の1/2を最初の8時間, 残り1/2をつぎの16時間
revised Brooke（変法）小児・成人	乳酸リンゲル 2〜3 ml/kg/％BSAで投与し，循環動態に応じて乳酸リンゲルを増減する	コロイド 0.3〜0.5 ml ×％BSA×体重（kg） ＋ 適正尿量を得るのに必要な 5％グルコース	時間尿量 30〜50 ml 循環の安定
Shriner (Galveston) 小児用	5％デキストロース加乳酸リンゲルに12.5 g/Lのアルブミンを加えた液 5000 ml×（熱傷面積 m²） ＋ 2000 ml×（体表面積 m²）	コロイド 3750 ml×（熱傷面積 m²） ＋ 5％グルコース 1500 ml×（体表面積 m²）	初日は全量の1/2を最初の8時間, 残り1/2をつぎの16時間

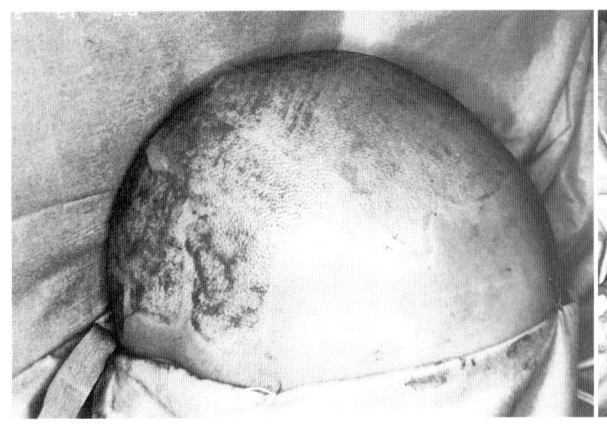

(a) 小児の頭部は面積が大きくかなりの量の採皮が可能である。上皮化も早く，反復採皮が可能である。

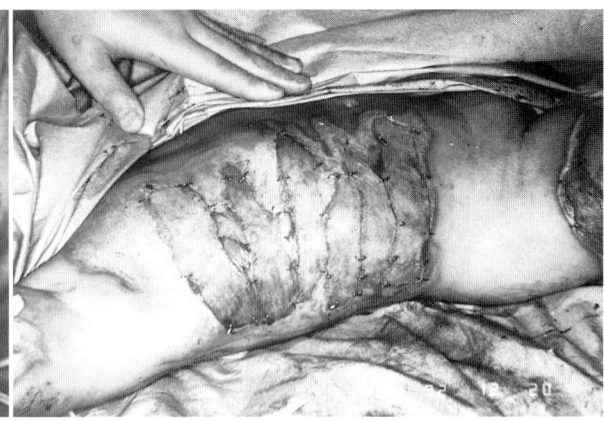

(b) 頭部より採皮した分層皮膚を植皮した。

図 IX・3　分層皮膚

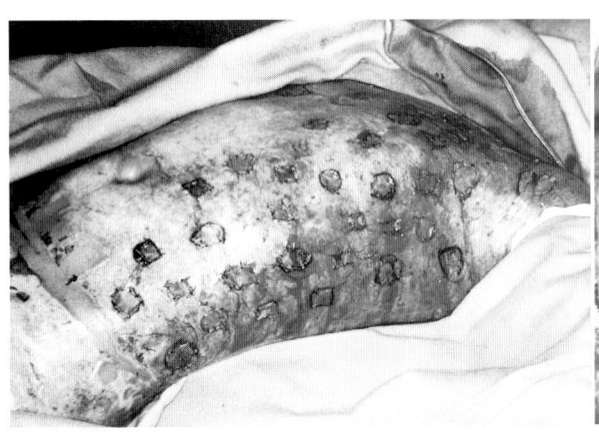

(a) DDB創面にデブリードマンを行った後に頭部よりのパッチ植皮を行った。

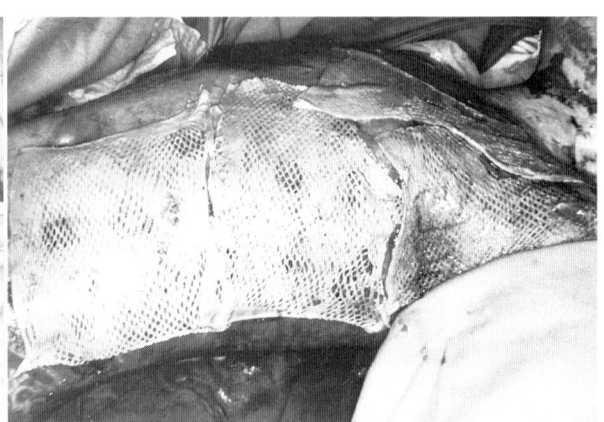

(b) 創面とパッチ植皮の上を同種植皮で被う。これにより全身状態の改善と良好な上皮化が得られる。

図 IX・4　DDBの手術

性の良いものを使用し，頻回に交換する必要がある。

保存的治療は3週間程度継続した上で治癒状況を判断する。創面の治癒傾向が良好な場合は保存的治療をさらに継続する。感染などにより治癒が遷延している創面に対しては，治療法を手術療法に変更する。

2．DDBの手術療法

DDBの創面が体表の20％以上に及ぶ場合は，保存的治療では感染により生命予後にリスクを生じることがあるため，原則的には積極的に受傷後5日以内の早期手術を行う。

手術法は壊死した真皮上層を正常な真皮が露出するまで層状に切除する。露出された真皮上にはメッシュの同種植皮を移植するが，熱傷深度が深く残存真皮が少ない場合や，広範囲熱傷で確実な上皮化が必要な場合は，頭部からの薄いパッチ植皮を行った上をメッシュの同種植皮で被う（図IX・4）。

同種植皮はスキンバンクからの供給により行うが，小児の場合は必要量が相対的に少ないために，両親などの親族から採皮する場合もある。

3．DDBと肥厚性瘢痕

自家皮膚の植皮が行われなかったDDB創面に高度の肥厚性瘢痕が生じることは必至である。上皮化完成後1～2カ月頃より瘢痕は硬さと赤みを増し，徐々に隆起する。小児においては瘢痕の形成は成人に比して明らかに高度であり，扁平化するのに2～3年の長期間を必要とする。瘢痕の経過を患児や家族に十分説明して，不安を取り除くと同時に長期の経過観察を行い，関節の運動障害が生じたり骨の成長障害が懸念されたりする場合は形成手術が必要となる。

F 特殊部位の熱傷

顔面，手，陰部などの特殊部位の熱傷は，小児が発育していく上で著しい機能的および精神的障害となる可能

性がある。これらの部位の熱傷では，初期治療の段階から将来に予想される障害を考慮に入れた治療計画を立てる必要がある。

1．顔面熱傷

顔面の熱傷において治療上もっとも問題となるのは，口周囲や眼瞼などのいわゆる自由縁を含む部位のDDBである。この部位のDDBを保存的に治療すると，開口障害や眼瞼外反を生じることが多い（図IX・5）。これらを放置すると摂食障害や角膜障害が生じることがあるため，時期を失することなく瘢痕の切除と植皮を行う。術後の経過においても再拘縮の傾向がある場合は，速やかに植皮を追加する。

このような自由縁の拘縮を防止する意味においては，初期治療の段階でtangential excisionと植皮を行っておくことも一法である[7]。

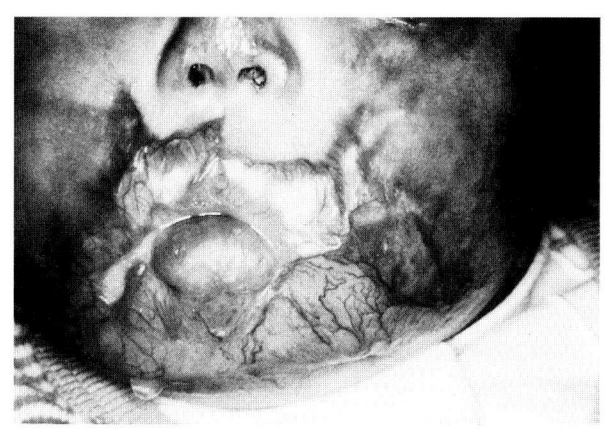

図 IX・5　顔面熱傷
口周囲などの自由縁を含む部位のDDBを保存的に治療すると，拘縮を生じ開口障害を来すことがある。このような症例では初期治療で植皮を選択することが望ましい。

2．手部熱傷

a．手掌部熱傷

手掌部は角質が厚く豊富なエクリン汗腺が存在するため，深達性II度熱傷でも比較的良好な上皮化が得られる。したがって，手掌部の熱傷は保存的治療を原則とする[2]。その結果，瘢痕拘縮が生じても，小児の場合は関節の拘縮に至ることは少なく，適切な時期に拘縮の解除と植皮を行うことにより良好な機能を再建できる。

再建に用いる植皮の採皮部に関しては，鼠径部と足底非荷重部との間に意見の対立があるが[8]，量的な問題と成長に伴う伸展性の点からは鼠径部の皮膚が有利であり，われわれは原則として鼠径部皮膚を用いている（図IX・6）。この際，将来的に強度やtexture matchに問題が生じる可能性もあることを説明し，必要が生じた場合には，足底非荷重部の皮膚に置き換えるようにしている。

b．手背部熱傷

成人の場合の手背部深達性熱傷は，感染が皮下の腱性組織に及びやすいため早期手術の対象である。小児の場合も原則は同じであるが，小児の手背部は皮下脂肪が豊富にあるため，感染が腱や腱膜に比較的及びにくい。したがって，DDBや小範囲のDBは保存的に閉鎖を図ることも許容される。この場合，MP関節の伸展拘縮により手機能が障害されることがあるが，時期を失せずに瘢痕の切除と植皮を行えば良好な機能が再建できる（図IX・7）。

c．手の重度熱傷

広範な手の重度熱傷は，薄めの分層植皮を用いて一次的創閉鎖を行う。瘢痕の成熟を待って拘縮の除去と厚い植皮による再建を行うが，小児の場合，前述のように腱性組織や関節が障害されにくいため，成人の場合では想像できないほどの好結果が得られることも多い（図IX・8）。

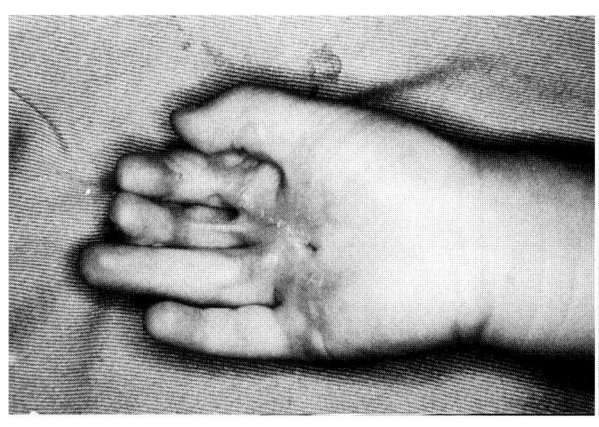

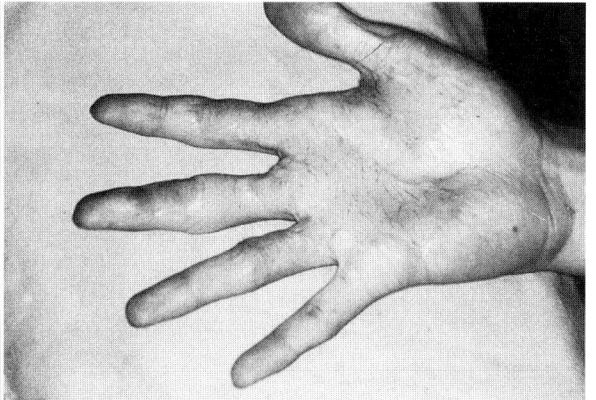

（a）術前。　　　　　　　　　　　　　　（b）17年後の状態。
図 IX・6　手掌部熱傷後の瘢痕拘縮に対して行った鼠径部からの全層植皮

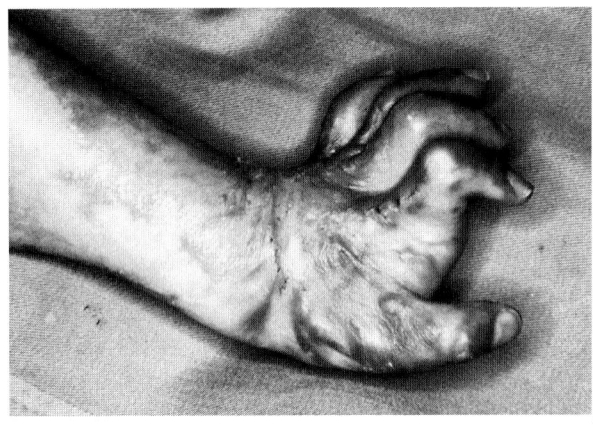

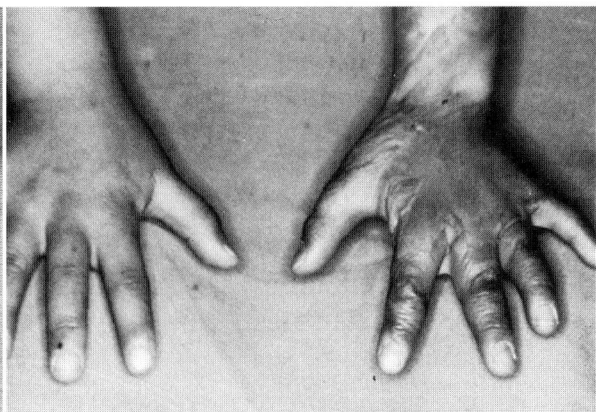

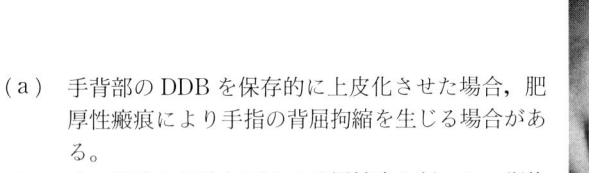

(a) 手背部のDDBを保存的に上皮化させた場合，肥厚性瘢痕により手指の背屈拘縮を生じる場合がある。
(b，c) 瘢痕を切除し厚めの分層植皮を行った。術後8年，良好な結果を得ている。
図 IX・7　手指の背屈拘縮

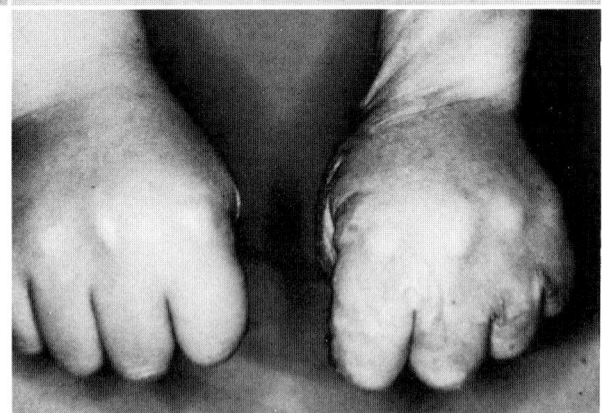

3．陰股部熱傷

深達性の陰股部熱傷治癒後に問題となるのは，股関節の内転拘縮である。排便あるいは排尿障害を認めることがあり，成人まで放置されると女性では性交，分娩障害を来すことがある。拘縮を認める場合は早期に拘縮の解除と植皮を行うが，小児では成長に伴う再拘縮を生じることが多いため，十分な経過観察が必要である。

G 総合治療の必要性

前述したように小児熱傷の治療においては，初期救命治療に引き続いて，瘢痕拘縮や成長に伴って生じる多くの問題に対処しなければならない。したがって，初期治療の段階から後々生じるであろう諸問題を考慮した上での治療計画を立てることが重要である。また，長期にわたる治療期間において，医療スタッフと患児およびその家族との間に十分な信頼関係を確立することが，患児や家族の不安を解消する上で大切になる。

東京医科大学熱傷ユニットでは，初期治療から後の瘢痕治療まで同一の形成外科スタッフが一貫して治療を継続することによって，信頼関係を築くように努めている[9]。初期治療を救急医が担当する施設では，形成外科医を加えたチームを形成して初期治療に臨むべきである。

初期治療後は，少なくとも年1回は外来通院させ，患児の背景にある問題点につき家族を含めて検討する。就学後の問題に関しては、学校と協力した支援が必要なこともある。たとえば，一般的には時期を待てるような軽度の上肢や肩関節の拘縮であっても，挙手ができないなどの学業上の支障が生じれば積極的に形成術を行う。

患児が思春期になると，セルフイメージに対する悩みが生じることが多い。機能的には問題がない瘢痕でも，本人にとって重大な悩みとなることがあり，適切に対処しなければならない。女児では乳房変形に対する処置が必要になる。精神的な面では，本人に自覚をもたせ，瘢痕の管理，手術の判断を自分で行うようにさせる。さらに，治療のゴールを患者とともに考え，社会適応に備える。通院は原則として成長の終了する18歳頃まで継続させる。

まとめ

小児熱傷の特殊性についてわれわれの考え方を述べた。小児熱傷は事故発生を予見できるものが多く，周囲の成人が注意することで防止することが可能である。事故発生の予防が小児熱傷の最良の治療法であることを強調して稿の終わりとする。　　　　　　　（菅又　章）

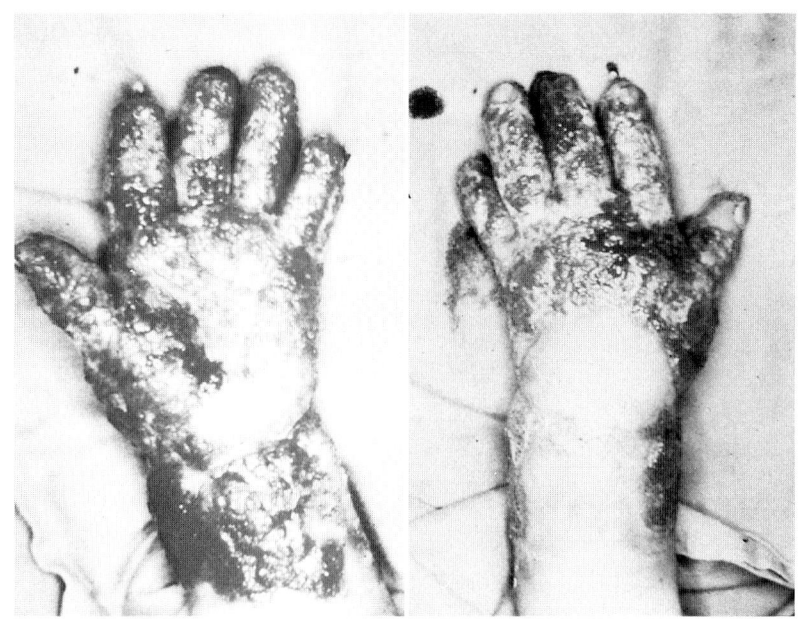

(a, b) まず薄めの分層植皮で創面を閉鎖する。

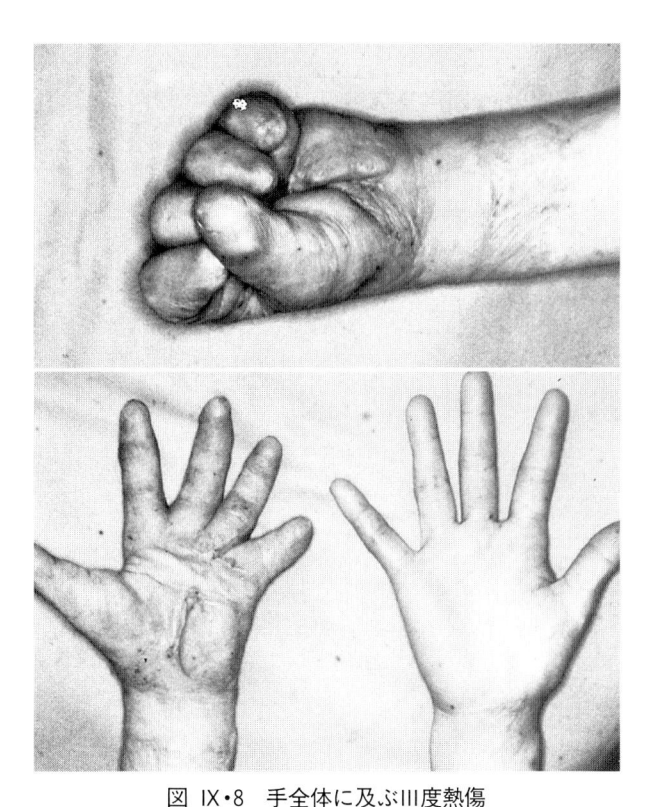

図 IX・8 手全体に及ぶIII度熱傷
(c, d) 拘縮の除去と全層植皮を繰り返すことで，良好な機能再建が可能である（術後 10 年）。

文　献

1) 菅又　章：小児熱傷発生状況の分析，学童期以下における分析．小児臨床，44：1011-1018，1991
2) 鈴木芳郎，菅又　章，牧野惟男ほか：手掌部熱傷の治療．日手会誌，5：204-244，1988
3) 吉澤直樹，菅又　章，宮下協二ほか：電気加湿器による小児熱傷．熱傷，27：18-22，2001
4) 野本猛美，牧野惟男，菅又　章ほか：乳幼児の加熱液体誤飲による気道閉塞の危険性．熱傷，17：138-142，1991
5) 飯島三佳，松村　一，菅又　章ほか：小児熱傷における頭皮分層植皮の長期観察．熱傷，26：268-272，2000
6) 菅又　章：小児熱傷の特殊性．日小皮会誌，15：9-18，1996
7) 菅又　章，松村　一，田中　祝ほか：Tangential excision と頭部からの植皮を行った顔面熱傷の2例．救急医学，25：1885-1889，2001
8) 菅又　章，許田和義，牧野惟男ほか：手掌部熱傷の治療．熱傷，13：243-249，1987
9) 菅又　章：小児熱傷への対応．日医新報，4053：13-16，2001

IX 小児熱傷および高齢者熱傷の特殊性と対応

2 高齢者熱傷の特殊性と対応

SUMMARY

　高齢者は動作の緩慢さ，反応の鈍感さにより危機に際しての敏速な回避行動が困難である。さらに，核家族化などの生活環境から，事故の発見も遅れがちになるために，若年層では問題とならないような原因でも，思いがけない重篤な熱傷を引き起こすことがある。

　一方，熱傷受傷後の管理においては，高齢者は呼吸循環器系や代謝系の基礎疾患を有する率が高く，各臓器の予備能や薬剤耐性の低下もあいまって，本質的な悪条件下にあるといえる。

　さらに，長期臥床や手術のストレスが加わることによる痴呆の進行や，創傷治癒後のリハビリテーションの問題などを含めて考えると，その総合的治療の困難さが浮かび上がる。

　また，局所治療に目を転じても，老化による皮膚の菲薄化によって熱傷深度が深くなりやすいこと，付属器の減少によりⅡ度創面の上皮化が遷延するなどのマイナス要素が多い。

　さらに注意すべきことは，高齢者の日常の生活状況が老化の程度により個人ごとに大きく異なり，種々の検査値にも正常値という概念を適用できないほどのばらつきがあることである。したがって，熱傷受傷後の重症度，輸液量，必要栄養量，各検査値の判定を画一的な公式でとらえることは，治療上かえって危険を高めることになる。つまり，高齢者熱傷の治療においては，家族やホームドクターと密接な連絡をとることにより，受傷前の患者の状況を十分に把握して，その個人にもっとも適合した治療プログラムを立てることが重要である。

はじめに

　わが国においては，高齢者人口は飛躍的な増加を示す傾向にあり，それにつれて高齢者が熱傷を受傷する機会も年々増加している[1]。

　1996年4月から2002年3月までにわれわれのユニットに入院した熱傷患者は278例であるが，そのうち70歳以上の高齢者は53例（19.1％）を占める。

　とくに，高齢者熱傷では火焔が原因となることが多く，広範囲で深達性の熱傷になりやすい。高齢者広範囲熱傷の救命率は全身管理上の進歩に伴い向上してはいるものの，ほかの年齢層に比較すると依然救命が困難な症例が多い。本稿ではいっそうの治療成績の向上を目指し，高齢者熱傷ゆえの諸問題につき述べる。

A 高齢者熱傷の特徴

　老化に伴い刺激に対する順応性が低下し，侵襲に対するホメオスターシスの低下が起きる。その上，このホメオスターシスの低下度は，歴年齢には相関しにくく患者個人のばらつきが大きいため，画一的な対応が困難である。

　熱傷後の全身的な問題としては，各種臓器予備能の低下があり治療中に合併症を起こしやすい[2]。さらに，さまざまな基礎疾患をもつことが多く，重症熱傷では本質的な悪条件のもとで治療を進めなければならない。

　局所的な問題としては，薄い真皮，皮膚付属器の萎縮減少，血管床の減少などにより熱傷深度が深達化し，上皮化も遷延する。また，同様な理由で分層皮膚の採皮層も治癒が著しく遅れる。

　以上のような悪条件を克服して創面の治癒が得られても，長期臥床，手術のストレスなどにより，痴呆の進行やADLの低下が起こるため，これらを総合した治療計画が必要となる。

B 初期管理の特殊性

1．初期輸液

　高齢者には体細胞の減少に伴う細胞内水分量の減少が存在する。細胞内水分量は水分摂取の過不足に対して緩

衝作用をもっており，したがって高齢者では水分の過不足，とくに脱水に対する予備力に乏しい。一方，高齢者では呼吸循環器系に基礎疾患をもつ率が高く，過剰な輸液に対する予備力もまた乏しい。

熱傷受傷後の輸液を行うにあたり，その量的な安全域がきわめて狭いことを念頭に置いて計画を立てる必要がある。原則的には dry side で管理するが，計算上の総輸液量は Baxter 方式の 2/3 量に設定して開始する[2]。しかし，高齢者の腎機能や心機能は個人差が著しいので，計算値に固執することなしに，尿量や各種モニター値を参考にしながら，個人個人に適合した輸液量に修正していく。この際，諸臓器能を早期に把握するためには，受傷前の基礎疾患の情報などをホームドクターから得ておくことが必要である。

初期輸液は Baxter 法では乳酸加リンゲルで開始するが，この際に注意が必要なのは高 Na 血症の発生である。Na 値が上昇してくるようなら，Na 利尿剤を使用するか，乳酸加リンゲルの量を減じて維持液で補う。コロイドは，受傷後 6〜12 時間後頃より開始し，できるだけ早期に循環の安定をはかる。

利尿期は高齢者では若年者より長く，受傷後 10 日頃まで持続する。この時期は時間尿量や CVP 値は輸液量の指標とならないため，1 日尿量と不感蒸泄量，創からの滲出などを計算し，1 日にどれだけの水分を排泄させるかを決める。またこの時期では，心肺機能に過度の負担がかかりやすいため，必要があれば強心剤や利尿剤を使用して負荷を軽減する。

2．栄養管理

栄養管理においては，全身状態が許せば可能な限り早期に経口摂取を開始する。これは，bacterial transloca-tion の防止や栄養管理上だけではなく，痴呆の防止などの精神衛生管理からも大切である。IVH のみに頼ると，腸粘膜の萎縮や蠕動運動の減衰を来し，離脱が困難となる。あくまで消化管投与を原則とし，不足分を IVH で補う。栄養量は，高齢者熱傷では 1 日 1,500〜1,800 Cal，蛋白 100 g 位の投与で十分である。

高齢者では管理中容易に高血糖を起こす。血糖値が 250 mg/dl 位に保つようにするが，高血糖がコントロールされない時は，投与する糖 10〜20 g に対しレギュラーインスリン 1 単位で投与する。この場合，経時的に血糖値をモニターしインスリン量を増減する。

C 高齢者熱傷の初期手術

1．手術時期

早期創閉鎖のためには，できるだけ早期に手術をすることが望ましい。しかし，近年提唱されている受傷後 2 日以内の超早期手術は，高齢者の場合は呼吸循環器系が不安定なことや，基礎疾患の評価が不可能なことなどから，特殊な場合以外では困難である。一般的には受傷後，3〜7 日の早期手術が安全かつ効果的である[3][4]。この時期は，創感染が成立する前で，循環動態も安定し基礎疾患の把握も十分できるので都合が良い[5]。

1 回の手術で安全にデブリードマンができる創面は BSA の 20% 程度であるが，高齢者の場合，2 回目の手術が可能かどうか保証できないこともあり，20% を少々超える面積なら無理をしてでも初回手術でデブリードマンを行う方が結果は良い。熱傷面積が広く，どうしても手術が数回にわたる場合は，同種植皮や skin substitute で皮膚欠損部を被っておく。

2．手術手技

a．老人法

前述のように，高齢者の熱傷創面は易感染性で深達化しやすく，上皮化が遷延する。これは分層採皮創でも同様であり，若年者と同様な手術手技をとると，しばしば全体的な創閉鎖の妨げとなる。

高齢者の皮膚は伸展性に富むため，かなりの量の創面が縫縮可能である（図 IX・9）。われわれはこれを利用し，採皮創，熱傷創面の一部を可能な限り縫縮する術式を取り入れている（老人法）[6]。70 歳以上の高齢者における critical な熱傷面積は体表面積の 20% 前後であるが，この方法の最大の採皮量は体表面積の 10〜15% であり[7][8]，メッシュ植皮を行うことで体表面積の 20% 程度の

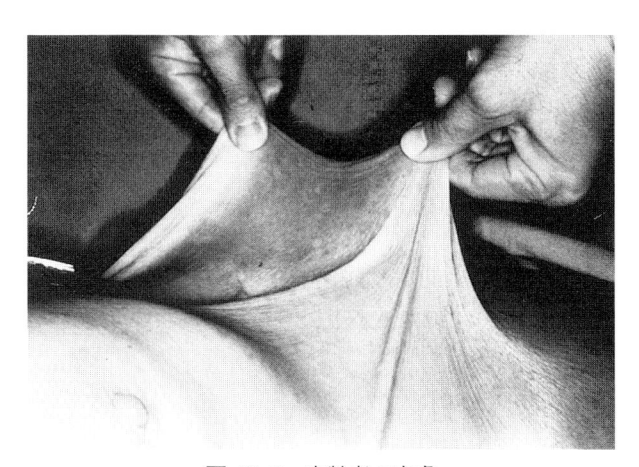

図 IX・9　高齢者の皮膚
伸展生に富むため，かなりの量の皮膚を採取しても縫縮が可能である。

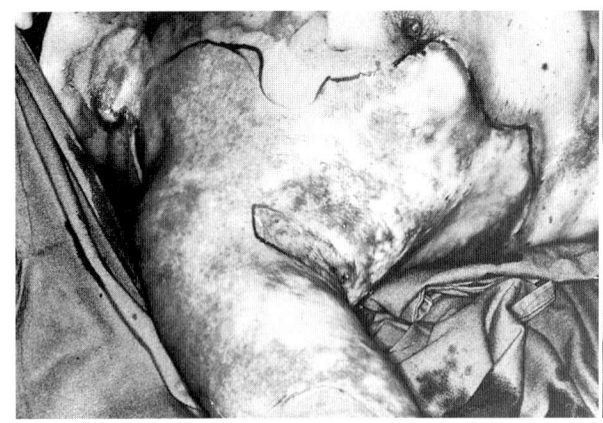

(a) 早期手術により筋膜上で焼痂切除を行った。 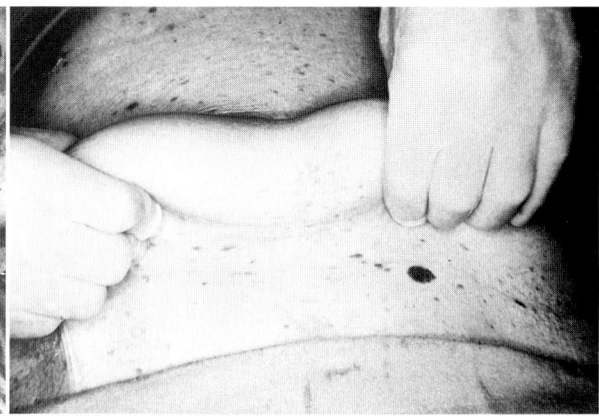
(b) 腹部より 12×55 cm の皮膚と皮下組織を切除し，創面は縫合閉鎖した。

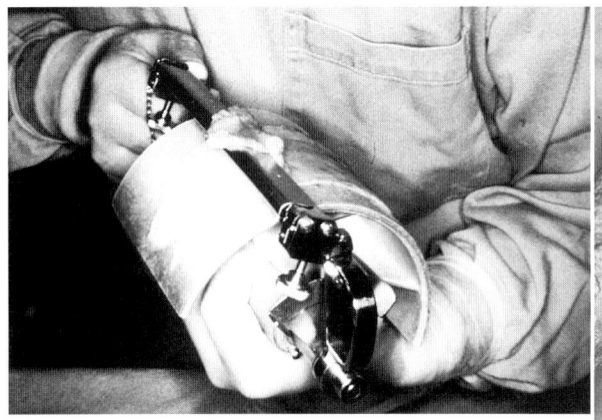

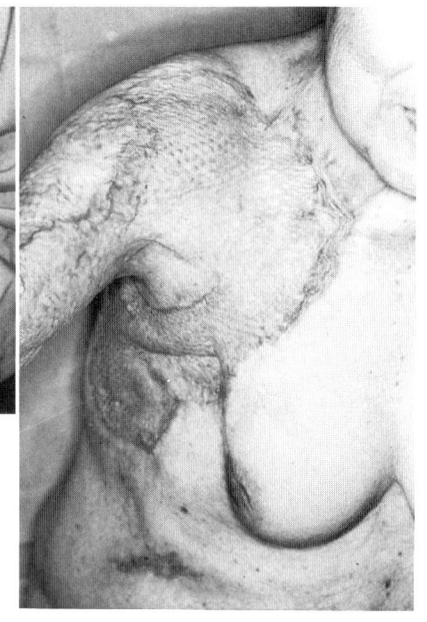

▲(c) ダーマトームで分層皮膚を作成する。
▶(d) メッシュ植皮により熱傷創面は早期治癒した。ADL，mental status の低下はほとんどない。
図 IX・10　90歳，女，着衣着火による右上腕，右腋窩，胸背部に及ぶ 10% III 度熱傷

創面を被うことが可能である（図IX・10-a～d）。

欠点としては，手術の手間がかかることであるが，デブリードマンと採皮の2チームで手術を同時に進めることにより時間の短縮を図ることができる。

b．重度熱傷下肢の切断

下肢の熱傷治療において，十分な機能の再建が期待できない重度例に患肢の切断を行うことは，欧米ではかなり取り入れられている治療法である。とくに高齢者においては，多くの犠牲をはらって下肢の熱傷創を閉鎖したとしても，機能の廃絶した歩行，荷重のできない下肢を残すことが，かえって ADL の低下や介護の困難度を増すことがある。

全身的な面からも，切断により約15%の熱傷面積が減少できることや[9]，手技的にも止血帯の使用により低侵襲で行えるため，critical な面積の高齢者熱傷では一考すべき方法と考えられる（図IX・11-a，b）。

D ADL，mental status の維持

創閉鎖の手術が終了した後は，早期離床，早期リハビリテーションの開始が ADL，mental status の維持のためには大切である。われわれの縫縮術を利用した手術法は，従来の一般的採皮法を行った手術法と比較して，有意に早期の創閉鎖が得られ，ADL，mental status の低下が有意に少ない[10]。

術後早期より歩行訓練や筋力増強などのリハビリテーションを行うが，テレビや新聞などを利用して精神的な刺激も与える。家族や知人との会話も積極的に行わせる。

高齢者の場合，創の閉鎖が終了しても痴呆などが進行してしまうと，退院後の収容施設の選択に難渋することが多く，結果的に成功した治療とは言い難い。いかにして受傷前に近い状態に戻すかがもっとも重要なポイントである。

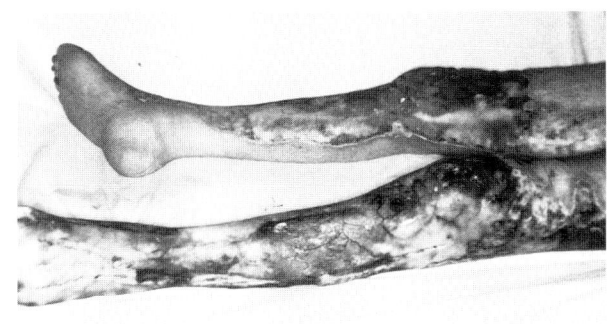

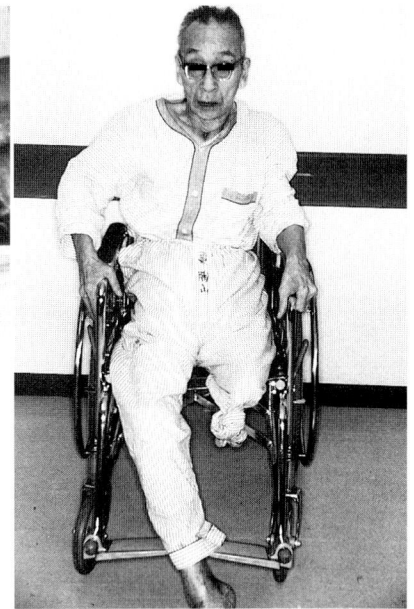

▲(a) 左下肢の熱傷は一部で筋肉に達していた。
▶(b) 受傷後4日に大腿部で左下肢を切断した。受傷後6カ月の状態では痴呆症状もなく車椅子生活が可能である。

図 IX・11　84歳，男，着衣着火による32%のIII度熱傷

まとめ

高齢者熱傷においては，ほかの年齢層に比較して救命率が低く，救命されてもADL，mental statusが低下しやすいことが大きな問題である。これらの解決のためには，早期創閉鎖が重要なポイントである。われわれの行っている縫縮術を利用した手術法は，早期創閉鎖に有効で，救命，ADL，mental statusの面からも有効な治療法である。
(菅又　章)

文献

1) 菅又　章，松村　一，行岡哲夫ほか：東京医科大学病院熱傷ユニット入院症例の5年間の臨床統計．東医大誌，59：299-301, 2001
2) 菅又　章，牧野惟男：老人熱傷患者の輸液・栄養管理．JJPEN, 9：821-824, 1987
3) Deitch EA : A policy of early excision and grafting in elderly burn patients shortens the hospital stay and improves survival. Burns, 12 : 109-114, 1985
4) Burdge JJ, Katz B, Edwards R, et al : Surgical treatment of burns in elderly patients. J Trauma, 28 : 214-217, 1988
5) 松村　一，牧野惟男：高齢者熱傷の治療．熱傷, 18：225-231, 1992
6) Ikeda J, Sugamata A, Jimbo Y, et al : A new surgical procedure for aged burn victims : Applications of dermolipedtomy for burn wounds and donor sites. J Burn Care Rehabil, 11 : 27-31, 1990
7) 菅又　章，牧野惟男：高齢者熱傷―採皮部のトラブルと対処法―．集中治療, 4：297-299, 1992
8) Frye K, Luterman A : Management of the burn wound requiring excision in geriatric patient : Results of a defined protocol for treatment. J Burn Care Rehabil, 21 : s 200, 2000
9) 松村　一，鳴海篤志，菅又　章ほか：熱傷治療における下肢Amputation；特にその有効性，適応について．熱傷, 18：130-136, 1992
10) Matumura H, Sugamata A : Aggressive wound closure for elderly patients with burns. J Burn Care Rehabil, 15 : 18-23, 1994

X 熱傷再建外科・最近の発展

1 遊離植皮術の適応とその refinement
  1）熱傷再建における各種遊離植皮術の適応と留意点
  2）熱傷顔面再建における遊離植皮のテクニック
2 熱傷再建手術における各種皮弁の適用・その進歩
  1）局所皮弁法による熱傷後瘢痕拘縮の再建
    ―正方弁法と複葉プロペラ皮弁法を中心に―
  2）各種区域皮弁による熱傷・瘢痕拘縮の再建
  3）Free flap による重度熱傷瘢痕拘縮の治療―適応と皮弁の選択―
  4）各種穿通枝皮弁による熱傷・瘢痕拘縮の再建
  5）顔面熱傷再建における prefabricated flap の臨床応用
3 熱傷再建手術における thin flap の開発と適用
  1）遊離 DP 皮弁：臨床応用のための工夫
  2）Thin groin flap による頸部，腋窩の再建
  3）真皮下血管網皮弁(super-thin flap)による熱傷瘢痕拘縮再建
  4）Tissue expander による熱傷瘢痕拘縮の治療

X 熱傷再建外科・最近の発展

1 遊離植皮術の適応とそのrefinement
1) 熱傷再建における各種遊離植皮術の適応と留意点

SUMMARY

　熱傷後の瘢痕拘縮や醜状を呈する肥厚性瘢痕に対する再建手技としての遊離植皮術について，その適応となる病態や選択すべき手技について検討を加えた。

　熱傷時の受傷深度から見ると，遊離植皮術がもっとも適応となるのは深達性Ⅱ度熱傷治療後に生じた瘢痕に対する再建である。Ⅲ度熱傷でも，皮下の脂肪層に損傷が及ばなかった場合は遊離植皮術の適応となるが，皮下脂肪層以下に熱損傷が及んだ場合は，必要とされる再建組織の厚みから見ると，遊離植皮術による再建は適応といえない。

　再建部位から見ると，遊離植皮術が第一選択手技となるのは瘢痕拘縮を生じた関節部位の再建である。関節部位以外では，組織拡張器による再建が第一選択手技となることが多い。組織拡張器を挿入できる正常皮膚が再建部位の近傍に残存していない場合は，関節部以外でも遊離植皮術が適応となることもある。

　遊離植皮術には全層植皮と分層植皮とがある。この中で，整容的・機能的再建という観点から見ると，全層植皮が遊離植皮術の第一選択手技となる。しかし，広範囲熱傷後の再建においては，十分な全層植皮片の採取ができない場合もしばしば経験することであり，やむなく分層植皮を適応せざるを得ないこともある。

　最近では，人工真皮を併用した二次的分層植皮術も全層植皮に代わる有用な手段になりつつある。熱傷後瘢痕の再建に分層植皮が適応となることはまれであるが，すでに萎縮期となった瘢痕（とくに顔面の）に対して，いわゆるdermal over-graftingとして用いると整容的に良い結果が得られることもある。

　広範囲熱傷後では，多部位の再建が必要となってくる。そして，再建材を供給する健常皮膚も限られている。したがって，再建をどこから，どの手技を用いて行っていくか，周到な術前検討が重要である。

はじめに

　熱傷後の醜状瘢痕や瘢痕拘縮に対する再建法として，近年さまざまな手技が開発されてきた[1~3]。その結果，皮膚再建の基本的手技である遊離植皮術は以前ほど広範に適用されていないのが現状である[4]。しかしながら，遊離植皮術は皮膚再建法の必須の手技であり，形成外科医がまず習得すべき手技であることは今も変わりない。本稿では，熱傷後再建における遊離植皮術の適応について，熱傷時の病態，再建の部位とその病態，遊離植皮手技などから検証した。

A 熱傷再建の概念

　熱傷再建とは熱傷創が治癒した後に生じる不具合を治療することであるが，この不具合には自然上皮化後の瘢痕によるものと創閉鎖目的で行われた分層植皮部位の不具合によるものが含まれる。本稿ではこれらをまとめて述べる。すなわち，整容的問題のある病変は醜状痕，機能的問題のある病変は瘢痕拘縮として記述する。

B 術前の評価

1．熱傷受傷時の病態

　遊離皮膚移植によって再建されるのは皮膚のみであり，脂肪組織などの皮下軟部組織の再建はできない。したがって，脂肪組織が損傷されていない熱傷後の再建に遊離皮膚移植は適応となるが，脂肪組織から筋膜まで損傷されたⅢ度熱傷後の再建には，再建材の厚みという点からは問題がある。たとえば，Ⅲ度熱傷創の手術では筋膜上でのデブリードマン・分層植皮が行われることが多い[5]。このような病変部の再建では，当然皮下組織の再建も考慮しなければならない。

　以上，熱傷再建の術前評価に際しては，受傷時の病態，治療経過をよく把握して再建を必要とするのが皮膚全層か皮下軟部組織も含まれるのかを検証し，手術法を適応

2. 再建部位

非関節部病変に対する再建は組織拡張器による皮弁法が近年第一選択手技となり[1]，遊離植皮術が適応されるのはまれである。遊離植皮術が第一選択手技となるのは，関節部の瘢痕拘縮に対する再建である。また，顔面全域の再建を必要とされる場合も第一選択手技となりうる。しかし，病変が深部に及んでいると予想される場合はその適応は慎重に検討すべきである。たとえば，指関節の拘縮病変を解除する時には当然腱の露出も想定しなければならない。その際，遊離植皮に代わる手術手技も検討しておく必要がある。

3. 再建時期

熱傷から再建までの期間も考慮しなければならない。とくに，拘縮の解除は原則的には可能な限り早く行うべきである。待機すると，拘縮が深部組織に及び非可逆的となるからである。たとえば，四肢関節の瘢痕拘縮病変では待機すれば関節周囲の靱帯にも拘縮が生じ，単に皮膚の再建では拘縮を解除できなくなる。

顔面・頸部の病変でも，待機すると顔面表情筋や広頸筋の拘縮が生じる。その結果，顔面では再建後も表情筋（眼輪筋など）の動きが改善されない場合や，頸部では再建後も十分な伸展が得られない場合も生じる[6]。ただし，学童期以前の小児，乳幼児の四肢関節瘢痕拘縮では，拘縮発症後1年程度の期間なら拘縮は深部に及ばないことから，瘢痕がある程度成熟するまで待機してもよい。

醜状痕の治療では，待機した方が良い結果を得られる場合が多い。瘢痕が成熟し萎縮性瘢痕となれば醜状が目立たなくなり，再建が不要となる場合もある。また，瘢痕の肥厚化が著明な時期に遊離植皮術を行うと，植皮片縁の瘢痕が著しく肥厚することもよく経験する。

C 手技の選択と留意点

1. 全層植皮術

熱傷再建に用いる遊離植皮術の基本的な手技である。この手法には血管網に富んだ真皮下の疎性結合組織も含めて移植する含皮下血管網全層植皮術（塚田式植皮術）も含まれる[7]。筆者の施設では，全層植皮術としてはもっぱら本法を用いている。この利点は，皮片に含まれる疎性結合織が移植床と皮片との接着面に生じる瘢痕拘縮を軽減することや（皮片の収縮がない），含まれる豊富な血管網によって移植床から皮片への良好な血行再開が期待されることである（生着しやすい）。しかし，意識的に結合織を残さなくても，真皮の損傷を避けるように全層皮片を作成すれば，少なからずこの結合織は含まれる。したがって，皮片の作成時にこの点に留意すれば，あえて区別する必要はない[4]。

以下に全層植皮法の留意点について，瘢痕拘縮の再建，醜状痕の再建，採皮部の選択に分けて示す。

a. 瘢痕拘縮の再建

瘢痕拘縮の再建においては拘縮の解除が必要となる。拘縮の解除法には，拘縮を来している瘢痕を全切除する方法と瘢痕を切離する方法（減張切開）がある。どちらを選択するかは供給される全層植皮片の量によって決められる。すなわち，単一の病変であれば瘢痕の全切除によって生じた皮膚欠損創へ全層皮片を供給することは可能であるが，広範囲熱傷後の再建では複数の病変を再建する必要がある。このような場合，一病変へ供給できる全層皮片は限定しなければならないため，減張切開が適応となる（図X・1）。

拘縮解除において留意すべきは，瘢痕の切除（切離）のみでは不十分な場合があることである。たとえば，頸部正中の瘢痕拘縮病変に対して減張切開法を用いて解除する際，切開は瘢痕のみでなく両側耳下部近傍まで切開を延長して移植床を作成しなければ，再拘縮を生じる可能性が高い。四肢関節も同様であり，正常皮膚も含めた切開による移植床の作成が必要である。

b. 醜状痕の再建

醜状痕の再建に遊離全層植皮術を用いる機会は少ない。例外としては，顔面全域に及ぶ醜状痕の再建である。この際の留意点としては，一期的に全域を再建することは困難であるため，区域ごとに優先部位から再建を行うことである。基本的には拘縮を伴う遊離縁の再建，すなわち眼瞼，口囲がもっとも優先部位である。

単一の醜状痕を遊離全層植皮術で再建する際には，植皮片縁の瘢痕が目立たないように考慮すべきである。辺縁の瘢痕が開大し肥厚化すれば瘢痕内に植皮片が浮いているような外観を呈し，とても醜状痕を再建したとはいえない結果となる。この防止策として，皮片と移植床縁との縫合には必ず埋没縫合を併用すべきである。

c. 採皮部の選択

採皮部は再建部位の近傍から選択するのが原則である。そして，皮片採取後に同部の機能的障害が生じない，醜状を呈しないなどの理由から，顔面には耳後部，鎖骨上部から，躯幹・四肢には鼠径部から，手掌には足底近傍から皮片が採取されるのが一般的である。

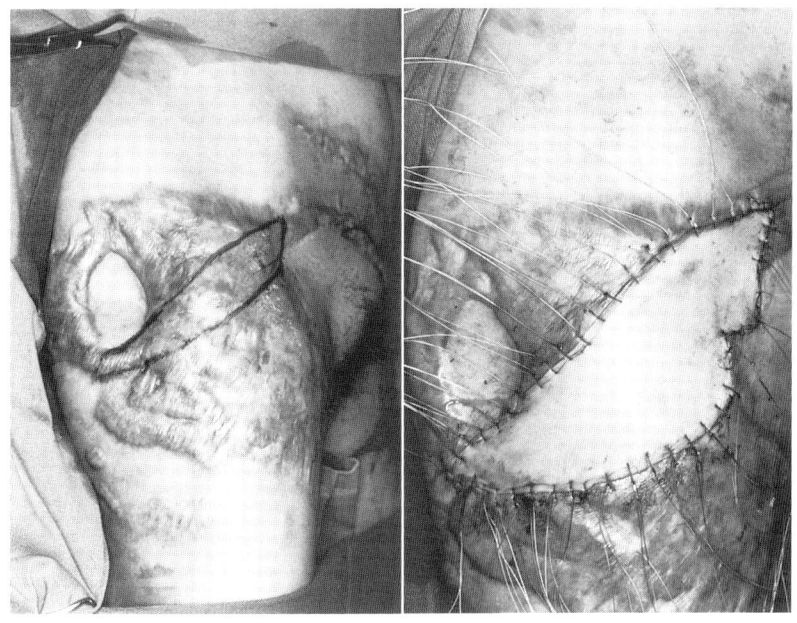

（a）術前。　　　（b）術終了時。対側鼠径部から
　　　　　　　　　　　　　　採取した含皮下血管網全層
　　　　　　　　　　　　　　植皮片を移植した。
図 X・1　股関節部の熱傷瘢痕拘縮に対する減植皮術

　しかし，広範囲熱傷後の再建ではこのような原則は適用できない。正常皮膚が残存するすべての部位を採皮部位として検討する必要がある。この場合の留意点は採取後の機能的障害を残さないことだけである。

2. 分層植皮術

　分層皮片の性格上，分層植皮術は機能・整容的再建法ではないため，本法を熱傷再建に用いることは適切ではない。ただし，ここで述べる分層植皮術は薄めから中間の分層植皮術であり，厚めの分層植皮術は全層植皮術と同一として分類・記述している。しかし，やむをえず使用する場合や特殊な方法で分層植皮術を熱傷再建に用いることもある。以下に熱傷再建における分層植皮術の適応と留意点について示す。

a. 醜状痕, 瘢痕拘縮に対する分層植皮術

　広範囲熱傷後の再建では再建病変が単一であることはまれである。このような場合，すべての再建病変に全層皮片を供給することが困難となり，次善の方法としてやむをえず中間層程度の分層植皮術を代用することがある。その際の留意点としては，植皮片の術後収縮である。これを防止するため，副子などの収縮防止装具を相当期間装着させなければならない。

b. 萎縮性瘢痕に対する分層植皮術

　熱傷瘢痕が成熟し，拘縮を伴わない萎縮性瘢痕となった時，その醜状の改善を目的として瘢痕上皮のみを切除し，瘢痕上に分層植皮を行う方法（dermal overgrafting）がある。本法は顔面の萎縮性瘢痕に対する再建手技として有用性が高い。留意点は，ときに術後1〜2カ月頃から植皮片下にepidermal inclusion cystが出現してくることである。これは移植床に残存した瘢痕上皮成分によるものであるが，根気よく内容を除去していくと術後6カ月頃には自然消退する。

c. 人工真皮を利用した分層植皮術

　シリコン膜とアテロコラーゲンスポンジからなる人工真皮を移植床に貼付し，一定期間の後コラーゲンスポンジ内にいわゆる自家真皮様組織が形成された時点でシリコン膜を除去し，分層植皮術を行う方法が臨床使用され始めた[8]。この方法を用いれば分層皮片は全層皮片と同様の質感と機能性（非収縮性）が得られるといわれる[8]。

　しかし，その臨床的評価はまだ定まっていないのが現状である。とくに，移植皮膚が術後収縮を生じるか否かに関しては，意見の分かれるところである[8)~11)]。従来の報告[12]や筆者らの実験[13)14)]によれば，アテロコラーゲン構造が保たれている時期に分層植皮を行えば，植皮片の収縮は生じない。しかし，貼付後長期間を経過するとコラーゲンスポンジ構造は完全に消失し，形成された真皮様組織は一般的な肉芽組織とまったく相違がなくなる。その頃に分層植皮を行っても肉芽組織上に植皮したのと同じように植皮片は収縮する。

　したがって，本法の適用に際しては，分層植皮術の最適試行時期を考慮しなければならない。通常は人工真皮貼付から2〜3週後といわれるが[15]，詳細な検討がさらに

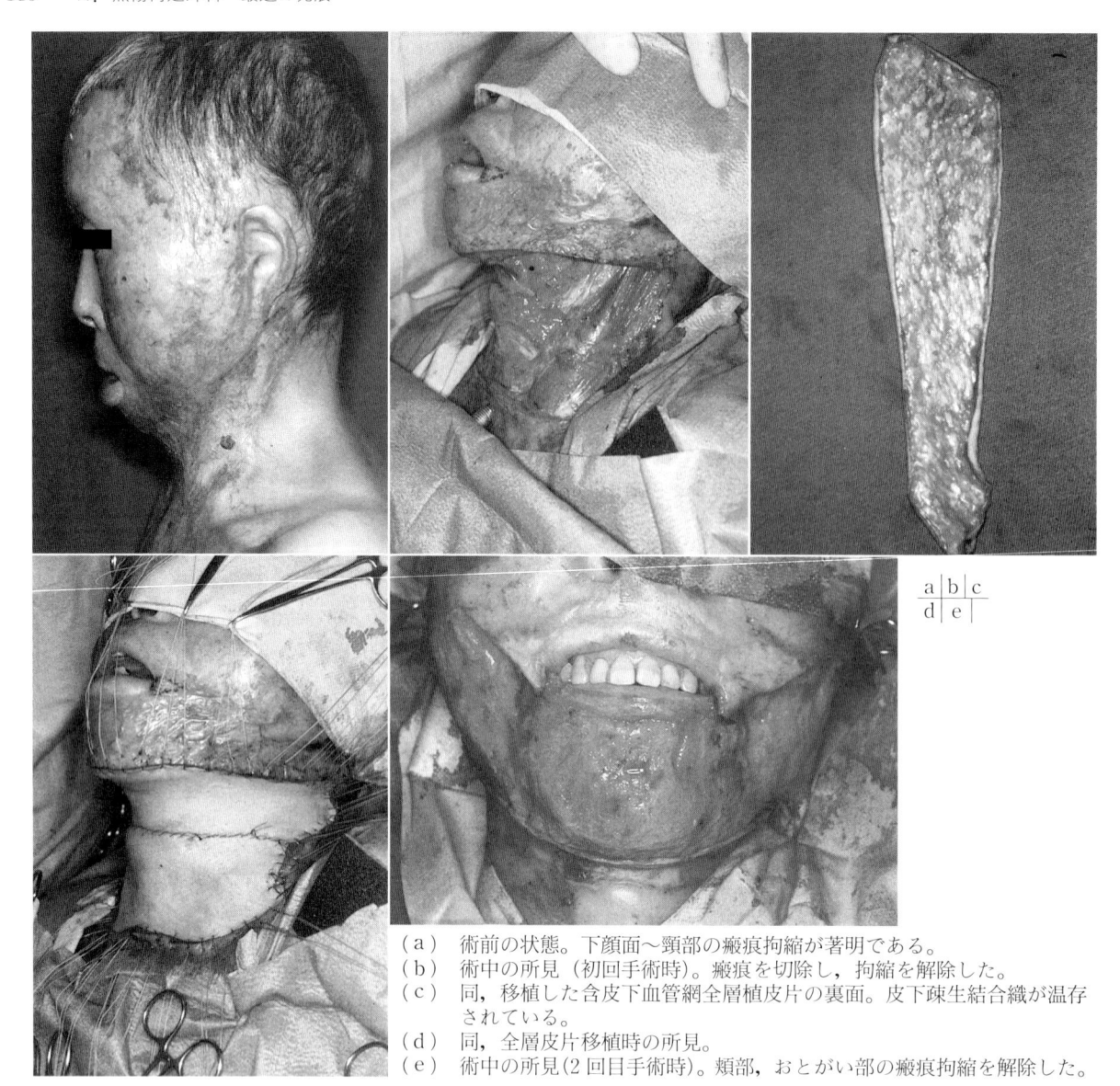

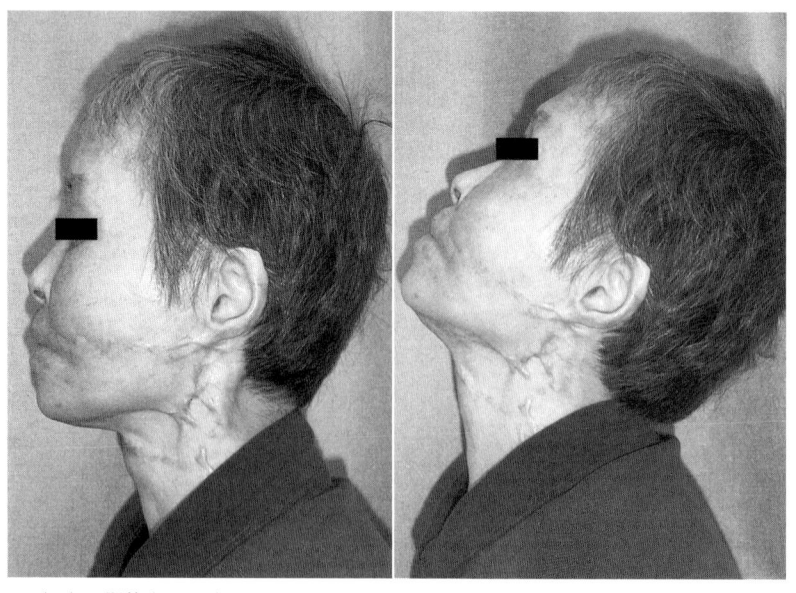

180　X．熱傷再建外科・最近の発展

a	b	c
d	e	

(a) 術前の状態。下顔面〜頸部の瘢痕拘縮が著明である。
(b) 術中の所見（初回手術時）。瘢痕を切除し，拘縮を解除した。
(c) 同，移植した含皮下血管網全層植皮片の裏面。皮下疎生結合織が温存されている。
(d) 同，全層皮片移植時の所見。
(e) 術中の所見（2回目手術時）。頬部，おとがい部の瘢痕拘縮を解除した。

(f) 術後（2回目）6カ月の所見。おとがい〜頸部の形態が復元されている。
(g) 同，頸部伸展時の所見。良好な伸展が得られている。

図 X・2　症例1：60歳，女

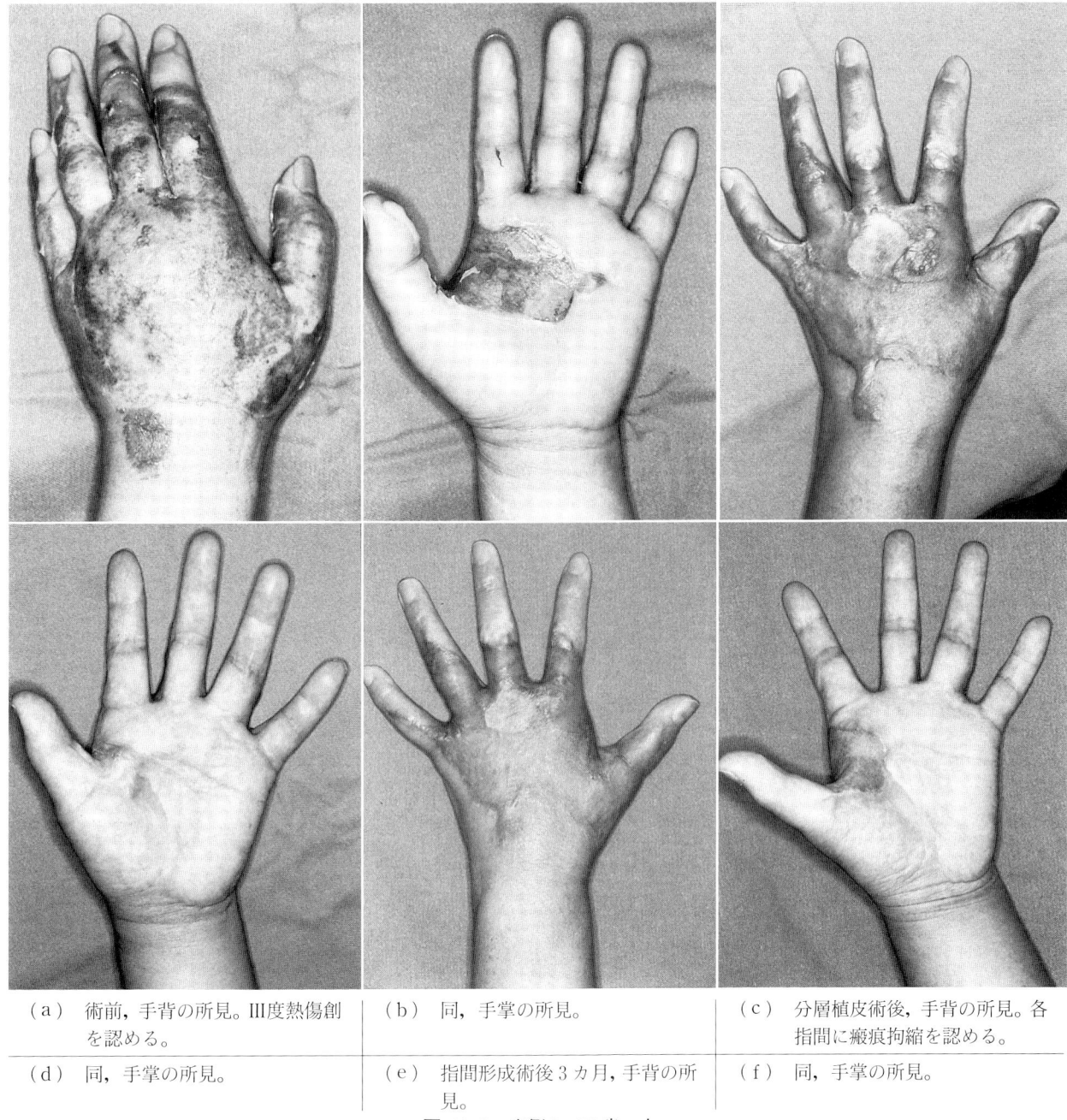

(a) 術前，手背の所見。Ⅲ度熱傷創を認める。
(b) 同，手掌の所見。
(c) 分層植皮術後，手背の所見。各指間に瘢痕拘縮を認める。
(d) 同，手掌の所見。
(e) 指間形成術後3カ月，手背の所見。
(f) 同，手掌の所見。

図 Ⅹ・3 症例2：54歳，女

必要と考えられる。人工真皮のより的確な使用法が確立されれば，熱傷再建において，将来非常に有用な方法となるであろう。

D 術後管理

熱傷再建における遊離植皮術の術後管理としては，一般的な遊離植皮術と同様，血腫の予防，ずれの防止，適切な圧迫などに留意すればよい。ただし，熱傷後早期の瘢痕拘縮に対して減張植皮術などを行う場合，瘢痕内の縫合糸に感染を生じることをときに経験する。この原因は明らかではないが，①縫合糸の緊張による瘢痕組織の血行不全，②瘢痕組織の汚染，③瘢痕組織内に微小な細菌巣が残存，などが考えられる。このような手術の際には，頻回に縫合糸周囲を観察して，感染の徴候が見られたら速やかに縫合糸を除去しなければならない。また，あらかじめ縫合糸周囲に抗菌外用剤を塗布しておくことも効果がある。

頸部の全層植皮術では，術後の食事に留意する必要がある。咀嚼や嚥下は皮片の安静の妨げとなる。必要ならば，一定期間経管栄養や静脈栄養も考慮すべきである。

E 症 例

【症例1】 60歳，女
自殺企図で灯油をかぶり，着火させ受傷。金沢医科大

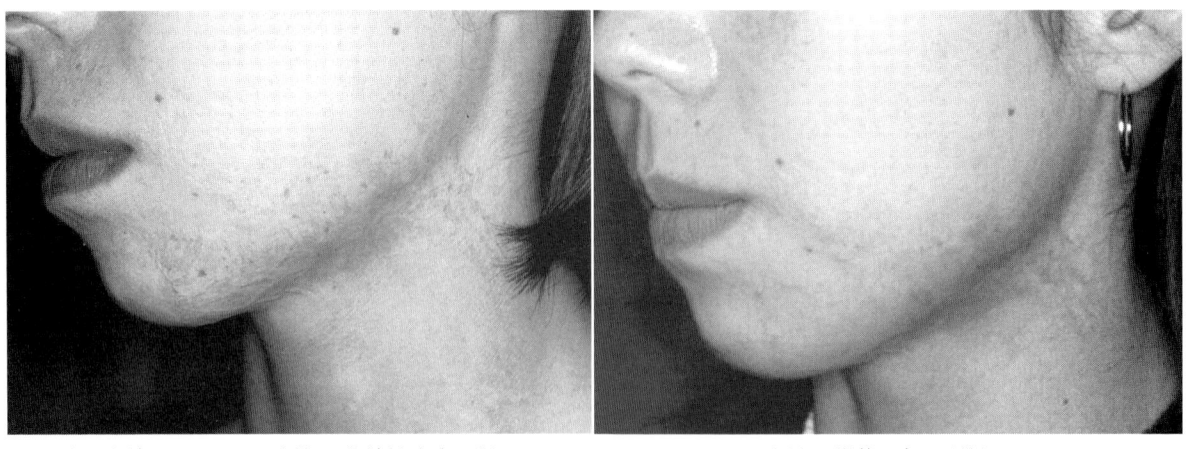

(a) 術前。おとがい〜頬部に萎縮性瘢痕を認める。

(d) 術後1年の所見。

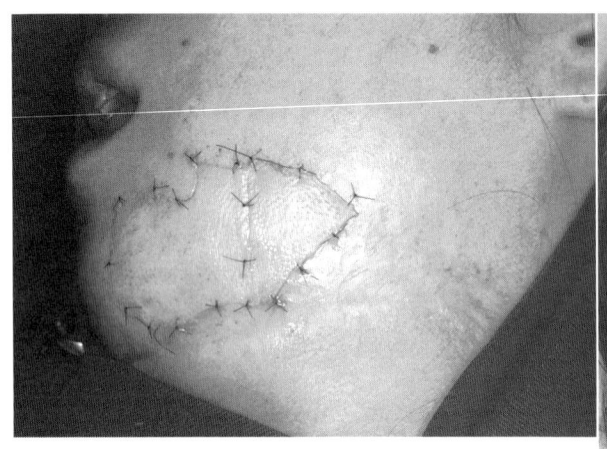

▲(b) 頭皮からの分層皮片移植時の所見。
▶(c) 同，採皮部。フィルムドレッシングを用いて被覆してある。

図 X・4 症例3：25歳，女

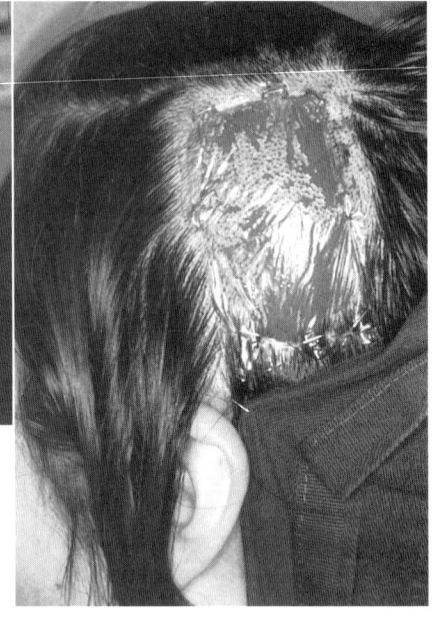

学熱傷センターへ搬送された。頭部，顔面を含む上半身に体表面約25%の深達性II度，III度熱傷を認め，気道損傷も合併していた。気管内挿管，輸液療法による全身管理，分層植皮術を主とした局所管理によって創は治癒したが，受傷後2カ月頃には頸部の著しい瘢痕拘縮を生じた（図X・2-a）。受傷後3カ月，口角，頸部の拘縮を解除し含皮下血管網全層植皮術を施行した（図X・2-b〜d）。術後4カ月，おとがい〜頬部の瘢痕拘縮を解除し含皮下血管網全層植皮術を施行した（図X・2-e）。術後6カ月，良好な頸部の伸展が得られている（図X・2-f，g）。

【症例2】 54歳，女

クリーニング店に勤務中，スチームアイロンに挟まれ受傷した。近位で加療を受けていたが治癒せず，受傷後10日に紹介され受診した。左手指背と一部手掌にかけてIII度熱傷創を認めたため（図X・3-a，b），受傷後17日，分層植皮術により創を閉鎖した。術後3カ月，指間に拘縮が著明となり指の開排に支障を来すようになった（図X・3-c, d）。指関節のROMが正常域を獲得できるまでリハビリテーションを行った後，術後7カ月，第1〜4指間に含皮下血管網全層植皮術を施行した（図X・3-e）。

【症例3】 25歳，女

1歳時の熱湯による熱傷瘢痕の治療を希望し受診した。瘢痕は左頬〜顎下部に見られ凹凸のある萎縮性瘢痕であった（図X・4-a）。色調は周囲正常皮膚と相違は見られなかった。凹凸がもっとも目立つ頬部の瘢痕に対して，頭部からの分層皮片による dermal over grafting を行った（図X・4-b, c）。術後2カ月頃より植皮片内に嚢腫の発症を見たが，術後6カ月頃には消退した（図X・4-d）。

F 考 察

1〜2カ所程度の熱傷病変を再建することは，とくに困難な問題は見られない。熱傷再建においてもっとも問題

となるのは，広範囲熱傷後の再建である．この再建においては多岐にわたる病変をどのように再建していくか，どのような手法を選択するか，詳細にかつ迅速に検討しなければならない．

再建は，通常QOLの維持に必要と考えられる部位を優先する．まず，手・指関節の再建である．拘縮の解除や指間の形成などが必要とされる．ついで，四肢の機能を改善する目的から，腋窩，肘，膝，足，股関節の拘縮解除を検討すべきである．同時に，露出部となる顔面の瘢痕拘縮，醜状痕の再建も検討されねばならない．限られた残存健常皮膚をどのように利用するか，患者個々における再建優先部位を把握しその再建時期，手法も含めて的確に決めていかなければならない．

(川上重彦，石倉直敬)

文 献

1) 桜井伴子，安田幸雄，北山吉明ほか：Tissue expanderを用いた皮膚，軟部組織の再建．日形会誌，9：250-264，1988
2) 百束比古，高 建華：Thin flapの歴史と展望．日形会誌，18：123-133，1998
3) Koshima I, Inagawa K, Urushibata K, et al：Paraumbilical perforator flap without deep inferior epigastric vessels. Plast Reconstr Surg, 102：1052-1957, 1998
4) 川上重彦，石倉直敬，平敷貴也：遊離植皮術．形成外科，44：s39-s45，2001
5) 塚田貞夫，川上重彦：壊死組織切除法．最新形成再建外科学，塚田貞夫編，pp73-74，医歯薬出版，東京，2000
6) 川上重彦，石倉直敬，塚田貞夫：頤頸部瘢痕拘縮の形成術―遊離植皮術―．形成外科，41：S21-S27，1998
7) Tsukada S：Transfer of free skin grafts with a preserved subcutaneous vascular-network. Ann Plast Surg, 4：500-506 1980
8) Suzuki S, Matsuda K, Isshiki N, et al：Clinical evaluation of a new bilayer "art-ficial skin" composed of collagen sponge and silicone layer. Br J Plast Surg, 43：47-54, 1990
9) 副島一孝，野崎幹弘，佐々木健司ほか：巨大色素性母斑の人工真皮による治療経験．形成外科，40：349-355，1997
10) 瀬崎晃一郎，中北信昭，福田理恵子ほか：手足に用いた人工真皮の評価．日形会誌，19：213-219，1999
11) 浅見謙二：人工真皮と分層皮膚移植の併用に関する実験的研究．日形会誌，15：135-147，1995
12) 中村雄幸，小西 淳：人工真皮SS-Dの皮膚全層欠損部使用例の検討―動物実験における経時組織学的検討および瘢痕組織との比較―．熱傷，22：79-87，1996
13) 山下昌信：人工真皮貼付創における新生血管構築―光顕的・鋳型走査電顕的研究―．金沢医大誌，25：202-218，2000
14) 安田順子：二次的植皮後の人工真皮内新生血管構築像―鋳型走査電顕像による観察―．金沢医大誌，27：195-206，2002
15) 平本道昭，西端和哉，東 久志夫ほか：新しい皮膚欠損用グラフトの全層皮膚欠損創への応用．基礎と臨床，27：219-223，1993

1 遊離植皮術の適応とその refinement
2) 熱傷顔面再建における遊離植皮のテクニック

SUMMARY

熱傷顔面における再建では color match や texture match の点から遊離植皮よりむしろ局所皮弁や遊離皮弁が好んで用いられる傾向にある。また，近年では thin free flap の開発や tissue expander との併用でさらに皮弁による修復の可能性が高まってきている。しかし，眼瞼や口唇など自由縁を有する局面での再建においては，遊離植皮の薄さは最大の利点である。

一方，欠点として植皮片の術後収縮が挙げられる。また，顔面への植皮片の採取部位も限定される。熱傷顔面再建における遊離植皮のテクニックの根幹は，遊離植皮の生着率を向上させ，術後収縮を抑制させることである。遊離植皮の手技はすでに確立されたものであるが，人工真皮や培養皮膚代替物の開発に伴い新しい展開を迎えている。

これらにより植皮片の収縮の予防が図られ，分層植皮でも全層植皮に近い性状が得られるようになった。また全層植皮では含皮下血管網付植皮の開発により，植皮片の収縮をさらに軽減できるようになった。限られた全層植皮片の採取部位に対しては，採皮部に tissue expander を挿入することでより大きな全層植皮片を得る試みがなされている。本稿では，一般的な遊離植皮の方法について記載するとともに，植皮片の生着率の向上と術後の収縮予防について述べた。

はじめに

顔面熱傷は表皮形成が容易で治癒しやすいが，眼瞼や口唇，耳介，鼻など特殊な形態を有するため，いったん変形が生じるとその再建には難渋する。再建方法の一つとして遊離植皮はすでに確立された方法であるが，人工真皮や培養皮膚などを用いた新たな植皮法も開発される最新の分野でもある。顔面への遊離植皮ではその薄さの利点を最大限に利用し，術後の収縮や色素沈着をいかに少なくするかが肝要である。

本稿では，われわれの行っている顔面への遊離植皮の方法を述べるとともに，代表的症例を供覧する。

A 適応

顔面熱傷後の再建では，color match や texture match の点から遊離植皮よりむしろ皮弁による再建が好んで用いられる傾向にある。また，近年では thin free flap の開発[1〜3]や tissue expansion 法の応用[4〜6]により，皮弁による修復の可能性がさらに高まりつつある。とくに広範囲の顔面再建が必要となる場合，熱傷の深度は深く再建時には筋層が露出する可能性が高い。このような局面では，遊離植皮後に再収縮が強く現れる。このため広範囲な顔面再建では遊離植皮の適応は少ない。

一方，外鼻や耳介では，血行が豊富なため深達性Ⅱ度熱傷ではほとんど機能的な問題なしに治癒する。またこれらの部分のⅢ度熱傷で再建が必要となる場合，表面と裏面の全層欠損となることが多く，遊離植皮の選択の余地は少ない。したがって，顔面での遊離植皮の適応は頬部，眼瞼部，口唇部，前額部，顎部と限られた領域になる。しかも眼瞼や口唇では結膜側や粘膜側を含まない再建である。

B 術前の評価

1．手術時期

顔面は有毛部が多く，皮膚が厚く皮膚付属器も深在性である。このためⅢ度熱傷と思われても表皮形成を認めることがある。また血行も豊富で感染も併発しにくい。これらのことより通常は，積極的なデブリードマンは行わず3〜4週間は保存的治療で待機する。

しかし，眼瞼は皮膚が薄く外反を生じやすいため角膜が容易に乾燥する。したがって，この部位は眼軟膏を塗布し，眼科医の診察を受けながら待機する。角膜潰瘍の発症は失明につながる危険性を有しているので，外反に対しては遊離植皮を行わなければならない。筋層までに

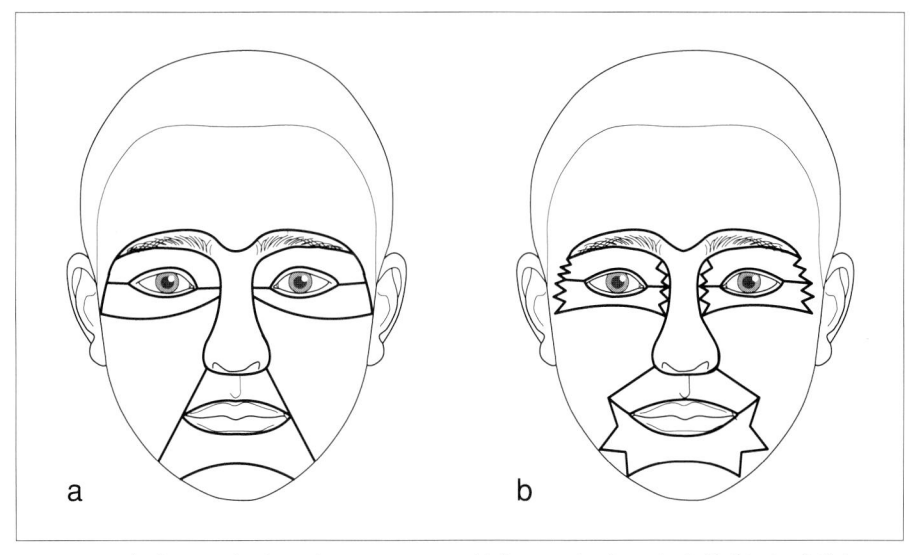

(a) aesthetic unit.　　　　(b) aesthetic unit を考慮したデザイン。
図 X・5　顔面の植皮範囲

拘縮が及ばないその他の熱傷創であれば，上皮化後3カ月以内[7]の植皮を目安とする。

2．遊離植皮の範囲

顔面に植皮を行う際に継ぎ目が目立つことがある。この点を解消するため顔面では aesthetic units[8]を重視した遊離植皮が行われる。とくに限局された眼瞼や口唇などの部位では，健常部分を残して熱傷部位だけ遊離植皮を行うよりも unit 全体を置き換えた方が外観は優れている。しかし実際には，広範囲に継ぎ目が生じるほど大きな遊離植皮を顔面全体に一度に行われることは少ない。植皮の生着が不良となった場合，unit に沿った継ぎ目がかえって目立つからである。むしろ手術時期をずらすべきである。

眼瞼部や口唇部において，わずかに unit を超える程度の場合，遊離植皮を unit 内で終わらせるべきではない。むしろ unit を無視して瞼裂，口裂を超えて植皮片を固定する（図 X・5）。術後の再収縮を考えれば，まず上下どちらか一方の拘縮除去を行い，全層植皮を行う。つぎに他方に対して再び全層植皮を施行する。

移植片の形は，術後の収縮を予防するためジグザグにするが，あまり小さいと辺縁部の生着が悪くなる。顔面では約 8 mm 程度を目安とする。

3．植皮片の厚さ

遊離植皮は全層植皮と分層植皮に分類されるが，顔面では術後の植皮片の収縮を考えると基本的には全層植皮を選択する。分層植皮片には皮膚付属器が少なく，顔面では整容を考慮した再建は困難である。顔面に広範囲な遊離植皮を行う場合は少ないが，一時縫縮できないほど大きな全層植皮片が必要な場合，移植床に人工真皮を貼付して二次的に分層植皮を行う方法もある[9)10]。これにより，分層植皮でも全層植皮に近い結果を得られるようになった。なお，分層植皮片は顔面に近い側胸部，上腕外側などから採取する方が術後の色素沈着は少ない。

C 手　技

1．植皮片の採取

a．全層植皮片の採取部位

顔面への遊離全層植皮片は，通常耳介周囲，鎖骨上部，側胸部などから採取される。植皮が数度に及ぶことが予想される場合，術後の色素沈着を考えると，それぞれの採取部位は左右を変えるなどして同一性をもたせるように工夫すべきである。しかし，顔面熱傷では上胸部やその周囲も同様に瘢痕であることが多いため，鼠径部から採取されることもある。

b．Tissue expander による採皮部の拡大

広範囲熱傷患者では全層植皮片の採取には限界があり，顔面周辺の皮膚を採取できないこともある。鼠径部が温存されていれば，tissue expander（以下 expander）をあらかじめ挿入して採皮部を拡大することが可能である[11)12]（図 X・6-a～c）。

鼠径部以外にも expander を挿入することは可能であるが，たとえば側胸部へ挿入すれば expander 摘出時に大きな線状瘢痕を残すことになる。そのほか四肢などでは expander 挿入に伴う合併症の発生を考えると，鼠径

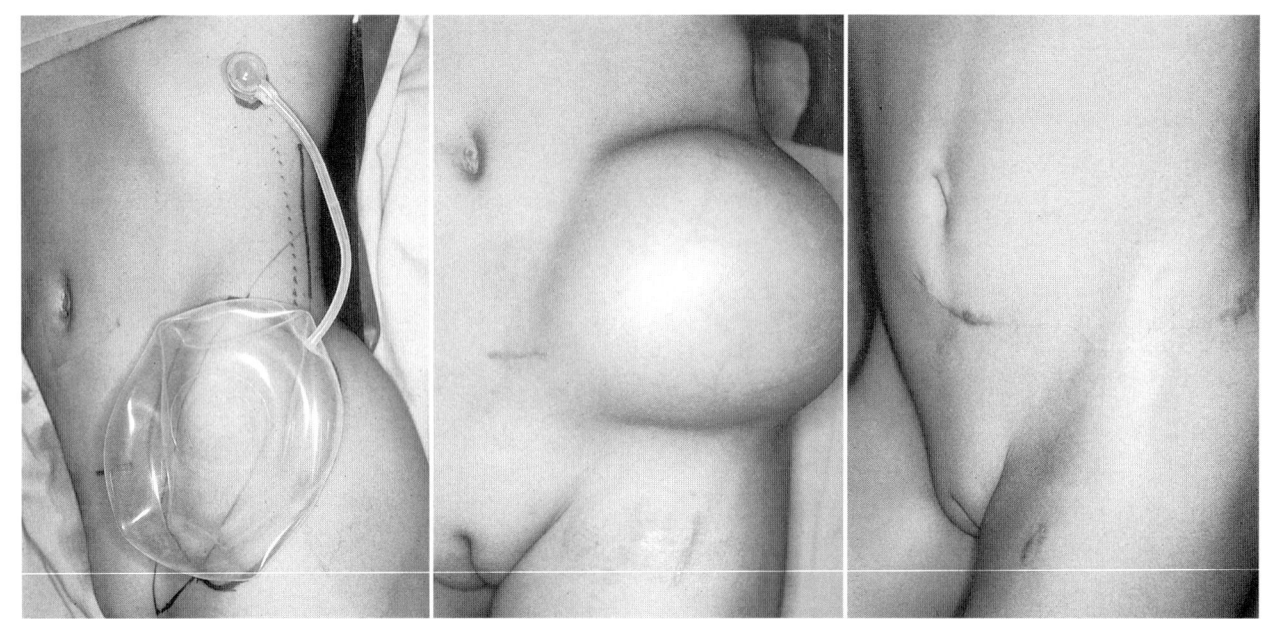

(a) expander 挿入時。　　　(b) full expansion 時。　　　(c) 摘出後。

図 X・6　Tissue expander による採皮部の拡大

部以外に積極的に挿入する部位はないと思われる。採取後の皮膚片の再収縮に関しては，適切な移植床の形成と皮膚片の固定が行われれば通常の全層植皮と変わりない。

c．全層植皮片および含皮下血管網付植皮片の作成

　全層植皮の中でも，含皮下血管網全層植皮[13]は術後の収縮の少ない優れた方法である。含皮下血管網全層植皮片の作成に際しては，付着した脂肪組織を真皮に損傷が及ばないように取り除くことが大切である。真皮と皮下組織の境界は平滑ではないため，真皮深層に入り込んだ脂肪まですべて除去すれば，厚めの分層植皮片と同じになるので注意が必要である。しかし，その操作は慣れないと多少の困難さを伴う。

　そのためわれわれは，約2〜3倍程度の拡大鏡を装着した上で作成している。真皮直下で脂肪を除去しながら，そして血管を含む疎性結合織を残しながら皮膚片を作成する（図 X・7）。全層植皮片は，この疎性結合織を残さずに脂肪組織を取り除くようにして作成する。重要なことは，どちらの植皮片も真皮を損傷させないということである[14]。真皮の損傷が，植皮片の収縮率を高めるからである。

2．移植床の形成

　遊離植皮の生着率の向上のためには，できる限り平坦な移植床を作成することが望ましい。しかし，拘縮を除去した際に，一部に陥凹を認めることがときにある。最近では，このような局面にはいったん人工真皮を貼付し，二次的に遊離分層もしくは全層植皮を行うことが提唱さ

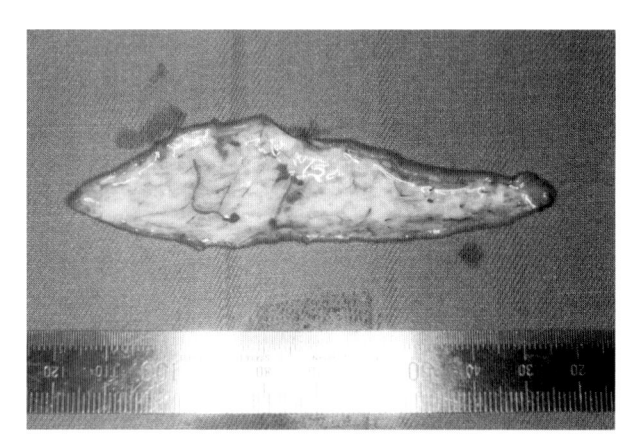

図 X・7　含皮下血管網付全層植皮片

れている。人工真皮により新しく形成された真皮様組織は，植皮片の術後収縮を抑制するとされている[15]。

　通常は，人工真皮貼付から2〜3週間間隔をあけて植皮するが，さらに追加貼付し1〜2週間あけることで，より厚みのある真皮様組織を形成することができる。とくに全層植皮との併用では，局所皮弁に近い整容効果が得られるとされる[15]ので，顔面熱傷後の遊離植皮においては重用すべき方法である。また，人工真皮貼付前にさらに同種皮膚から得られた真皮由来の線維芽細胞をスプレー散布することにより，さらに術後の収縮を予防する試みもなされている[16]。

3．植皮片の固定

　植皮片を顔面の移植床に固定するには通常 tie over 法が行われる。以下，一般的な方法について記載する。

a．縫合糸

植皮片の固定には，撚糸ナイロン（ニューロロン®）を使用する。絹糸では，しばしば縫合糸周囲に感染を認めることがある。モノフィラメントのナイロン糸でもよいが，結紮が緩みやすく，植皮片周囲に多数結紮した場合に糸を束ねにくい。

b．縫合方法

縫合はできるだけ間隔を同じに，2～3本ごとに束ねながら固定する。その際に，向き合う辺はほぼ同じ束数となるよう調整する。また，植皮片が移植床の辺縁部で浮き上がらないように tie over 固定用の糸とは別に，モノフィラメントナイロン糸で何カ所か移植床と直接縫合する。ほかに移植床に陥凹部分があれば，anchor suture としてナイロン糸で植皮片と移植床の縫合を追加する（図 X・8）。しかし，平坦な移植床を形成することがもっとも望ましいことである。

すべての縫合後，サーフロ針の外筒をつけた注射器に生理食塩水を満たし，縫合糸の間から植皮片下に挿入し十分に洗浄する。数回洗い流して新鮮な出血が植皮片の下から流出しないことを確認する。万一出血を認めるようなら，ためらわず植皮片の固定を除去し止血を行う。

c．圧迫固定

すべての固定が終わったら，厚さ4～5 cm の綿花を生理食塩水に浸し固く絞る。大きさは移植床の形より1～2 cm 大きめにする。これを移植床に押しあてて形を写し取り切り抜く。この時，ほんのわずか大きめに切り抜くことが重要である。植皮片の上には，非固着性ガーゼをやや大きめに切り抜いたものを置く。

固定の糸束は，互いに向き合うものを縫合する。均等に移植床に圧迫が加わるように，縫合時に綿花を糸の下に追加する。この時，綿花の全体の形状はマッシュルーム状となるように意識する（図 X・8）。糸で締めるのではなく，綿花を追加して固定することが重要である。顔面では頬骨隆起部や前頭骨部では緩めの圧迫固定に心がける。

4．植皮部の固定，ドレッシング

眼瞼部では，植皮片の安静のため眼瞼縁に数カ所牽引用の縫合糸をかける。これを対側眼瞼縁に向けて牽引し，正常皮膚表面にテープで貼り付ける。牽引糸のテープ固定は厳重に何度か繰り返し行う。Tie over 固定を除去すれば，この牽引糸は抜糸する。Tie over 固定の周囲には，チュールガーゼを巻いて，さらにさばいたガーゼを巻き付ける。これにより周辺皮膚の浮き上がりを防止する。頬部から眼瞼にかけての植皮では，腫脹の予防目的で顔

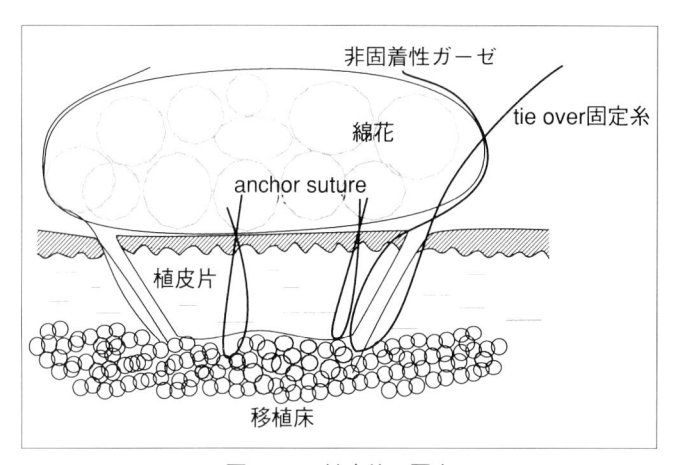

図 X・8 植皮片の固定

面に軽く圧迫包帯を追加することもある。

D 術後管理

1．植皮部の管理

Tie over 固定は，術後5～7日で除去する。それまでは植皮片の周囲の感染や出血の有無を観察する。万一，周辺皮膚に新鮮な出血を認めれば tie over 固定を除去する。術後1日までなら除去を行い，再び圧迫固定で生着の可能性はある。また，眼瞼や口唇では眼脂や唾液により tie over 周囲のドレッシングが汚染されることがあるので，交換時には感染の有無を確認する。しかし，顔面では下床の血行が良いため，著明な感染を認めることは少ない。

一方，tie over 固定を除去後に見られる植皮片の水疱形成など，いわゆる necrobiotic な部分は通常の保存的治療で回復し，上皮の形成を認めるようになる。しかし，いずれこの部分は再拘縮を生じることになり，再手術を要することもまれではない。Tie over 固定除去時に約90％程度生着していれば，保存的治療で経過を見る。しかし，約90％以下の生着であれば，入院中に再植皮について検討する。

2．術後食

口唇部や頬部への植皮では，術後早期より固形物の経口摂取を開始すると，唾液による創部汚染や咀嚼による植皮片のずれを招きやすい。患者の協力が得られれば，術後より経管栄養とすることが望ましい。協力が得られなければ，2日目より経口で高カロリー流動食を摂取させることとする。Tie over 固定を除去した後は，経口を許可し，全粥食で副食は刻み食とする。術後2週間で普通食に戻す。

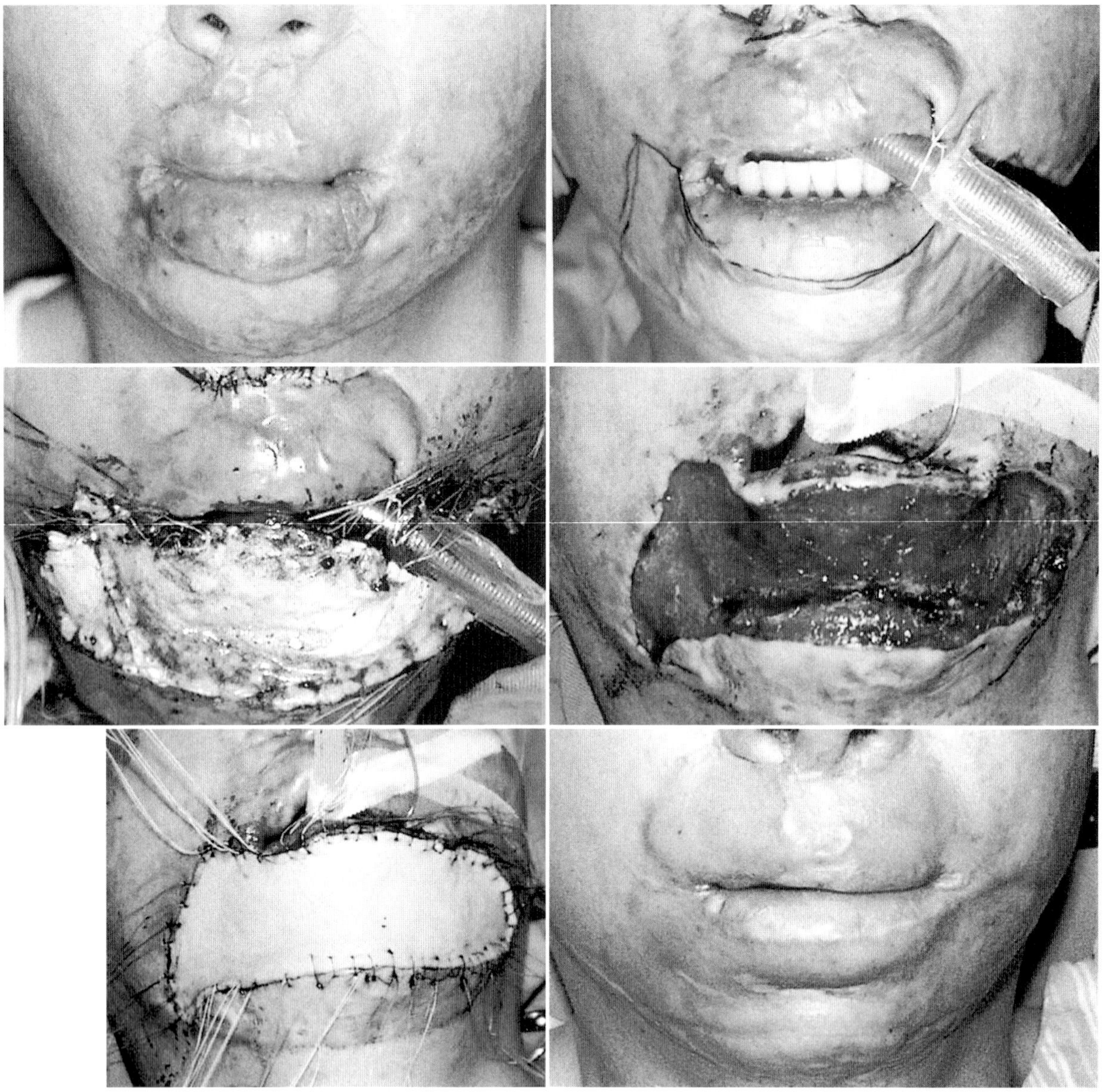

(a) 術前，下口唇の外反。
(b) 第1回手術，下口唇の拘縮除去。
(c) 第1回手術，下口唇の拘縮除去後に人工真皮を貼付した。
(d) 第2回手術（3週間後），人工真皮を除去した。
(e) 第2回手術（3週間後），分層植皮を施行した。
(f) 術後2年。

図 X・9　症例1：52歳，男

E 後療法

　含皮下血管網付全層植皮を行っても，術後の収縮は起こる．手足や関節部であれば装具による保持が可能であるが，顔面では装具固定は困難である．スポンジによる植皮片の圧迫療法は，少なくとも術後3〜4カ月は施行するべきである．

　強い色素沈着を避けるためには，3〜6カ月の遮光が必要である．就学児童や女性などでテープによる遮光ができない場合でも，日焼け止めクリームの使用を指導するべきである．また，植皮部周囲の搔痒の軽減や肥厚性瘢痕の形成抑制目的で，トラニラスト内服も場合によって行われる．

F 症　例

【症例1】　52歳，男

　顔面，両手，両下肢，胸部，腹部，背部60％の火炎熱傷を負い，2年後に下口唇の外反の修正目的で受診した（図X・9-a）．第1回手術時に下口唇の拘縮を除去し（図X・9-b），人工真皮（ペルナック®）を同部に貼付した（図X・9-c）．3週間後，人工真皮を除去したところ，下床には良好な肉芽形成を認めた（図X・9-d）．中間層分層植皮

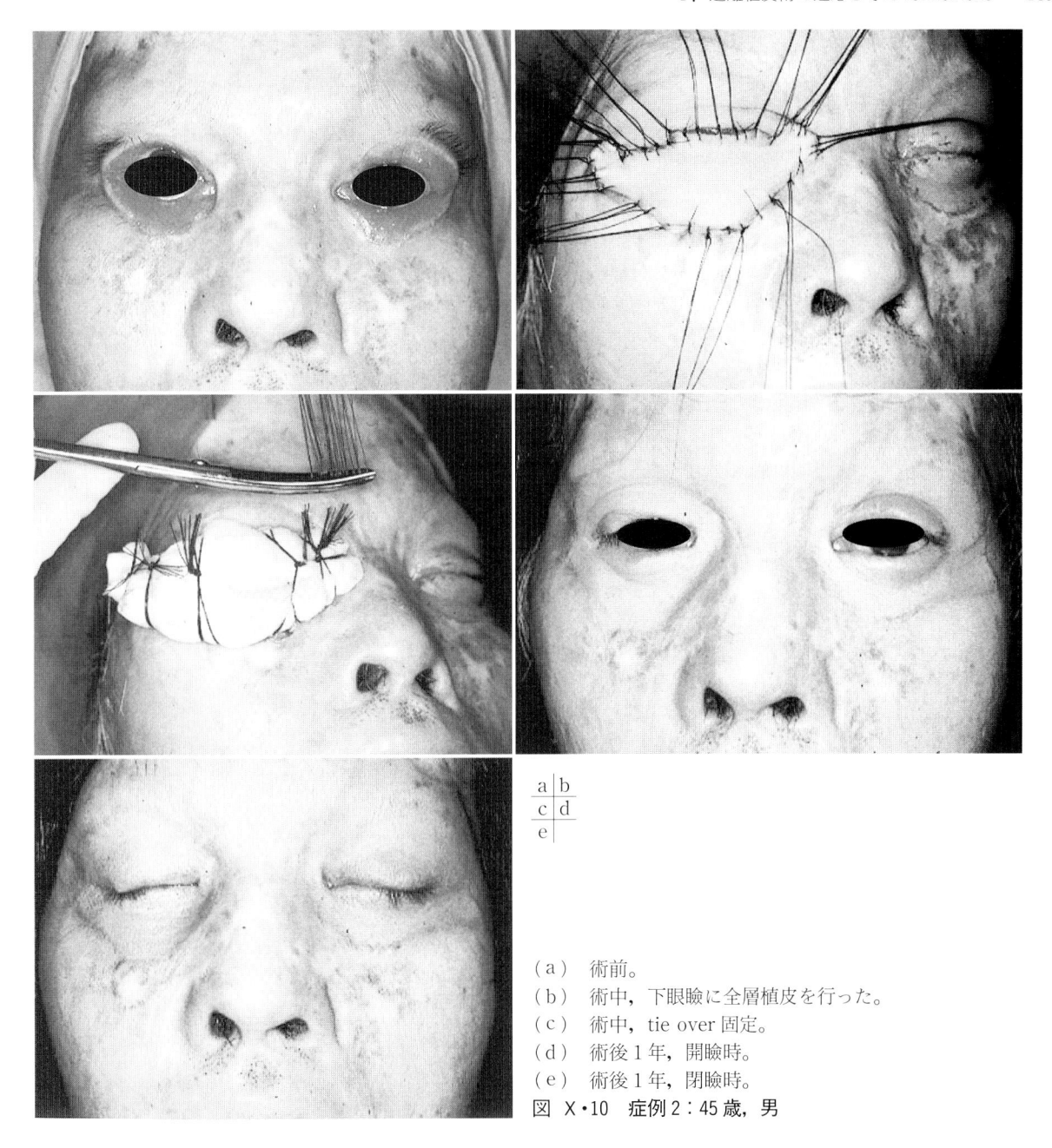

(a) 術前．
(b) 術中，下眼瞼に全層植皮を行った．
(c) 術中，tie over 固定．
(d) 術後1年，開瞼時．
(e) 術後1年，閉瞼時．
図 X・10 症例2：45歳，男

片を上腕外側より採皮し，下口唇に遊離植皮を施行した（図X・9-e）．術後，下口唇から下顎に至る形態の改善を認めた（図X・9-f）．

【症例2】 45歳，男

顔面頸部両上肢に約15％の火炎熱傷を負い，受傷後約2カ月目より両眼瞼の外反を生じてきた．その後は眼科的な経過観察を行いながら全身状態の改善を待った．受傷後4カ月（図X・10-a），左上眼瞼から順次右上眼瞼，左下眼瞼，右下眼瞼と約1カ月ごとに全層植皮を繰り返し施行した（図X・10-b，c）．採皮部は，それぞれ同側の耳後部（上眼瞼）と鎖骨上部（下眼瞼）とした．いずれも植皮の生着は良好で，その後は再拘縮を認めなかった（図X・10-d，e）．

G 考 察

顔面への全層植皮片の採取部位は限られている．遊離植皮の生着率の向上を図り再手術の可能性を少なくするためには，①適応の決定，②移植部のデザイン，移植床の作成，③移植片の採取，固定，④術後管理に関して step by step で確実に行う，などが大切である．その上で，術後の植皮片の収縮を抑制する方法として，人工真皮や培養皮膚などの併用を考慮すべきである．

顔面への遊離植皮後の合併症として，移植床からの出血が挙げられる．少なくとも術中3回は止血を確認するべきである．1回目は移植床形成時に，2回目は植皮片を固定する前に，そして3回目は tie over 固定の前に植皮

片下を洗浄し，新鮮な出血がないことを確認する。顔面では豊富な血行のため，tie over 固定除去後にも出血の可能性がある。術後3週頃までは植皮片下の脆弱な状態は続いており，局所の圧迫や安静を含む術後管理は慎重に行われるべきである。筆者らは眼瞼や口唇では，創部の安静を保つため眼瞼の固定や食事制限など厳重な管理を行っている。

なお，遊離縁である眼瞼部および口唇部の tie over 固定にワイヤーフレーム外固定が有用との報告もある[17]。また，重度の顔面熱傷患者は，広範囲な熱傷患者である可能性もある。ときに長期入院となるため，心療科のサポートを含む精神的なケアも忘れてはならない。

一方，顔面では植皮部の感染の可能性は少ないが，いったん生ずれば植皮片の融解を招き再手術となる。術後は tie over 固定周囲の著明な発赤や膿汁の付着に十分注意する。万一，明らかな感染を認めれば，tie over 固定を除去し局所の創培養を行い，洗浄を繰り返す。感染が沈静化すれば再手術を考慮することとなる。

顔面の遊離植皮において感染を予防するためには，術前のブラッシングによる口腔衛生管理，さらには齲歯や歯周病の治療も重要である。また，眼瞼部の手術では，術前の洗眼も不可欠である。もちろん，術中および術直後の洗浄，清拭も必ず行うようにする。熱傷顔面再建は，基本的に汚染された創部として取り扱うべきである。さらに縫合糸や創辺縁の正常皮膚に血塊が付着していたりすると，それらもまた感染源となる。常に創部をきれいに生理食塩水で拭き取りながら，丁寧な手術を心がけるようにすることも重要である。

顔面への遊離植皮の欠点として術後の収縮や色素沈着が挙げられ，それらを回避するためには将来，thin free flap や expander を用いた局所皮弁の開発がより進むことが望ましい。しかし，現時点で，自由縁を含む再建では遊離植皮の薄さには及ばない。反面，遊離植皮には少なからず収縮が起こる。この点を理解しながら適応すれば，術後管理や後療法の重要性が理解できる。

スポンジ圧迫やテープ固定に簡便な方法はなく，患者自身や家族の協力は必須である。しかし，若い女性や就学児童には，後療法の継続は非常に困難である。搔痒の軽減と肥厚性瘢痕の抑制に有効であるとされているトラニラストの併用は，3～6カ月間の長い後療法を短縮できる可能性がある。しかし，この薬剤の合併症としての膀胱炎には，投与前の慎重な説明と同意が必要であることはいうまでもない。今後はトラニラスト以外の有効な併用薬剤の開発も望まれる。 （岡　博昭，森口隆彦）

文　献

1) Angrigiani C, Grilli D：Total face reconstruction with one free flap. Plast Reconstr Surg, 99：1566-1575, 1997
2) 百束比古，高　健華：Thin flap の歴史と展望．日形会誌，18：123-133, 1998
3) Ninkovic M, Hubli E, Anderl H：Facial reconstruction using a retroauricular-temporal free flap. Plast Reconstr Surg, 102：1147-1150, 1998
4) Fan J：A new technique of scarless expanded forehead flap for reconstructive surgery. Plast Reconstr Surg, 106：777-785, 2000
5) Khouri RK, Ozbek MR, Hruza GJ, et al：Facial reconstruction with prefabricated induced expanded (PIE) supraclavicular skin flaps. Plast Reconstr Surg, 95：1007-1015, 1995
6) 桜井伴子，安田幸雄，北山吉明ほか：Tissue expander を用いた皮膚・軟部組織の再建．日形会誌，9：250-264, 1989
7) 川上重彦，石倉直敬，塚田貞夫：頤頸部瘢痕拘縮の形成術—遊離植皮術—．形成外科，41：S 21-S 27, 1998
8) Gonzallez-Ulloa：Restoration of the face covering by means of selected skin in regional aesthetic units. Br J Plast Surg, 9：212-221, 1956
9) 鈴木茂彦，伊藤　理，宗内　巌ほか：人工真皮の開発と長期フォーローアップ成績．熱傷，27：127-135, 2001
10) 朝戸裕貴，波利井清紀，野﨑幹弘：全層皮膚欠損創に対する真皮欠損用グラフト・ペルナック®の臨床評価．形成外科，44：359-376, 2001
11) 難波雄哉ほか：Tissue expander を利用した遊離植皮の donor 拡大について．形成外科，31：605-611, 1988
12) 岡　博昭，梶川　浩，小野陽子ほか：Tissue expander を用いた遊離植皮の採皮部拡大の経験．手術，43：187-191, 1989
13) Tsukada S：Transfer of free skin grafts with a preserved subcutaneous vascular network. Ann Plast Surg, 4：500-506, 1980
14) 川上重彦，石倉直敬，平敷貴也：遊離植皮．形成外科，44：S 39-S 45, 2001
15) 鈴木茂彦，新家佳世子，河合勝也：人工真皮と全層植皮の併用手術．形成外科，44：13-19, 2001
16) 副島一孝，野﨑幹弘，水野元子：人工真皮の移植後収縮に対する対策．形成外科，44：35-41, 2001
17) 平井　隆，百束比古，文入正敏：ワイヤーフレームを用いた植皮法の経験．形成外科，31：923-928, 1988

X 熱傷再建外科・最近の発展

2 熱傷再建手術における各種皮弁の適用・その進歩
1) 局所皮弁法による熱傷後瘢痕拘縮の再建
―正方弁法と複葉プロペラ皮弁法を中心に―

SUMMARY

広範囲熱傷後瘢痕拘縮の再建では,限られた健常皮膚をいかに有効利用するかが重要である。われわれは,以前より拘縮の原因瘢痕とその周囲に残された健常皮膚との関係により,とくに四肢においてわれわれが考案した正方弁法(square flap method)と複葉プロペラ皮弁法(multilobed propeller flap method)を瘢痕の状態により使い分けてきた。

Square flap methodは,Limbergの著書により報告された皮膚延長法の変法で,延長率の優位性に加え,皮弁の縫合線が延長方向と平行にならないことや正方弁のアドバンス効果が得られる点においても優れている。また,multilobed propeller flap methodは,2〜4葉の皮下茎皮弁を90度横転させ,瘢痕を分断することで拘縮を解除する一種の局所皮弁法で,皮弁挙上部の縫縮を前提とする通常の横転皮弁に比し,より大きな皮弁の挙上が可能である。これら2方法は通常のZ形成術や横転皮弁法で良好な結果を得ることができないと予想される時などに考慮すべき術式と思われる。

はじめに

拘縮の原因となる瘢痕は線状瘢痕と面状瘢痕に大別できる。線状瘢痕はZ形成術を基本とする皮膚延長法がもっとも一般的な術式であり,さまざまな方法が報告されている。われわれは皮膚延長法の一つであるsquare flap method[1)2)]を好んで用いてきたが,この最大の利点は延長効率に優れている点である。

一方で,面状瘢痕では常に遊離植皮術との適応が問題となるが,瘢痕に隣接して健常皮膚が残存している時は横転皮弁を中心とする局所皮弁法がより望ましい術式であろう。われわれは,2〜4葉を有する皮下茎皮弁であるmultilobed propeller flap method[3)]を,皮弁と瘢痕の位置関係から3種類考案し利用してきた。

本稿では,これら2法を中心にわれわれの熱傷後瘢痕拘縮に対する治療方針と長期結果を詳述する。

A 概 念

Square flap methodはLimbergの著書[4)]により報告された皮膚延長法の一つであるが,われわれはその一方の三角弁の先端角を90度にした変法を用いている。これは,延長効率の優位性に加え,皮弁の縫合線が延長方向と平行にならないことや正方弁のアドバンス効果が得られる点においても優れている。

一方で,multilobed propeller flap methodは2〜4葉の皮下茎皮弁を90度回転させ,瘢痕を分断することで拘縮を解除する一種の局所皮弁法である。これは複数の横転皮弁を合体したデザインともとれるが,瘢痕の一部も葉(lobe)として利用することで,皮弁挙上部の縫縮を容易にすることができ,皮弁挙上部の縫縮を前提とした通常の横転皮弁に比べより大きな皮弁の挙上が可能である。

B 術前の評価

1) 瘢痕の形状:線状瘢痕か,面状瘢痕か。

2) 瘢痕の長さ:一つの皮弁で拘縮を解除できる長さか,複数の皮弁が必要か。

3) 瘢痕の数:1カ所の瘢痕による拘縮か,複数の瘢痕による拘縮か。

4) 周囲に残存する健常皮膚:拘縮を解除するに足りる健常皮膚が残存するか否か。

5) 皮弁作成部の状態:腋毛など分断すべきでない部位が存在するか否か。

上記の点を考慮し,適合する術式を選択する。基本的には,線状瘢痕はZ形成術を基本とする皮膚延長法で,面状瘢痕は横転皮弁を中心とする局所皮弁法を選択するが,以上の術式で不可能な場合は,遊離植皮の併用や,瘢痕の深さによっては区域皮弁,遊離皮弁の適応となる。

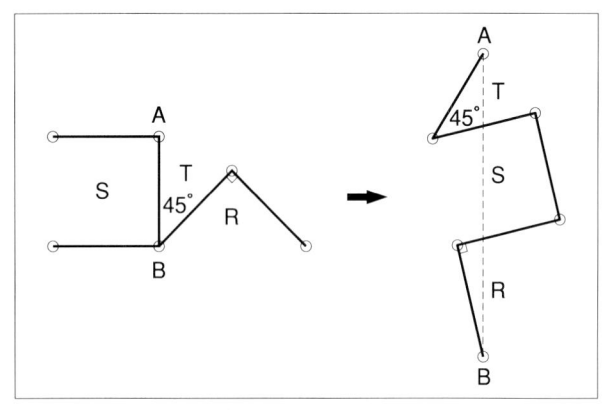

図 X・11　われわれが用いる square flap method の基本形

C 手　技

1. Square flap method

　すべての辺の長さが等しい正方弁と，先端角45度，90度の2つの三角弁をデザインする。拘縮解除後，正方弁をアドバンスさせると同時に2つの三角弁と位置を入れ替える（図 X・11）。

2. Multilobed propeller flap method

　皮弁中央に皮下茎を有する2〜4葉の横転皮弁をデザインする。皮下茎は皮弁の移動に無理がない範囲で可能な限り太く温存する。拘縮解除後に皮弁を90度横転させ，ついで皮弁挙上部を縫縮する。そのデザイン法には以下の3種類があり，周囲の瘢痕の形状と健常皮膚の状態を考慮し適するものを選択する（図 X・12-a〜c）。

　1）第1法：2つの瘢痕の内側に作成する皮弁で両側の瘢痕を同時に分断し拘縮を解除する。

　2）第2法：1つの瘢痕に接する皮弁で瘢痕を分断し拘縮を解除する。

　3）第3法：1つの瘢痕を皮弁正中に含め，瘢痕の方向を90度変えることにより拘縮を解除する。

（a）第1法：2つの瘢痕の内側に作成する皮弁で両側の瘢痕を同時に分断し拘縮を解除する。
（b）第2法：1つの瘢痕に接する皮弁で瘢痕を分断し拘縮を解除する。
（c）第3法：1つの瘢痕を皮弁正中に含め，瘢痕の方向を90度変えることにより拘縮を解除する。
▶図 X・12　Multilobed propeller flap method

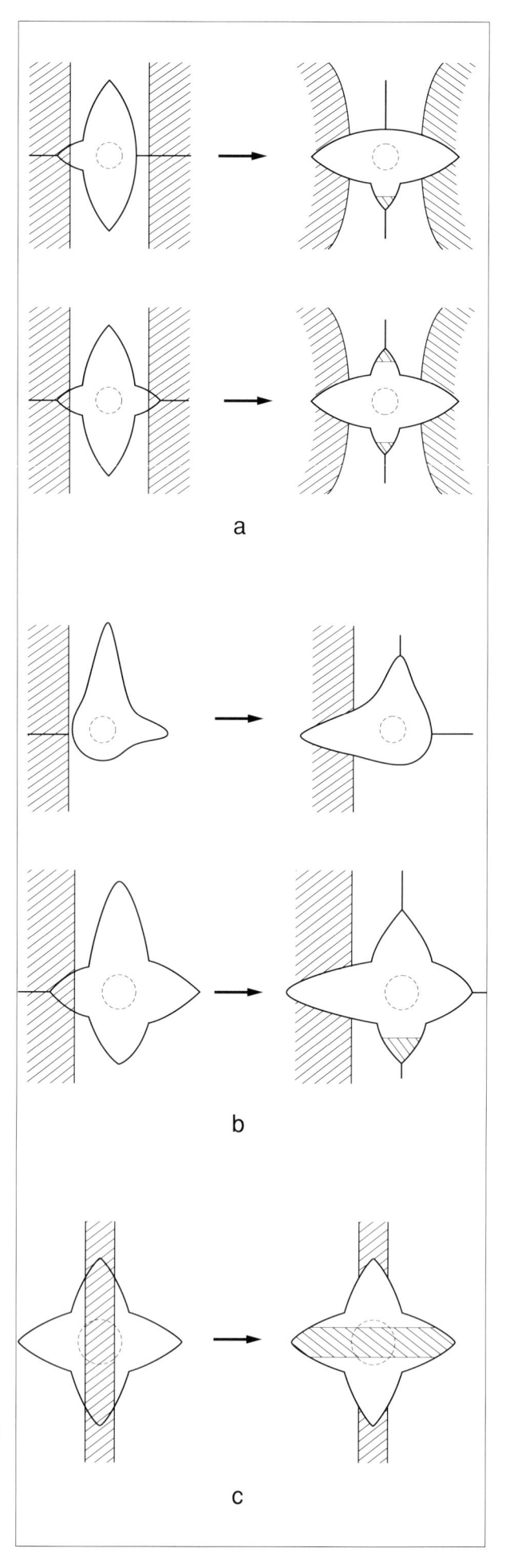

(a) 術前の臨床像。軽度の瘢痕拘縮を認める。
(b) 連続Z形成術のデザイン。余剰の健常皮膚を頸部の肥厚性瘢痕切除後の被覆に用いた。
(c) 手術直後の臨床像。
(d) 術後1年の臨床像。拘縮解除により，頸から肩にかけて良好な輪郭を呈した。

図 X・13　症例1：6歳，男

D 術後管理

1. Square flap method

尖端角 45 度の三角弁の尖端が壊死する場合があるので，皮弁が完全に生着するまで過度の緊張をかけない。

2. Multilobed propeller flap method

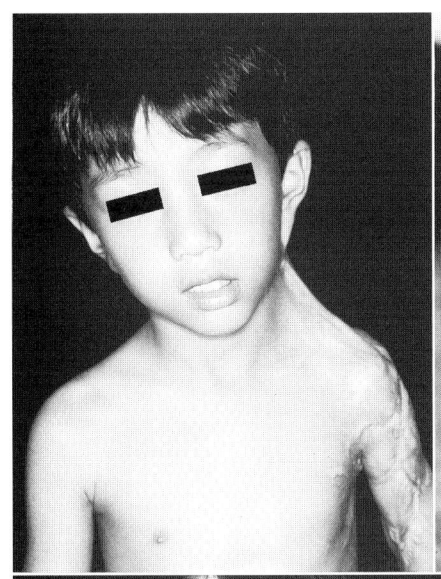

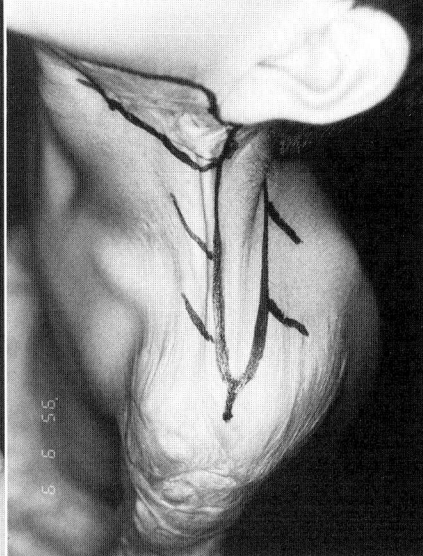

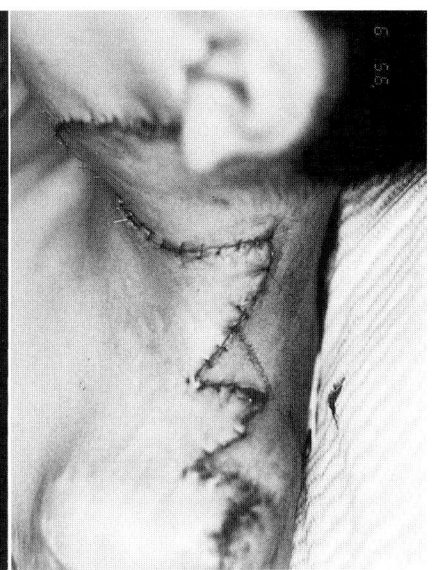

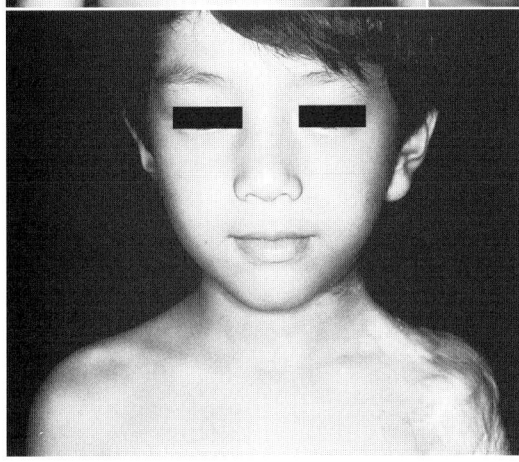

瘢痕部を皮弁に含める場合は，皮弁が完全に生着するまで過度の緊張をかけない。また，健常皮膚に余裕がなく，術後関節の伸展が不十分であった時は，皮弁生着後のリハビリテーションによって皮弁を十分に伸展させ，皮弁面積の拡大を図る。

E 症　例

【症例1】　6歳，男（図X・13-a〜d）
15％BSA の熱性液体熱傷後の頸部瘢痕拘縮に対し，連続Z形成術を施行した。また，余剰の健常皮膚は横転皮弁とし，下顎部の肥厚性瘢痕切除後に生じた欠損の被覆に用いた。術後は拘縮解除により頸から肩にかけての良好な輪郭を呈した。

【症例2】　6歳，女（図X・14-a〜d）
20％BSA の熱性液体熱傷後の左腋窩瘢痕拘縮に対し，原因瘢痕が前腋窩線部のやや幅のある線状瘢痕であったため，square flap method を用いた。術後は良好な拘縮解除を認めた。

【症例3】　6歳，女（図X・15-a, b）
18％BSA の熱性液体熱傷後の左腋窩瘢痕拘縮に対し，square flap method を用いて再建した。術後 10 年で拘縮の再発はなく，また腋毛も分断されていない。

【症例4】　28歳，男（図X・16-a〜d）
45％BSA の火焰熱傷後の左腋窩瘢痕拘縮に対し，軽度の前腋窩線部の瘢痕と高度の後腋窩線部の瘢痕を同時に分断する目的で，multilobed propeller flap method 第1法を用いた。術後の拘縮解除は良好である。

【症例5】　13歳，男（図X・17-a〜d）
80％BSA の火焰熱傷後の右肘窩瘢痕拘縮に対し，multilobed propeller flap method 第2法を用いた。皮

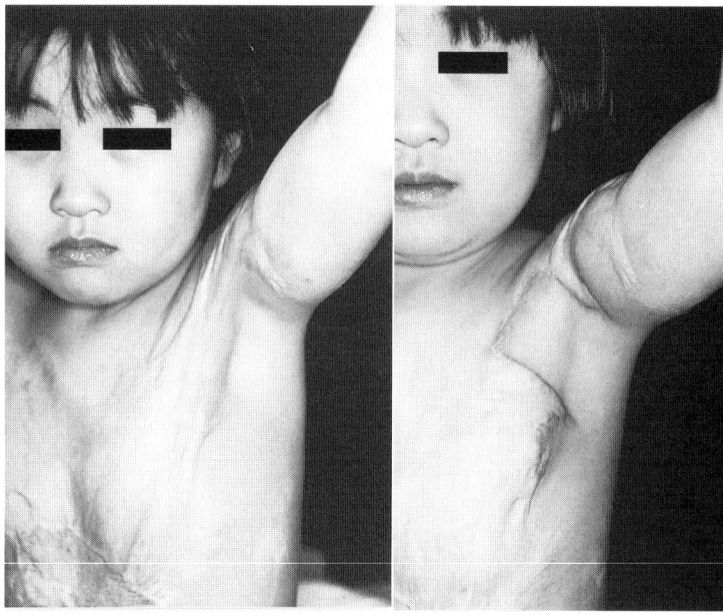

(a) 術前の臨床像。やや幅のある線状瘢痕を認める。
(d) 術後3カ月の臨床像。良好な拘縮解除が見られる。
(b) square flap method のデザイン。 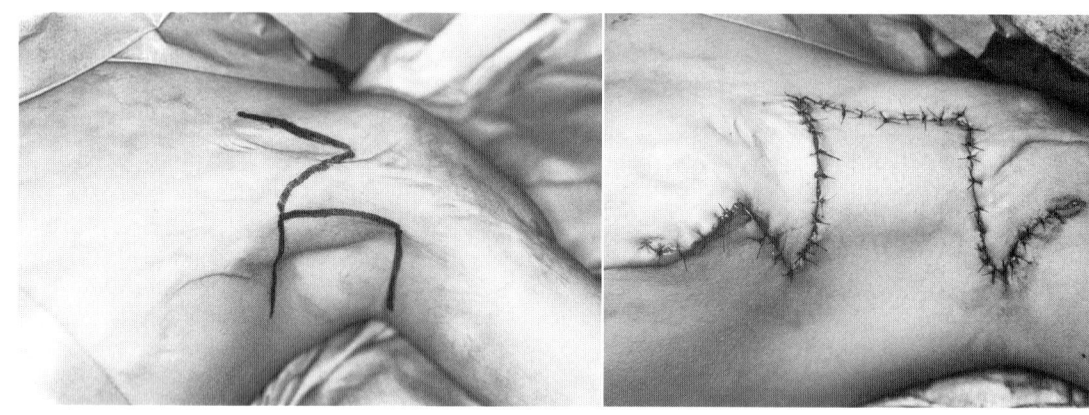
(c) 手術直後の臨床像。

図 X·14 症例2：6歳，女

弁挙上後にいったんは完全に拘縮を解除し，ついで皮弁を90度横転させた後，再び肘関節を屈曲位に戻し皮弁挙上部を無理なく縫縮した。手術直後は肘関節の伸展が不十分であったが，半年程度で瘢痕内に挿入した皮弁の拡大効果により，肘関節の可動域は完全に回復した。なお，皮弁内に含めた瘢痕部も生着した。

【症例6】 72歳，女（図X·18-a〜d）

30％BSAの火焰熱傷後の左母指瘢痕拘縮に対し，multilobed propeller flap method 第3法を用いた。原因瘢痕の方向を変えただけで，拘縮の改善が見られる。

F 考 察

広範囲熱傷後瘢痕拘縮の再建では限られた健常皮膚を計画的に利用することが重要である。とくに拘縮の原因となっている瘢痕に隣接して健常皮膚が残存すれば，それが小範囲なものであっても有効に利用すべきである。もちろん，遊離植皮はいかなる状態であっても適応となるが，採皮部の犠牲と植皮片の術後再拘縮が常に危惧され，さらに，皮膚の質感，色調の点から考えても可能であれば局所皮弁を用いたい。また，拘縮を解除すれば，その周囲に残存する肥厚性瘢痕はしだいに平坦化するので，あえて遊離植皮を行ってまですべての瘢痕を切除することにこだわる必要もない。

しかし，逆に広範囲熱傷後では瘢痕拘縮解除後の欠損に見合った大きさの局所皮弁を作成することが困難で，手術直後に十分な関節の伸展を得られないこともしばしば経験する。そのような時，遊離植皮を併用してまで手術直後からの完全な関節伸展を追求すべきかは議論のあるところである。

われわれは，広範囲熱傷後瘢痕拘縮では，限られた健常皮膚を少しでも温存する目的で，手術直後の完全な関

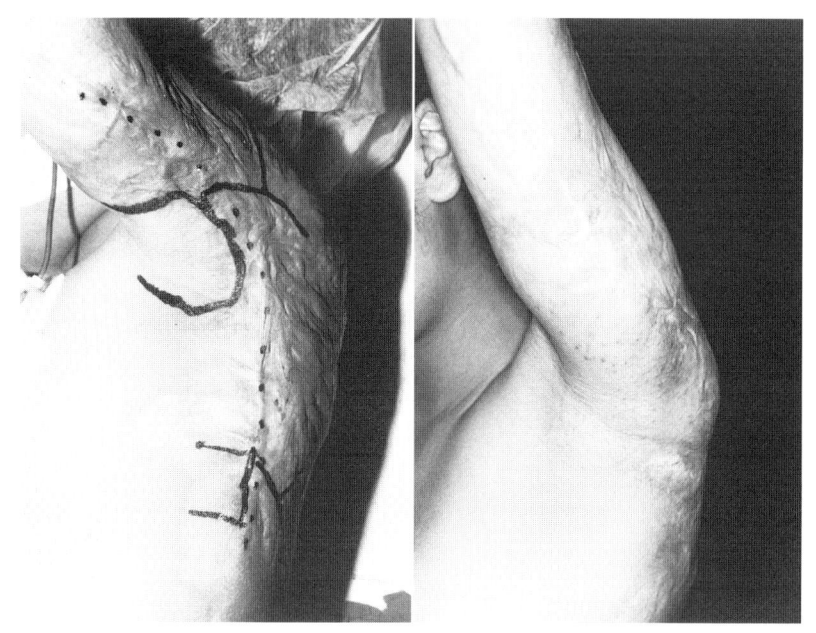

(a) 術前の臨床像と square flap method のデザイン。三角弁の壊死を予防するため、尖端を鈍角とした。
(b) 術後10年の臨床像。拘縮の再発はなく、腋毛も分断されていない。

図 X・15　症例3：6歳，女

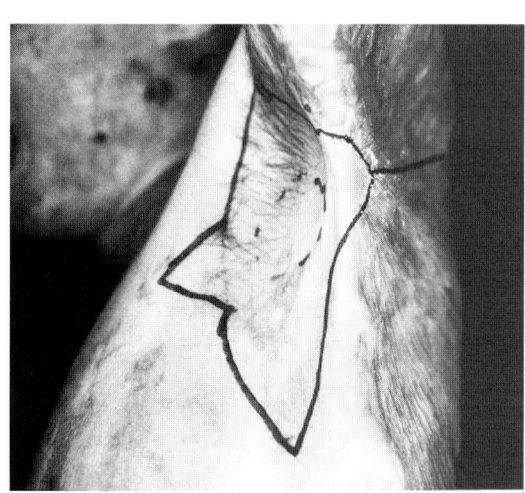

(a) 術前の臨床像と multilobed propeller flap method 第1法のデザイン。軽度の前腋窩線部の瘢痕と高度の後腋窩線部の瘢痕による拘縮を認める。
(b) 術中の臨床像。皮弁挙上と同時に、拘縮を十分に解除している。
(c) 手術直後の臨床像。
(d) 術後1年の臨床像。良好な拘縮解除が見られる。

図 X・16　症例4：28歳，男

a	
b	c	d

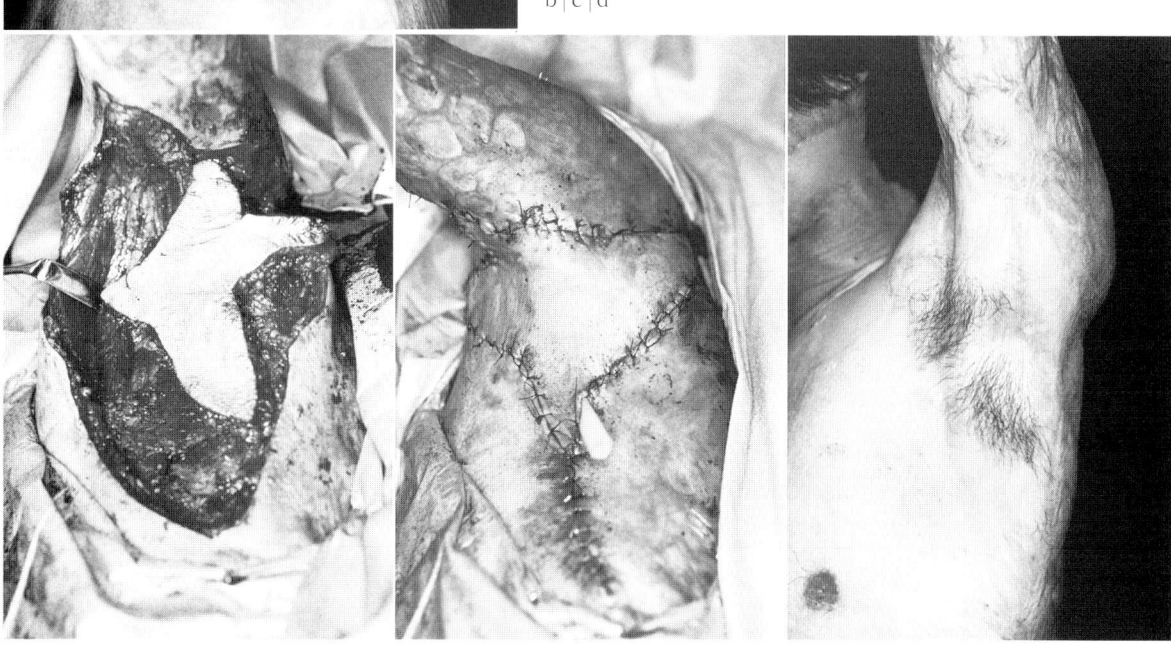

X．熱傷再建外科・最近の発展

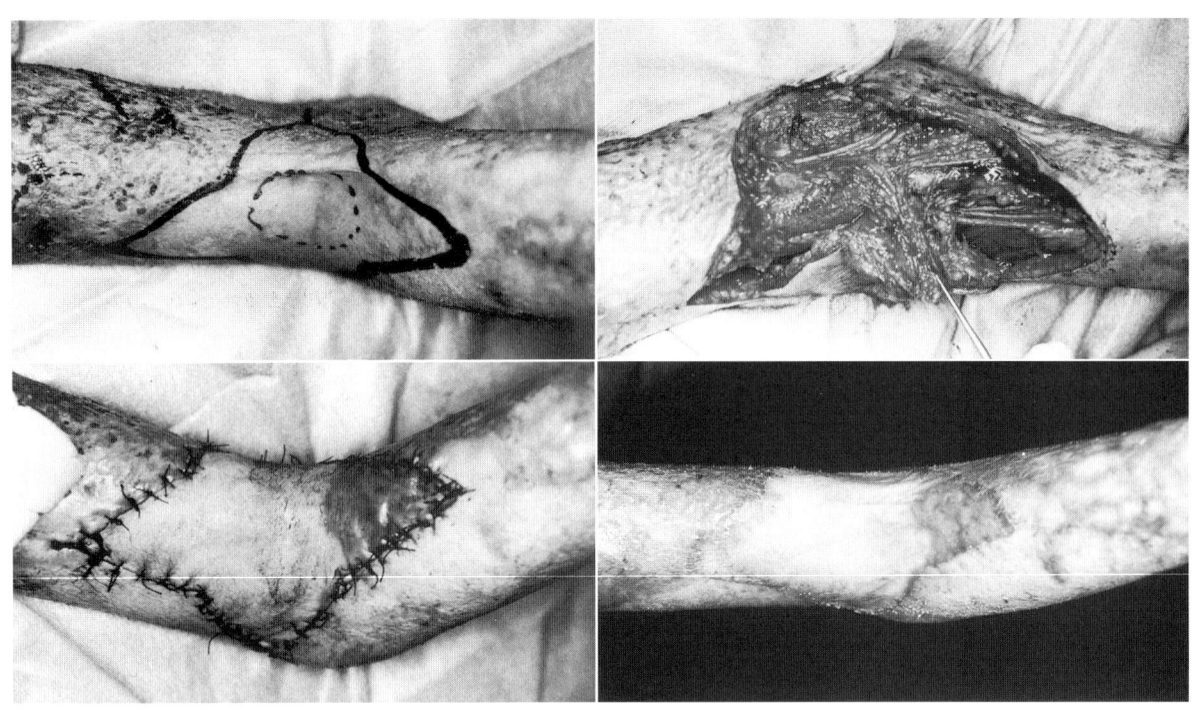

（a）術前の臨床像と multilobed propeller flap method 第2法のデザイン。右肘窩外側の面状瘢痕による拘縮を認める。	（b）術中の臨床像。皮弁挙上と同時に，拘縮を十分に解除した。皮下茎は緊張なく皮弁が回転できる範囲で可能な限り太く温存している。
（c）手術直後では肘関節の伸展は不十分である。	（d）術後1年の臨床像。瘢痕内に挿入した健常皮膚が拡大し，良好な関節可動域を得た。また，皮弁内に含めた瘢痕部も生着した。

図 X・17　症例5：13歳，男

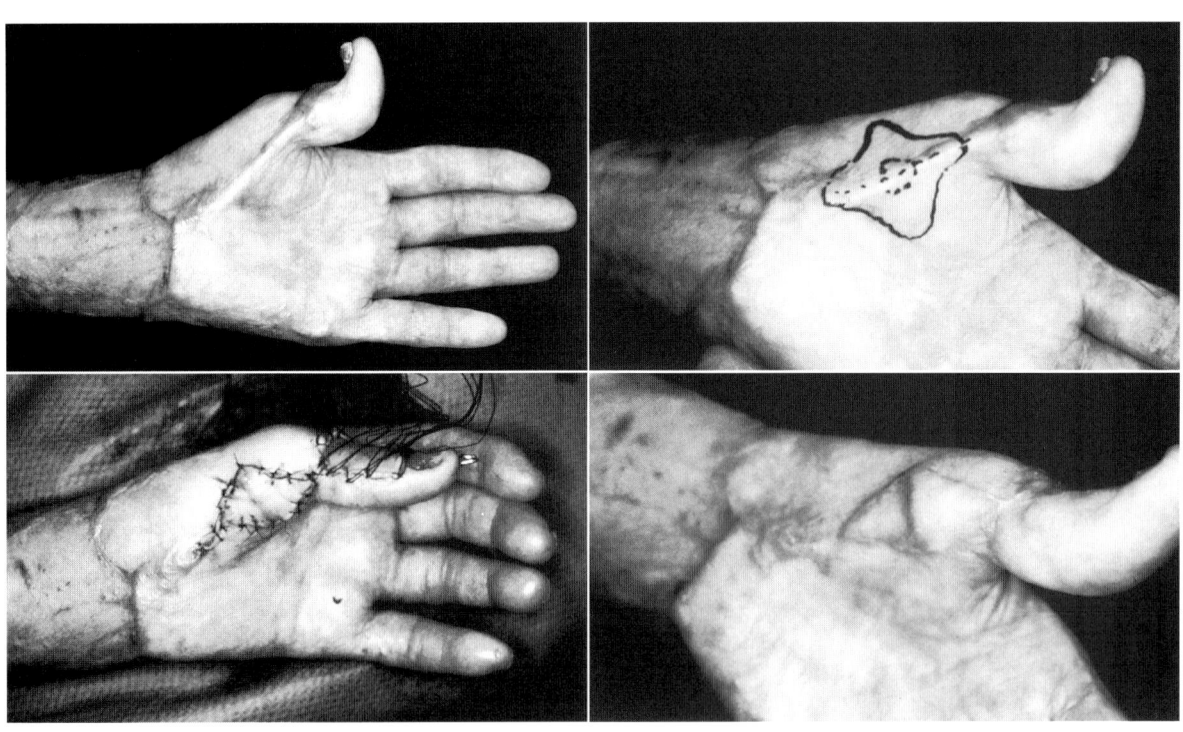

（a）術前の臨床像。植皮片の辺縁瘢痕による拘縮を認める。	（b）multilobed propeller flap method 第3法のデザイン。拘縮線を皮弁中央に含めている。
（c）手術直後の臨床像。	（d）術後6カ月の臨床像。拘縮線は消失している。

図 X・18　症例6：72歳，女

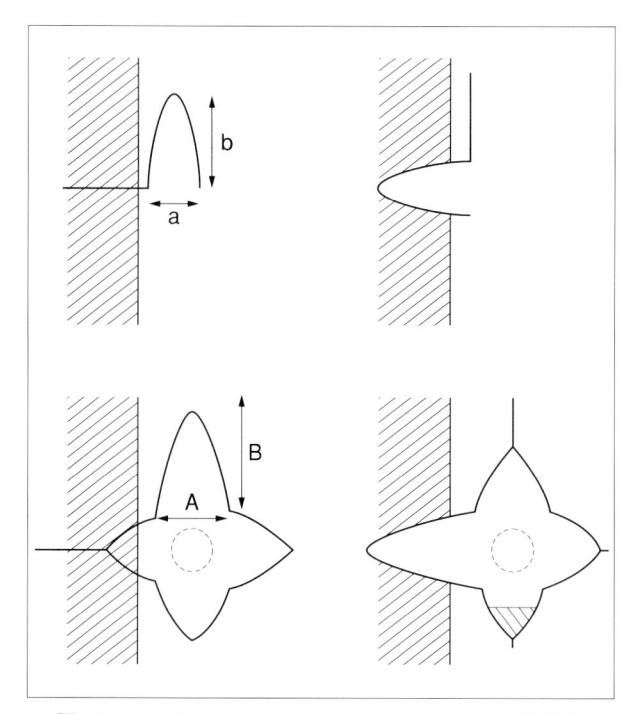

図 X・19 Multilobed propeller flap method と通常の
横転皮弁との比較のシミュレーション
　皮弁挙上部の縫縮を前提とした場合，瘢痕部を皮弁の葉に含めることで，a<A，b<B となる。

節伸展を追求せず，完全な伸展時に生じる欠損の 70％程度の健常皮膚が皮弁として移植できるのであれば，原因瘢痕に隣接する健常皮膚のみを利用し再建してきた。つまり，術中に一度は拘縮を解除し完全に関節を伸展するものの，皮弁移植後は皮弁を緊張なく縫合できるまで関節を再度屈曲させている。

　このような方法が成り立つ理由は，比較的短期間のうちに瘢痕内に皮弁として移動した健常皮膚があたかも tissue expander 使用時のように拡大し，結果的には完全な関節の可動域を得られるという多くの経験を有するからである。しかし，皮弁の拡大は健常皮膚が大きいほど早いため，局所皮弁による再建を計画する時は，可能な限り大きな健常皮膚を瘢痕内に挿入できる方法の選択が重要となる。

　この点において，瘢痕内に三角弁ではなく正方弁を挿入できる square flap method は，まれではあるが面状瘢痕に用いた時などは，延長効率のみならず拡大効率においてもきわめて優れた方法である。一方で，multilobed propeller flap method は，瘢痕部を皮弁として利用することで，皮弁挙上部の縫縮を前提としてデザインされた通常の横転皮弁の大きさを超える健常皮膚を皮弁として挙上できるため，皮弁の拡大効率の面で優れているといえる（図 X・19）。

　では，術式をいかに選択するかであるが，原則はいうまでもなく，線状瘢痕では Z 形成術を主体とする皮膚延長法を，面状瘢痕では横転皮弁法を用いることである。また，やや幅をもつ線状瘢痕である場合には，拘縮解除と同時に瘢痕切除も可能である planimetric Z 形成術[5)6)]も良い適応となることがある。われわれは，前述のごとく線状瘢痕が原因の拘縮に対しては square flap method を多用してきており，その長所はすでに述べた通りであるが，本法は一つの瘢痕に複数用いることがデザイン上難しいため，もっとも良い適応は比較的短い線状瘢痕が高度の拘縮を引き起こしている時といえる。よって，症例 1 のごとくそれほど高度ではない拘縮が比較的長い線状瘢痕で生じている時は本法の適応ではなく，連続 Z 形成術などを用いるべきであろう。

　他方で，われわれは面状瘢痕が原因の拘縮に対しては multilobed propeller flap method（とくに第 1, 2 法）を用いてきたが，この理由は，広範囲熱傷であってもとくに火焰熱傷ではしばしば腋窩や肘窩などの四肢屈側は熱傷を免れ健常皮膚が残存することが多く，その健常皮膚は本法の非常に良い皮弁採取部となるためである。とくに腋窩では前後腋窩線が同時に瘢痕拘縮の原因となることがあり，一つの皮弁で同時に 2 カ所の瘢痕を分断できる multilobed propeller flap method 第 1 法は腋窩瘢痕拘縮にもっとも良い適応と思われる。また，腋毛の位置が変化せず，かつ分断されないことも利点といえる。

　Multilobed propeller flap method 第 2 法では，適応は通常の横転皮弁のそれと同様であるが，前述のごとく挙上できる皮弁の大きさの点で本法が有利である。当然ではあるが，通常の横転皮弁で十分な再建が可能であれば，あえて本法を用いる必要はない。

　Multilobed propeller flap method 第 3 法では横転皮弁挙上部の縫縮が困難と予想される時，Z 形成術では術後の山や谷が目立つ恐れのある時などに適応となる。しかし，延長効率が高くないため高度の瘢痕拘縮では用いにくい。なお，常に第 2 法も選択可能であるが，線状瘢痕である時は第 3 法がより適している。

　最後に multilobed propeller flap method の欠点であるが，最大のものは通常の横転皮弁に比し皮切が長くなることである。よって，その意味での適応は，整容面より機能面を重視すべき広範囲熱傷症例となるであろう。

（村上正洋，百束比古）

文　献

1) 百束比古，白井洋司，梅田敏彦ほか：正方弁法（仮称）による腋窩瘢痕拘縮の形成. 形成外科, 28：546-554, 1985
2) Hyakusoku H, Fumiiri M：The square flap method. Br J Plast Surg, 40：40-46, 1987

3) Hyakusoku H, Yamamoto T, Fumiiri M : The propeller flap method. Br J Plast Surg, 44 : 53-54, 1991
4) Limberg AA : The Planning of Local Plastic Operation on the Body Surface : Theory and Practice (translated by Wolfe SA), p 379, The Collamore Press DC Health and Co, Lexington, Massachusetts, Toronto, 1984
5) Roggendorf E : Planimetric elongation of skin by Z-plasty. Plast Reconstr Surg, 69 : 306-316, 1982
6) Suzuki S, Um SC, Kim BM, et al : Versatility of modified planimetric Z-plasties in the treatment of scar with contracture. Br J Plast Surg, 51 : 363-369, 1998

X 熱傷再建外科・最近の発展

2 熱傷再建手術における各種皮弁の適用・その進歩
2) 各種区域皮弁による熱傷・瘢痕拘縮の再建

SUMMARY

区域皮弁は，局所皮弁が一般に random な血行の概念から作成されるのに対し，axial な血行を含み，欠損部に隣接，あるいは近隣に作成される皮弁群である。その形態はいわゆる cutaneous flap のものから，穿通皮弁，動脈皮弁，筋膜皮弁などさまざまであるが，axial な血行から比較的大きな皮弁が自由なデザインのもとに安全に作成され，近隣組織の利用により，皮膚の色調，質感，厚さなど整容面に優れた再建を行うことができるという利点をもつ。

本稿では，区域皮弁による熱傷および熱傷瘢痕拘縮の再建について部位別に述べた。また，区域皮弁の範疇ではないものの区域再建に有用な手技についても一部言及した。熱傷，熱傷瘢痕拘縮においても，単に欠損の閉鎖，拘縮，変形の修復のみでなく，整容面の改善を加味した区域再建を常に念頭に置く配慮が要求され，患者のニーズに応えられる広い観点からの手技の選択が肝要となる。

はじめに

熱傷，おもに深達性熱傷や潰瘍の治療は，その深達度を把握し，壊死組織を十分に切除した後に生じる皮膚軟部組織欠損部を修復する。一方，熱傷による瘢痕拘縮の治療は，拘縮を十分に解除し変形を是正した後，これにより生じる皮膚軟部組織欠損部を必要十分量の組織で修復する。ともに植皮術または皮弁による修復が選択され，ときとして複合組織移植が必要とされる状況もある。

近年の皮弁外科の進歩により多くの皮弁がその修復に用いられるようになっているが，本稿では皮弁による修復のうち局所皮弁とともに第一選択肢ともなりうる区域皮弁による熱傷・瘢痕拘縮の再建について，区域再建も一部含め部位別に詳述する。

A 概念

1．再建法の選択

一般に再建法の選択にあたっては，reconstructive ladder に準じて手技を考慮する（図 X・20）。すなわち，一次縫縮が第一選択であり，これによる修復が不可能なものでは植皮術や局所皮弁，区域皮弁の適応を考慮する。ついで穿通皮弁や動脈皮弁，筋膜皮弁，遊離皮弁，筋皮弁，遠隔皮弁のごとく段階を追って適応を選択する。また，一期的再建法ではないが，時間の許容される症例には tissue expansion 法の選択も有用となる。ただし，瘢痕拘縮の治療においては，その原因の多くは組織の量的不足に起因するため，縫縮術は一般に選択されない。そしてこれらは再建部の機能や，大きさ，深達度といった形態，皮弁供給部の犠牲といったバランスを勘案し総合的に考慮する。

一方，再建手技の多様化は皮弁外科の進歩とともに大きく発達した。すなわち，単に欠損の被覆を目的とした第一世代から，各種皮弁を駆使した第二世代，機能再建を重視した第三世代を経て，これらすべてを包括し，その整容面も含み質的改善・向上を図る第四世代へと変遷している。

理想的な手技の条件としては，①機能的損失がなく低

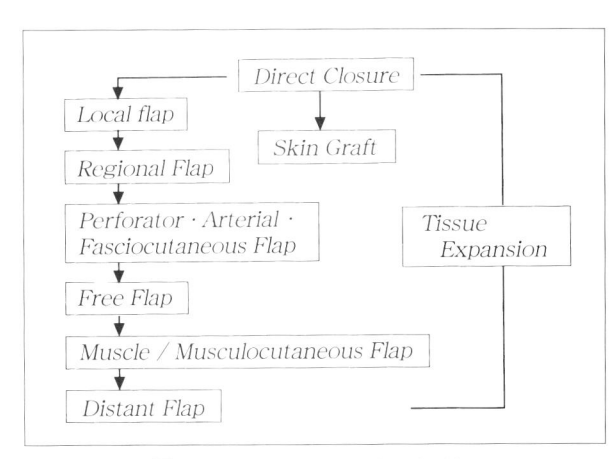

図 X・20 Reconstructive ladder
Reconstructive ladder に準じて再建法を考慮する。

侵襲で，安全かつ確実で容易な手技であること，②短時間で行え，術後の安静，肢位制限や固定が不要なこと，さらに③移植皮膚の色調や質感が周囲と近似し整容的満足度が高いこと，などが挙げられる．

2．区域皮弁

区域皮弁とは，局所皮弁が一般にrandomな血行の概念から作成されるのに対し，axialな血行を含み欠損部近隣に作成される皮弁の総称として理解される．Axialな血行から比較的大きな皮弁が安全に作成され，その到達範囲も拡大し再建法の選択も大きく広がる．皮弁は欠損に隣接もしくは近隣に作成されることとなり，皮膚の色調や質感，厚さなど整容面の改善が図れ，とくに顔面や露出部などでは優れた治療成績を得ることができる．

皮弁の構成は，いわゆるcutaneous flapの形態をとるものと筋膜を含むものになるが，局所皮弁の利点をかね備え，自由なデザインが選択され，手技も容易であるなど四肢，露出部の再建，とりわけ熱傷，熱傷瘢痕拘縮で問題となる関節部再建における有用性はきわめて高い．

B 術前の評価

1．部位別評価

熱傷もさることながら，その瘢痕拘縮や変形も受傷部位を中心に身体ほぼ全域に発生する．

顔面では眼瞼や外鼻，口唇，耳介周囲などが遊離縁という部位的特殊性から発生しやすい．拘縮の状況により，局所皮弁や皮下茎皮弁などの小さな皮弁から，植皮術，頬部皮弁，前額皮弁，外側鼻枝系皮弁，鼻唇溝皮弁などの比較的大きな区域皮弁が選択される．再建にあたっては，区域分節理論に基づいた整容面への配慮が必須となる[1〜3]．

頸部では，Z形成術などの局所皮弁により比較的容易に（もちろん作図，手技などで容易とはいい難い面もあるが）修復できるものから，広範囲かつ重度の変形を伴うものでは大きな皮弁や植皮術を要するなどさまざまである．再建にあたっては顔面同様，整容面への配慮と，下顎から胸部へ至る輪郭の再現，とくに側面における輪郭の再現が重要となる．皮弁ではその構成は筋皮弁形式となるが，連続した皮膚の色調，質感を得られる広頸筋皮弁が区域皮弁として，またthinningを加味した拡大広背筋皮弁や各種遊離皮弁の適応とされることも少なくない．

腋窩も拘縮の発生しやすい部位であり，区域皮弁として上腕に作成される上腕皮弁群や皮弁自体の厚さの薄い肩甲皮弁群，広背筋皮弁などが多用される．植皮術に比べ，術後の肢位固定期間が大幅に短縮されることが大きなメリットである．四肢では肘，手，膝などの関節部にその長軸，ことに屈側に周辺筋力の影響を受け屈曲拘縮を起こしやすい．

また，手背や足背では，皮膚皮下組織が薄く直下に伸展機構，関節が存在するため背屈拘縮を来す．肘関節では，区域皮弁として上腕からの反回皮弁群が，手関節や手部では橈側・骨間・尺側動脈皮弁群や背側中手皮弁群などが状況に応じて選択され，膝関節では膝部皮弁群が，それより末梢側では前・後脛骨，腓骨動脈皮弁群や背側中足皮弁群などの修復が掲げられる．

茎長さ比の制限されるrandomな筋膜皮弁も小さな拘縮や欠損の区域再建には有用となる．また，近隣に皮弁供給部が得られない時や広範囲の拘縮，欠損などでは遊離皮弁の適応となる．しかしながら，四肢も露出部であるという観点から，再建にあたっては，単に拘縮，変形を修正するのみではなく整容面を加味した区域再建を念頭に置く配慮が要求される．

2．術前評価

各種皮弁に対する術前評価は一般的なもので，動脈硬化や糖尿病など合併症に対する配慮はもちろんのこと，患者の年齢や全身状態，拘縮や変形，欠損の部位や状態，選択する皮弁の種類や形態，手術体位やアプローチ法の是非，スタッフなど総合的に検討し評価する．

C 手技および症例

代表的な区域皮弁と区域再建について記述する．

1．顔面

頬部皮弁，前額皮弁，鼻唇溝皮弁，Rintala皮弁など古くより成書に記載されている皮弁は割愛し，外側鼻枝系皮弁について述べる．再建にあたっては，区域分節理論をもとにした区域再建が原則となる．

a．外側鼻枝系皮弁（axial nasodorsum flap）[4]

顔面動脈外側鼻枝を血管茎とし，眼角動脈，鼻背動脈，眼窩上動脈，滑車上動脈などで構成される外鼻皮下血管網を利用して作成される皮弁である．Axialな血行から皮弁血行は安定し，欠損形態に適応した自由なデザインやthinningといった厚みの調節も可能で，鼻背から鼻尖，鼻柱の再建に有用な皮弁である．

皮弁は骨膜下で剝離し，外側鼻枝を確認，これを茎に

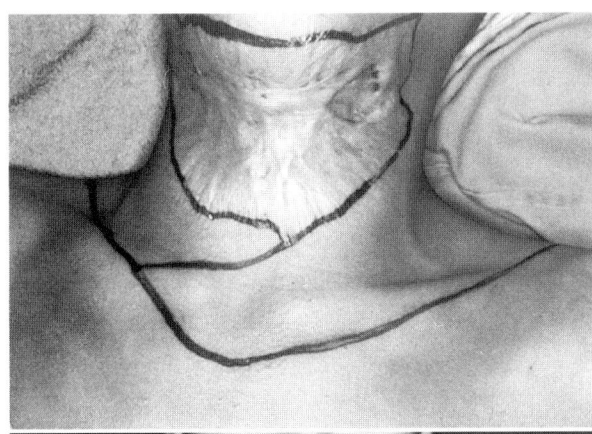

(a) 瘢痕部の両側に広頸筋皮弁をデザインした。お互いに後方を茎として筋肉下を剝離し瘢痕切除，拘縮解除後の欠損へ横転前進皮弁の形で移行した。皮弁採取後の二次欠損には植皮術を行った。
(b) 術後，正面。
(c) 術後，側面。

図 X・21 頸部瘢痕拘縮
（丸山 優：瘢痕拘縮の外科的治療．臨床外科，47：1277-1283，1992 より一部引用）

a	
b	c

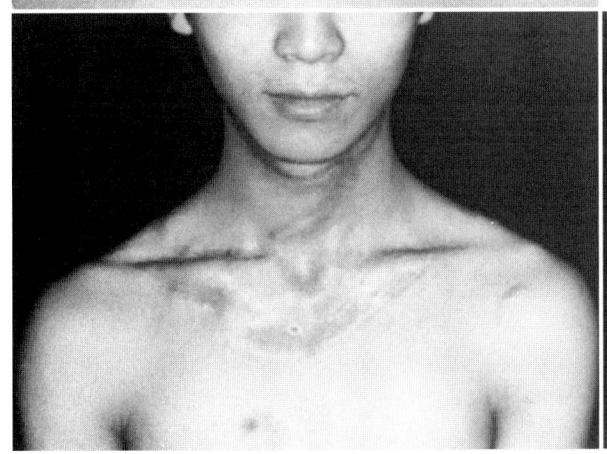

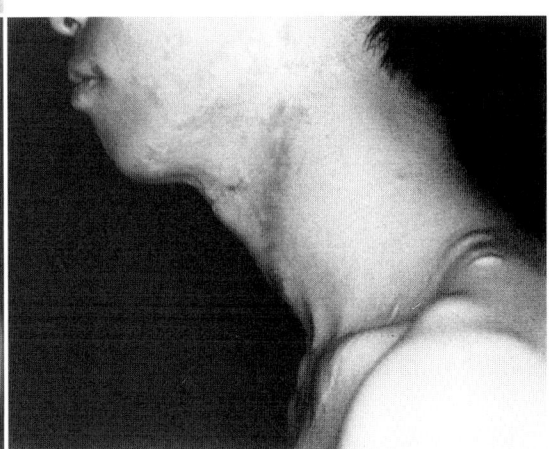

含め挙上する。血管茎を中枢側まで剝離することにより皮弁可動域は拡大し，外鼻側壁上下方をともに被覆範囲に含めることができる。皮弁移行後の二次欠損は，状況により縫縮または Rintala 皮弁など隣接する局所区域皮弁により修復する。顔面再建の基本となるべき aesthetic unit を考慮した区域分節理論下に本皮弁を応用することにより，自然な形態の再現とともに，色調，質感の近似性が得られ外鼻を中心とした再建に有用な皮弁の一つである。

2．頸部

a．広頸筋皮弁（platysma flap）[5]（図 X・21）

広頸筋皮弁は，頭側から顔面動脈おとがい下枝，顔面動脈からの直接枝，上甲状腺動脈分枝，頸横動脈分枝，鎖骨下動脈分枝により栄養される皮弁であり，Mathes ら[6]は，上方茎とするおとがい下枝を major pedicle，下方茎とする頸横動脈浅枝を minor pedicle としている。頸部顔面再建では，一般に上方茎として挙上されるが，この際には静脈ドレナージ路として外頸静脈を含め，胸鎖乳突筋筋膜とともに皮弁を挙上する。

鎖骨上窩上方の広頸筋上に皮弁をデザインし，遠位端で皮膚，広頸筋を切離，近位側では皮下剝離により広頸筋上を剝離し，皮弁裏面より pivot point まで流入する各栄養血管を順次結紮切離または温存し，胸鎖乳突筋筋膜を含め挙上する。皮弁採取部は横 10×縦 6 cm 程度まで一次的に縫合閉鎖可能である。

顔面神経を含めた動的再建として，また頸横神経を含め知覚皮弁としても応用することができる。皮弁は薄く柔軟で，皮下脂肪層も薄く，このため頸部，顔面再建において皮膚の色調，質感の合致した整容的に優れた成績を得ることができ，露出部となる頸部において局所皮弁のつぎに考慮されるべき皮弁である。

b．拡大広背筋皮弁（extended latissimus dorsi musculocutaneous flap）[7]（図 X・22）

広背筋皮弁は大きな皮島を得られることから，頸部再建においても一枚の皮弁により広範囲の欠損を被覆できるという利点をもつ。しかし，通常の手技では皮弁は厚く bulky となり，頻回の二次修正術を必要とする欠点をもつ。そのため，付着する筋体を縮小化し，さらに前方，後方の拡大領域へ広く皮弁をデザインし皮下脂肪層で剝離挙上することにより，移植床となる頸部に合致させた薄い皮弁として応用することができる。また，皮弁の移行も鎖骨下を通すことにより到達範囲を拡大できるとともに，茎部筋体による鎖骨上部のテント状変形を予防することができる。

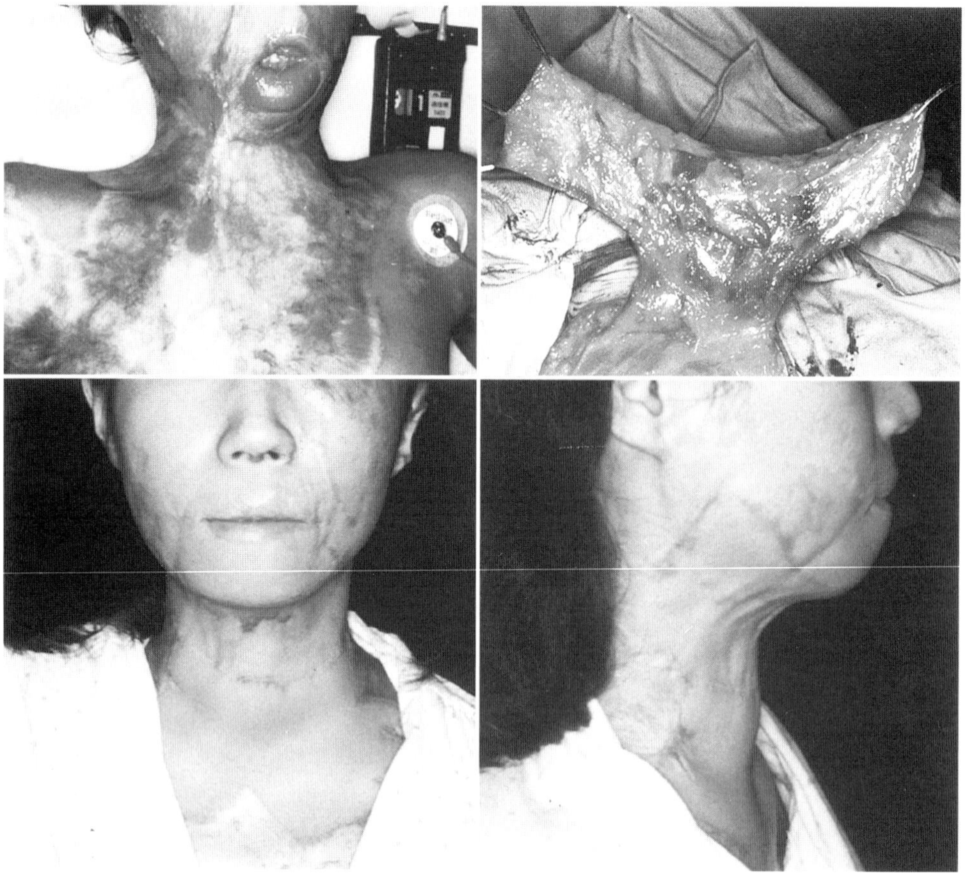

202　X．熱傷再建外科・最近の発展

(a) 術前。

(b) 右拡大広背筋皮弁を挙上し，拘縮解除後の欠損へ鎖骨下を通し移行した。筋体の付着は少なく，拡大領域は defatting を行っている。

(c) 術後，正面。

(d) 術後，側面。

図 X・22　頸部瘢痕拘縮

(丸山　優：瘢痕拘縮の外科的治療．臨床外科，47：1277-1283，1992 より一部引用)

3．腋窩

a．上腕皮弁群 (upper arm flaps)

上腕部に作成される上腕皮弁群として以下の3種が挙げられる。いずれも 10 cm までの幅であれば一次的に皮弁採取部の縫縮が可能で，腋窩部を中心とした再建に適する。皮弁挙上に際しては，MASS の概念から筋間中隔の膜様組織を筋膜血行として，random な血行もできるだけ皮弁内に含むよう茎血管と上方の皮膚皮下組織との連絡を保ちながら挙上する。臨床的には上腕内側皮弁が，その栄養血管も解剖学的に安定し，長大な皮弁として挙上できること，上腕内側という被覆部に作成できること，薄く発毛の少ないきめの細かい皮弁が採取されることなどにより有用性が高い。

1）上腕内側皮弁 (medial arm flap)[8]（図 X・23）

上尺側側副動脈を栄養血管として，内側筋間中隔を中心に作成される皮弁である。皮弁近位端は腋窩部まで，遠位端は上腕骨上顆より 3～5 cm 上方とする。末梢側で反回動脈との吻合部まで含めれば，肘関節を越えた皮弁の作成も可能である。皮膚切開は皮弁側方より行い，上腕三頭筋と上腕筋の間で上尺側側副動脈を確認し，尺骨神経の損傷に注意しつつ末梢側より筋間中隔を含め挙上する。きめの細かい薄い皮膚を有する皮弁が採取され，上腕内側皮神経を皮弁内に含めることにより知覚皮弁とすることもできる。

2）上腕外側皮弁 (lateral arm flap)

上腕深動脈の枝である橈側側副動脈を栄養血管とし，外側筋間中隔に沿って上腕外側に，近位端は三角筋停止付近，遠位端は肘部までの間に作成される皮弁である。腕橈骨筋と上腕筋の間に橈側側副動脈を確認し筋間中隔を含めて挙上する。上腕皮神経を含む知覚皮弁とできるが，挙上に際しては伴走する橈骨神経の剝離に細心の注意を要する。

3）上腕後面皮弁 (posterior arm flap)（図 X・24）

上腕動脈より分岐する無名動脈を茎として，上腕後面にほぼ三角筋の走行に沿って作成される皮弁である。三

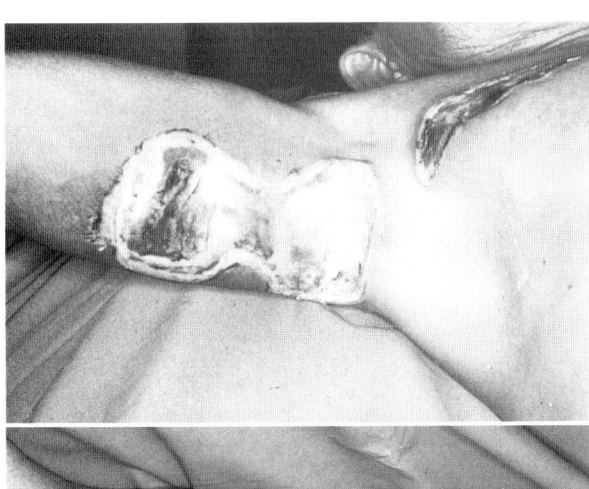

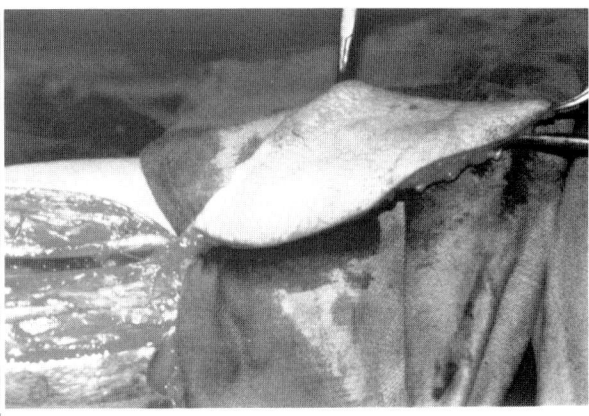

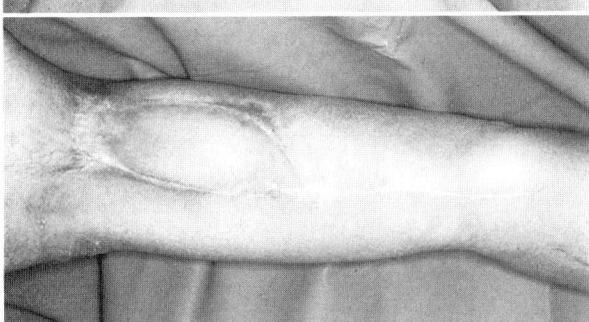

a	b
c	

(a) 術前。
(b) 上腕内側皮弁の挙上。
(c) 術後。

図 X・23 上腕電撃症
(Iwahira Y, Maruyama Y：Medial arm fasciocutaneous island flap coverage of an electrical burn of the upper extremity. Ann Plast Surg, 20：120-123, 1988 より一部引用)

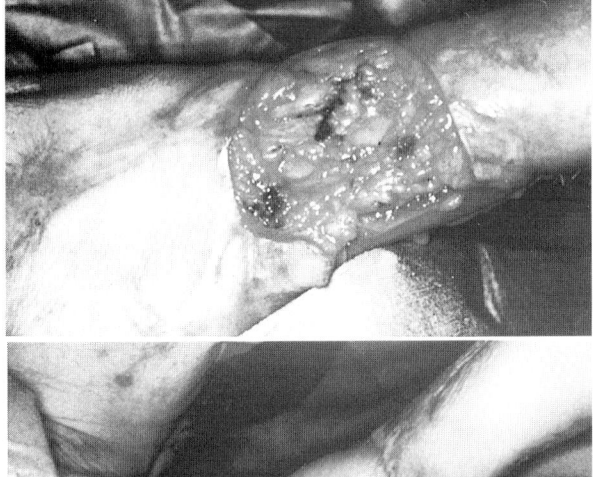

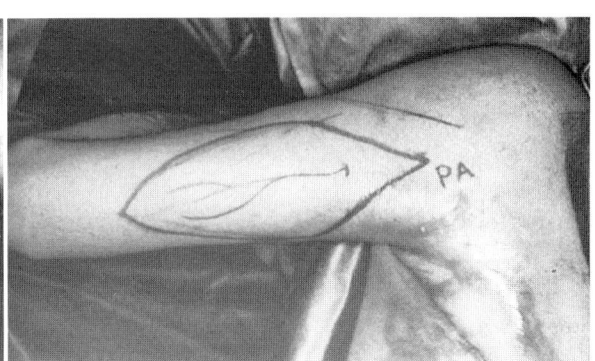

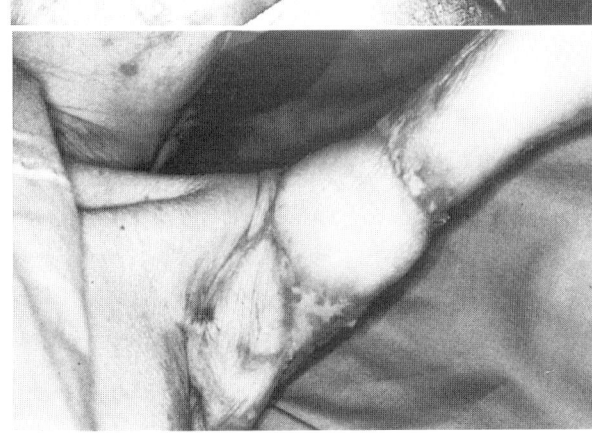

a	b
c	

(a) 拘縮解除後の欠損。
(b) 上腕後面皮弁のデザイン。
(c) 術後。

図 X・24 腋窩瘢痕拘縮

角筋内側頭と広背筋外縁より内側頭を無名動脈が貫き走行するとされるが，きわめて細い場合や欠如する場合も多く，それらの例では尺側側副動脈由来の分枝が分布しているため，皮弁挙上の際にはどちらの茎も含められるよう末梢側から確認しながら中枢に剝離を進めていくことが臨床上重要である。

b．肩甲皮弁群[9]（図 X・25）

肩甲下動脈より分岐する肩甲回旋動脈を栄養血管として作成される皮弁群である。肩甲回旋動脈は，大円筋，小円筋の間より背部へ至り，上行枝，横行枝，下行枝に分かれる。そのおのおのの分枝を栄養血管として ascending scapular flap, scapular flap, parascapular flap が作成される。皮弁はいわゆる cutaneous flap としても僧帽筋筋膜などを含む筋膜皮弁としても挙上され，比較的自由に厚みの調節を行うことができ，各種再建における遊離皮弁のドナーとしてはもちろんのこと，肩甲

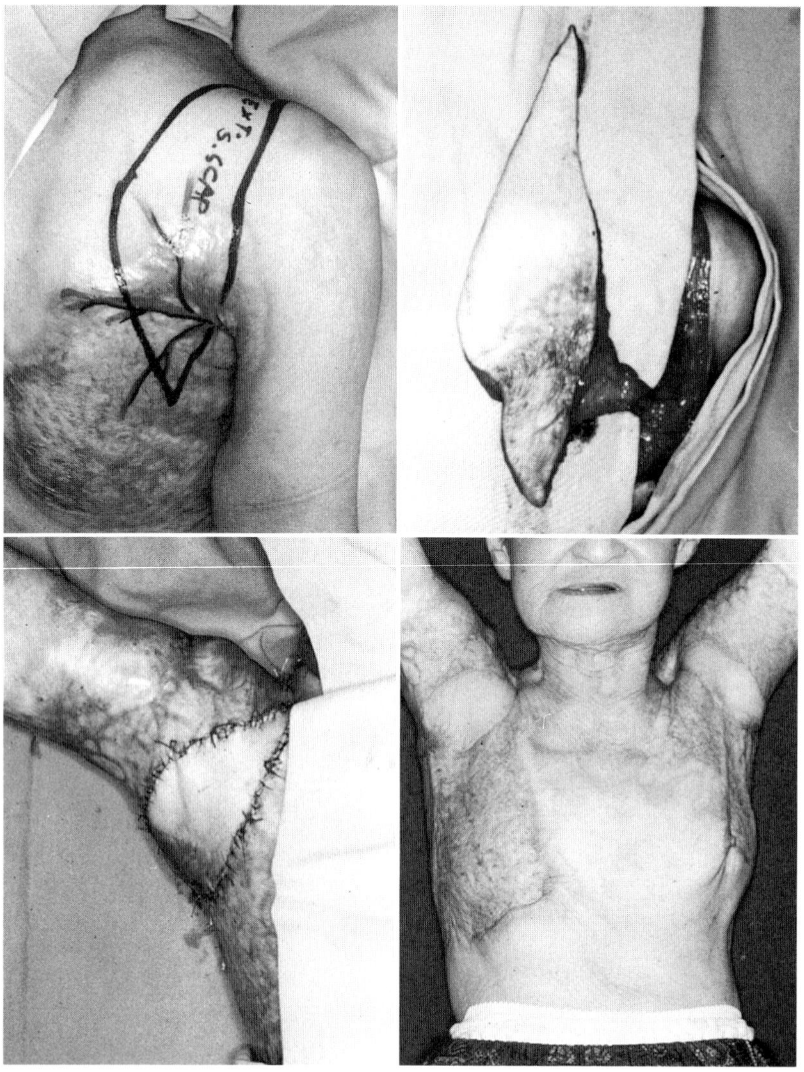

(a) 右 ascending scapular flap のデザイン。
(b) 皮弁を挙上，拘縮解除後の欠損へ移行した。
(c) 手術終了時。
(d) 術後。左側も同様に ascending scapular flap により再建している。

図 X・25　両側腋窩瘢痕拘縮

骨を含めた複合皮弁として，また cutaneous flap としての特徴を活かした腋窩部再建に適する。皮弁の挙上は末梢側より始める。皮膚栄養血管は筋膜上を走行しており比較的容易に確認できる。肩甲骨外縁で，大円筋，小円筋の間より流入する肩甲回旋動脈を剥離し，血管茎の皮弁として挙上し移行する。

4．肘関節

a．反回皮弁群（recurrent flaps）

肘部に発達する反回動脈を栄養血管とし上腕に作成される皮弁群は，肘関節を含む前腕近位部欠損の再建に有用である。皮弁挙上に際しては，上腕皮弁群同様に筋間中隔の膜様組織も含め，皮膚皮下組織の連続を保ち挙上する。比較的大きな欠損に対しても一期的再建により整容的に優れた結果を得ることができる。

被覆範囲が近接し重複する部分も多いため，その選択は原則的に，尺側には尺側反回を，橈側には橈側反回を，後面には反回骨間皮弁を選択し，広範囲の欠損に対しては尺側または橈側反回皮弁の利用がその血行から安全といえる。

1）尺側反回皮弁（ulnar recurrent flap）[10]（図 X・26）

尺側反回動脈を茎血管とし，尺側側副動脈との血管交通を利用して挙上する皮弁である。皮弁は，三角筋前縁と上腕骨内顆を結ぶ線上を中心にデザインする。皮膚切開は皮弁側方より行い，筋膜下に剥離を進める。上腕三頭筋と上腕筋の間に栄養血管が確認されるが，尺骨神経がすぐ側方を走行しているため損傷しないよう注意する。上あるいは下尺側側副動脈を結紮切離して皮弁を挙

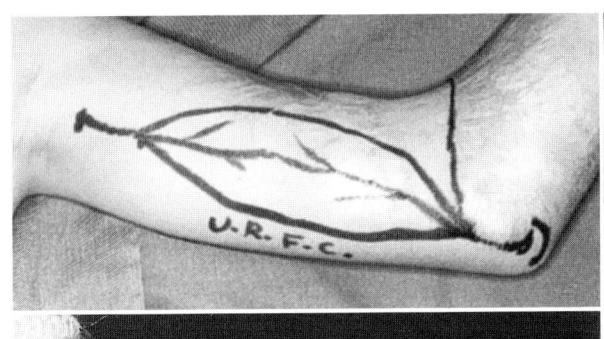

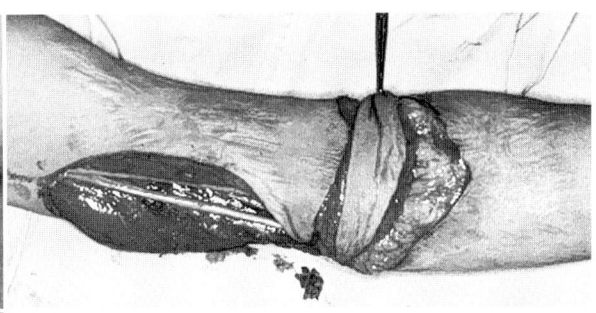

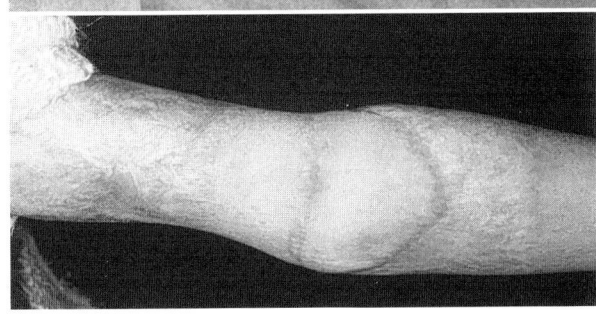

(a) ulnar recurrent flap のデザイン。
(b) 皮弁を挙上し，拘縮解除後の欠損へ移行した。
(c) 術後。
図 X・26 肘部瘢痕拘縮

上するが，肘部では肘関節動脈網が発達しているため，皮下組織を温存しともに茎に含めることにより，より安全な皮弁とすることができる。長さは上腕のほぼ全長，幅は上腕半周にわたり皮弁の作成が可能で，8 cm 以下の幅であれば採取部は一次縫縮が可能である。

2）橈側反回皮弁（radial recurrent flap）[11]

橈側反回動脈を茎血管とし，橈側側副動脈との血管交通を利用して挙上する皮弁である。皮弁は，三角筋後縁と上腕骨外顆を結ぶ線上を中心にデザインする。皮弁側方より筋膜を含み剥離し，栄養血管は上腕筋と腕橈骨筋の間に確認される。皮弁遠位は三角筋停止部まで，幅はほぼ上腕半周にわたり採取される。

3）反回骨間皮弁（interosseous recurrent flap）

回外筋・肘筋間を走行する反回骨間動脈を茎血管とし，中側副動脈との血管交通を利用して挙上する皮弁である。本動脈の起始は変異に富み，また中側副動脈との吻合も前2種の反回皮弁に比べて細く疎であるため，前2種の反回動脈を含めた皮弁とした方が安全性が高い。

b．Antecubital flap

橈骨動脈または橈側反回動脈から分枝する inferior cubital artery を茎血管とし，前腕屈側近位部に作成される皮弁である。肘窩下端から前腕長軸に沿ってデザインする。前腕近位部から肘部の再建に有用である。

5．手部・手関節

a．背側中手皮弁（dorsal metacarpal flap）[12)~14)]
  （図 X・27, X・28）

手背の第1〜5背側中手動脈上に作成される皮弁である。背側中手動脈は，その走行中に数本の皮膚穿通枝を出し，これらはおもに縦および横方向に分岐し，互いに吻合し多方向へ広がる手背部皮膚血管網を形成している。これまでも背側中手動脈系を利用した皮弁には種々のものが報告されているが，流入血管を根幹とした方法論的皮弁分類が確立されつつある現状では，これら既報告皮弁の基本型として理解される皮弁である。

皮弁のデザインは，背側中手動脈が皮弁中央となるよう中手骨骨間筋上の領域に行うものを基本とする。皮膚切開は皮弁側方から行い，背側中手動脈の裏面を回り込むよう背側中手動脈を含め挙上することにより，安全な皮弁血行を得られる。皮膚穿通動静脈を茎とし挙上することもできる。関節間を一単位とする cycle 状の血管走行，掌側との貫通枝を介した血管交通などから中枢・末梢側茎皮弁として挙上され，さらに axial な血行や複数茎血管の存在，手背浅層血管網の発達，隣接領域との血管交通の発達などにより種々のバリエーションによる拡大応用が可能である。

これにより本皮弁の被覆範囲は，遠位では DIP 関節背側まで，近位では手関節を越えた前腕遠位背側まで達し，手背をはじめとした広範囲の欠損の再建に有用な手技として定着している。また手掌部の再建においては，筋膜脂肪弁または穿通動静脈を茎とした脂肪弁として挙上し，手掌皮膚と近似した足底土踏まずや外果，内果周辺からの植皮術を併用することにより従来法に比べ整容面の改善を図ることができる。

b．前腕からの逆行性筋膜脂肪弁（reverse forearm adipofascial flap）（図 X・29）

逆行性皮弁は，下腿足部と同様に手部の再建にも大きな進歩をもたらした。手部再建においては逆行性前腕皮

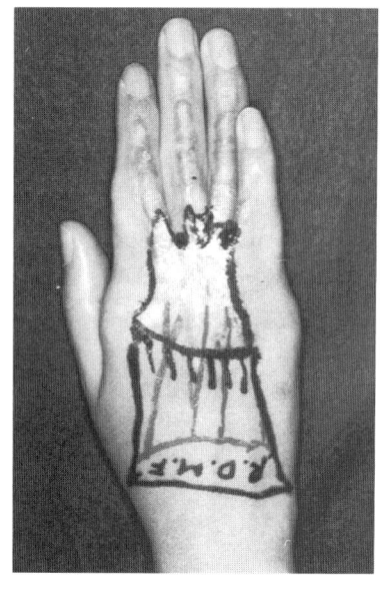

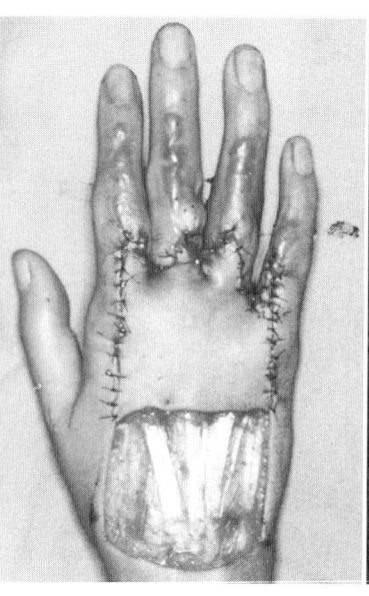

(a) 拘縮切除予定線と第2〜4 背側中手皮弁のデザイン。
(b) 皮弁を瘢痕切除し，拘縮解除後の欠損へ移行した。皮弁先端は分割し各指間部へ挿入した。
(c) 術後。皮弁採取部は逆行性後骨間動脈皮弁により修復した。

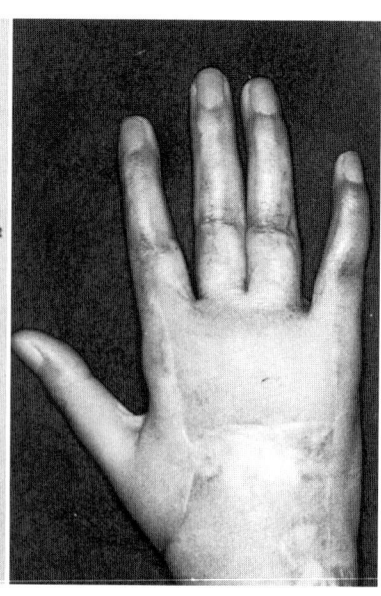

図 X・27 手部瘢痕拘縮
(Maruyama Y : The reverse dorsal metacarpal flap. Br J Plast Surg, 43：24-27, 1990 より引用)

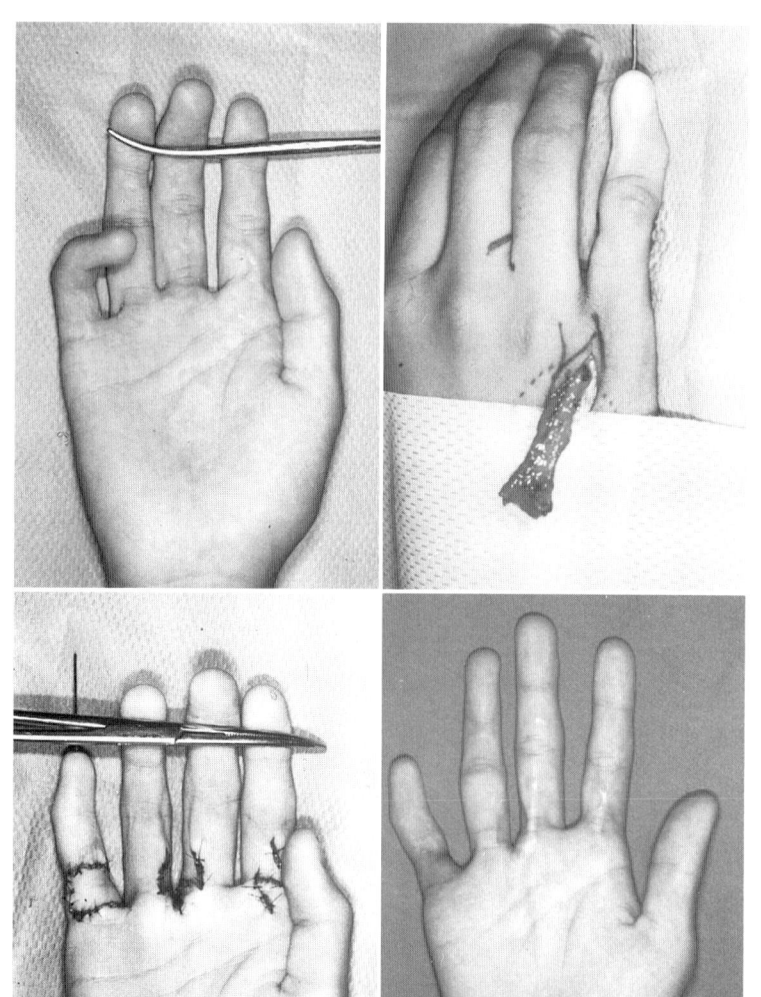

(a) 術前。
(b) 第4背側中手筋膜脂肪弁を挙上し，皮下トンネルを通して拘縮解除後の欠損へ移行した。
(c) 移行した筋膜脂肪弁上には，手掌皮膚と近似した外果下部より全層植皮術を追加した。
(d) 術後。

図 X・28 右第5指屈曲拘縮

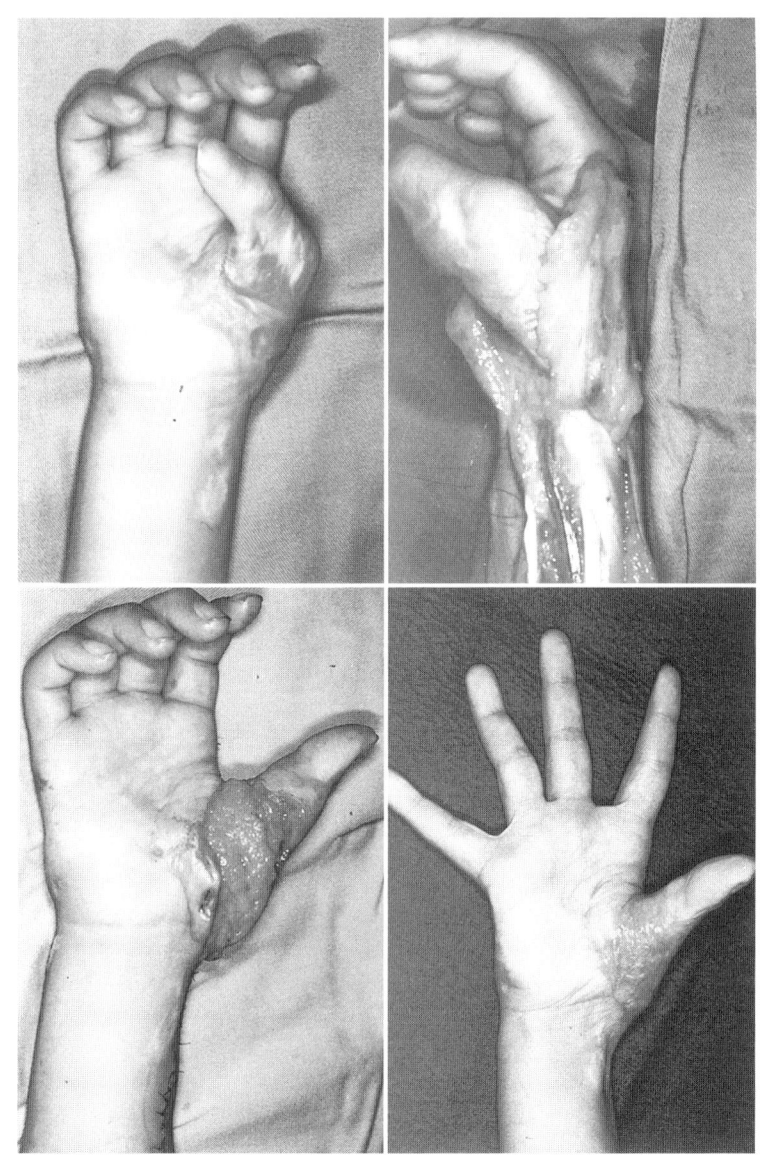

（a）術前。母指の伸展は大きく傷害されている。
（b）橈骨動脈手背部穿通動脈を栄養血管として筋膜脂肪弁を挙上した。
（c）筋膜脂肪弁を拘縮解除後の欠損へ移行し，手掌皮膚と近似した足底非荷重部より分層植皮を追加した。
（d）術後。

図 X・29 右母指球部瘢痕拘縮
（澤泉雅之，丸山 優：内視鏡下微小吻合術と血管内手術．内視鏡下手術：最近の進歩，丸山 優編，pp 168-183，克誠堂出版，東京，1998 より引用）

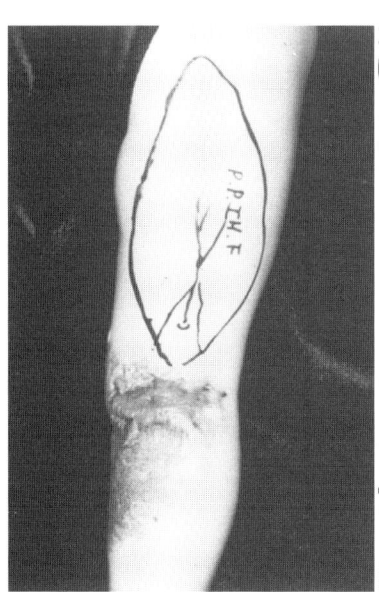

（a）popliteo-posterior thigh flap のデザイン。
（b）皮弁を挙上して瘢痕切除を行い，拘縮解除後の欠損へ移行した。
（c）術後。

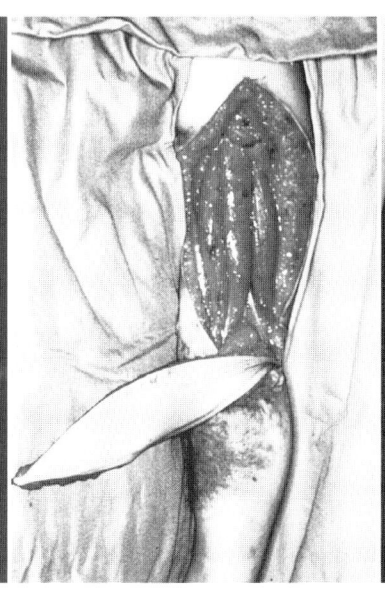

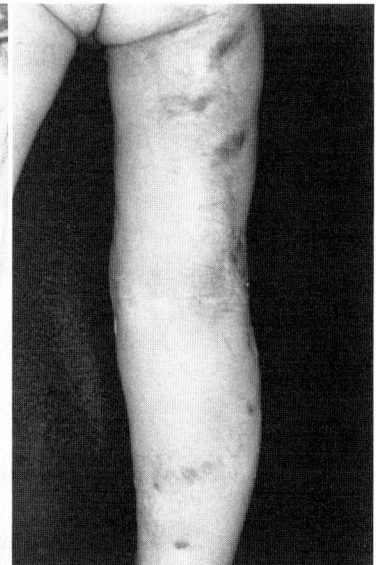

図 X・30 膝部瘢痕拘縮
（丸山 優，林 明照：膝周辺の皮弁と再建．形成外科，33：1049-1059，1990 より引用）

弁や逆行性後骨間皮弁が挙げられる。皮弁採取部は幅4〜5 cm までは縫縮可能であるが，それ以上の症例では植皮術の併用が必要となり，露出部である前腕に面状醜状痕を残すことが大きな欠点とされている。

そのため，これらの皮弁を筋膜脂肪弁として挙上し，移植した皮弁上に植皮術を行う。これにより皮弁採取部の瘢痕の軽減，トリミングによる薄い皮弁の移行，手掌部における性状の近似した植皮片の選択など整容面の改善を図ることができる。また逆行性前腕筋膜脂肪弁においては，長掌筋腱や腕橈骨筋腱，橈側皮神経を含めた複合皮弁としても挙上され，腱，知覚再建など機能再建にも有用である。

6．膝関節

a．膝部皮弁群（genu flaps）

膝関節周囲の中隔穿通血管を用いて作成される皮弁群であり，本皮弁の登場により膝部周囲の再建は機能・整容面ともに飛躍的に向上した。

Superior lateral および superior medial genu flap の栄養血管である外側上および内側上膝動脈は，いずれも長い皮枝をもたないため，固有の皮膚支配領域は比較的狭く，皮弁遠位側は周囲との血管吻合を利用した random like extension となる。皮弁の拡大は血流のもっとも優位な方向にするのが安全であることから，superior lateral genu flap では下肢の長軸に沿って大腿深動脈の lateral perforator を含めるようにし，superior medial genu flap では縫工筋の走行に沿ってデザインする。一方，大腿後面には下肢の長軸に沿った長い axial vessel があり，しかも内外側に広がりをもっていることから，popliteo-posterior thigh flap では膝窩部より大腿後面にかけて幅広く長大な皮弁とすることができる。

筋膜血管網は，外側すなわち腸脛靱帯上では発達が乏しく，血管網は皮下脂肪層内にあるため，superior lateral genu flap は cutaneous flap として挙上しても何ら差し支えはない。ただし，血管柄の保護と確認を容易にするため，膝関節から約 8 cm の部位から筋膜を含めるようにする。これに対し，内側および後面では筋膜血管網の発達は良好で，皮弁血行に大きく関与するため superior medial genu flap と popliteo-posterior thigh flap は筋膜皮弁の形態として挙上する。

1）Popliteo-posterior thigh flap[15]（図X・30）

膝窩溝の 7〜10 cm 上方に存在する膝窩動脈の後上行枝を栄養血管とする皮弁である。皮弁は大腿後面の膝窩部から近位側は殿溝付近まで作成される。中枢側より皮膚切開を加え，筋膜下に大腿二頭筋と半膜様筋の間の MASS を含め末梢側へ剝離を進める。膝窩上方で栄養血管を確認し，必要に応じて茎の剝離を加える。皮弁の到達範囲は広く，後面は大腿・膝窩部・下腿近位側 2/3，内外側面は大腿下 1/2・膝部・下腿上 1/2，さらに膝部前面を被覆できる。皮弁は比較的薄く，採取部は成人で幅 10 cm 以内なら容易に一次縫縮可能である。

2）Superior lateral genu flap[16]（図X・31）

膝窩動脈より分岐する外側上膝動脈を茎とし，これと大腿深動脈の外側穿通枝や外側大腿回旋動脈下行枝との血管交通を利用して作成する皮弁である。皮弁のデザインは皮弁遠位端に外顆を含め，大転子と外顆を結ぶ線を軸とし，近位端はその中点を目安とする。外側の大腿遠位 1/3，膝部，下腿近位 1/3 を被覆することができる。

3）Superior medial genu flap[17]（図X・32）

膝窩動脈もしくは下行膝動脈より分岐する内側上膝動脈を茎とし，縫工筋の前後縁に沿って筋膜に至る大腿動脈の分枝との血管交通を利用して作成する皮弁である。皮弁のデザインは皮弁遠位端に内顆を含め，軸は鼠径靱帯中点と内顆を結ぶ線とし，近位端はこの中点とする。内側の大腿遠位 1/3，膝部，下腿近位 1/3 を被覆することができる。

b．腓腹皮弁（sural flap, posterior calf flap）

膝窩動脈または腓腹動脈より分岐し，腓腹筋内外側頭間を下行する浅腓腹動脈を栄養血管とする皮弁である。皮弁は下腿後面中心線を中心に近位 2/3 にデザインし，末梢端より筋膜下に挙上する。腓腹神経は皮弁内に含まれ，知覚皮弁とすることができる。

7．下腿・足部・足関節

a．背側中足皮弁（dorsal metatarsal flap）[18]〜[20]

背側中足動脈は，中足骨骨間部で骨間筋の直上または皮下組織内（浅層走行型），または筋肉内（深層走行型）を通り，近位では足背動脈や弓状動脈と，遠位では背側趾動脈と連続し，さらに貫通動脈を介して底側中足動脈と血管交通をもつ。深層走行型においても末梢に向かうに従い徐々に浅層へと上向するため，遠位側にて背側中足動脈を確認することができる。この深層走行型では，背側骨間筋内で逆行性に背側中足動脈を剝離していく。皮弁採取部は，第 1 背側中足動脈を栄養血管とする第 1 背側中足皮弁では幅約 25 mm まで一次的に縫合閉鎖可能である。

背側中足動脈の走行形態は手背における背側中手動脈と近似し，背側中足動脈上にデザインするものを基本型とするが，中枢・末梢側茎のいずれとしても挙上され種々の拡大応用が可能で，足背遠位 1/2，趾間部，足趾，さら

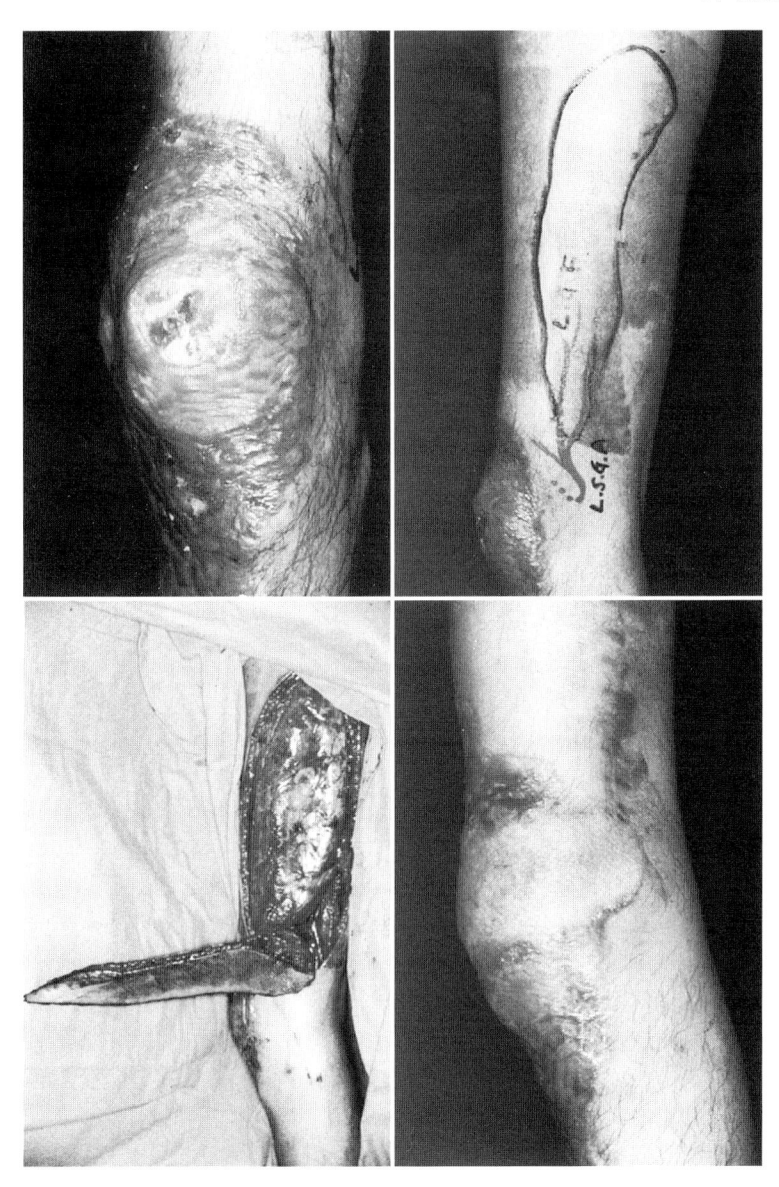

(a) 膝蓋骨前面の難治性熱傷潰瘍。
(b) superior lateral genu flap のデザイン。
(c) 皮弁を挙上し，潰瘍切除後の欠損へ移行した。
(d) 術後。

図 X・31　膝部熱傷潰瘍
(Hayashi A, Maruyama Y：The lateral genicular artery flap. Ann Plast Surg, 24：310-317, 1990 より一部引用)

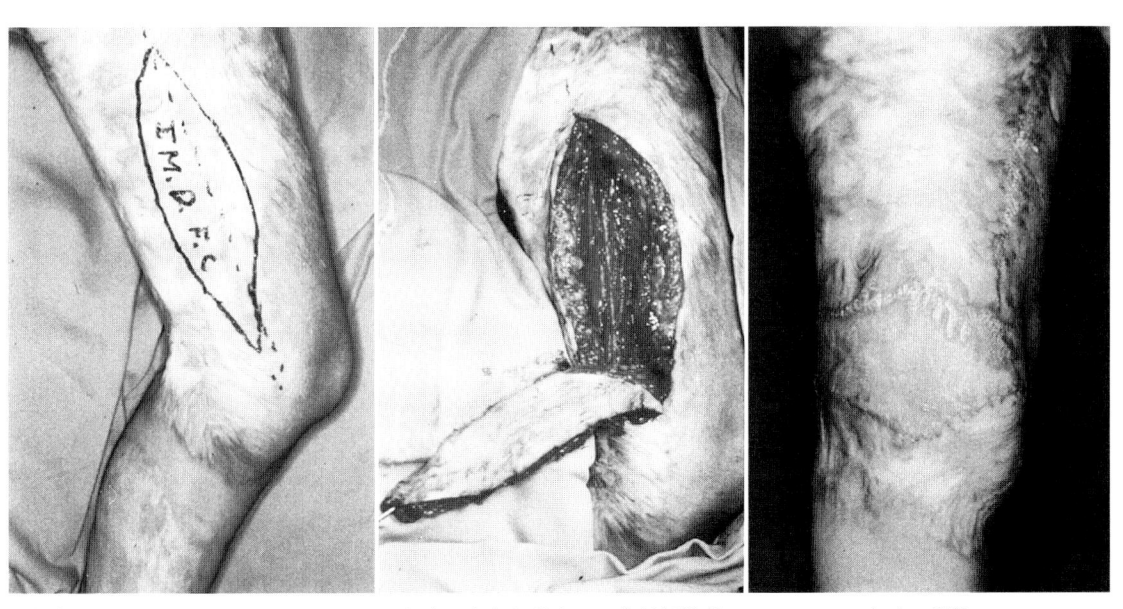

(a) superior medial genu flap のデザイン。
(b) 皮弁を挙上し，拘縮解除後の欠損へ移行した。
(c) 術後。

図 X・32　膝部瘢痕拘縮
(Hayashi A, Maruyama Y：The medial genicular artery flap. Ann Plast Surg, 25：174-180, 1990 より一部引用)

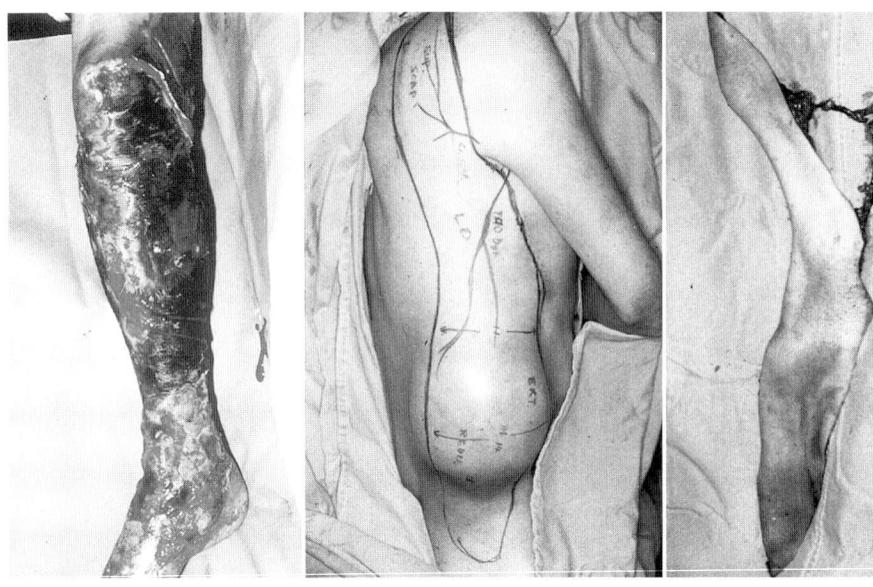

(a) 術前。　(b) ascending scapular flap, expanded latissimus dorsi musculocutaneous flap を連続した遊離皮弁による再建を予定した。　(c) 採取した皮弁。　(d) 術後。

図 X・33　右下腿・足部広範囲熱傷

には足底の再建にも用いられる。

b．Supramalleolar flap

腓骨動脈の貫通枝は，外果上方約5cmの前下腿筋間中隔で骨間膜を貫通し，上行皮枝と下行枝に分岐する。前者は下腿筋膜を貫いて皮下を上行し本皮弁の栄養血管となる。皮弁のデザインは外果上方から腓骨骨幹中点の間で後方は腓骨後縁を越えないようにする。前外果動脈および足背動脈網からの逆行性血流を利用すれば，下行枝を茎とした遠位茎皮弁として挙上される。

c．Lateral calcaneal flap[21]

腓骨動脈終末部とそこから分岐する踵骨枝を栄養血管とする皮弁である。皮弁は踵部外側から足背外側にかけてデザインし，外果後方約1cmを下降する腓骨動脈終末部を茎に含める。腓腹神経の枝を含めた知覚皮弁として挙上され，VY皮弁とすることにより，植皮術の併用なく踵部後面から足底踵部を被覆することができる。

d．筋膜皮弁[22〜24]

一般の局所皮弁である双葉皮弁やVY前進皮弁などを筋膜を含め挙上するもので，いわゆるrandom sectionの血行となるが筋膜浅深層に発達する血管網により生着域を拡大することができ，より安全に局所区域再建を行うことができる。

双葉筋膜皮弁は，下腿のみでなく上肢にも応用され，茎長さ比の制限はあるものの利用しやすい皮弁である。一方，VY前進筋膜皮弁は，欠損側では皮下組織に剝離を加え反対側では筋膜下に剝離を行い，筋膜を含めて皮弁を移行する。皮弁の前進距離は，剝離する層の厚さ，長さを変えることにより調節されるが，皮弁血行に関しては茎となる部が皮弁の約1/2程度であれば問題となることはない。治療に難渋する踵部後面やアキレス腱部などの再建に対しても比較的容易に応用することができる。

e．Expanded flapの応用[25]（図X・33）

広範囲の下腿熱傷や瘢痕拘縮の再建では，遊離皮弁の適応となることも多いが，従来法ではbulkyとなる欠点は周知の事項である。これに対しtissue expansion法を併用することにより手技の改善を図ることができる。あらかじめ，移植予定の遊離皮弁下にtissue expanderを留置し皮弁を拡大する。これにより広範囲の欠損を薄い皮弁により再建することができる。

おもなドナーとしては広背筋皮弁が選択されるが，先に述べた肩甲皮弁群との組み合わせにより，より広範囲の欠損も一期的に区域再建することが可能となる。本法は時間の許容される症例に適応となるが，局所手術適応の時期でない症例に対しても，待機期間中に広範なドナーの形成がなされるという利点をもつ。

D 術後管理

皮弁および皮弁採取部には，状況によりフィルムドレーンまたはサクションドレーンを留置し，排液量を見ながら2〜3病日頃より抜去する。頸部では頸椎固定用のポリネックを緩めに，また四肢関節部ではシイネ固定を

約7日間行う．この時，関節部の良肢位を保つこと，また皮弁および血管柄部に過大な圧迫がかからないよう留意する．抜糸は1週目頃より行い，徐々に自他動運動を開始する．

E 考 察

熱傷後の瘢痕拘縮は多少にかかわらず変形を伴っており，その状態は多種多様である．治療にあたっては，その変形，拘縮に対する適切な評価を加えることが第一のポイントとなる．すなわち，変位の程度と変形，拘縮解除後の欠損の状態，機能面での評価であり，これらは一つとして同じものはなく個々に相違があり，したがってこれらの状況把握，評価が適切であれば状態改善への第一段階をクリアしたといっても過言ではない．

熱傷後の肥厚性瘢痕は，瘢痕の成熟過程における一過程であり，時期を経て必ず軟化消褪傾向を期待しうることを熟知の上，外科的治療の適応を決定する．とくに顔面，四肢などの露出部においては，成熟後の瘢痕の状態を予測しその適応を評価する必要があり，当座しのぎの考えは後日のQOLの観点からも禍根を残しやすい．一方，成熟した瘢痕で変形や拘縮を伴うもの，変形の程度の強いもの，広いもの，皮膚軟部組織欠損の大きいもの，熱傷潰瘍を伴うものなどでは外科的治療の適応となる．

再建法の選択にあたっては，予測される組織欠損をどのように補うか，機能的問題をいかに処理するか，硬組織への配慮は必要かなどであり，皮弁供給側と再建部のバランスを念頭に置いて治療計画を立てる．先に述べたごとくreconstructive ladderに準じた手技の選択が基本となり，局所区域皮弁の選択は，熱傷，熱傷瘢痕拘縮のみならず各種再建においても第一に考慮される手技である．各種皮弁が適応される現状では，再建時における皮弁選択の意義はさらに高いものとなり，患者のニーズに応えられるような広い観点から手技を選択することが要求される．　　　　　　　　　（丸山　優，大西　清）

文　献

1) Gonzalez-Ulloa M, Costillo A, Stevens E, et al：Preliminary study of total restoration of the facial skin. Plast Reconstr Surg, 13：151-161, 1954
2) Iwahira Y, Maruyama Y, Yoshitake M：A miniunit approach to lip reconstruction. Plast Reconstr Surg, 93：1282-1285, 1994
3) Okada E, Maruyama Y：A simple method for forehead unit reconstruction. Plast Reconstr Surg, 106：111-114, 2000
4) Maruyama Y, Iwahira Y：The axial nasodorsum flap. Plast Reconstr Surg, 99：1873-1877, 1997
5) Futrell JW, Johns ME, Edgarton MT, et al：Platysma myocutaneous flap for intraoral reconstruction. Am J Surg, 136：504-507, 1978
6) Mathes SJ, Nahai F：Classification of the vascular anatomy of muscles；Experimental and clinical correlation. Plast Reconstr Surg, 67：177-187, 1981
7) Hayashi A, Maruyama Y：The reduced latissimus dorsi musculocutaneous flap. Plast Reconstr Surg, 84：290-295, 1989
8) Iwahira Y, Maruyama Y：Medial arm fasciocutaneous island flap coverage of an electrical burn of the upper extremity. Ann Plast Surg, 20：120-123, 1988
9) Maruyama Y：Ascending scapular flap and its use for the treatment of axillary burn scar contracture. Br J Plast Surg, 44：97-101, 1991
10) Maruyama Y, Onishi K, Iwahira Y：The ulnar recurrent fasciocutaneous island flap；Reverse medial arm flap. Plast Reconstr Surg, 79：381-387, 1987
11) Maruyama Y, Takeuchi S：The radial recurrent fasciocutaneous flap；Reverse upper arm flap. Br J Plast Surg, 39：458-461, 1986
12) Maruyama Y：The reverse dorsal metacarpal flap. Br J Plast Surg, 43：24-27, 1990
13) Maruyama Y, Yoshitake M：The axial dorsal metacarpal VY advancement flap for the repair of distal forearm skin defects. Br J Plast Surg, 44：274-275, 1991
14) Onishi K, Maruyama Y：Transversely designed dorsal metacarpal VY advancement flaps for dorsal hand reconstruction. Br J Plast Surg, 49：165-169, 1996
15) Maruyama Y, Iwahira Y：Popliteo-posterior thigh fasciocutaneous island flap for closure around the knee. Br J Plast Surg, 42：140-143, 1989
16) Hayashi A, Maruyama Y：The lateral genicular artery flap. Ann Plast Surg, 24：310-317, 1990
17) Hayashi A, Maruyama Y：The medial genicular artery flap. Ann Plast Surg, 25：174-180, 1990
18) Hayashi A, Maruyama Y：Reverse first dorsal metatarsal artery flap for reconstruction of the distal foot. Ann Plast Surg, 31：117-122, 1993
19) Onishi K, Maruyama Y：The dorsal metatarsal VY advancement flap for dorsal foot reconstruction. Br J Plast Surg, 49：170-173, 1996
20) Onishi K, Maruyama Y, Yang YL：Longitudinal designed dorsal metatarsal VY advancement flap for middle dorsal foot reconstruction. Br J Plast Surg, 50：561-563, 1997
21) Hayashi A, Maruyama Y：Lateral calcaneal V-Y advancement flap for repair of posterior heel defects. Plast Reconstr Surg, 103, 577-580, 1999
22) Maruyama Y：Bilobed fasciocutaneous flap. Br J Plast Surg, 38：515-517, 1985
23) Onishi K, Maruyama Y, Okada E：Bilobed fasciocutaneous flap for primary repair of a large upper

arm defect with secondary closure of the donor site without a skin graft. Ann Plast Surg, 39 : 205-209, 1997
24) Maruyama Y, Iwahira Y, Ebihara H : V-Y advancement flaps in the reconstruction of skin defects of the posterior heel and ankle. Plast Reconstr Surg, 85 : 759-764, 1990
25) Iwahira Y, Maruyama Y : Expanded reduced latissimus dorsi flap. Eur J Plast Surg, 14 : 280-284, 1991

X 熱傷再建外科・最近の発展

2 熱傷再建手術における各種皮弁の適用・その進歩
3) Free flap による重度熱傷瘢痕拘縮の治療
―適応と皮弁の選択―

SUMMARY

重度の熱傷瘢痕後拘縮に対する治療を行う際，四肢の場合などでは瘢痕組織の切除後に関節，腱，神経など下床の重要組織が露出することがある。このような部位に植皮術を行っても，関節の再拘縮，腱との癒着による機能障害や，神経過敏などの問題が生じる。また，頸部，口周囲などの瘢痕拘縮に対しては，植皮術による再建を行った場合，厳密な術後の固定を行っても再拘縮を来すことがある。これらのような場合には植皮ではなく，皮弁による再建が必要となるが，被覆する必要のある皮膚欠損範囲が大きく，小さな局所皮弁では対応できない場合には遊離皮弁が適応となる。また，隣接する皮膚組織にも瘢痕組織が存在するために，局所皮弁を用いることが不可能なことがあり，このような場合にも遊離皮弁が適応となる。

熱傷後の瘢痕組織を切除した後に遊離皮弁を移植する場合，薄くしなやかな皮弁が必要となるが，鼠径皮弁，腹直筋皮弁，前腕皮弁などのほか，最近は thin flap の開発なども進んでおり，積極的に利用する価値がある。また，pre-expansion flap や prefabricated flap の利用も状況に応じて選択すべきである。

本稿では，以上のような重度熱傷瘢痕拘縮に対する遊離皮弁の適応と皮弁の選択に関して，部位別に述べた。

はじめに

熱傷後瘢痕拘縮に対する治療の原則は，拘縮の十分な解除，適切な再建材を用いた修復および術後のリハビリテーションである。このうち再建方法としては，部位，深達度に応じて，以前より植皮か，あるいは皮弁による修復かといった論議がなされてきた[1]。しかし，顔面，頸部，手などにおける深達性の熱傷後に生じた重度瘢痕拘縮に対して，皮弁による被覆が望ましいことは論を待たないであろう。とくに熱傷が広範囲にわたる場合は，近隣よりの局所皮弁による被覆は不可能であることが多く，遠隔よりの free flap が効果的となる[2]。

本稿では，free flap による重度熱傷瘢痕拘縮の治療に関して，適応と皮弁の選択を中心に述べる。

A 適　応

熱傷後瘢痕拘縮に対する再建方法は，ほかの再建方法と同様，各選択肢を考慮しながら選択されるべきである。すなわち，縫縮術あるいは Z 形成術，W 形成術などの局所皮弁法による改善が望めない場合に，植皮術あるいは皮弁移植術を考慮する。植皮術は遠隔の正常皮膚を移植するため，広範囲な被覆を行うことができる。さらに，薄い皮膚を用いるため下床の contour が再現されやすいといった利点がある。

しかし，頸部などに植皮術を行った場合，長期の厳密な圧迫固定を必要とし，患者の日常生活を著しく損なうことになる上，再拘縮を来すことが多い[3]。また，手部においては，露出した腱の上に植皮した皮膚が生着しても，腱などとの癒着により機能的障害をもたらすこともある[4]。

一方，皮弁を用いた再建方法は頸部，手，関節部などにおいて長期の固定も必要とせずに再拘縮を生じることも少ない。しかし，重度の熱傷後瘢痕拘縮がある場合は，その隣接する組織にも瘢痕があることがほとんどで，局所皮弁を用いた場合，いわゆる瘢痕皮弁[5]となることが多く，機能的には改善しても整容的には問題が残ることがある。また，採取できる局所皮弁の大きさにも限界があることが多く，広範囲の修復を行うことが困難である。

このように植皮術では再拘縮が考えられ，また局所皮弁では採取部位に限界がある場合に，遊離皮弁による瘢痕拘縮の治療が適応となる[6]。遊離皮弁であれば遠隔の正常組織から，必要な大きさのものを採取し，移植することができる。さらに皮膚の性状などが移植床に近いものを選択し，皮弁の厚さを調節することや，筋膜弁を利用することにより，整容的にもより良い結果を期待することができるといった特徴もある[7]。

B 皮弁の選択

熱傷後の重度瘢痕拘縮に対して遊離皮弁移植が適応となるものの代表として，顔面，頸部および手や関節部の重度熱傷後の瘢痕拘縮が挙げられる。以下にそれぞれの部位に対する遊離皮弁の選択に関して述べる。

1. 顔面

顔面における熱傷後の瘢痕拘縮は，機能的再建と同時に整容的な再建も重要視される。このため，顔面以外の部位からの遊離皮弁は color match, texture match の観点から第一選択となることは少なく，植皮あるいは局所皮弁で対応されることがほとんどである。しかし，顔面の広範囲に熱傷瘢痕が及ぶ場合は，局所皮弁の採取部が極度に制限されることとなるため，遠隔からの皮弁移植が必要となる場合がある。

a. 眼瞼

ほとんどの場合，植皮術あるいは局所皮弁術で対応することができるため，遊離皮弁の適応はほぼなく，文献的報告もわずかに見られるのみである[8]。

b. 鼻

鼻翼部の再建には鼻唇溝皮弁を中心とした局所皮弁が用いられるが，鼻翼を越えて瘢痕が存在する場合には，血管柄付遊離耳介皮弁も考慮される[9]。しかし，静脈移植の必要性など手術手技の煩雑さや皮弁の血行に問題があり，適応には検討の余地がある。

熱傷瘢痕が鼻全体にわたる場合や，鼻腔内の lining まで必要な場合には，局所皮弁では再建のための組織量が不足する場合がある。また，広範囲の鼻部再建にもっとも適しているのは(前)額皮弁であるが，熱傷が前頭にまで及んでいる場合はこの皮弁を用いることができない。このような場合の鼻の再建に対しては，遊離皮弁が適応となる。

皮弁の選択としては，鼻の contour を再現するためには薄い皮弁がよく，前腕皮弁が第一選択となる[10]。前腕皮弁を用いることができない場合は，足背皮弁がつぎの選択肢となるが，採取部の後遺症に留意する必要がある。前腕皮弁，足背皮弁のどちらを選択するにしろ，橈骨や中足骨を同時に血行を保持したまま移植して，鼻梁を再建することが理論的には可能である。

しかし，皮弁と骨組織の自由度が少ないため皮弁の「組み合わせ」が難しく，遊離骨をL字型に細工して用いるのが現実的であり，骨片が小さいため血行をもたない遊離移植でも十分に生着する[11]。また，前腕皮弁をさらに薄くして再建に用いた報告や[12]，皮弁をまず外鼻の形態に prefabricate してから再建に用いた報告[13]が見られる。どのような方法を選択するにしろ，より良い形態を再現するためには，術前に十分なプランニングを行うことが重要である。

c. 耳

熱傷後瘢痕拘縮による広範囲の耳介変形に対しては，temporo-parietal fascial flap による framework の被覆，および植皮術により対応することができる。瘢痕が深達性で同側の筋膜弁が使用できない場合は，対側の筋膜弁を遊離皮弁として用いる[10]ことになるが，頻度としては決して高いものではないであろう。

d. 口

口角を含めた広範囲の瘢痕拘縮は局所皮弁では対応しきれず，遊離植皮術では再拘縮を来す可能性が高い。このような場合には遊離皮弁の適応があるが，前腕皮弁のような薄い皮弁が口周囲の contour を再現するのに適しているであろう[14]。しかし，口部の広範囲熱傷では頸部まで瘢痕が及んでいることが多く，頸部の再建も同時に行う必要がある。このような場合には広背筋皮弁や腹直筋皮弁などさらに大きな皮弁が必要となる。

2. 頸部

顔面皮膚が皮脂腺などに富んでいるため，かなり深い熱傷でも瘢痕を残さず上皮化するのに対して，頸部は皮膚が薄く，上半身を中心とした熱傷において容易に瘢痕拘縮を来す。歴史的には植皮術の後にスプリントを長期的に用いれば再拘縮を来すことはないとする報告も見られる[3)15]。しかし，実際には再拘縮を来す場合が多く，皮弁による再建が好ましいと考えられる。

瘢痕の存在する部位によっては背部の皮膚穿通枝を利用した皮弁も適応できるが[16]，前頸部を中心とした広範囲の熱傷の場合は，遊離皮弁が適応となる[2]。選択すべき遊離皮弁としては薄い皮弁が望ましいため，鼠径皮弁が第一選択とされてきた[17]。しかし，近年は thinnig した各種皮弁の報告が見られ[18]，このような皮弁を用いれば適応は拡がると思われる。

瘢痕が頸部だけでなくさらに顔面下部にまで及ぶ場合などは，通常の大きさの遊離皮弁では被覆しきれない。このような場合には，前もって皮弁下に tissue expander を挿入して皮弁領域を拡張しておき，二期的に遊離皮弁として移植する方法もよい。肩甲皮弁[19]，広背筋皮弁[20]，前腕皮弁[21]においてこの方法を用いた報告が見られるが，われわれも pre-expansion した広背筋皮弁を用いて広範囲頸部熱傷瘢痕に対応している[22]。

3．手

　近年，手の熱傷に対しては早期における tangential excision，植皮術の施行が徹底されており，リハビリテーションの充実と相まって，重度の熱傷瘢痕拘縮が手に残るケースは比較的まれとなっている。しかし，全身熱傷に伴うものや，合併症の存在によって手の熱傷に対する処置が遅れ，結果として拘縮を来す場合がある。

　手の拘縮に対しては，拘縮解除だけではなく，関節可動域が確保できるように再建する必要がある。このため，母指の内転拘縮などのように植皮術では再拘縮を来す可能性がある場合に皮弁による被覆が必要となり，さらにそれが広範囲に及ぶ場合は遊離皮弁や遠隔有茎皮弁が必要となる。遊離皮弁による被覆を行う場合，手の機能を再現するためには bulky とならないように薄い皮弁が必要であるが，手背部では伸筋腱の sliding がスムーズに行えるように遊離浅側頭筋膜を用いる報告が見られる[23]。

　一方，手掌部皮膚は厚いため，遊離皮弁による被覆が必要なほどの広範囲で深い熱傷を来すことはあまりない。手掌部は特異な皮膚構造をもっており，知覚の再建も望ましいため，遊離内側足底皮弁を選択するのが理想的である[24]。しかし，血管柄の長さが短いという欠点があるため，つぎの選択肢として遊離前腕皮弁が用いられることが多い[25]。さらに熱傷が重度で母指の短縮，欠損がある場合は，wrap-around flap など足趾を用いた遊離皮弁による知覚を含めた再建が適応となる。

C 術前の評価

　以上，部位別に選択すべき遊離皮弁に関して述べたが，熱傷の場合，皮弁採取部にも瘢痕が及んでいる場合も多く，第二，第三の選択肢を考慮する必要がある。また，頸部の項で述べたように，tissue expander を利用して薄く，広範囲に利用できる皮弁を作成して二期的に再建を行ったり，血管柄を健常皮下に置いて新たな皮弁を作成する prefabricated flap を応用する必要がある場合もある[26]。

　熱傷後瘢痕拘縮に対して遊離皮弁を利用する際，術前の評価としてもう一つ重要な点は，移植床血管の選択である。熱傷が深部に及んでおり，血管損傷が疑われる時は術前に血管造影を行うべきである。われわれの経験では，頸部の熱傷瘢痕で瘢痕の下床に存在する頸横動脈や，上甲状腺動脈が使用できないことはまずない。しかし，手の重度熱傷瘢痕の場合は血管が瘢痕組織で覆われていることもあり，吻合部を健常皮膚に求めた方がよい場合が多い。指間部から手掌にかけての再建の際，血管柄の短い内側足底皮弁よりも血管柄が長く血管吻合部を手関節部に求めることのできる hemi-pulp flap などが好まれる理由はここにある。

D 手　技

1．移植床の準備

　熱傷後瘢痕拘縮に限らず，遊離皮弁による再建術を行う時は，基本的にまず移植床動静脈を剝離，露出して確保しておく。続いて拘縮の原因となっている瘢痕を十分に切除する。頸部においては皮膚，皮下組織のみならず，広頸筋が拘縮を起こしていることが多く，これも十分に切除しておかないと拘縮が解除できないだけでなく，頸部からおとがいにかけての contour が出にくく，整容的に問題が残る結果となってしまう。

　Mentocervical angle をうまく作るために，さらに舌骨周辺の筋群を切離して両側下顎角へと向かう sulcus を作成しておく。頸部の場合には，aesthetic unit に応じて十分に大きな皮弁を移植することが術後良好な整容的・機能的結果を得るポイントである。手掌部においても瘢痕切除と同時に手掌腱膜の切除をしないと拘縮が解除できないことが多い。さらに，必要に応じて腱延長，関節受動術などを行う。

2．皮弁の挙上，採取

　瘢痕拘縮を十分解除して欠損範囲を確認した上で，皮弁の挙上を開始すべきである。熱傷後瘢痕拘縮に対して遊離皮弁を用いる場合，ほとんどの症例で採取する皮弁は薄くした方が望ましい。このため，鼠径皮弁の defatting や腹直筋皮弁における筋体組織の reduction などを行うが，血行を阻害して部分壊死となると再拘縮の原因となるため，われわれは必要以上に行わないようにしている。これは危険を侵して thinning を行っても，結局は二次的に除脂肪術を必要とすることが多いためである。

3．皮弁の移植

　通常の遊離植皮術と同様，採取した皮弁のレイアウトを決定後に key suture を行う。たとえば，頸部への遊離皮弁移植を行う際，前述した舌骨部から下顎角へ向かう sulcus への皮弁縫着を最初に行う。さらに皮弁周囲を数カ所固定した後に血管吻合を行う。この後の縫合，ドレーンの留置に関しては他の遊離皮弁移植と同様である。

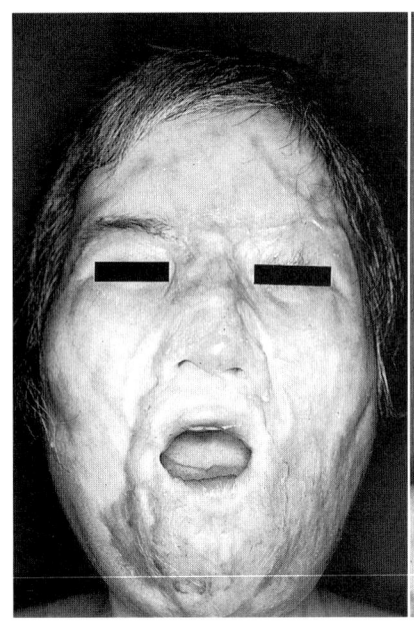

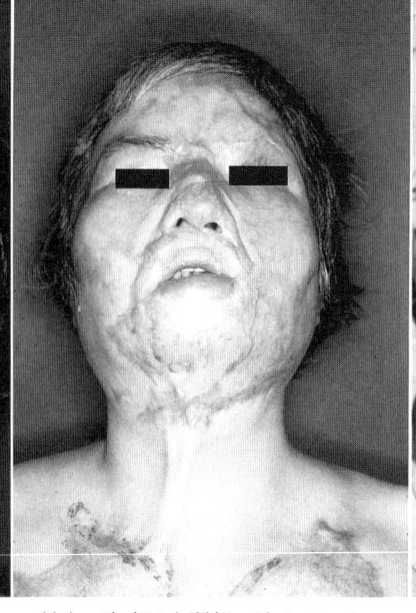

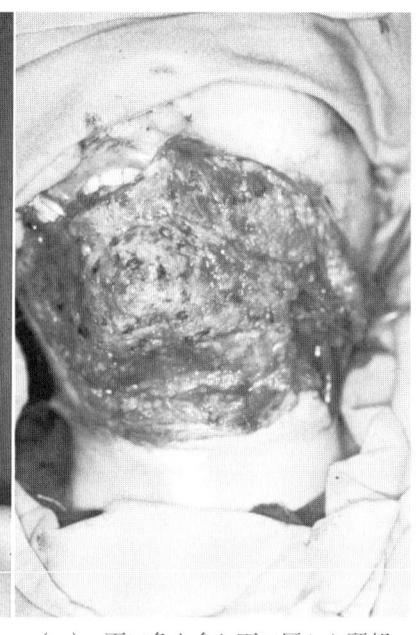

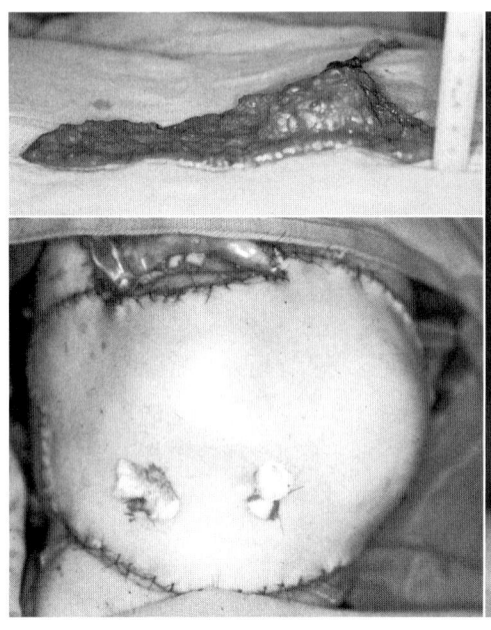

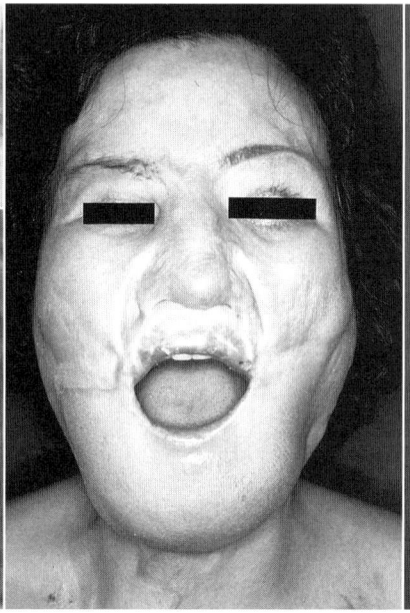

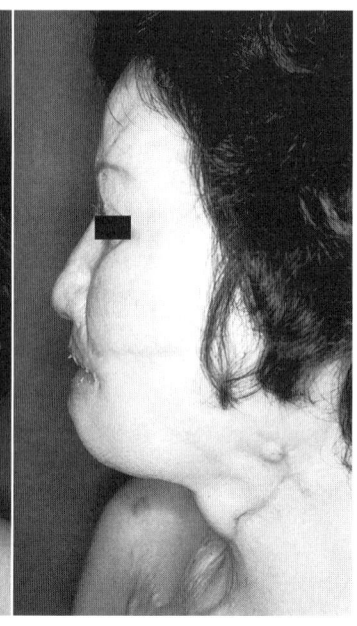

(a) 術前の状態。開口障害が見られる。
(b) 瘢痕は上頸部に及んでいる。
(c) 両口角を含む下口唇から頸部の瘢痕を切除したところ。
(d) 挙上した thin rectus abdominis musculocutaneous flap。
(e) 手術終了時。Mentcervical angle を形成するためにボルスター固定を行っている。
(f) 術後1年2カ月の状態。十分な開口が得られている。
(g) 側面像。Contour が良く再現されている。

図 X・34 症例1：58歳，女

E 術後管理

術後の皮弁の監視に関しては，通常の遊離皮弁と同様であるが，問題となるのはリハビリテーションを開始する時期である。とくに手の再建においては早期の運動訓練が肝心となる。熱傷後の瘢痕拘縮に対して遊離皮弁を移植した場合，皮弁の下床との接着面積が大きいため，新生血管が構築される時期も早いと考えられる。このため，術後10日を経過した頃から，リハビリテーションを開始している。

F 症例

【症例1】 58歳，女，顔面熱傷後瘢痕拘縮（図X・34）
天ぷら油に引火し，顔面，頸部，上肢に熱傷を受傷し

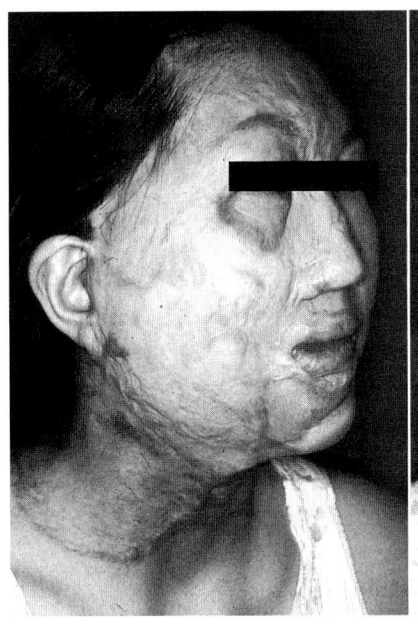

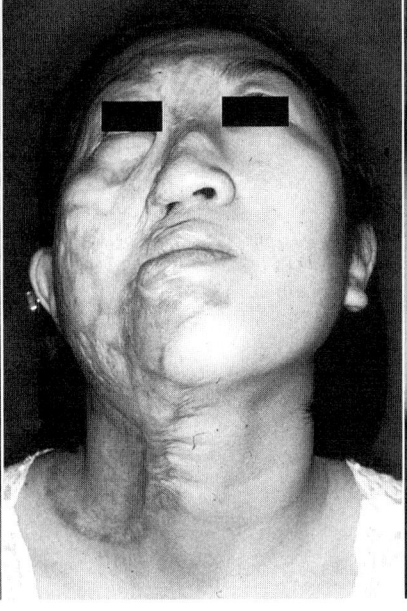

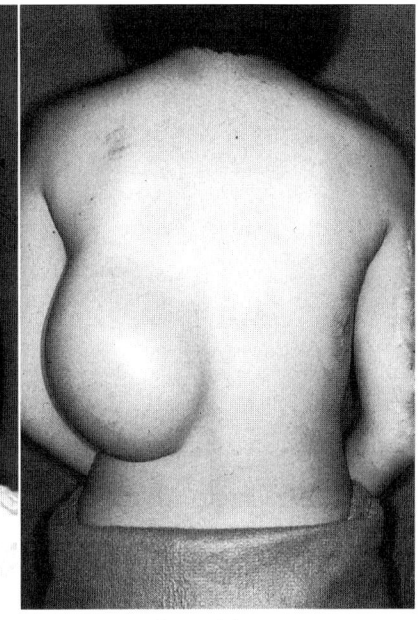

（a，b）術前の状態。瘢痕拘縮は顔面から頸部下方にまで広範囲に及んでいる。
（c）広背筋下に挿入された tissue expander（1,000 ml）の状態。

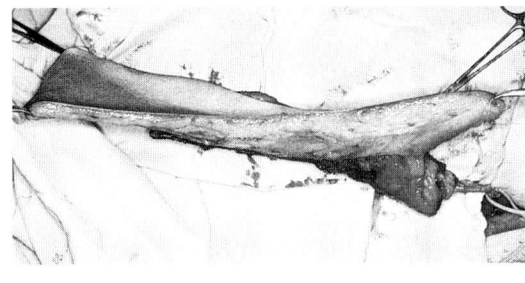

▲（d）pre-expansion されたため，薄く挙上された広背筋皮弁。
▶（e，f）修正術を行い，広背筋皮弁移植後3年の状態。

図 X・35 症例2：23歳，女
(Takushima A, Harii K, Asato H：Expanded latissimus dorsi free flap for the treatment of extensive post burn neck contracture. J Reconstr Microsurg, 18：373-377, 2002 より引用)

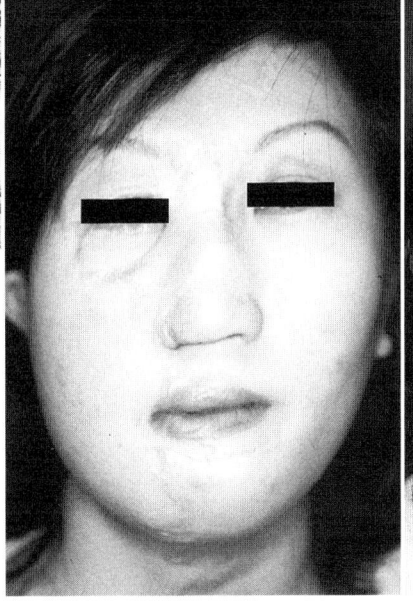

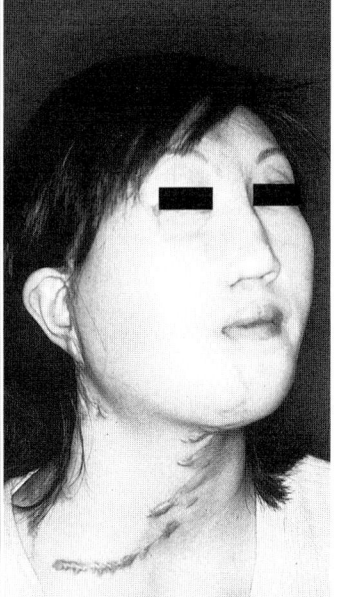

た。植皮術を他院にて施行されたが，開口障害を中心とした顔面瘢痕拘縮が生じたため，当科を受診した。拘縮は両側口角を含み下口唇全体に及んでおり，植皮術，局所皮弁形成術では対応できないため，遊離腹直筋皮弁移植を予定した。

まず，7×15 cm の瘢痕を切除し，移植床動静脈として顔面動静脈を剝離，露出した。皮膚欠損は 15×20 cm の大きさとなったため，これよりやや大きめの皮島をもつ腹直筋皮弁を挙上した。腹直筋筋体は 3×3 cm の大きさとし，さらに皮下脂肪組織を皮下血管網のレベルに近いところまで減量した。切り離した皮弁を数ヵ所固定した後，下腹壁動静脈を左顔面動静脈と端端吻合した。両口角には腹直筋皮弁の辺縁に小さな三角弁を作成し挿入し

た。皮弁が生着した後，3カ月後に腹直筋皮弁血管茎周囲の除脂肪術および口角形成術を施行した。術後1年2カ月の時点で十分な開口が得られている。

【症例2】 23歳，女，顔面・頸部熱傷後瘢痕拘縮（図X・35）

5歳時に熱湯により右側顔面，頸部に熱傷を受傷した。分層植皮で被覆されたものの，強度の瘢痕拘縮が下眼瞼，頬部，口角を含む上下口唇から頸部かけて生じたため，当科を受診した。瘢痕の範囲は広く，通常の遊離皮弁では拘縮部位を被覆するのに不十分と考えられたため，pre-expanded latissimus dorsi free flap transfer を予定した。

まず，1回目の手術で 1,000 ml round type（直径15

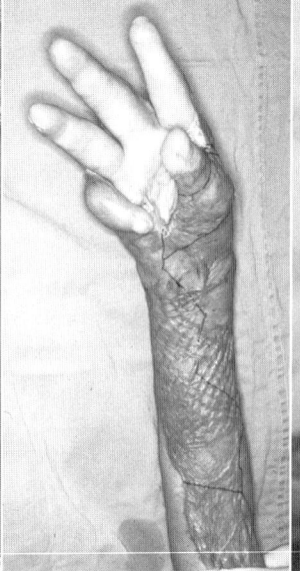

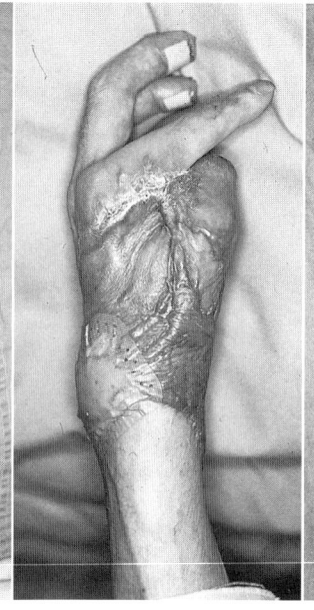

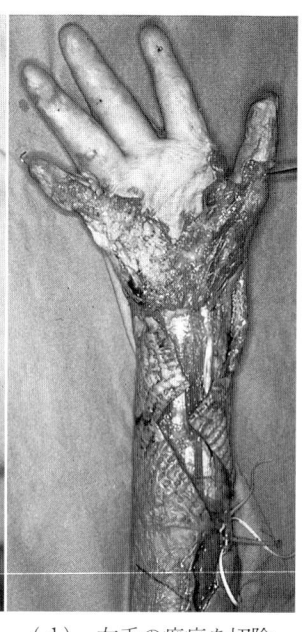

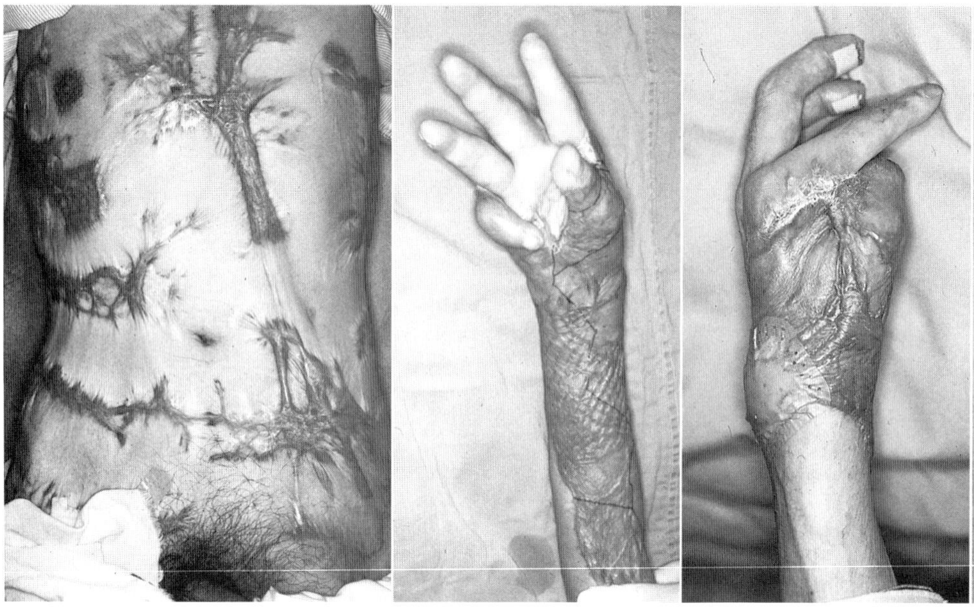

218　X．熱傷再建外科・最近の発展

（a〜c）術前の状態。両手の著明な瘢痕拘縮が見られる。全身熱傷により，鼠径皮弁，腹直筋皮弁は採取できない。

（d）右手の瘢痕を切除したところ。

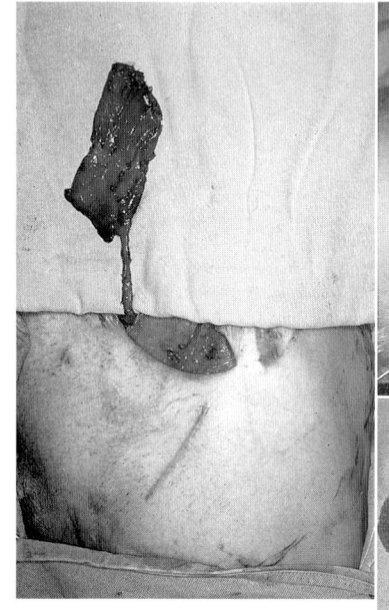

（e）次回の左手へのprefabricated flap移植のために，左側腹皮下にtissue expanderを挿入した後，その上に腹直筋を置いた。

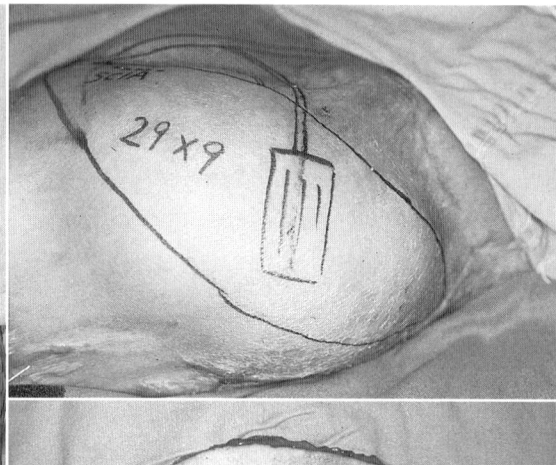

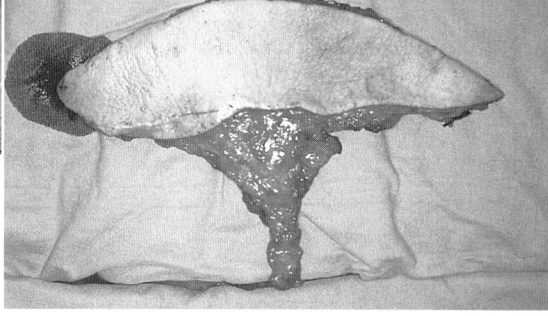

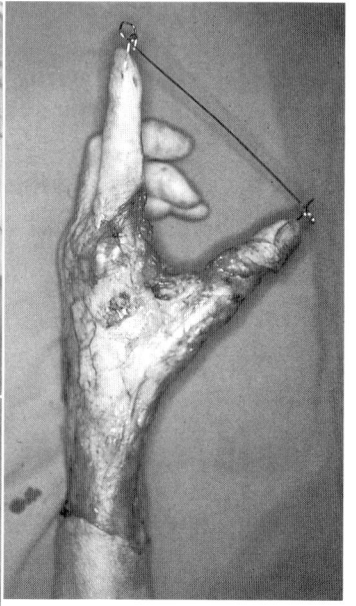

（f）full expansionとなった状態。

（g）左手の瘢痕を切除したところ。

（h）挙上したprefabricated flap。

図 X・36　症例3：61歳，男

cm）のtissue expanderを，広背筋前縁に加えた皮膚切開により広背筋下に挿入した。290 mlと320 mlのtissue expanderを右肩甲部と鎖骨下に同時に挿入し，さらに290 mlのtissue expanderを前額部に挿入した。それぞれのtissue expanderは3カ月かけてfull expansionとなり，2回目の手術を行った。

まず，肩甲部，鎖骨下のtissue expanderを除去後，頸横動脈と外頸静脈を剝離，露出した。つぎに顔面，頸部の瘢痕および植皮片を完全に除去したところ，15×23 cmの欠損となった。これに対して17×25 cmの拡張された広背筋皮弁を挙上し，島状となった段階で皮弁断端からの良好な出血を確認後，頸部への移植を行った。皮弁採取部はほとんど直接縫合できたが，一部植皮術を要した。

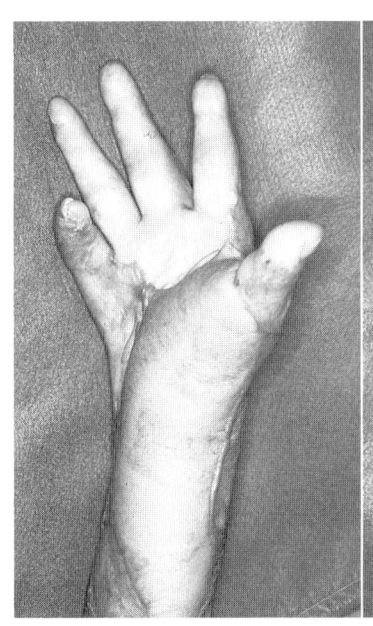

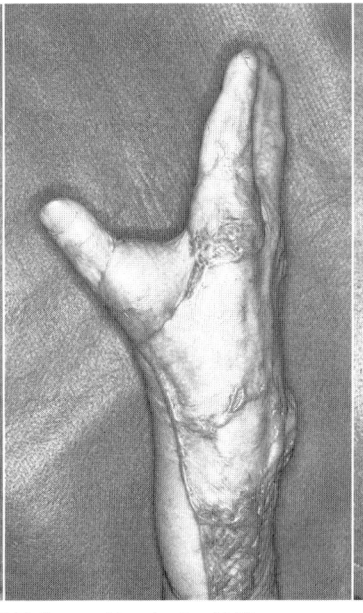

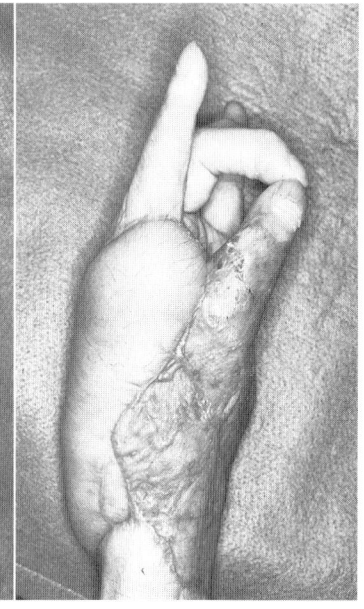

(i, j) 遊離広背筋皮弁移植後5カ月の右手の状態。　　　（k）prefabricated flap 移植後2カ月の左手の状態。中指とのピンチが可能となった。

図 X・36　つづき

術後3カ月の時点で皮弁辺縁のZ形成術および除脂肪術を施行した。広背筋皮弁移植後3年の時点で、辺縁の瘢痕がややケロイド状であるものの、皮弁の収縮は見られず、顔面、頸部の著しい整容的改善が見られる。

【症例3】 61歳, 男, 両手瘢痕拘縮（図 X・36）

工場で作業中, 機械油の染み込んだ作業服に引火し, 70%の全身熱傷を受傷した。当院救急部で数回の植皮術を行い全身症状が落ち着いた時点で, 両手の瘢痕拘縮の治療を目的として当科に紹介された。まず, 右手の母指内転拘縮を中心とした拘縮解除の手術を行うこととしたが, 内側足底皮弁など足部からの皮弁では大きさが不十分と判断された。また, 鼠径皮弁, 足背皮弁など薄い皮弁の採取部は熱傷瘢痕のため使用できなかった。このため, 唯一遊離皮弁として挙上可能な左広背筋皮弁を移植することとした。

母指の瘢痕は掌側だけでなく背側にまで及んでいたので, 皮弁を手掌側から指間に挿入した後, 背側に回すようにして移植した。広背動脈は橈骨動静脈とそれぞれ端端吻合した。この手術と同時に, 左手への遊離皮弁移植の準備を行った。全身熱傷によって皮弁採取部がないため, 皮弁の prefabrication を行うこととした。左側腹部皮下脂肪層の浅い部分を剝離し, 560 ml（recto-angular type）の tissue expander を挿入した後, その上に7×3 cm, 厚さ1 cm に形成した左下腹壁動静脈を茎とする腹直筋を置いた。約3カ月かけて full expansion となった時点で2回目の手術を行った。

まず, snuff box で動静脈が利用できることを確認後, 左母指, 示指間の拘縮解除, 左手背側の瘢痕を切除した。つぎに, 前回挿入した tissue expander を抜去して左下腹壁動静脈を茎とする prefabricated flap を挙上した。皮弁は挙上途中からうっ血が強かったため, 皮下静脈を1本確保しておいた。皮弁を手背から指間に差し込むように移植した後, 血管吻合を行った。確保しておいた皮下静脈も手背の皮下静脈と吻合し, 静脈血のドレナージの助けとなるようにした。左手の術後2カ月の時点で, 中指とのピンチが可能となっている。

G 考　察

熱傷瘢痕後拘縮に対する治療を行う際, 四肢の場合は瘢痕組織の切除後に腱, 神経など下床の重要組織が露出することがあり, 皮弁による再建が望ましい場合がある。また, 頸部, 口周囲などの部位に植皮術による瘢痕拘縮の再建を行った場合, 再拘縮を来すことが多く, 結果的に皮弁による再建が必要となることがある。いずれの場合も被覆範囲が大きく, 局所皮弁では対応できない場合に遊離皮弁が適応となる。

しかし, 遊離皮弁の適応はこれだけではない。顔面の再建を行う場合, color match, texture match に優れた近隣の局所皮弁は, 整容的な結果の向上を目指すために行われる最終的な手段として用いられるべきであり, 単に拘縮を解除するだけの目的などで安易に使用されるべ

きではない。そのためには，まず遠隔からの遊離皮弁にて機能的改善を行い，局所皮弁術を行うための準備をすることが必要となる。こういった状況にも遊離皮弁の適応を広げていくべきであるとわれわれは考えている。

　植皮術の方が良い，局所皮弁術で十分だ，といった近視眼的な考え方をするのではなく，重度熱傷を受傷した患者が社会生活に復帰できるように，あらゆる手段を用いて総合的な治療を行う必要がある。このためには，種々の形成外科的手技に精通し，多くの経験を積み重ねる必要があることはいうまでもない。

（多久嶋亮彦，波利井清紀）

文　献

1) Cronin TD : Deformities of the Cervical Region. Plastic Surgery, edited by McCarthy JG, Vol 3, pp 2057-2093, WB Saunders Co, Philadelphia, 1990
2) Harii K, Omori K, Omori S : Utilization of free composite tissue transfer by microvascular anastomoses for the repair of burn deformities. Burns, 1 : 237-244, 1975
3) Cronin TD : The use of a molded splint to prevent contracture after split skin grafting on the neck. Plast Reconstr Surg, 27 : 7-18, 1961
4) Brent B, Upton J, Acland RD, et al : Experience with the temporoparietal fascial free flap. Plast Reconstr Surg, 76 : 177-188, 1985
5) Hyakusoku H, Okubo M, Suenobu J, et al : Use of scarred flaps and secondary flaps for reconstructive surgery of extensive burns. Burns, 12 : 470-474, 1986
6) Shen TY, Sun YH, Cao DX, et al : The use of free flaps in burn patients : experiences with 70 flaps in 65 patients. Plast Reconstr Surg, 81 : 352-357, 1988
7) Buncke HJ : Aesthetic aspects of hand surgery. Hand Clin, 6 : 343-349, 1990
8) Watanabe T, Furuta S, Hataya Y, et al : Reconstruction of the eyelids and nose after a burn injury using a radial forearm flap. Burns, 23 : 360-365, 1997
9) Pribaz JJ, Falco N : Nasal reconstruction with auricular microvascular transplant. Ann Plast Surg, 31 : 289-297, 1993
10) Bernard SL : Reconstruction of the burned nose and ear. Clin Plast Surg, 27 : 97-112, 2000
11) 小林誠一郎，大森喜太郎；遊離腸骨移植による鼻再建の長期経過．骨移植：最近の進歩, p 68, 克誠堂出版，東京, 1995
12) Kobayashi S, Akizuki T, Yoza S, et al : A thinned forearm flap transfer to the nose. Microsurgery, 17 : 184-190, 1996
13) Khouri RK, Ozbek MR, Hruza GJ, et al : Facial reconstruction with prefabricated induced expanded (PIE) supraclavicular skin flaps. Plast Reconstr Surg, 95 : 1007-1015, 1995
14) Coessens B, Van Geertruyden J, De Mey A ; Surgical tattooing as an aesthetic improvement in facial reconstruction with a free radial forearm flap. J Reconstr Microsurg, 9 : 331-334, 1993
15) Willis B : A follow-up. The use of orthoplast isoprene splints in the treatment of the acutely burned child. Am J Occup Ther, 24 : 187-191, 1970
16) Hyakusoku H, Takizawa Y, Murakami M, et al : Versatility of the free or pedicled superficial cervical artery skin flaps in head and neck burns. Burns, 19 : 168-173, 1993
17) Ohkubo E, Kobayashi S, Sekiguchi J, et al : Restoration of the anterior neck surface in the burned patient by free groin flap. Plast Reconstr Surg, 87 : 276-284, 1991
18) Akizuki T, Harii K, Yamada A : Extremely thinned inferior rectus abdominis free flap. Plast Reconstr Surg, 91 : 936-941, 1993
19) Laitung JK, Batchelor AG : Successful preexpansion of a free scapular flap. Ann Plast Surg, 25 : 205-207, 1990
20) Mayou BJ, Gault DT, Crock JG : Tissue expanded free flaps. Br J Plast Surg, 45 : 413-417, 1992
21) Celikoz B, Sengezer M, Guler MM, et al : Reconstruction of anterior neck contractures with sensate expanded radial forearm free flap. Burns, 22 : 320-323, 1996
22) Takushima A, Harii K, Asato H : Expanded latissimus dorsi free flap for the treatment of extensive post-burn neck contracture. J Reconstr Microsurg 18 : 373-377, 2002
23) Upton J, Rogers C, Durham-Smith G, et al : Clinical applications of free temporoparietal flaps in hand reconstruction. J Hand Surg [Am], 11 : 475-483, 1986
24) Morrison WA, Crabb DM, O'Brien BM, et al : The instep of the foot as a fasciocutaneous island and as a free flap for heel defects. Plast Reconstr Surg, 72 : 56-65, 1983
25) Takeuchi M, Nozaki M, Sasaki K, et al : Microsurgical reconstruction of the thermally injured upper extremity. Hand Clin, 16 : 261-269, 2000
26) Costa H, Cunha C, Guimaraes I, et al : Prefabricated flaps for the head and neck : a preliminary report. Br J Plast Surg, 46 : 223-227, 1993

X 熱傷再建外科・最近の発展

2 熱傷再建手術における各種皮弁の適用・その進歩
4) 各種穿通枝皮弁による熱傷・瘢痕拘縮の再建

SUMMARY

現在多用されている筋皮弁・筋膜皮弁から筋・筋膜を除去し，筋間穿通血管または筋間中隔穿通血管のみを茎としても広範囲の皮弁が生着する。穿通血管を茎とするこのような穿通枝皮弁は，0.8 mm前後の微細血管吻合技術の確立によって短血管茎の遊離皮弁としても臨床応用されつつある。本皮弁は穿通血管の解剖学的な位置によって筋内穿通枝皮弁，(筋間・腱間)中隔穿通枝皮弁，骨・軟骨膜間穿通枝皮弁などに分類できる。本皮弁は本邦で開発されたものであり1997年より毎年欧米でその手術手技の講習会が行われ続けている。

本皮弁としてはおもに乳房再建術に遊離腹直筋穿通枝皮弁，仙骨部褥瘡に島状殿筋穿通枝皮弁が多用されている。過去12年間に99例の島状穿通枝皮弁と85例の短血管茎の遊離穿通枝皮弁を経験した。代表的な上肢の穿通枝皮弁としては，橈骨動脈穿通枝皮弁躯幹部の穿通枝皮弁として，腹直筋穿通枝皮弁(深下腹壁穿通枝皮弁，傍臍穿通枝皮弁)，広背筋穿通枝皮弁，殿筋穿通枝皮弁がある。下肢における有用な穿通皮弁の臨床応用として，前大腿皮弁，内側大腿皮弁，後脛骨皮弁などがある。

穿通皮弁の特徴は，①主要な動脈，筋の犠牲がない，②手術が短時間で終了する，③thin flapにしやすい，④皮弁採取部を自由に選択できる，⑤穿通枝の解剖学的な位置に変異がある，などである。本稿では穿通枝皮弁を用いた顔面・四肢などの重度熱傷潰瘍，瘢痕拘縮などの代表的な再建術を述べた。

はじめに

最近は従来のmicrosurgery(1 mm前後の血管吻合と血管剥離)からsupermicrosurgery(0.5〜0.8 mm前後の血管吻合または血管剥離)の技術が導入され，穿通枝皮弁[1)2)]などの低侵襲を目的とする新しい血管柄付組織移植術も開発されつつある。これらを用いれば機能を含めた広範な三次元的な組織再建を目標とするキメラ型合併組織移植[3)]，連続した2つの皮弁でより広範な皮膚欠損を被覆する連合皮弁移植[4)]，四肢の血行と組織欠損を同時に再建するflow-through型移植[4)]などが新たに開発された。その結果，これまで困難であった超広範組織欠損例の機能再建や頭頸部や四肢の機能と整容の再建が可能となりつつある。本稿では穿通枝皮弁を用いた顔面・四肢などの重度熱傷潰瘍，瘢痕拘縮などの代表的な再建術について述べる。

A 穿通枝皮弁の概念

従来，筋皮弁，筋膜皮弁においてはその皮弁の血行は筋や筋膜血行に依存するため，臨床応用にあたっては筋，筋膜を皮弁に含めることが常識とされてきた。しかし，筆者らは1985年頃の筋膜皮弁全盛時期[5)6)]に筋膜皮弁は筋膜血行よりもむしろ穿通動脈が重要であることを知り，筋膜を含めることはさほど意味のないことを主張し，当初筋膜血行をもたない皮弁を筋膜皮弁と区別すべきと考え，あえて"穿通枝皮弁"と命名し，その意義を臨床例で報告してきた[1)〜3)7)〜15)]。

その後，最近の詳細な解剖学的検索と多くの臨床経験により，筋または筋膜を穿通する単一の細い(直径0.7 mm程度)皮枝(筋内穿通動脈とその伴走静脈，または筋間中隔穿通動脈とその伴走静脈など)のみでも大きな遊離皮弁が生着することが判明した。つまり，現在用いられている筋肉皮弁，筋膜皮弁から筋体，筋膜を切除しても，これまでの皮弁と同様の大きな皮弁が生着することが分かってきた。

このような皮弁は，これまでのdirect cutaneous artery flap，筋皮弁，筋膜皮弁とは区別されるべきであり，筋膜や筋肉を含まず筋穿通動脈や筋間中隔穿通動脈を茎とする皮弁を"穿通枝皮弁"と命名し発表してきた。

この間，国際的にも多くの討論を経て"perforator flap"は新しい概念としてほぼ定着した。2001年9月のゲント国際穿通枝皮弁講習会において本皮弁の定義に関

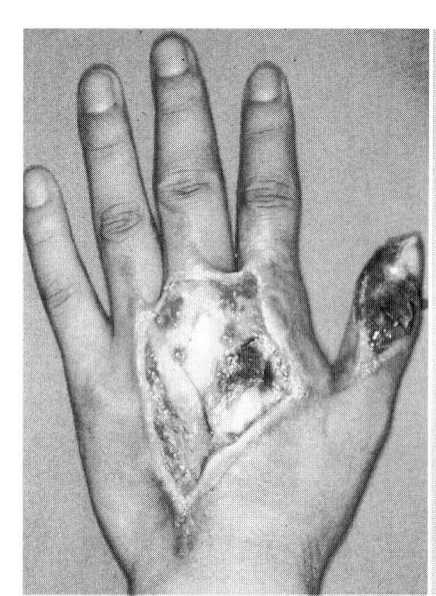

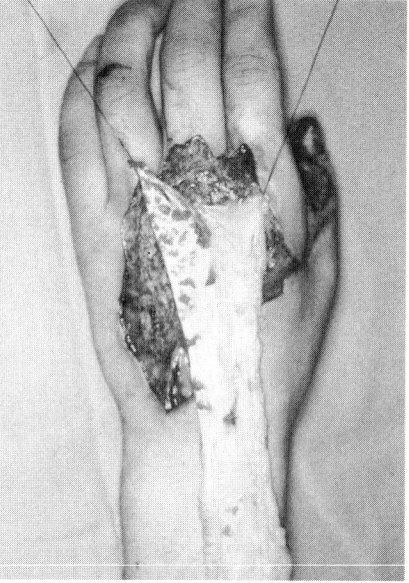

(a) 術前。
(b, c) 腱露出を伴う手背部熱傷に対して，橈骨動脈穿通枝脂肪筋膜弁の turn over 法により被覆した。筋膜弁上は鼠径部からの全層移植片でカバーした。
(d, e) 術後8カ月。

図 X・37　26歳，女，橈骨動脈脂肪筋膜穿通枝弁移植例

(Koshima I, Moriguchi T, Etoh H, et al : The radial artery perforator-based adipofascial flap for coverage of the dorsal hand. Ann Plast Surg, 35 : 474-479, 1995 より引用)

a	b	
c	d	e

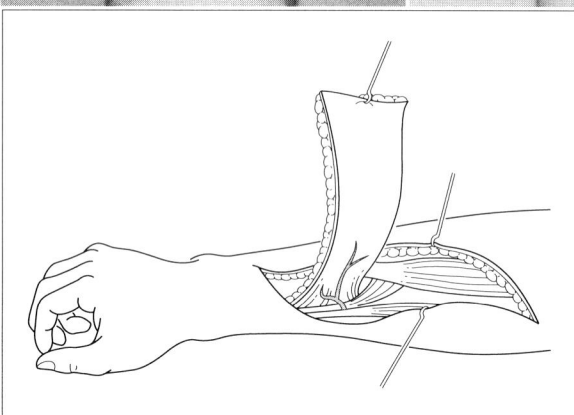

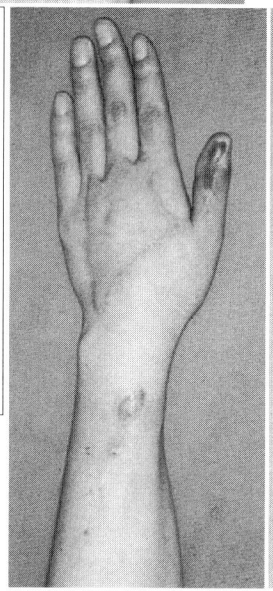

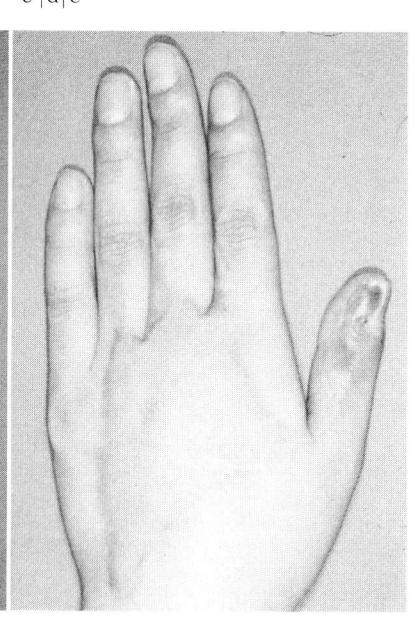

して consensus meeting が開かれ，"筋膜または筋を含めず皮膚と脂肪から構成され1または数本の穿通枝によって栄養される皮弁"ということで納得が得られた。

本皮弁の国際的な普及とさらなる発展を目的として，1997年6月，第1回穿通皮弁と静脈皮弁に関する live surgery を中心とした講習会が，ベルギー・ゲント市において開催された。本会では講演と平行して，衛星生中継システムを利用したゲント大学病院から会場のホテルへの live surgery が放映された。その内訳は，以下のごとくであった。

　①遊離広背筋穿通皮弁による下腿難治性潰瘍の再建
　②両側遊離腹直筋皮弁による両側乳房再建
　③遊離前外側大腿皮弁による下腿難治性潰瘍の再建（筆者が執刀）
　④島状上殿筋穿通皮弁による仙骨部褥瘡の再建

最終日には屍体解剖による身体各部の穿通枝皮弁挙上のデモンストレーションがなされた。参加者は欧米を中心とした約100名の形成外科医であった。

なお，第2回穿通皮弁講習会は1998年11月ニューオリンズ（100名参加）で開催された。以後，第3回ミュンヘン（1999年，300名），第4回グラスゴー（2000年，50名），第5回ゲント（2001年，200名），第6回台北（2002年10月，180名）で開催された（図X・37）。

これらの穿通動静脈の多くは皮神経と伴走し，皮膚のみでなく神経の栄養血管となるとが多いので，別名で神経皮弁（neuroskin または neurocutaneous flap）などとも呼ばれる。また皮静脈と穿通枝の伴走する部では静脈皮弁（venous flap）も生着する。これらの穿通血管は全身の至るところに存在する。

われわれは1984年より遊離腹直筋穿通枝皮弁（深下腹壁動静脈を茎とする）を約50例と外側大腿回旋動静脈の下行枝を茎とする遊離前外側（内側）大腿皮弁を174例

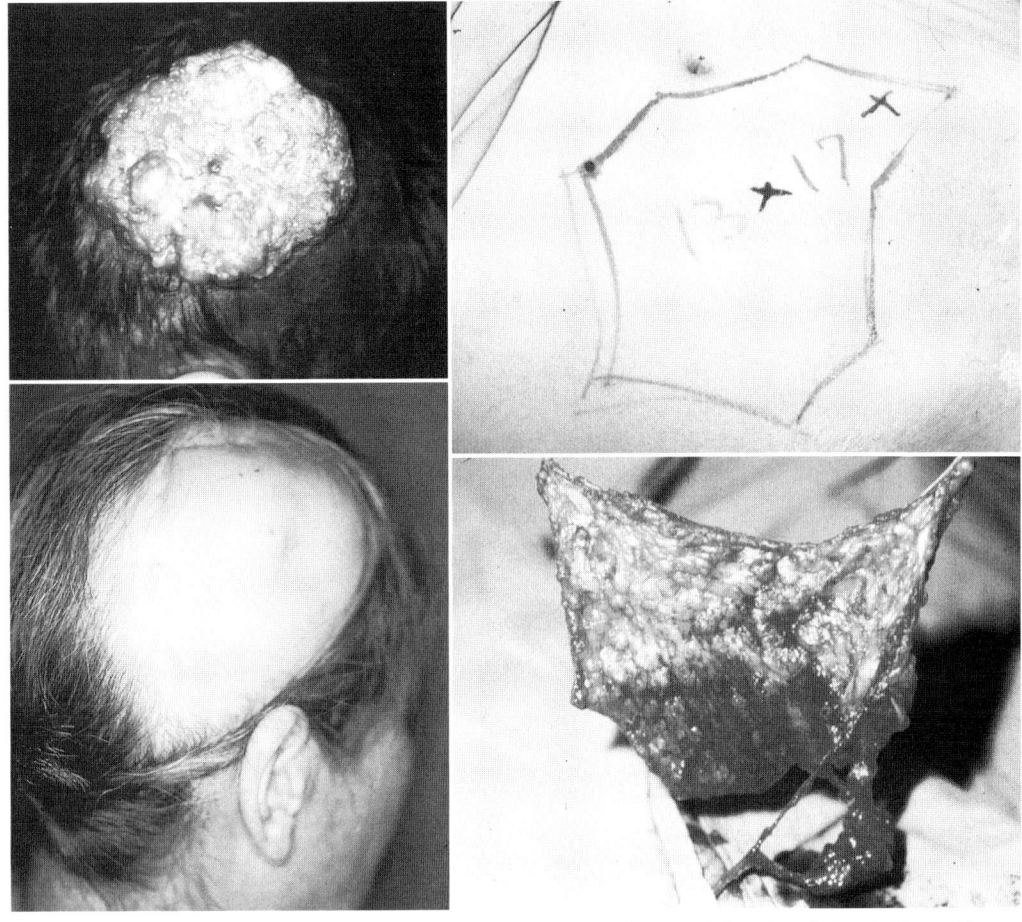

(a) 頭部熱傷瘢痕に発生した扁平上皮癌に対し放射線を照射し，骨膜を含め広範に切除した後，遊離深下腹壁穿通枝皮弁で被覆した。
(b，c) 皮弁は一期的に脂肪を除去し，薄層皮弁としている。皮弁の栄養血管の深下腹壁動脈と伴走静脈を浅側頭動静脈に吻合した。
(d) 術後4年。

図 X・38 58歳，女，深下腹壁動脈穿通枝皮弁（DIEP flap，腹直筋穿通枝皮弁）移植例
(Koshima I, Moriguchi T, Soeda S, et al：Free paraumbilical perforator-based flaps. Ann Plast Surg, 29：12-17, 1992 より引用)

行ってきた。両皮弁とも筋を含めず穿通血管1～3本で栄養するもので広義の穿通枝皮弁である。しかし，最近は両皮弁とも茎の剝離は穿通血管のレベルに留め，筋膜直上または直下でこれを切断して遊離皮弁とできることが判明した。そこで筆者にとっては狭義の遊離穿通枝皮弁とは穿通動静脈を吻合するものになりつつあるが，現時点では海外で同様な再建術を行う施設はまだ見られない。しかし，国際的に"狭義の遊離穿通枝皮弁（true perforator flap）"が一般的に用いられるのは遠くないと思われる。

B 手技および症例

1．橈骨動脈穿通枝皮弁（radial artery perforator flap）[12]

前腕の近位部では橈骨動脈から派生する多数の筋間または筋内穿通枝皮枝がある。前腕遠位においても，いくつかの腱間穿通枝皮枝がある。このうち，前腕遠位部背側にある橈骨動脈の背側穿通枝は，橈骨神経浅枝と皮膚の栄養血管となり，広範囲の皮弁が生着する。この穿通枝は，橈骨遠位端から10 cm以内にあり，手背部の広範な欠損創を被覆するには最適である（図X・37）。

2．胸背動脈穿通枝皮弁［thoracodorsal artery perforator (TAP) flap, latissimus dorsi muscle perforator flap］[13)16]

広背筋ではその近位側において胸背動静脈を源とする筋内穿通血管が数本存在する。筋の中央部または遠位側では，肋間動静脈系を源とする筋内穿通血管が多数認められる。後者では第9肋間動静脈の外側皮枝（筋穿通枝）などの太い血管茎も利用できる。遊離広背筋穿通枝皮弁としては，近位側にデザインする肩甲下動静脈系を茎とするもの，筋前縁部にデザインし，肋間動静脈外側皮枝

を茎とするもの。傍脊柱筋の穿通血管を茎とするものなども利用できる。

3．深下腹壁動脈穿通枝皮弁[deep inferior epigastric perforator (DIEP) flap]または腹直筋穿通皮弁 (rectus abdominis muscle perforator flap]7)17)18)

深下腹壁動脈から分岐して腹直筋を穿通し，皮膚に入る穿通皮枝を茎とする皮弁は臍の周囲に作成できる。太い穿通枝はへその周囲約5cm以内にあることが多く，1本の穿通枝で30×20cm大の大型皮弁を生着させることができる。さらに一期的に脂肪除去が可能であり，薄層皮弁にできる（図X・38）。本皮弁では腹直筋がその運動神経とともにほとんど損傷されず温存されるため，とくに欧米で乳房再建を中心として近年使用頻度が増えつつある。

4．傍臍穿通枝皮弁[paraumbilical perforator (PUP) flap]

深下腹壁動脈から派生して腹直筋を穿通し，皮膚に入る穿通皮枝を茎とする皮弁は腹直筋上のいずれの部にも作成できる。臍周囲の穿通皮枝は太く，筋膜穿通部レベルでも直径0.7mm程度あるため，穿通枝のみを茎とする本遊離皮弁が可能である。ただし移植床側の吻合血管を細いものとする必要があり，高度な吻合技術が必要で初心者には技術的に難しい。しかし，現在多用されている腹直筋皮弁に変わって今後遊離皮弁の主流となる可能性がある。穿通枝の伴走静脈を損傷しないためには，supermicrovascular dissectionの技術を要する。

5．上（下）殿動脈穿通枝皮弁[superior gluteal perforator (S-GAP) flap, inferior gluteal artery perforator (I-GAP) flap]19)

殿部には殿筋を穿通する筋内穿通動脈が多数存在する。とくに仙骨周辺は殿筋を穿通する皮枝が仙骨外縁に沿って存在する（図X・40-a）。これらの傍仙骨部穿通血管を用いた島状の穿通皮弁は，片側殿部ほぼ全領域が生着するので，仙骨部の褥瘡に対して有用である。遊離殿筋穿通皮弁の茎は，殿部中央部のやや太い（0.5mm）穿通血管を筋の深層まで剝離した上で遊離皮弁として皮膚欠損部に移植する。下殿部の瘢痕は座位時に問題となるため上殿部からの採取（S-GAP flap）が望ましい。

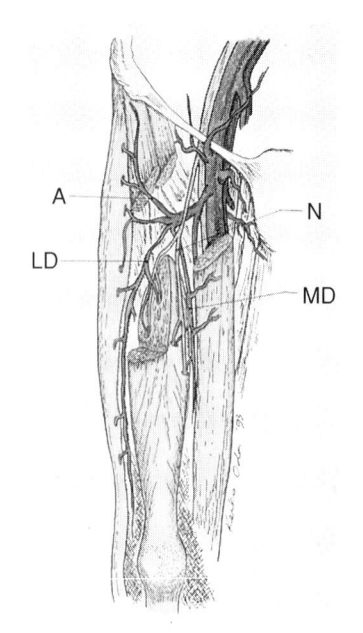

図 X・39　右外側大腿回旋動脈の走行
外側大腿回旋動脈からの筋間または筋内穿通動脈は，外側下行枝（LD）から派生するもの（前外側大腿皮弁）と内側下行枝（MD）からのもの（前外側大腿皮弁）がある。両下行枝が同時に欠損または存在することは少ない。N：大腿神経，A：上行枝

6．外側大腿回旋動脈系[前外側・前内側大腿皮弁，anterolateral or anteromedial thigh (ALT or AMT) flap]3)11)19)

筆者らは過去17年にわたり約180症例に対し本皮弁を用い，多くの遊離皮弁の中でもっとも有用性が高いことを報告し続けてきた。最近では国内と海外のほかの施設から頭頸部再建での有用性を述べた報告が多く見られる。

大腿前面には外側大腿回旋静脈の筋間穿通枝または筋間中隔穿通枝が複数存在し，各種の皮弁が作成できる。前外側大腿皮弁の茎は2種類ある。一方は外側大腿回旋動脈の外側下降枝から分岐し，大腿直筋と外側広筋の筋間中隔を通り皮膚に至る筋間中隔穿通枝で，頻度は少ない。他方は外側下行枝から分岐し，外側広筋浅層を貫通し，筋穿通皮枝となるもので大多数がこれである。

前内側大腿皮弁の茎は，外側大腿回旋動静脈の内側下行枝から分岐する筋間中隔穿通枝である。この枝は大腿直筋と縫工筋の筋間中隔を通過し皮枝となる。この枝はときに欠損することがあるので全面的に信頼できない。筆者の経験では，外側と内側の下行枝が同時に存在することは比較的少ない。また，外側下行枝が欠損する場合にはほとんどの場合，内側下行枝と本穿通枝が存在する。

以上より，前外側皮弁と前内側皮弁は発生学的に同一の血管茎であり，同一の皮弁とみなすべきではなかろう

a	b	c
d	e	

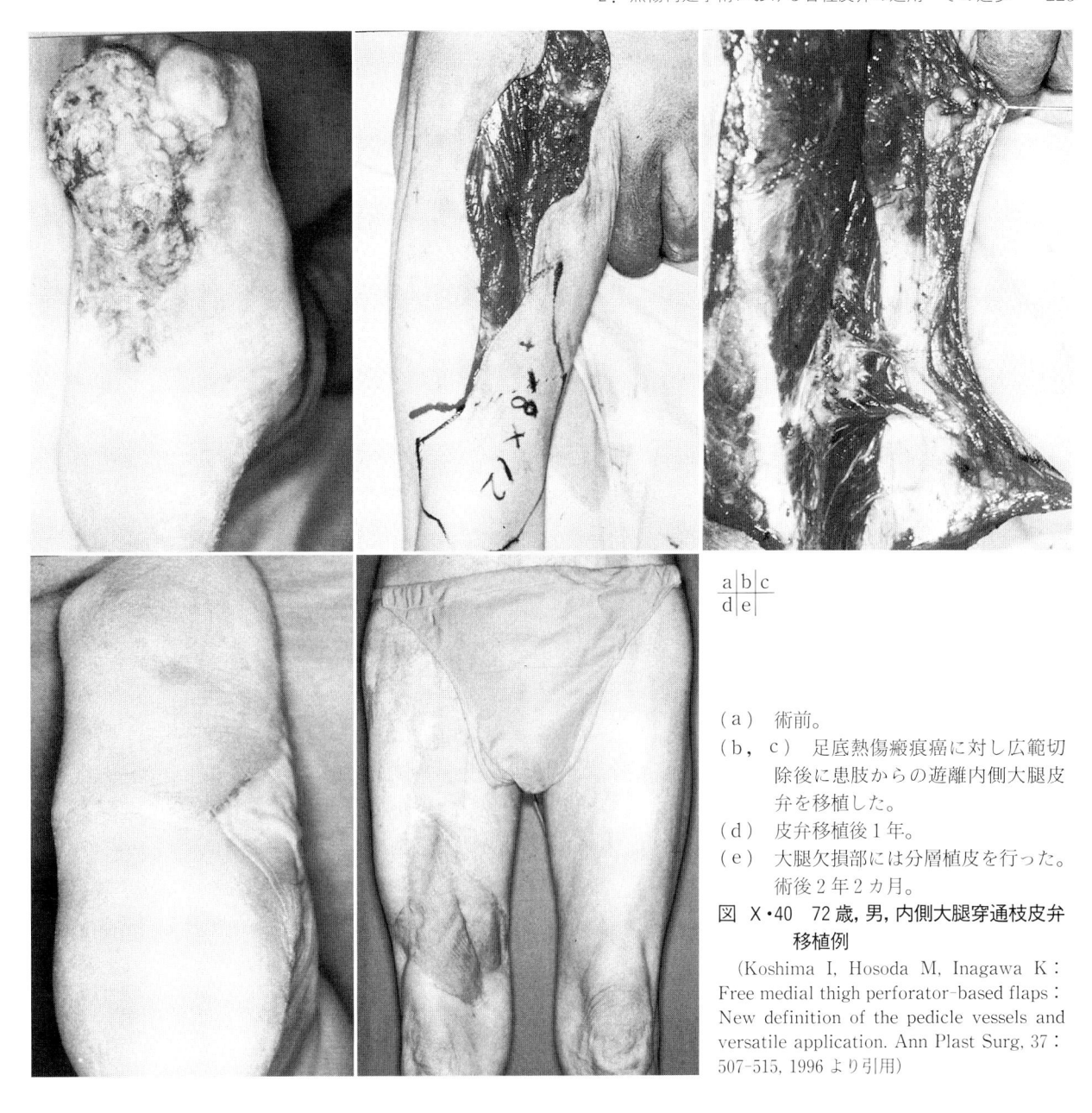

（a） 術前。
（b，c） 足底熱傷瘢痕癌に対し広範切除後に患肢からの遊離内側大腿皮弁を移植した。
（d） 皮弁移植後1年。
（e） 大腿欠損部には分層植皮を行った。術後2年2カ月。

図 X・40 72歳，男，内側大腿穿通枝皮弁移植例

(Koshima I, Hosoda M, Inagawa K：Free medial thigh perforator-based flaps：New definition of the pedicle vessels and versatile application. Ann Plast Surg, 37：507-515, 1996より引用)

か。ほかの解剖的変異として大腿直筋欠損を少なからず経験した。この場合，多くは直筋と内側または外側広筋が合体していたが，下行枝と穿通枝は常に存在し，皮弁の挙上は可能であった。

これらの皮弁の挙上にあたっては，最初に穿通血管（0.4 mm）を筋膜下に確認し，ただちに細い血管テープをかけて目印とすることが重要である。さもなければ，その後の操作で穿通血管のスパズムが起こり，穿通枝は視野から消失してしまうからである。筋内の穿通枝の剝離に際しては細心の注意を払い，余分な細い筋枝はバイポーラで止血切断するのが有利である。大腿筋膜張筋穿通枝皮弁[14]は外側大腿回旋動脈の横行枝の浅枝で筋膜張筋の穿枝を茎とするものでありやや厚めの皮弁が採取できる（図X・39）。

7．大腿動脈系（内側大腿穿通枝皮弁，medial thigh perforator flap）

解剖：大腿内側には大腿動脈から直接分岐し，縫工筋の内・外側の筋間中隔を穿通する皮枝数本が存在する。また，大腿内側遠位部には大腿動脈から分岐し，内側広筋と大腿直筋を穿通する皮枝もある。これらの茎を用いれば，内側大腿穿通枝皮弁が作成できる（図X・40）。この部には下降膝動脈から分岐する縫工筋穿通動脈，大腿骨の骨膜枝，伏在枝などがある。伏在枝は大腿内側遠位部で膝関節より約10 cm中枢側で，内側広筋と縫工筋の筋間中隔を通って伏在神経とともに皮枝となり，膝内側から下腿内側の皮膚を栄養する。

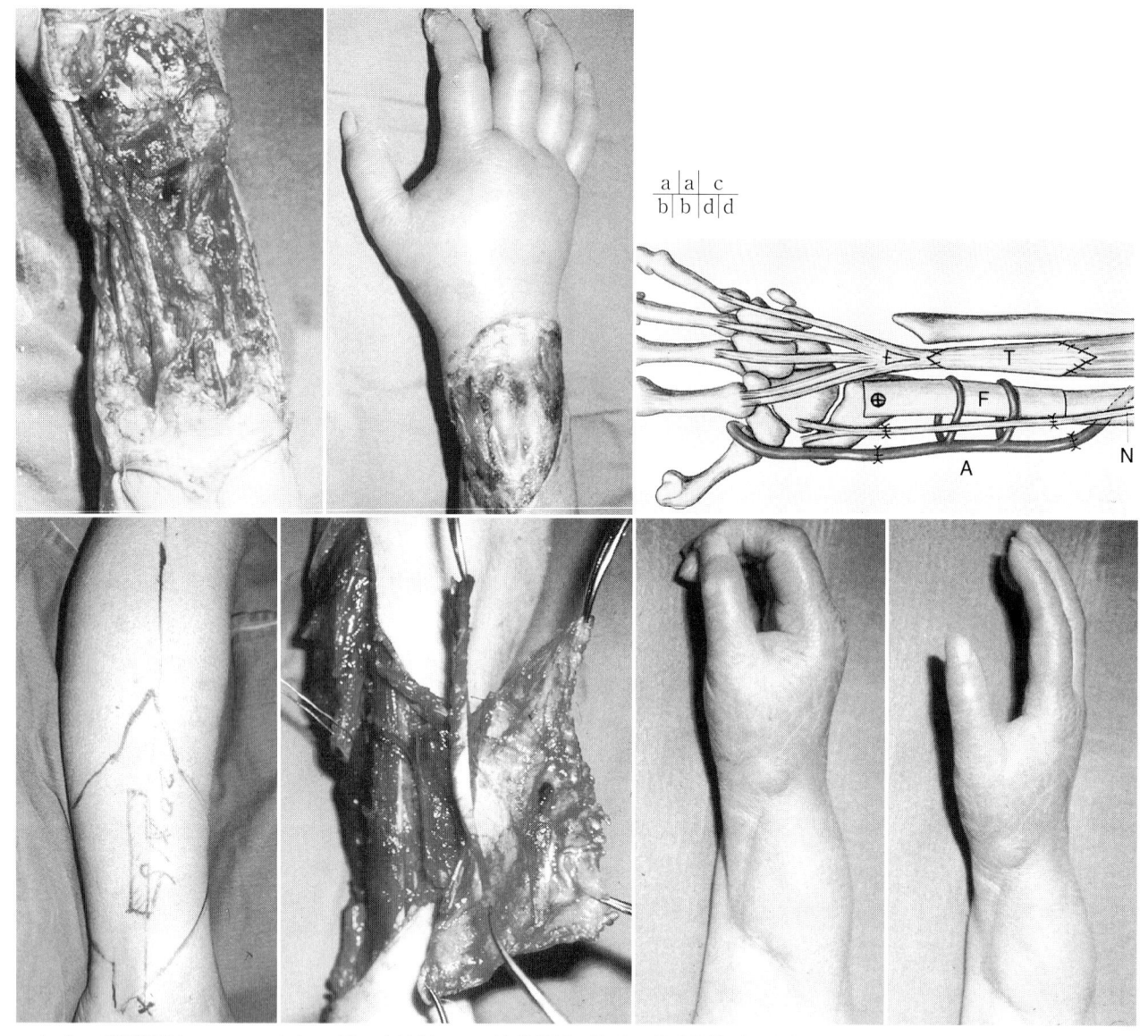

(a) 手関節部 heat press injury 第Ⅳ度熱傷により橈骨動脈，橈骨，前腕伸筋腱の広範欠損を認める。
(b) 右下腿から腓骨・腱・神経複合皮弁を採取し移植した。橈骨欠損は血管柄付腓骨，伸筋腱欠損は血管柄付腓骨筋腱，皮膚欠損は腓骨（穿通枝）皮弁により再建された。橈骨動脈欠損は腓骨動脈の flow-through 型移植により再建された。
(c) シェーマ。T：腓骨筋腱，F：腓骨，A：腓骨動静脈，N：橈骨神経浅枝
（光嶋　勲：手の瘢痕拘縮．新図説臨床整形外科講座：前腕・手，平沢泰介編，pp 260-267，メジカルビュー社，東京，1995 より引用）
(d) 術後2年。
(Koshima I, Higaki H, Soeda S : Combined vascularized fibula and peroneal composite-flap transfer for severe heat-press injury of the forearm. Plast Reconstr Surg, 88：338-341, 1991 より引用)

図 Ⅹ・41　49歳，女，flow-through 型腓骨・腱・神経複合皮弁移植例

8．後脛骨動脈穿通枝皮弁（posterior tibial artery perforator flap）[8)9)]

下腿内側には，脛骨内縁に添って後脛骨動静脈から派生する数本の筋間（筋内）穿通枝が存在する。屍体を用いた検索では，下腿遠位側1/3の範囲内で脛骨内縁に添って多く存在し，内果より約10 cm 近位に穿通枝がある確率が高い。後脛骨動脈を犠牲としない島状穿通動脈皮弁として，下腿遠位部の骨露出創の被覆に適する。また，本穿通枝は下腿部における伏在神経の栄養血管でもあるので，血管柄付伏在神経片，伏在神経皮弁が作成可能である。また，下腿近位側1/3部で脛骨内縁部に存在する穿通枝は，脛骨骨膜を栄養するので血管柄付骨膜弁が採取できる。

9．内側足底穿通枝皮弁（medial plantar perforator flap）

内側足底動脈の穿通枝分岐部の T portion を用いれば，flow-through flap として指動脈を温存した掌側欠損の再建ができる（図Ⅹ・41，Ⅹ・42）。

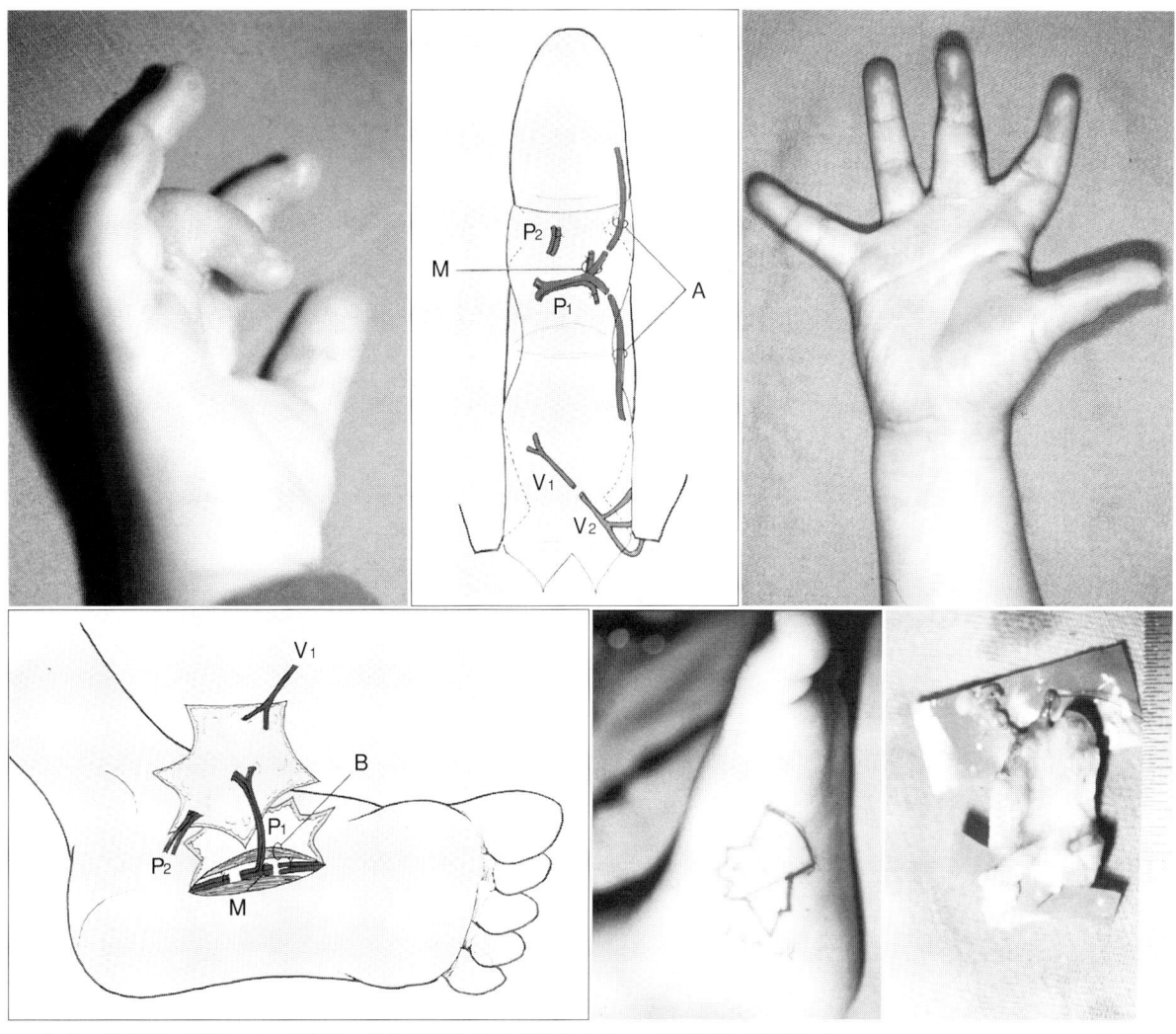

(a) 炊飯器の蒸気による重度の熱傷瘢痕拘縮を解除したところ屈筋腱が露出した。
(b) 皮弁の茎のT部を指神経の切断部にinterposeしflow-through型皮弁として移植した。
A：趾動脈，P1，P2：皮弁の穿通枝，M：内側足底動静脈，V1，V2：皮静脈
(c) 術後3年。
(d，e) 左足底非荷重部から短血管茎の内側足底穿通枝皮弁を採取した。

図 X・42　1歳，女，flow-through型内側足底穿通枝皮弁移植例

(Koshima I, Urushibara K, Inagawa K, et al：Free medial plantar perforator flaps for the resurfacing of finger and foot defects. Plast Reconstr Surg, 107：1753-1757, 2001 より引用)

C 考察

1．遊離皮弁の今後の展望

1）現在多用されている遊離筋皮弁は，まず腹直筋穿通枝皮弁，広背筋穿通枝皮弁，大殿筋穿通枝皮弁などに変わると思われるが，直径2～3mmの従来の血管茎を吻合する遊離穿通枝皮弁がなされる。その後，穿通血管を吻合する狭義の穿通枝皮弁に置き換わるであろう。

2）狭義の遊離穿通枝皮弁がなされ始めると，遊離皮弁移植に要する手術時間が大幅に短縮され，2時間程度で手術が終了する時代も夢ではない。

3）全身の至る所に無数の新しい穿通枝皮弁が開発されるであろう。

4）これまで報告されていない新しい血管柄付小型複合移植片が開発されるであろう。たとえば，浅筋膜脂肪弁，骨膜脂肪弁，骨膜皮弁，新しい血管柄付神経移植片，軟骨皮弁，軟骨粘膜弁，血管柄付粘膜弁，血管柄付腱骨移植，爪床，爪母移植片，毛根移植など。

5）血管吻合を追加することによって，新しい超拡大型連合皮弁が全身で開発されるであろう。

6）血管吻合を付加することにより，巨大欠損創に対するブリッジ型またはキメラ型合併型組織移植[7]がますます複雑化するであろう。

7）従来の大血管茎を用いた筋皮弁または逆行性皮弁（橈側前腕皮弁，後骨間膜皮弁，前脛骨動脈皮弁，後脛骨動脈皮弁など）の使用頻度は減少していくであろう。

8）より細い血管吻合技術（微細血管外科，supermicrosurgery，ultramicrosurgery）が発達する。

以上のようなことが予想される。

2．狭義の遊離穿通枝皮弁の適応

今後，supermicrosurgeryの進歩によって直径0.5mm前後の穿通動静脈を吻合する"狭義の遊離穿通枝皮弁やperforator-to-perforator flap"がポピュラーとなる日が来るであろう。このような遊離皮弁はその犠牲の少なさからすべての皮膚欠損に適応できる可能性がある。

しかし，現時点では適応は慎重にすべきである。とくに皮弁の血管茎と同径のrecipient vesselが豊富にある部位への移植に限定すべきと考える。おもに四肢が良い適応となる。その場合のrecipient vesselとしては，指では指動脈と指掌側面の皮静脈，足背では内側・外側足根動脈と伴走静脈，下腿では前・後脛骨動脈と伴走静脈，頭部皮膚欠損では浅側頭動静脈の遠位部が良い候補となりうる。

まとめ

新しい皮弁の概念としての穿通枝皮弁とこれを生み出す背景となったsupermicrosurgeryの確立に関し述べた。また，現時点における穿通枝皮弁の定義，分類（国際穿通枝皮弁terminology委員会，ゲント，2001）の現況，熱傷潰瘍・瘢痕拘縮，熱傷瘢痕癌に対する穿通枝皮弁の応用例につき若干の知見を述べた。

（光嶋　勲，筒井哲也）

文　献

1) 光嶋　勲，稲川喜一，奥本和生ほか：穿通皮弁(Perforator flap)—微小血管外科の進歩とな皮弁概念の確立—，第1部：その概念と上肢・躯幹部の穿通皮弁．日形会誌，18：61-67，1998
2) 光嶋　勲，稲川喜一，奥本和生ほか：穿通皮弁(Perforator flap)—微小血管外科の進歩とな皮弁概念の確立—，第2部：下肢の穿通皮弁．日形会誌，18：61-67，1998
3) Koshima I, Fukuda H, Yamamoto H, et al：Free combined composite flaps using the lateral circumflex femoral system for repair of massive defects of the head and neck regions：An introduction to the chimeric flap principle. Plast Reconstr Surg, 92：411-420, 1993
4) Koshima I：A new classification of free combined or connected tissue transfers：Introduction to the concept of bridge, Siamese, chimeric, mosaic, and chain-circle flaps. Acta Med Okayama, 55：329-332, 2001
5) Cormack GC, Lamberty BGH：A classification of fascio-cutaneous flaps according to their patterns of vascularization. Br J Plast Surg, 37：80-87, 1984
6) Nakajima H, Fujino T：A new concept of vascular supply to the skin and classification of skin flaps according to their vascularization. Ann Plast Surg, 16：1-17, 1986
7) Koshima I, Soeda S：Inferior epigastric skin flaps without rectus abdominis muscle. Br J Plast Surg, 42：645-648, 1989
8) Koshima I, Soeda S：Free posterior tibial perforator-based flaps. Ann Plast Surg, 26：284-288, 1991
9) Koshima I, Moriguchi T, Ohta S, et al：The vasculature and clinical application of the posterior tibial perforator-based flap. Plast Reconstr Surg, 90：643-649, 1992
10) Koshima I, Moriguchi T, Soeda S, et al：The gluteal perforator-based flap for repair of sacral pressure sores. Plast Reconstr Surg, 91：678-683, 1993
11) Koshima I, Fukuda H, Yamamoto H, et al：Free anterolateral thigh flaps for reconstruction of head and neck defects. Plast Reconstr Surg, 92：421-428, 1993
12) Koshima I, Moriguchi T, Etoh H, et al：The radial artery perforator-based adipofascial flap for coverage of the dorsal hand. Ann Plast Surg, 35：474-479, 1995
13) Koshima I, Saisho H, Kawada S, et al：Flow-through thin latissimus dorsi perforator flap for repair of soft-tissue defects in the legs. Plast Reconstr Surg, 103：1483-1490, 1999
14) Koshima I, Urushibara K, Inagawa K, et al：Free tensor fasciae latae perforator flap for the reconstruction of defects in the extremities. Plast Reconstr Surg, 107：1759-1765, 2001
15) Taylor GI, Palmer JH：The vascular territories (Angiosomes) of the body：Experimental study and clinical applications. Plast Reconstr Surg, 40：113-141, 1987
16) Angrigiani C, Grilli D, Siebert J：Latissimus dorsi musculocutaneous flap without muscle. Plast Reconstr Surg, 96：1608-1614, 1995
17) Allen RJ, Treece P：Deep inferior epigastric perforator flap for breast reconstruction. Ann Plast Surg, 32：32-38, 1994
18) Blondeel PN, Boeckx WD：Refinements in free flap breast reconstruction：the free bilateral deep inferior epigastric perforator flap anastomosed to the internal mammary artery. Br J Plast Surg, 47：495-501, 1994
19) Song YG, Chen GZ, Song YL：The free thigh flap：a new free flap concept based on the septocutaneous artery. Br J Plast Surg, 37：149-159, 1984

X 熱傷再建外科・最近の発展

2 熱傷再建手術における各種皮弁の適用・その進歩
5) 顔面熱傷再建における prefabricated flap の臨床応用

SUMMARY

　皮弁を用いた組織再建法として，当初は周辺組織を利用した局所皮弁が，ついでより自由度の高い各種遊離皮弁が開発されて欠損部の再建に供されてきた．しかし，熱傷再建治療に際しては，再建部位において骨，軟骨，腱，毛髪などを伴った皮弁が必要とされたり，広範囲熱傷では条件にかなう donor site が得られない場合があるなど，従来の皮弁による再建が困難なケースが存在する．

　これらの条件を克服することを目的に，あらかじめ適当な部位に皮弁を作成して，これに二次的な血行を確立した上で，血管柄付島状皮弁として二期的に移植する，いわゆる prefabricated flap の概念が開発された．本稿では，本来 pedicled flap としては挙上し得ないものを pedicled flap 化しうるという，本皮弁の特徴を活かした眉毛再建，外鼻再建，耳介再建などの臨床症例を供覧し，今後の可能性についても言及した．

はじめに

　熱傷治療においては，熱傷が深部に達する場合には，再建に際して骨，軟骨組織などを含んだ複合組織移植を要することがある．また，顔面熱傷においては，より整容的な再建のためにきわめて薄い皮弁や，有毛性皮弁が必要となることがある．

　これらの諸条件を満たす皮弁は通常存在し得ないことが多いが，これらの条件を満たす皮弁をあらかじめ作成した上で，これを二期的に挙上して再建部へ移行する prefabricated flap を用いることでこれが可能となる．二期的手術となるため，その適応については慎重な検討が必要となるが，症例によっては本法以外では得られない整容的再建手段となりうるユニークな再建法である．術式の詳細ならびに臨床症例を供覧する．

A 概　念

　皮弁に何らかの操作を加えてから二期的にこれを移植する皮弁を総称して "prefabricated flap" と呼ぶが，これには種々の皮弁が含まれる．たとえば，初回手術で皮弁に植皮や骨移植，軟骨移植，腱移植などを行ってから複合組織片として移植する pre-grafted flap や，あらかじめ組織を tissue expander で拡張してから移植する pre-expanded flap などである[1]．また，secondary vascularized flap（以下 SV flap）は，皮弁にあらかじめ血管束を導入することによって新たな血行を確立して axial pattern flap を作成するということで，prefabricated flap の範疇に含まれる．Pre-grafted flap と SV flap を組み合わせて，初回手術で複合皮弁を作成し，さらにこれに血管束を導入して axial pattern flap 化することも可能である．

　SV flap では，本来 axial pattern を有さず pedicled flap としては挙上し得ないものを axial pattern 化して pedicled flap として挙上可能にすることになるため，周囲組織を利用するにしても，遠隔組織を用いるにしても，皮弁として挙上しうる血行動態を donor site に確立することが不可欠となる．この皮弁血行確立の手段として，Erol ら[2)3)]，Orticochea[4]，Shen[5]，Shintomi ら[6]は血管束を単独あるいは筋体，筋膜，大網などを含めて，有茎で皮弁下に埋入して axial pattern flap を作成した．また，Hyakusoku ら[7)~9)]は遊離血管束移植を用いることで，donor site 選択の自由度を高めた．

　SV flap の作成法としては，皮弁への移入血管の導入法ならびに recipient site への皮弁の移植法により，理論的には有茎→有茎，有茎→遊離，遊離→有茎，遊離→遊離の 4 通りの移植の方法が考えられるが，同一血管束に 2 回の剥離操作と微小血管吻合を行うことは好ましくないと考えられ，遊離→遊離は避けるべきであろう．

B 術前の評価

　皮弁の prefabrication によってさまざまな組織の移

植が可能となることから，本法は，眉毛，上口唇や頬部の髭などの有毛部再建や，骨，軟骨の再建を要する外鼻，耳介など，主として顔面熱傷再建に有用である。加えて顔面部は，遊離血管束移植時の吻合血管となるべきrecipient vessel を求めやすいという利点もある。手術が2回にわたること，血管束採取部に瘢痕を残すことなどから，その適応は厳密に検討されるべきであるが，ひるがえって前述のような条件を満たす皮弁は prefabricated flap 以外に求めることができないケースが存在する。

術前の評価として重要なのは，皮弁を作成する donor site に瘢痕がないこと，recipient vessel がしっかりとした拍動を保っていることなどである。皮弁挙上部位は，皮弁の大きさによっては植皮などを要する場合がある。

C 手　技

Prefabricated flap を用いた顔面熱傷再建の手技を解説する。骨，軟骨，腱組織などを含む複合皮弁作成のdonor site には，これらの組織を埋入するスペースを有する鎖骨上窩，前腕部などが用いられる。前腕部を donor site とする場合は橈骨動静脈を血管茎とした axial pattern flap が作成できるが，作成した皮弁は free flap transfer を用いて顔面部へ移植することになる。鎖骨上窩を donor site とした場合は，このエリアに axial pattern flap を作成するために血管束の導入が必要となるが，作成した皮弁は有茎皮弁として顔面部へ移植できる利点がある。

一般的に SV flap 作成に際して用いる導入血管束に求められる条件は，余裕をもった皮弁の移行が可能な血管長，吻合に適した血管径，血管束内において動静脈還流が保たれていることなどである。この条件に適う血管束として，深下腹壁動静脈，浅側頭動静脈，橈骨動静脈などが挙げられるが，これらはいずれも 10〜15 cm 程度の血管長と，1〜2 mm 程度の血管径を有し，遠位端において筋膜，筋体や骨間膜を介した良好な動静脈還流を有している。

鎖骨上窩へは，浅側頭動静脈血管束を有茎もしくは遊離で導入するか，深下腹壁動静脈を遊離血管束として導入することになる。これらの血管束は，血管束採取後の瘢痕が被髪部あるいは下着で隠れる場所で，目立ちにくいという利点がある。橈骨動静脈血管束は，前腕部を皮弁作成部とせざるを得ない場合にのみ用いるべきで，これを遊離血管束移植の donor vessel として利用することはない。

頭皮や，有髭部を donor site として使用する SV flap を作成することで，有毛性島状皮弁を作成することができる。有毛部を axial pattern flap 化するために，血管束の導入が必要となる。眉毛再建や口髭再建であれば，同側の浅側頭動静脈血管束を有茎で導入して，皮弁の移行も有茎で行うことができるが，両側眉毛の同時再建などのように正中線を越える皮弁長が必要な場合は，長い血管束を採取できる深下腹壁動静脈血管束を遊離血管束として導入する。

初回手術では血管束末梢端を将来皮弁として挙上する部位に埋入することになるが，この際，皮弁挙上線に沿って切開線を加えておくと，より高い皮弁の viability を得ることができる。皮弁が大きい場合，初回手術から 2 週間程度後にさらに delay 操作を追加すると，より確実なdelay 効果が得られる。また，血管束の操作に関しては，血管束周囲に若干の周辺組織を付着させて挙上するようにすると，より愛護的な扱いが容易となる。

また，皮弁挙上時に血管茎が intact な状態で挙上できるようにすることが肝要であり，1.5 cm ほどに切った4〜6 Fr のペンローズドレーンチューブで 3 カ所程度血管束を包むようにしておくと，皮弁挙上時に血管茎の剝離操作が容易になる。通常，皮弁の挙上は初回手術から 3 週間後，delay 操作を追加した場合はその 2 週間後に行う。

D 術後管理

皮弁を挙上するまでの期間は，移植した血管束の拍動が血管束の viability の唯一の目安となるが，血管束は皮下の浅いところに置かれるため容易に拍動を触知しうる。皮弁内の血行動態を知りたい場合は，ドップラー血流計を用いる。移植血管束内の血流を認知できなくなった場合，皮弁の挙上は放棄せざるを得ず，ほかに再建法を求めることになる。

皮弁挙上後の皮弁還流障害に対しては，通常の遊離皮弁術後に用いる治療と同様の抗凝固剤，プロスタグランジン製剤投与が有効である。

E 症　例

【症例 1】　44 歳，男（図 X・43）

ガス爆発による顔面熱傷後の耳介欠損に対して，鎖骨上窩に作成した SV flap による再建を施行した。鎖骨上窩に肋軟骨で作成したフレームワークを埋入するとともに，遊離深下腹壁動静脈血管束の近位端を顔面動静脈に吻合し，遠位端を患側鎖骨上窩に埋入した。2 週間後に

(a) 術前。熱傷による全耳介欠損を認める。

(b) 深下腹壁動静脈血管束を遊離血管束として，近位端を顔面動静脈に吻合し，遠位端を採取した肋軟骨フレームワークとともに鎖骨上窩に埋入した。

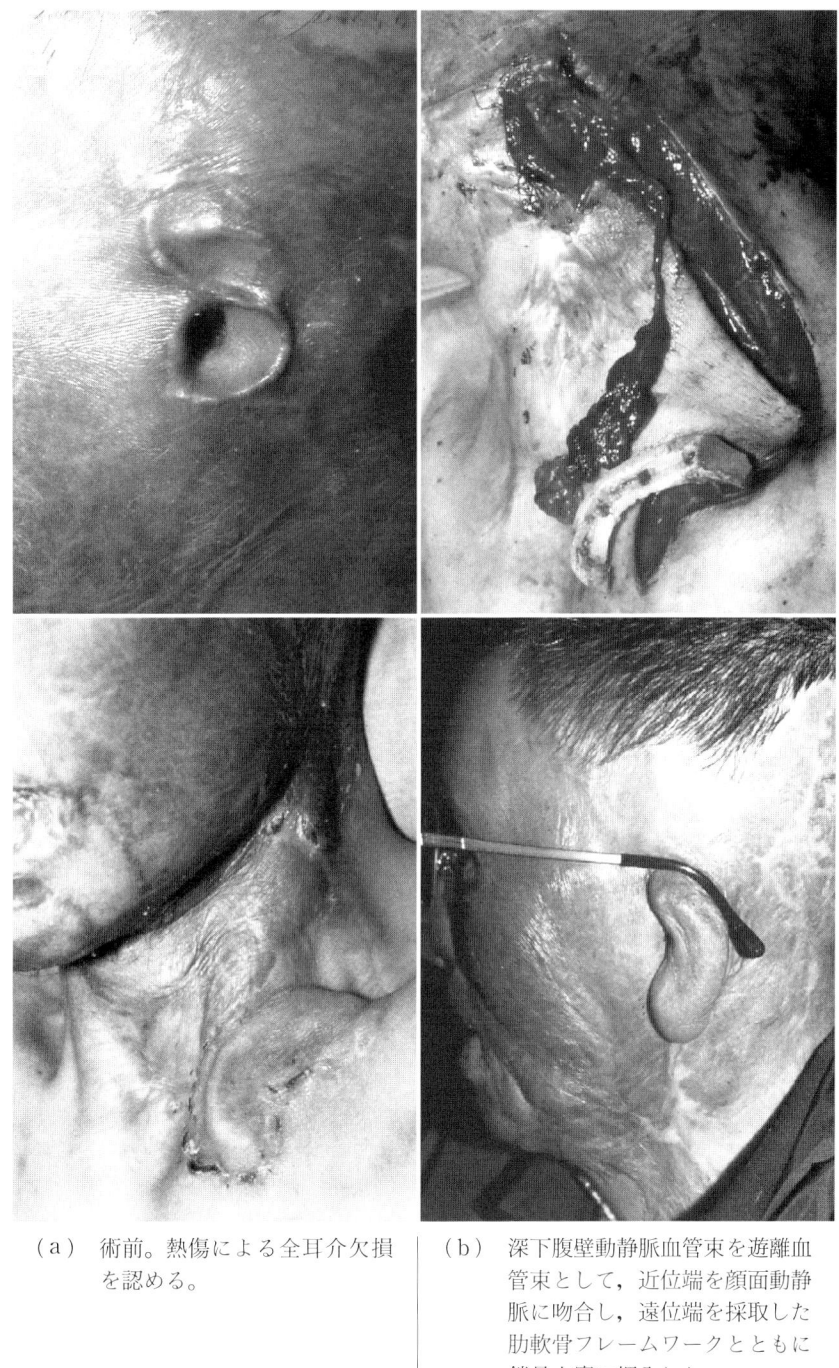

(c) 初回手術から2週間後。皮弁挙上縁に沿って切開を加えるdelay操作を行う直前の状態。

(d) 皮弁移行術後6カ月。眼鏡装着が可能となった。

図 X・43 症例1：44歳，男

delay操作を行い，さらに2週間後に血管茎付島状皮弁として耳部へ移行を行った。

【症例2】 32歳，男（図X・44）

交通外傷による挫滅に加えて，路面との摩擦による熱傷によって耳介瘢痕拘縮を呈した症例に対し，前腕部に作成したprefabricated flapによる再建を施行した。肋軟骨にて作成したフレームワークを埋入して，2週間後に耳起こし様のdelay操作を加え，さらに2週間後，橈側前腕皮弁を挙上する要領で皮弁を起こし，これを遊離皮弁として患側浅側頭動静脈と吻合して耳介部へ移植した。

【症例3】 54歳，女（図X・45）

火災による顔面熱傷後の外鼻欠損に対して，前腕部に作成したprefabricated flapによる再建を行った。初回手術で前腕に腸骨を埋入し外鼻様形態を作成するとともに，皮弁挙上部に分層植皮を施行した。3週間後1回の

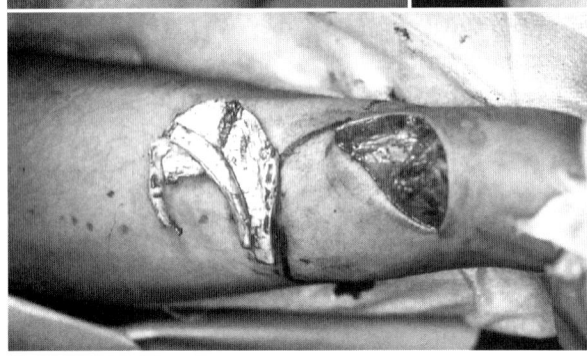

(a) 術前。耳介瘢痕拘縮を認める。
(b) 肋軟骨で作成したフレームワークを左前腕部皮下に埋没した。
(c) 初回手術より2週間後。Delay 操作を行う直前の状態。
(d) 術後3カ月の状態。皮弁を耳介部へ移行し，橈骨動静脈を浅側頭動静脈に吻合した。

図 X・44　症例2：32歳，男

delay 操作を経て，5週間後，橈側前腕皮弁挙上の要領で皮弁を挙上し，顔面部へ移行した。

【症例4】 75歳，女（図X・46）

風呂場において脳梗塞による意識消失時に顔面Ⅲ度熱傷を受傷した。これに対して，側頸部から前胸部に至る，大きく薄い SV flap による再建を行った。初回手術時に浅側頭動静脈血管束を有茎で側頸部に翻転して皮弁下に埋入した。2週間後と3週間後の2回の delay 操作の後，5週間後に血管柄付島状皮弁として前額部へ移行した。

【症例5】 34歳，女（図X・47）

火災熱傷による眉毛欠損に対して，患側耳介後部の生え際部分の短く柔らかい毛髪を用いた SV flap による眉毛再建を行った。浅側頭動静脈血管束の遠位端を耳介後部の後れ毛部分を挙上して作成した皮弁下に埋入し，これを3週間後に血管茎付島状皮弁として挙上して眉毛部へ移行した。眉毛の形状に近く，自然な毛流の再現が可能であった。

【症例6】 33歳，男（図X・48）

火炎熱傷による両側眉毛欠損に対して，有毛部を用いた SV flap による再建を施行した。初回手術で遊離深下腹壁動静脈血管束を採取して，近位端を耳前部で浅側頭動静脈に吻合し，遠位側は毛流に合わせて頭皮に作成した皮弁の下にループ型に埋入した。これを3週間後に SV flap として眉毛部へ移行した。これにより，内側から外側へ向かう自然な毛流をもち，なおかつ将来壮年性の禿髪を生じにくい側頭部の毛髪による両側眉毛同時再建が可能であった。

F 考　察

Prefabricated flap は，あらかじめ何らかの操作を加えてから挙上する皮弁すべてを総称する名称であるが，その開発の歴史は Diller ら[10]の発想に基づき，1971年 Washio[11]が動物の腸管を用いて行った実験的研究に始まる。臨床的には1971年 Orticochea[4]が浅側頭動静脈を逆行性に利用して外鼻部分再建を行ったのが始まりである。これらに各種の血管束導入法や，骨，軟骨組織の埋入[12)13)]などのアイディアが加味されて現在に至っている。

本稿ではこれらを総合的に利用した再建法を紹介したが，prefabricated flap の最大の特徴は，本来解剖学的に存在しない皮弁の作成が可能になるという点にあるとい

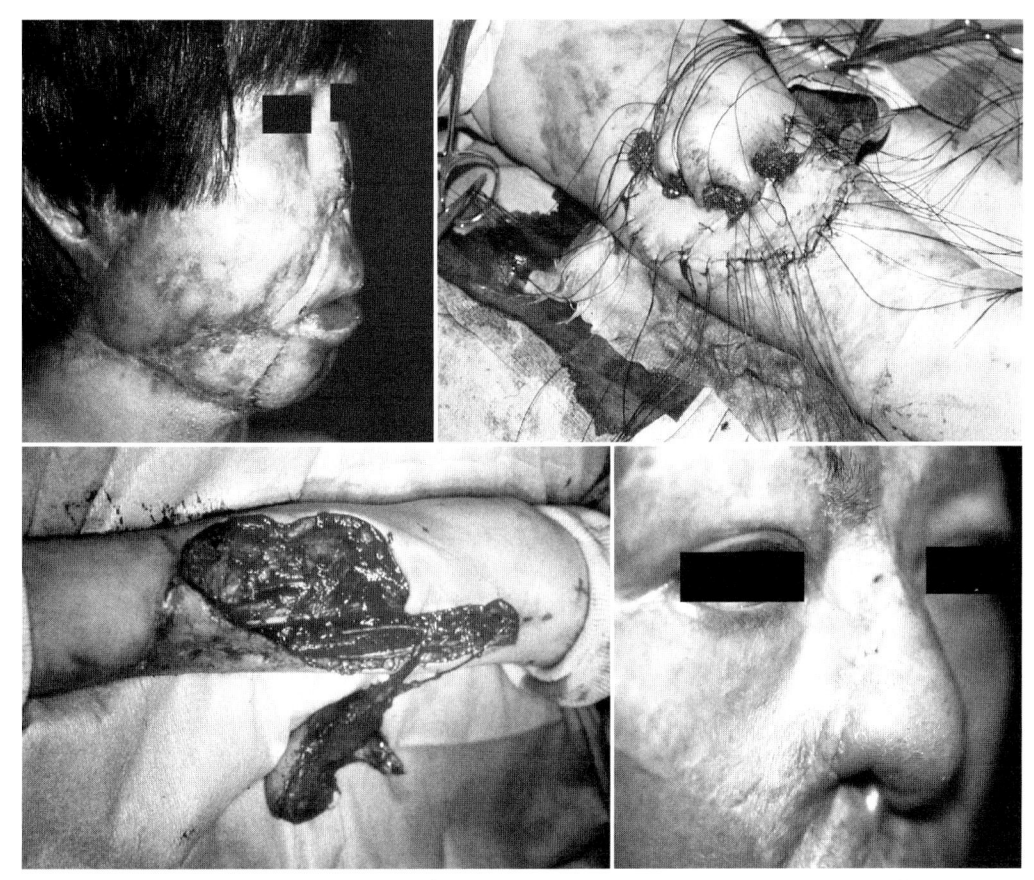

(a) 熱傷による外鼻欠損症例。
(b) 左前腕部に腸骨片を埋入し，外鼻様の皮弁を作成した。皮弁挙上部には分層植皮を施行した。
(c) 初回手術から3週間後の delay 操作を経て，5週間後に橈骨動静脈を血管茎とする外鼻様皮弁を挙上した。
(d) 皮弁移行術後4カ月の状態。

図 X・45　症例3：54歳，女

えよう。本皮弁を用いた再建の利点として，以下のようなことが挙げられる。

① donor site の選択度が高いことから，texture match に優れた近傍の組織を利用した皮弁や，有毛部を利用した有毛性皮弁の作成が可能である。

② 新たな血行動態を確立することで，薄い皮弁や骨，軟骨，腱組織を有する皮弁など，非既存の解剖学的構造をもった皮弁の作成が可能である。

③ 血管柄付島状皮弁として挙上できるため，皮弁移行の自由度が高い。

反面，本皮弁の作成には少なくとも2回の手術が必要なことや，donor site に比較的大きな瘢痕を残すこと，血管束操作を2回にわたって行うことによるリスク，大きな皮弁を挙上した際しばしば生じる静脈還流不全などの問題点があり，その適応については十分な吟味が必要である。比較的若年層の広範囲熱傷の顔面再建症例が，prefabricated flap を用いた再建の良い適応になると思われる。

今後，広範囲熱傷症例において，自家組織に donor site を求め得ないような再建症例が問題となるであろう。現状では，脱抗原化した同種組織由来の基質に自家培養組織を組み合わせた生体工学を利用した再建法がもっとも現実的である。この際，移行する組織に適切な血流を付加することが非常に重要となるが，移植血管束を血管柄として利用して皮弁内に axial pattern を確立するする，いわゆる "vascular crane method" は，組織の移植ないし生存に必要な血流確保に際してきわめて有用な手段となるであろう。

移植組織がそれほど大きくなく，移植床からの血管新生，血管吻合に基づく皮弁還流が完成するまでの期間，移植血管束が一時的に機能すればよい場合は，vascular crane に用いる血管束に同種血管束を用いることで，自家組織の犠牲を必要最小限とすることができる。家兎においては，免疫抑制剤投与下に凍結保存同種血管束で SV flap が挙上可能であることが示された（図 X・49-a 〜 c）[14]。

また vascular crane method は，皮弁のみならず，組織の血行の確立ならびに移植手段として有用であると考

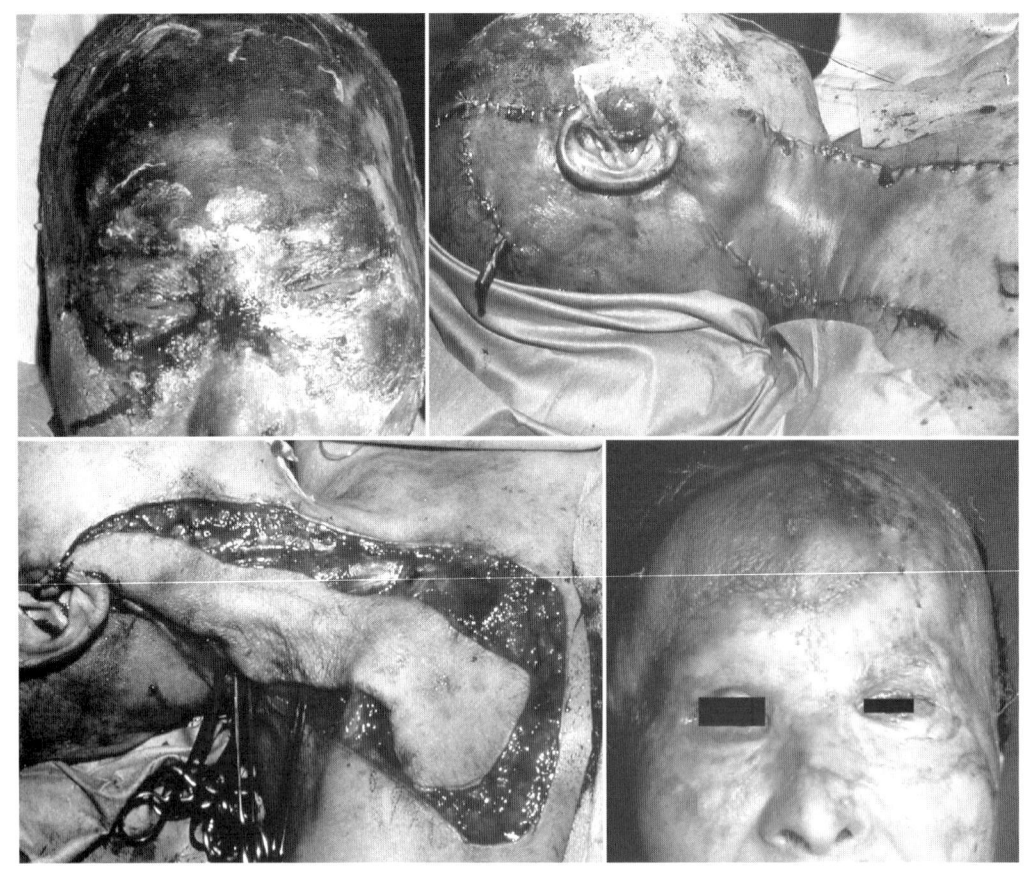

(a) 顔面Ⅲ度熱傷症例。

(b) 右側浅側頭動静脈血管束を挙上・翻転し，側頸部から前胸部にかけて挙上した双茎皮弁下に埋入した。

(c) 初回手術から2週間後と3週間後の2回のdelay操作を経て，5週間後に皮弁を挙上して前額部へ移行した。

(d) 薄く大きな皮弁による前額部の再建が可能であった。

図 Ⅹ・46　症例4：75歳，女

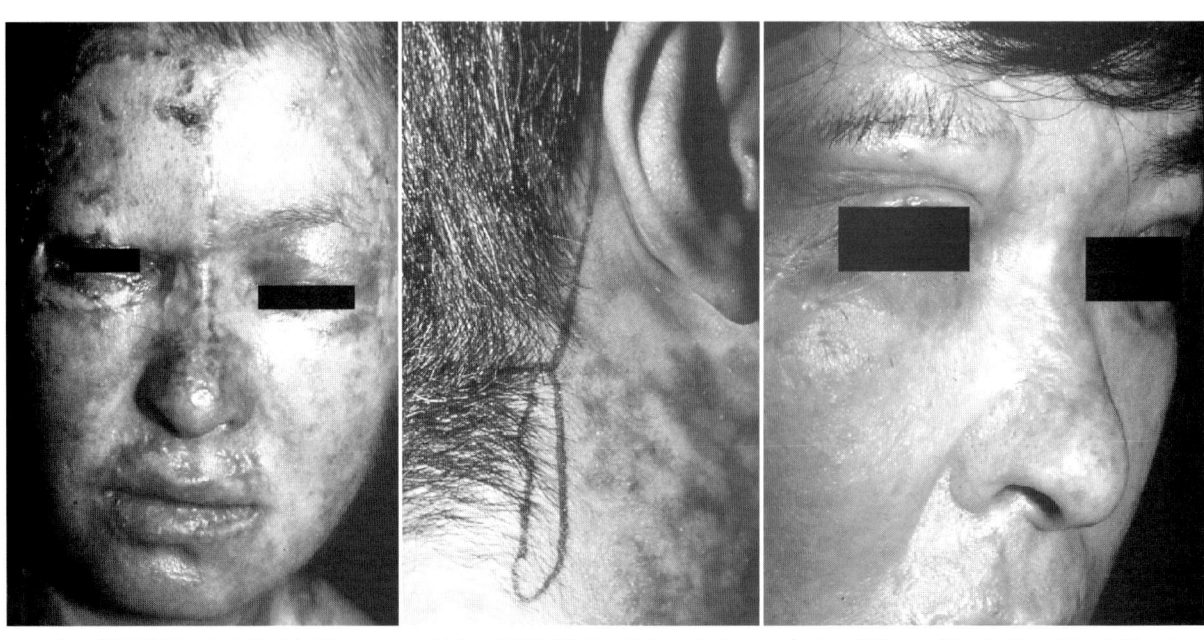

(a) 顔面熱傷による眉毛欠損。

(b) 患側耳後部の後れ毛部分の皮下に有茎で浅側頭動静脈血管束を埋入した。

(c) 術後3カ月の状態。初回手術から3週間後に血管柄付島状皮弁として眉毛部へ移行した。

図 Ⅹ・47　症例5：34歳，女

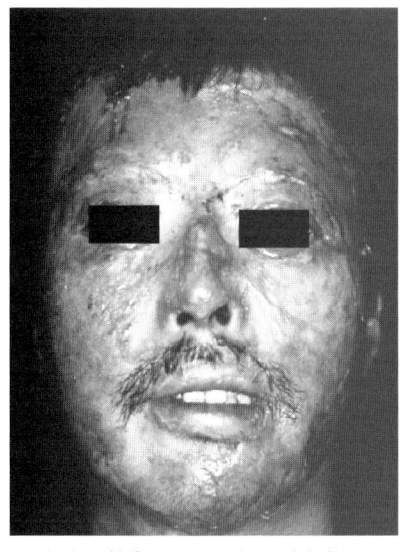

(a) 熱傷による両側眉毛欠損。
(b) 両側眉毛の同時再建を目的として，長い血管束が採取できる腹壁動静脈を毛流を考慮しながら側頭部皮下に埋入した。 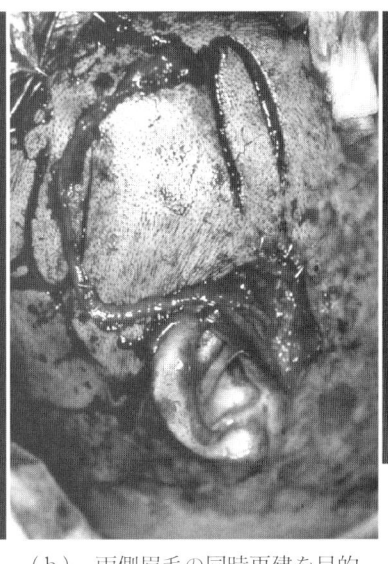
(c) 術後2年の状態。 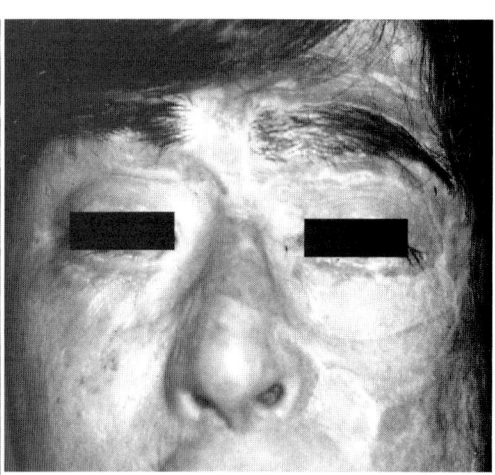

図 X・48 症例6：33歳，男

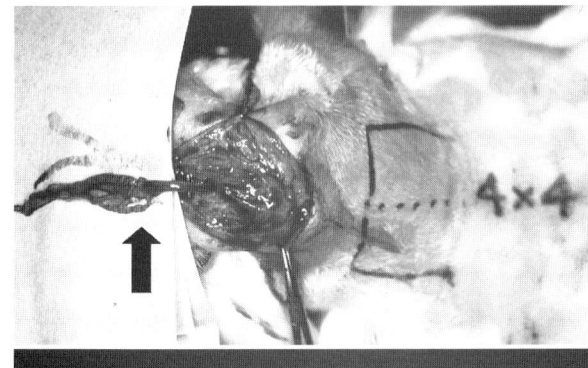

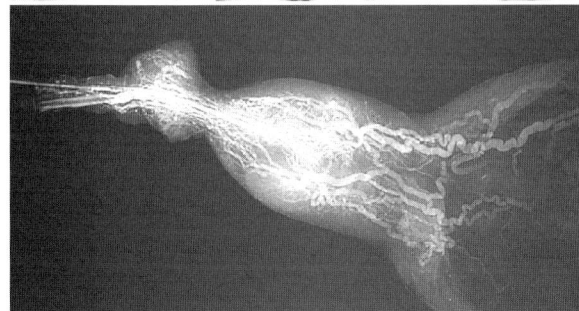

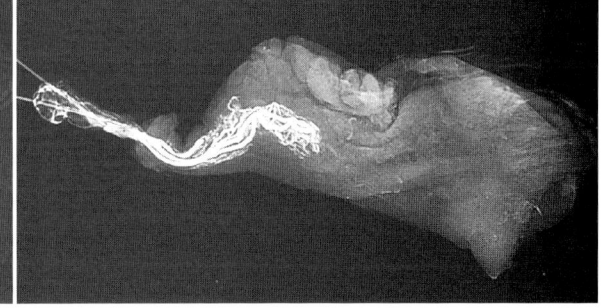

(a) 白色家兎の耳介中心動静脈に同種冷凍保存血管束（矢印）を吻合後，背部の皮膚ロール内に埋入して secondary vascularized flap を作成した。
(b) 免疫抑制剤（MMC）10 mg/日投与下8日経過後。吻合血管からの造影剤注入により皮弁内血管が描出された。
(c) 免疫抑制を行わないと，皮弁内血行は描出されない。

図 X・49 家兎による SV flap の血行

a	
b	c

えられ，今後，腸管，気管，実質臓器などの再建にも応用しうる，魅力的なテクニックであると考えられる。

(平井　隆，百束比古)

文　献

1) Khouri RK, Ozbek MR, Hruza GJ, et al：Facial reconstruction with prefabricated induced expanded (PIE) supraclavicular skin flaps. Plast Reconstr Surg, 95：1007-1015, 1995

2) Erol OO：The transformation of a free skin graft into a vascularized pedicled flap. Plast Reconstr Surg, 58：470-477, 1976

3) Erol OO, Spira M：Development and utilization of a composite island flap employing omentum；Experimental investigation. Plast Reconstr Surg, 65：405-418, 1980

4) Orticochea M：A new method for total reconstruction of the nose：The ears as donor areas. Br J Plast Surg, 24：225-232, 1971

5) Shen TY：Vasculat implantation into skin flap；

Experimental study and clinical application ; A preliminary report. Plast Reconstr Surg, 68 : 404-409, 1981
6) Shintomi Y, Ohura T : The use of muscle vascularized pedicle flaps. Plast Reconstr Surg, 70 : 725-734, 1982
7) 百束比古, 梅田敏彦, 塩塚正純ほか：浅側頭動静脈を利用した secondary axial pattern flap による再建. 形成外科, 27：552-558, 1984
8) Hyakusoku H, Okubo M, Umeda T, et al : A prefabricated hairbearing flap for lip reconstruction. Br J Plast Surg, 46 : 45-47, 1993
9) Hyakusoku H : Secondary vascularized hair-bearing island flaps for eyebrow reconstruction. Br J Plast Surg, 46 : 45-47, 1993
10) Diller JG, Hartwell SW, Anderson R : The mesenteric vascular pedicle. Cleve Clin Q, 33 : 163-168, 1966
11) Washio H : An intestinal conduit for free transplantation of other tissues. Plast Reconstr Surg, 48 : 48-51, 1971
12) Hirase Y, Valauri FA, Buncke HJ : Prefabricated sensate myocutaneous and osteocutaneous free flaps ; An experimental model. Plast Reconstr Surg, 82 : 440-446, 1987
13) Hirase Y, Valaure FA, Buncke HJ, et al : Customized prefabricated neovascularized free flap. Microsurgery, 8 : 218-224, 1987
14) Hirai T, Manders EK, Huges K, et al : Experimental study of allogeneically vascularized prefabricated flaps. Ann Plast Surg, 37 : 394-399, 1996

X 熱傷再建外科・最近の発展

3 熱傷再建手術における thin flap の開発と適用
1) 遊離 DP 皮弁：臨床応用のための工夫

SUMMARY

遊離胸三角筋部皮弁は皮膚の色調，肌理ともに顔面のそれに類似しているために顔面の皮膚再建にもっとも適している。しかし一方，栄養血管である内胸動静脈の前肋間穿通枝が細く血管柄が短い，太った人や女性では皮弁が厚く採取部の瘢痕が目立つなどの欠点があり，臨床応用される頻度は少ない。そこで筆者らは，それらの欠点を栄養血管を内胸動静脈まで採取する，皮弁を術中 thinning する，皮弁採取部を VY 皮弁により閉鎖するなどで対処し，良好な結果を得ている。

はじめに

胸三角筋部皮弁（以下 DP 皮弁）は 1965 年に Bakamjian により発表された有茎の axial pattern flap である[1]。その後この皮弁は Harii (1974)[2]，Taylor (1975)[3] により遊離皮弁として発表された。

この皮弁は皮膚の色調，肌理ともに顔面のそれに類似しているために顔面の皮膚再建にもっとも適している。しかし一方，血管柄が短い，内胸動脈の前肋間穿通枝が細いなどの欠点，また太った人や女性では皮弁が厚い，採取部の瘢痕が目立つなどの欠点もあり，臨床応用される頻度は少ない。そこで筆者らは血管柄の延長法，血管径の拡張法，皮弁の thinninig 法，採取部の閉鎖法などに工夫を行っているのでここに詳細を述べる[4]。

A 概 念

DP 皮弁は内胸動静脈の第 2，3 前肋間穿通枝を栄養血管とし，胸骨外縁より 1～2 cm 外側に皮弁基部を置き上腕三角筋部に展開する筋膜皮弁で，撓側皮静脈より内側は axial pattern で，それより外側は random pattern となる。Random pattern の部分も三角筋膜を付けて挙上すると肩の輪郭線（正面から見て）までは生着するが，それを超えた場合は delay を置くのが安全とされる。

有茎皮弁としては顔面下 2/3 から頸部の皮膚欠損の再建に，あるいは下咽頭頸部食道の再建に広く使用されている。整容的見地からは胸部の皮膚は赤みがあり顔面に最適であるが，外側の三角筋部にいくに従い色調が pale となり目立つ。有茎で顔面に使用する場合最適な部分が茎に費やされて本皮弁の長所が減少する。そこで本皮弁を遊離皮弁とすることで，顔面のさらに上方まで最適な部分を使用することが可能になった。しかし，前述のような欠点があり頻用されるには至っていない。

B 解 剖

内胸動脈は鎖骨下動脈から出て上前縦隔を走行，第 1 肋間の高さで胸壁後面に密着し外側に肋間動脈，前方に前肋間穿通枝，内側に胸骨枝を分枝しながら胸骨外縁約 1 cm を末梢に走行する。深部には第 3 肋間付近までは壁側胸膜のみであるが，その末梢では胸横筋が存在する。内胸静脈は末梢では内胸動脈を挟んで 2 本伴走するが，第 3 肋間ないし第 3 肋骨の高さ（高さについては変異が多いが）になると，外側の内胸静脈が内胸動脈の前方を乗り越えて内側の内胸静脈に合流し，1 本の静脈になり腕頭静脈に注ぐ。

前肋間穿通枝は内胸動静脈から分岐し肋間を出るが，その出方にはいろいろな型がある。肋間をじかに出る型，上位または下位の肋軟骨に接して出る型，胸骨外縁に接して出る型などである。肋軟骨に接している型の中には肋軟骨の裏面で内胸動脈から分岐しているものがあり，肋間穿通枝の剝離の際には血管を損傷しやすいので骨膜を含めて採取した方が安全である。前肋間穿通枝は外方に大胸筋枝を出し大胸筋を出た後，筋膜上を胸三角筋溝方向に走行しながら，大胸筋域（皮弁内側の 1/2）の皮膚に垂直方向に数本の皮枝を出し，胸肩峰域（外側 1/2）と三角筋域の筋枝とともに真皮下血管網を形成する[3][5]（図 X・50）。

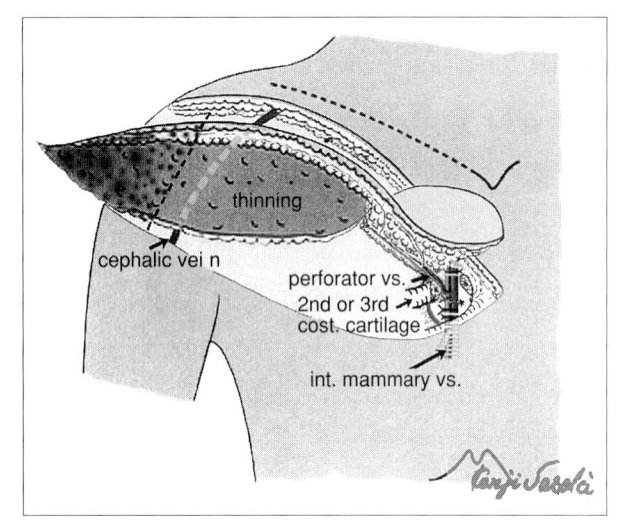

図 X・50 術中 thinning と内胸動静脈採取
前肋間穿通枝の筋膜穿通部より外側3～4 cm の付近から末梢へ，皮弁の厚さを4～5 mm にして真皮下血管網を保ちながら thinning する。その範囲は橈側皮静脈より外側2～3 cm を越えない。内胸動静脈採取は肋軟骨を2～3 cm 切除して行う。
(Sasaki K, Nozaki M, Honda T, et al：The deltopectoral skin flap as a free flap revisited. Plast Reconstr Surg, 107(5)：1134-1141, 2001 より引用)

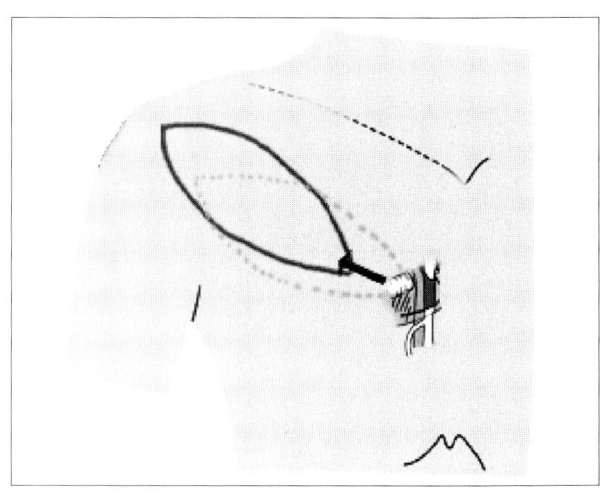

図 X・51 血管柄の延長法
内胸動静脈の採取で血管柄は少し長くなるが，さらに長くする場合は皮弁の近位端を胸骨外縁から外方へずらす（図X・55-d も参照）。

C 術前の評価

本皮弁はもっぱら顔面熱傷後の瘢痕醜形の治療に用いられる。顔面熱傷の場合，同時に鎖骨下部～胸部付近まで瘢痕が及ぶこともあり，それらは適応から除外される。また，顔面瘢痕部の移植床の血管，とくに静脈は感染や焼痂のデブリードマンで損傷されていたり瘢痕化したりしている。その際は頸部の血管を使用するが，長い血管柄が必要となるのでデザインの際に配慮する。また，極端に肥満の症例には適応は少ない。

皮弁のデザインにあたっては，あらかじめドップラー血流聴診器で第2，第3肋間胸骨外縁のやや外側に前肋間動脈の立ち上がってくる点とその走行をマークしておく。ドップラー血流聴診器では心臓や大動脈，肋間動脈に惑わされることがあるが，慣れると区別は容易である。

D 手 技

1．皮弁のデザイン

皮弁のデザインは術中 thinning しない場合は従来の有茎 DP 皮弁のそれに準じる。ただし，遊離 DP 皮弁では必要であれば胸骨を越えて対側胸骨外縁から3 cm は延長可能である[4]。術中 thinning する場合のデザインは，皮弁遠位端は橈側皮静脈の外側2～3 cm を越えない範囲で行う。越えると末梢壊死の危険が高い。血管柄の長さは内胸動静脈を採取すると2 cm ほど長くなるが，さらに長くする場合は皮弁の近位端を胸骨外縁から3 cm ほど外方へずらす（図X・51）。血管口径は通常第2肋間穿通枝が大きいが，ときに第3肋間穿通枝が大きい場合もあるのでどちらも含められるようなデザインを行う。

2．皮弁の採取

a．皮弁の挙上

皮弁の挙上は末梢から大胸筋や三角筋の筋膜の下で剝離する。第2ないし第3肋間で肋間穿通枝を胸骨外側縁から一横指外側付近に見つける。前肋間穿通枝の肋間部分での剝離にあたっては，大胸筋の付着部を一部切離し外方へ寄せる。大胸筋枝と内側皮枝は結紮する。そこで肋間穿通枝の大きさが血管吻合に適しているようなら，内胸動静脈からの分岐部に近く結紮切断する。

内胸動静脈を皮弁の栄養血管として採取する場合は，肋軟骨を胸骨付着部から2 cm ほど露出させ，肋間穿通枝を損傷しないようにリューエルで削る。解剖の項で述べたように，肋間穿通枝の肋間からの出方は変異があり，この部位で血管を損傷しやすいので注意を要する。内胸動静脈から外方に分岐する肋間動静脈と内方に分岐する胸骨枝は慎重に結紮する。その後，内胸動静脈を末梢と中枢で確実に穿通結紮の後切離する。

b．皮弁の thinning

内胸動静脈の前肋間穿通枝は大胸筋を出た後，筋膜上を胸三角筋溝方向に走行しながら，胸筋域の皮膚に垂直方向に数本の皮枝を出し，その外側の胸肩峰動脈域と最

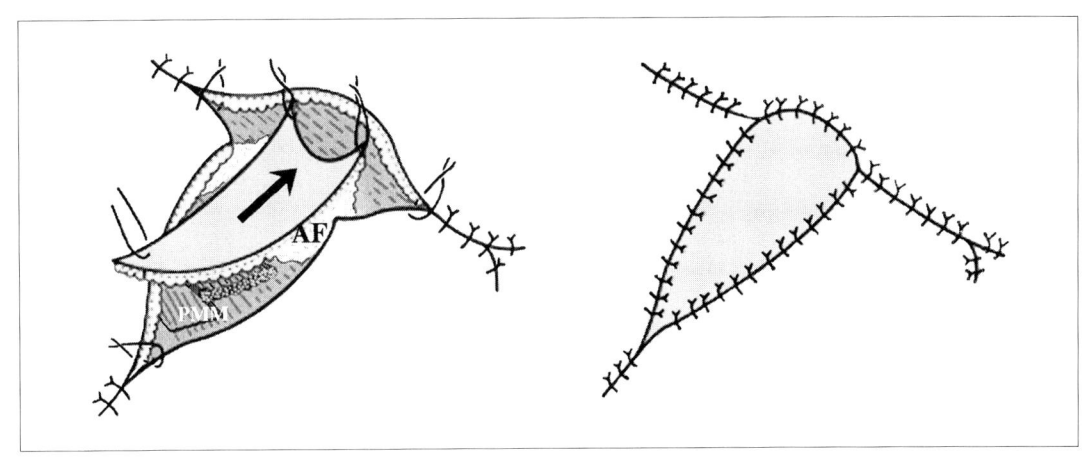

図 X・52　皮弁採取部：胸部の閉鎖
内側と外側から乳輪・乳頭が変形・変位しない程度まで直接閉鎖を行い，残った欠損を VY 皮弁で閉鎖する。
(Sasaki K, Nozaki M, Honda T, et al : The deltopectoral skin flap as a free flap revisited. Plast Reconstr Surg, 107(5) : 1134-1141, 2001 より引用)

外側の三角筋域の筋皮枝とともに真皮下血管網を形成する[3)5)]。そこで，前肋間穿通枝の筋膜穿通部より外側 3～4 cm の付近から末梢へ皮弁の厚さを 4～5 mm にして，真皮下血管網を保ちながら thinning する。

実際は末梢から皮弁を挙上しながら thinning すると脂肪組織を大胸筋や三角筋の表層に温存できるので，ドナーを VY 皮弁で閉鎖する場合，その皮下脂肪組織を皮下茎皮弁の茎として使用可能となり，また同部の陥没変形も予防できる。この thinning 操作で皮弁末梢の筋膜血行は途絶えるので，従来法では生着する三角筋部外側の皮膚は壊死しやすい。しかし，この部分は皮弁末梢からの撓側皮静脈への流入枝を血管付加すると生着を期待できる。

c．皮弁採取部の閉鎖

1）胸部の閉鎖

ドナー欠損部の直接閉鎖を暫定的に試みて，閉鎖できない場合や乳輪・乳頭の変形を招く場合は両端からの直接閉鎖と側胸部からの VY 伸展皮弁の併用により閉鎖する（図 X・52）。

血管茎採取のために肋軟骨を切除した場合は，切離した大胸筋を元に戻し死腔を閉鎖する。ついで，VY 皮弁を作成する側胸部を除いた欠損部の周囲の皮下を剥離し，三角筋側と胸骨側から直接閉鎖を行い，乳輪と乳頭が変形・変位しない程度まで欠損創を閉鎖する。残った欠損が小さい場合は，皮下脂肪のみを栄養茎とした VY 皮弁で閉鎖するが，欠損が大きい場合は大胸筋の外側の一部を含めた筋皮弁として移動する（図 X・53）。

2）三角筋部の閉鎖

皮弁採取が上腕外側三角筋部に及んだ場合は，直接閉鎖できる大きさには約 5 cm ほどと限界がある。直接閉鎖が困難な場合は，植皮または撓側皮静脈を含んだ筋膜皮弁を用いる。本皮弁の挙上には，撓側皮静脈茎の周辺には十分な筋膜を含める（図 X・54）。

3．微小血管吻合

吻合血管が前肋間穿通枝の場合，動脈は細く静脈壁は薄いので，かなり熟練した吻合手技を必要とする。内胸動静脈の場合は吻合は容易である。なお，皮弁末梢に含めた静脈を付加する際の移植床静脈は，眉毛外側上方にある静脈や眼角静脈が有用である。

E 症　例

12 歳，女。4 歳の時に顔面に熱湯による深達性 II～III 度熱傷を受傷した。保存的治療と一部分層植皮が施行されたが，右頬部，上下口唇の瘢痕と拘縮が目立つ（図 X・55-a）。

Aesthetic unit にはこだわらず，目立つ瘢痕を切除，右鎖骨上下部，前胸部から遊離 DP 皮弁を計画した（図 X・55-b, c）。移植床血管は顔面動静脈である。年齢と性を考慮し，できるだけ乳房の変形を招かないように脂肪組織を下床の胸に残す意味もあり，術中 thinning を行った（図 X・55-d～f）。皮弁血管には内胸動静脈を付けて挙上した。皮弁採取部は分層植皮を行った。皮弁は完全に生着した。二次的 debulking は行っていないが，整容的にも満足すべき結果が得られている（図 X・55-g）。

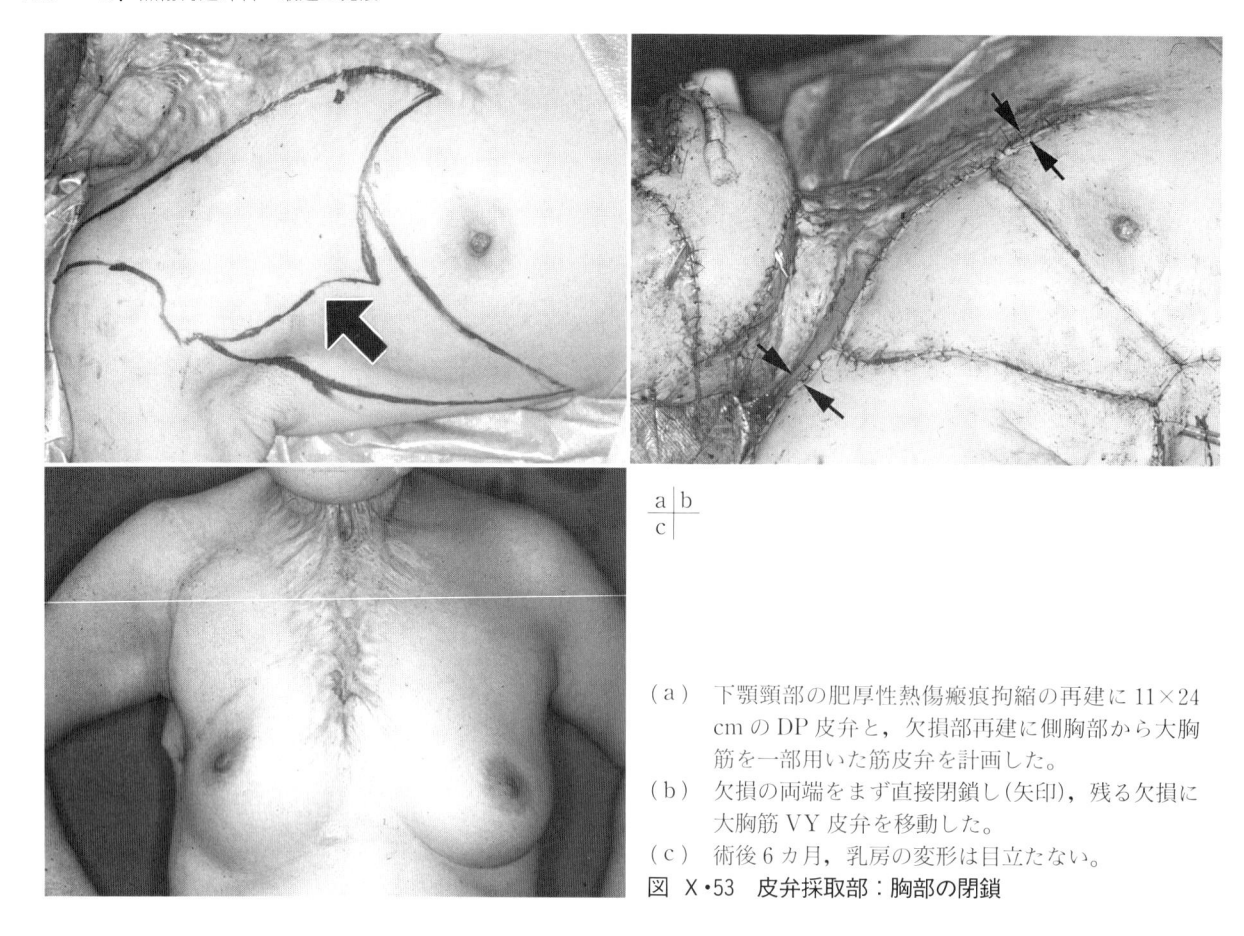

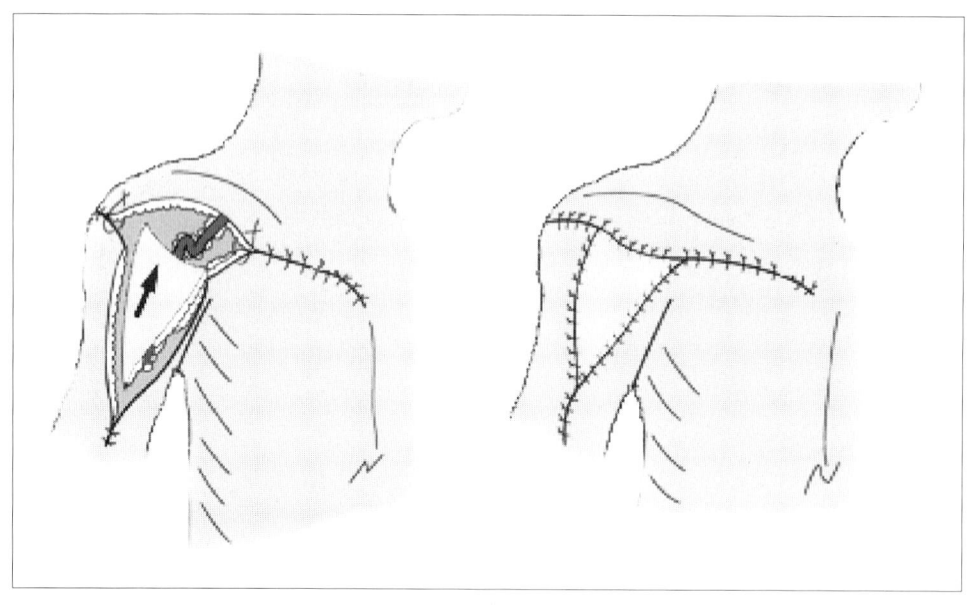

(a) 下顎頸部の肥厚性熱傷瘢痕拘縮の再建に 11×24 cm の DP 皮弁と，欠損部再建に側胸部から大胸筋を一部用いた筋皮弁を計画した。
(b) 欠損の両端をまず直接閉鎖し（矢印），残る欠損に大胸筋 VY 皮弁を移動した。
(c) 術後 6 カ月，乳房の変形は目立たない。

図 X・53 皮弁採取部：胸部の閉鎖

図 X・54 三角筋部の閉鎖
上腕外側三角筋部の直接閉鎖が困難な場合は，橈側皮静脈を含んだ筋膜皮弁を用いる。

F 考 察

短く小さい口径の血管柄の欠点を解決するために，内胸動静脈を前肋間穿通枝に付けて採取するとするアイディアは Harii[2]によるものであるが，実際のまとまった症例報告はない。

前肋間穿通枝動脈の外径の大きさは，筆者らの症例は平均 0.9 mm（0.6～1.2 mm），波利井らは 0.8～1.2 mm，Daniel は 0.7 mm（0.5～1.2 mm），その静脈の大きさは，筆者らは 2.3 mm（1.5～3.2 mm），波利井は 1.5～2.5 mm と述べている[2)3)]。Daniel，Harii はこれらの血管の大きさは血管吻合に十分な大きさであると述べている。筆者らの症例においては動脈血栓を来した症例

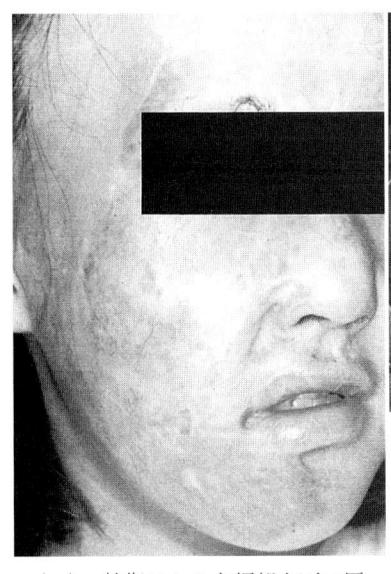

(a) 熱傷による右頬部上下口唇の瘢痕と拘縮による醜状。

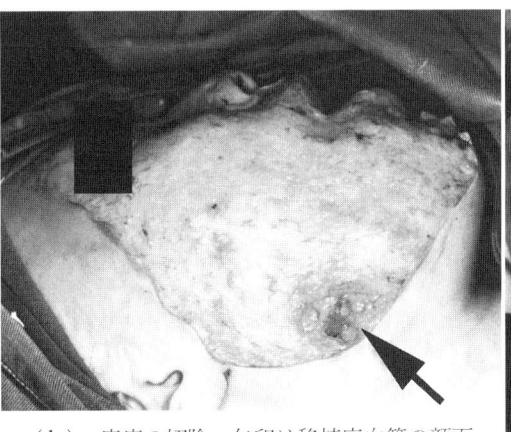

(b) 瘢痕の切除。矢印は移植床血管の顔面動静脈。

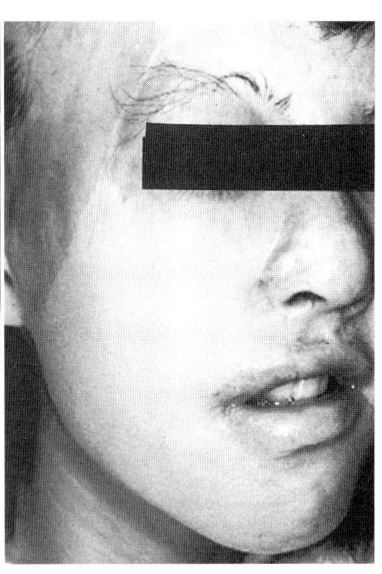

(g) 術後6年。Debulking 手術は行っていない。

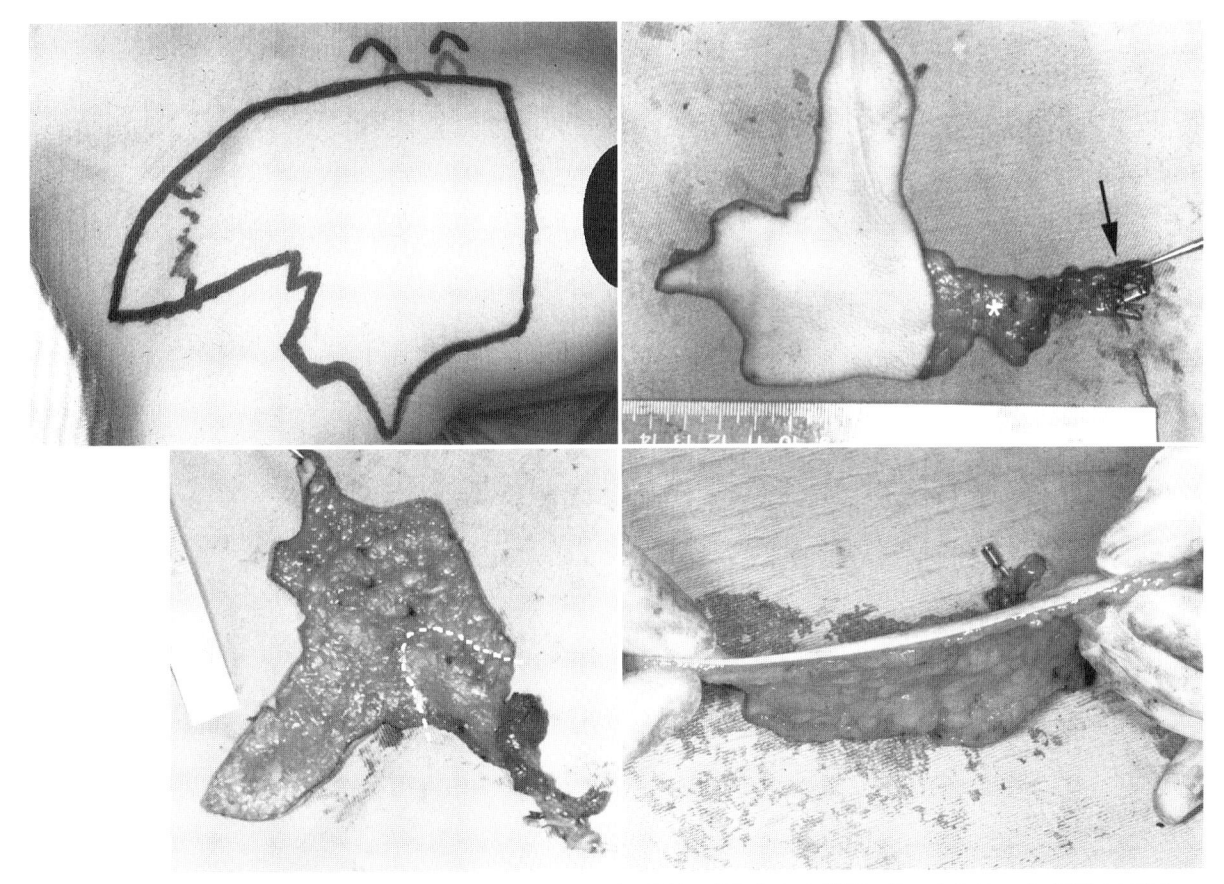

(c) 右鎖骨上下部胸部のデザイン。

(d) 採取した血管柄の長い皮弁(6 cm)。矢印：採取した内胸動静脈。

(e) 点線から末梢が thinninig されている。

(f) 横から見た thinninig した皮弁。

図 X・55　症例：12歳，女

は，0.8 mm 以下の穿通枝動脈であった[4]。一般的な力量の microsurgeon にとっては外径が 0.8 mm 以下の血管吻合は困難である。術者の技量にもよるが，術中に前肋間穿通枝が小さいと判断したら，内胸動静脈を皮弁動脈とすることが望ましい。一方，内胸動脈の外径は 1.8〜3.2 mm，静脈の外径は 2.1〜3.4 mm とされていて，血管吻合には十分な大きさである[6〜10]。

ただし，内胸静脈には数種の型がある[8]。第3肋骨，または第3肋間より末梢で内胸静脈が2本に分かれ動脈を間に挟んで走行する型（この型がもっとも多い）では静

脈外径が小さく，かつ前肋間動脈穿通枝の伴走静脈も2本あることが多いので，第3肋間の前肋間穿通枝—内胸動静脈血管系を皮弁血管に選んだ場合は血管の剥離，微少血管吻合に細心の注意が必要である．

肋間穿通枝は変異が少なく，基本的には胸骨外縁の1～2cm外側で内胸動静脈から分岐し，肋間から出てくるとされるが，われわれの症例では興味ある走行変異が見られた．1例は胸骨外縁直下に存在する内胸動静脈から前肋間穿通枝が分岐し胸骨外縁に密着して出ており，血管柄の採取には胸骨外縁を削る必要があった．もう1例は，第2肋間穿通枝が第3肋軟骨に接してその後ろに回り込んでその下縁で内胸動静脈から分岐していた．

その他にDP皮弁における血管変異として，丸山らは対側の前肋間動脈が正中を越えたDP皮弁の栄養血管になっていた症例を[11]，Marconiは第二肋間の前肋間動脈が第三肋間から出た症例を報告している[12]．DP皮弁の血管柄を剥離する際，これらの血管変異を念頭に置いておくことが皮弁栄養血管の損傷を予防する上で重要である．

DP皮弁は顔面の移植には適当な厚さの皮弁であると述べられているが[2)3)]，皮下脂肪の厚い患者ではbulkyであり，二次的に数回のdefattingを必要とする．術中thinninigしたDP皮弁を用いた症例では二次的thinninigを行うことは少ないが，行う場合でも皮弁基部のpedicleの周囲に残した小範囲の脂肪組織であり，局所麻酔下の簡単な手術で可能である[4]．

ThinningしないDP皮弁はdeltoid areaの外側（肩峰）まで生着するが，われわれが述べた方法でthinningすると末梢が静脈うっ血（venous drainage）となり壊死を来す．この壊死域はleechの使用により減少可能であった．その生着域は撓側皮静脈の外側2～3cmが限界であるので，thinningを計画する場合はこれを越えてデザインしない方がよい．DP皮弁は術後7日ほどは静脈灌流が不良とされていて[2)]，Pooleはこれに対する対策としてDP皮弁から鎖骨を越えて外頸静脈に注ぐ皮静脈を静脈付加する方法を報告している[6)]．この方法は術中thinninigしたDP皮弁の三角筋外側のうっ血を予防するのに有効な方法である．われわれもこの方法を用いて好結果を得た症例を経験している．

皮弁採取部の閉鎖方法は直接閉鎖あるいは植皮が行われているが，欠損が大きいと瘢痕醜状，乳頭・乳輪の変形を来す．直接閉鎖とVY伸展皮弁の併用は有用である．

内胸動静脈を採取することによる問題点として，本動脈が冠動脈バイパス手術に利用されることから，その点に関して十分に患者に納得してもらう必要がある．冠動脈バイパス手術には多くは左内胸動脈が使用されので，本手術においては右側の内胸動脈を使用するよう配慮する．

（佐々木健司，野﨑幹弘，竹内正樹）

文献

1) Bakamjian VY : A two stage method for pharyngoesophageal reconstruction with a primary pectoral skin flap. Plast Reconstr Surg, 36 : 173-84, 1965
2) Harii K, Ohmori K, Ohmori S : Free deltopectoral skin flaps. Br J Plast Surg, 27 : 231-9, 1974
3) Taylor GI, Daniel RK : The anatomy of several free flap donor site. Plast Reconstr Surg, 56 (3) : 243-53, 1975
4) Sasaki K, Nozaki M, Honda T, et al : The deltopectoral skin flap as a free flap revisited : Further refinement in flap designing and fabrication, and in clinical usage. Plast Reconstr Surg, 107 (5) : 1134-1141, 2001
5) Daniel RK, Cuningham DM, Taylor GI : The deltopectoral flap : an anatomical and hemodynamic approach. Plast Reconstr Surg, 55 (3) : 275-82, 1975
6) Poole MD, Cochrane TD, Bowen JE : Aggressive non-irradiated basal cell carcinoma of forehead treated by free flap transfer. Br J Plast Surg, 28 : 142-145, 1975
7) Ninkovic' M, Anderl H, Hefel L, et al : Internal mammary vessels : a reliable recipient system for free flaps in breast reconstruction. Br J Plast Surg, 48 : 533-539, 1995
8) Arnez' ZM, Valdatta L, Tyler MP, et al : Anatomy of internal mammary veins and thier use in free TRAM flap breast reconstruction. Br J Plast Surg, 48 : 540-545, 1995
9) Feng LJ : Recipient vessels in free-flap breast reconstruction : a study of the internal mammary and thoracodorsal vesses. Plast Reconstr Surg, 99 : 405-416, 1997
10) Dupin CL, Allen RJ, Glass CA, et al : The internal mammary artery and vein as a recipient site for free flap breast reconstruction : a report of 110 consecutive cases. Plast Reconstr Surg, 98 : 685-689, 1996
11) Maruyama Y, Harashina T : A free deltopectoral flap with unusual vasculature. Br J Plast Surg, 31 : 290-292, 1978
12) Marconi F, Poppi V, Farese P : An unusual vascular pedicle in a deltopectoral free flap. Ann Plast Surg, 4 : 164-145, 1980

X 熱傷再建外科・最近の発展

3 熱傷再建手術における thin flap の開発と適用
2) Thin groin flap による頸部，腋窩の再建

SUMMARY

遊離皮弁による頸部あるいは腋窩熱傷瘢痕の再建は，遊離植皮術と異なり術後の再拘縮予防のために長期間にわたって装具を着用する必要がないという利点を有するが，皮下脂肪を含めて挙上するために整容的効果を得るためには数回の脂肪切除が必要になるといった欠点があった。

1980年 Thomas が報告した thin flap は，真皮下血管網植皮と同程度にまで皮弁を薄くすることにより，この皮弁による再建部の厚みを解決したものである。Thin flap についてはその後，種々の有茎あるいは遊離の thin flap が考案され，整容的にも満足する結果が得られたことが報告されている。

Thin groin flap は，その axial vessel である浅腸骨回旋動静脈周囲のわずかな脂肪組織を除いた周辺部を，真皮下血管網を温存する程度まで薄くした皮弁であるが，広範囲の皮弁を採取した場合でも皮弁採取部の犠牲が少ないことから整容的改善をも目的とした頸部，腋窩部熱傷瘢痕拘縮の再建に有用である。

はじめに

頸部および腋窩は多方向への運動が可能な部位であり，手とともに瘢痕拘縮の再建がもっとも困難な部位といわれる[1]。その再建には拘縮の程度により遊離植皮術あるいは種々の皮弁が利用されているが，遊離植皮による再建は，多くの場合再拘縮予防のために長期間の装具の着用が必要となり，遊離皮弁による再建では装具による制限から開放されるものの，整容的効果を得るために数回の脂肪切除を必要とすることが問題であった[2]。

この遊離皮弁の問題を解決するために，皮弁挙上時に真皮下血管網を傷害しない程度まで脂肪切除を行うことによって二次的な脂肪切除を必要としない種々の thin flap が開発されてきた[3]〜[5]。本稿では，頸部，腋窩の瘢痕拘縮の再建に thin groin flap を好んで利用してきた経験から，その手術手技を詳述し，thinning 操作を行う際の手技上の問題点などについて考察する。

A 概念

皮弁内側部が厚くなるという鼠径皮弁の問題を解決しようとする試みは，1979年 Acland により free iliac flap として初めて報告された[6]。彼らは鼠径皮弁の内側端を大腿動脈より 6cm 外側にデザインし，大腿三角部の SCIA 浅枝および深枝を血管茎のみとすることで薄く茎の長い皮弁を作成した。しかし，その皮弁壊死は18例中5例と高率であり，これは SCIA を血管茎とする際の剥離の難しさを示したものであろう。一方，皮弁の thinning については Thomas(1980) の報告以来[7]，皮下血管網を温存する程度まで薄くした種々の皮弁が，有茎あるいは遊離皮弁として報告されている[3][4]。

Thin groin flap は上前腸骨棘より外側部分を含めた皮弁辺縁部では，これらの thin flap と同様に皮下にわずかの脂肪組織を残す程度まで脂肪を切除し，axial vessel 周辺はその皮枝を傷害しないように，これより浅層の脂肪組織を温存した皮弁である[8]。したがって，thin groin flap は内側部を血管茎のみとする iliac flap のように再建領域から離れて recipient vessel を求めることはできないが，iliac flap と比べて皮弁への血行は安定した状態で，血管茎の自由度を拡大することが可能である。また，筋間中隔穿通枝を茎として報告されているほかの thin flap と比較した場合には，血管茎の自由度は少ないものの，axial pattern flap としてその栄養血管が皮弁長軸方向に走行していることから，長軸方向に大きな皮弁を作成した場合でも血行的にはより安定していると考えられる。

B 手技

術前にドップラー血流計を用いて axial artery の走行を確認する。多くの場合，大腿動脈の外側から上前腸

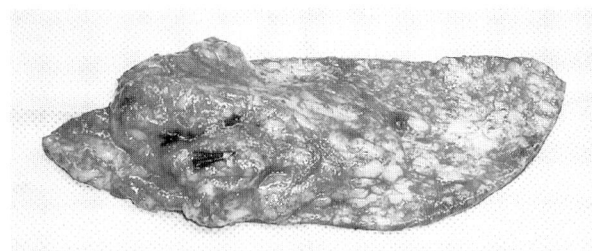

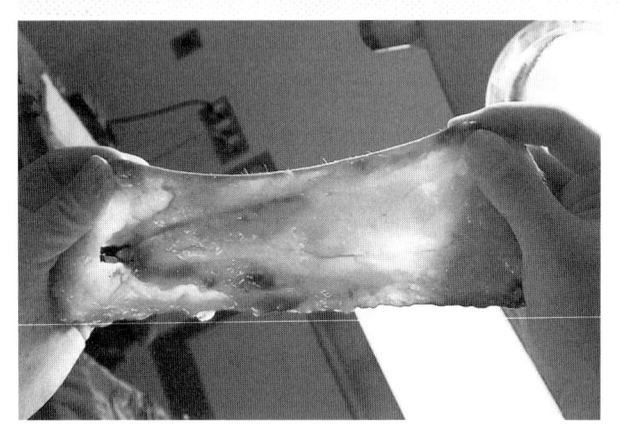

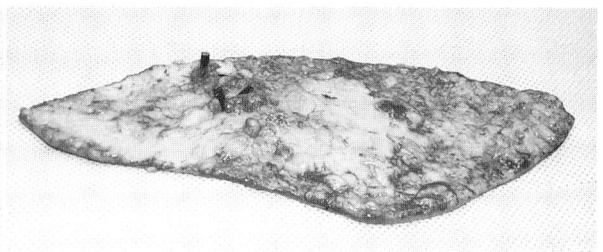

(a) 周辺部を defatting して切離した皮弁。
(b) 顕微鏡下に血管茎周囲の defatting を行い，鼠径リンパ節を切除した状態。
(c) 皮弁を照明にかざして見ると，その血管走行を確認することが容易である。中央部上方に末梢部に向かって走行する皮静脈が確認される。また，末梢側に走る皮弁栄養動脈周囲の脂肪組織が温存され，その他の部分が thinning されているのが分かる。

図 X・56　Thin groin flap

骨棘付近まで，ほぼ鼠径靱帯に沿って SCIA 浅枝の走行が確認される。深腸骨回旋動脈はこれより頭側に聴取されることから区別される。皮弁のデザインは大腿動脈上で鼠径靱帯の2横指尾側と上前腸骨棘を結んだ線を皮弁の長軸とし，大腿動脈より 5 cm 程度内側を頂点としている。

皮弁の挙上は外側および頭側から開始する。外側から深筋膜上を剥離していくと縫工筋筋膜の外側縁から SCIA 深枝が外尾側に走行するのが確認される。この深枝は大腿外側皮神経と交差していることが多いが，皮弁への皮枝は交叉前に分岐しているので，深枝を縫工筋外側縁で切離して，大腿外側皮神経および深枝よりの皮枝を温存することが可能である。

Thin groin flap とする場合，皮弁頭側からの剥離により SCIA 浅枝が鼠径靱帯に沿って筋膜上に確認された場合は，必ずしもこの深枝よりの皮枝を皮弁に含めない場合もあるが，挙上の段階では縫工筋筋膜とともに深枝を含めて挙上するようにしている。大腿三角部に達すると陰部大腿神経大腿枝が下行するのが認められるが，ほとんどの症例でこの神経は血管茎の浅層を走行しているために切離することになる。浅腸骨回旋静脈は，皮弁の内尾側切開より浅筋膜を切離して伏在静脈を露出し，これを大腿静脈の分岐部まで剥離することで容易に同定できる。

大腿動脈あるいは大腿深動脈より分岐する皮弁への栄養動脈と，伴走静脈および浅腸骨回旋静脈をすべて温存して皮弁を挙上した後 thinning を行うが，この段階では上前腸骨棘より外側と皮弁の周辺領域の脂肪をできる限り切除するに留める（図 X・56-a）。皮弁切離後に顕微鏡下に縫工筋筋膜より内側部の脂肪切除を行う。まず血管茎周囲の剥離から始め，鼠径リンパ節と血管茎周辺の脂肪組織をできる限り切除することで thin flap とする（図 X・56-b）。

C 術後管理

Thin groin flap は術終了時には capillary refill が明らかであるが，その後，血行動態が落ち着いてくると皮弁が蒼白となり capillary refill も判定しにくいことから，pin prick test による血行チェックを行っている。術後1週間程度は4時間ごとの血行チェックを行うようにしている。

D 症　例

【症例1】 50歳，男，頸部熱傷瘢痕拘縮

エンジンの修理中ガソリンに引火して 45%TBSA の熱傷を受傷し，頸部を含め数回の遊離植皮術を受け治癒した。頸部熱傷瘢痕拘縮を主訴として受診し，瘢痕切除と thin groin flap による再建を行った（図 X・57-a）。

広頸筋を含めて頸部熱傷瘢痕を切除後，左鼠径部より 12×30 cm の皮弁を採取した。血管茎を付けた状態で皮下脂肪をわずかに温存するレベルまで皮弁周辺部の thinning を行った。血管茎を切離した後に，顕微鏡下にさらに血管茎周囲の脂肪除去と鼠径リンパ節の切除を行うことで皮弁近位部の thinning を追加した（図 X・57-b）。皮

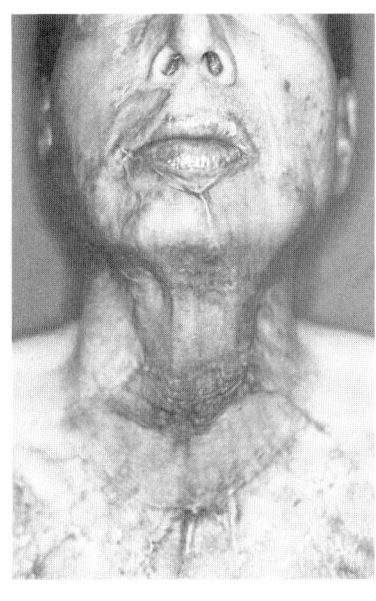

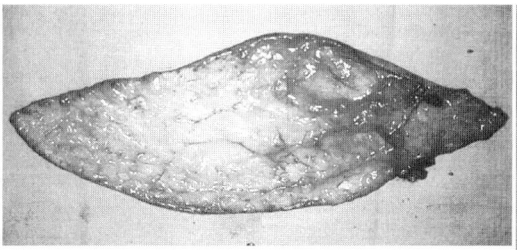

◀（a） 前医において遊離植皮術を受けているが，再拘縮を認める。
▲（b） 血管茎周囲の脂肪組織と皮下血管網を温存する程度に thinning した皮弁。
▶（c） 術後 10 カ月の状態。

図 X・57　症例1：50歳，男，頸部熱傷瘢痕拘縮

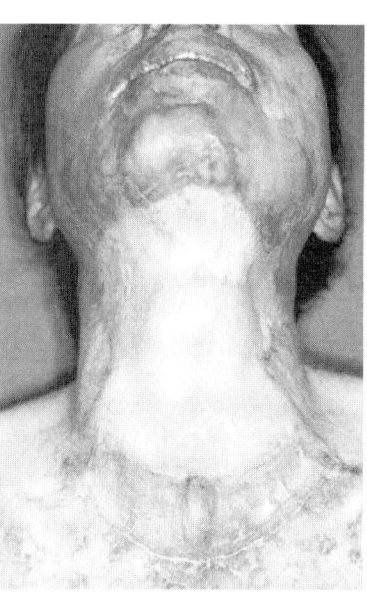

弁栄養動脈は大腿動脈より分岐した後，鼠径靱帯下層に向かう枝を分枝後皮弁内に向かっており，大腿動脈よりの起始部で切離した。また，静脈は伴走静脈と浅腸骨回旋静脈を使用し，これらを上甲状腺動静脈および外頸静脈と端端吻合した。術後の経過は二次的脂肪切除の必要もなく良好な形態が保たれている（図 X・57-c）。

【症例2】47歳，男，腋窩部熱傷瘢痕拘縮

灯油により火炎熱傷を受傷（35% TBSA）し，数回のデブリードマン，植皮術により創閉鎖した。右腋窩部の熱傷瘢痕拘縮による肩関節の可動域制限を来したため，受傷後4カ月に瘢痕切除と thin groin flap による再建を行った（図 X・58-a）。

腋窩部の瘢痕組織を切除後，左鼠径部より 10×20 cm の皮弁を採取した。皮弁挙上後に栄養血管周囲を除き thinning を行い，皮弁内側部が腋窩部となるように皮弁を移植した（図 X・58-b）。栄養血管は大腿動脈より直接分岐する SCIA および浅腹壁動脈（SEA）と浅腸骨回旋静脈を使用し，胸背動静脈とおのおの端端吻合した。術後の経過は良好で，肩関節内転時に皮弁がかさばることはない（図 X・58-c, d）。

E 考　察

1．適応

現在までに経験した thin groin flap 46 例のうち頸部あるいは腋窩部の再建に適用したものは，それぞれ 16 例と 4 例であった。その他の適応部位としては足背，下腿，膝周囲など下肢の再建に利用したものが 20 例，上腕，肘などの上肢の再建が 3 例であり，四肢の再建が大部分を占めた。このように thin groin flap は薄い皮弁による再建が望ましい頸部，腋窩部はもちろん，再建領域内に recipient vessel が求められるような四肢・関節部の再建にも有用であった[9]。

2．合併症

術後血栓形成による皮弁壊死は，初期の2例に認められた。これらは広範囲熱傷後の頸部瘢痕拘縮の再建例で，両者とも鼠径リンパ節周囲の剥離に難渋し，また，血栓形成のために術中再吻合を行ったものである。術後血栓形成の原因として血管茎周囲の剥離による血管茎の損傷，recipient vessel の preparation の問題などが考えられるが，当時は皮弁の色調による血行チェックのみで，pin prick test による血行チェックを行っていなかったことも血栓の発見を遅らせた一因であろう。

植皮術の追加を必要とするような皮弁の部分壊死は 8 例に認められた。その範囲は 1 例（17×37 cm）を除き皮弁生着例と重なっていたが，部位別に見た場合には頸部，腋窩再建 20 例中 1 例であったのに対し，下肢再建では 20 例中 6 例と高率であった（図 X・59）。下肢においては，経験的に頸部，腋窩再建例に比べて皮弁の浮腫が強く発現し，皮弁還流条件が悪いことが示唆されるが，thinning 操作により鼠径リンパ節とともに皮下組織の大部分を取り除いた thin groin flap ではその影響を受けやすいことが一因であろう。

皮弁採取部の合併症としては創離開，リンパ貯留，血腫，知覚脱失などが報告されている。われわれの経験では術後早期の合併症である皮下血腫による創離開と，リンパ漏がそれぞれ2例に認められた。また，大腿部の知覚障害については，術後8カ月以上経過した 38 例に行っ

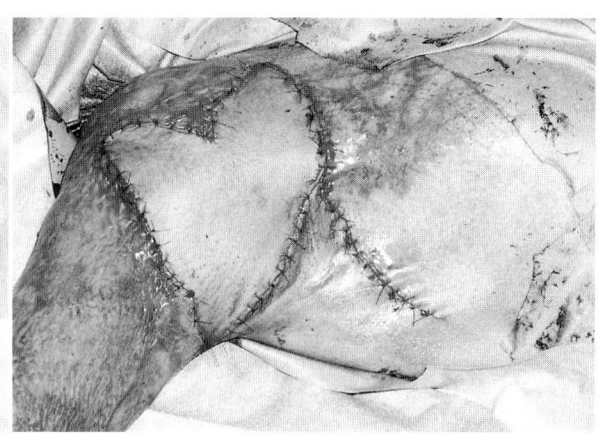

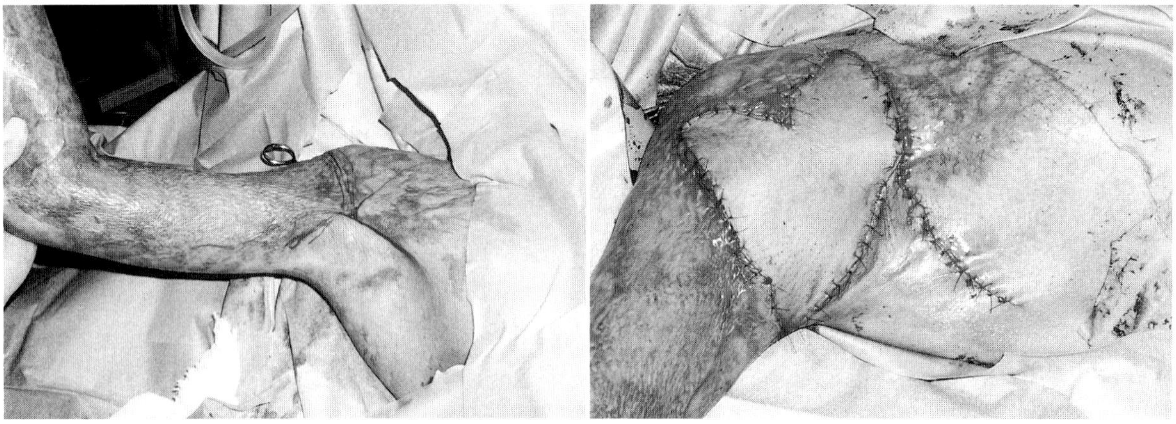

(a) 術前の状態。
(b) 真皮が薄い皮弁内側部が腋窩部となるように皮弁を持ち込み，胸背動静脈と吻合した。
(c) 術後6カ月の上肢挙上時。腋窩の拘縮は十分解除されている。陰毛が伸びているが，腋窩領域であるため違和感はない。 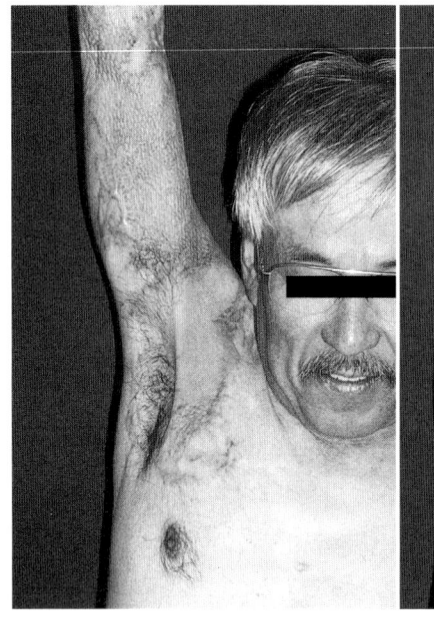 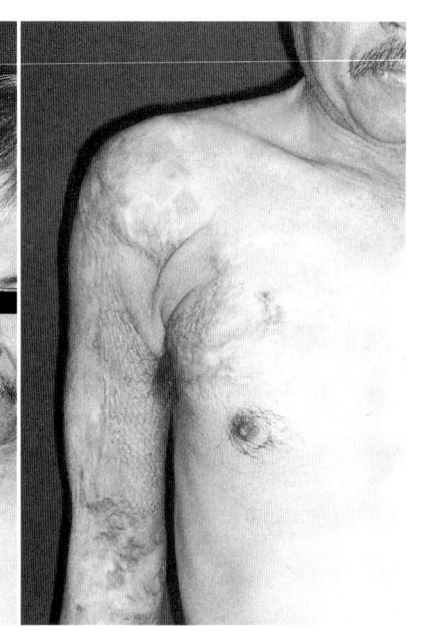
(d) 上肢内転時，thin groin flap がかさばることはない。

図 X・58　症例2：47歳，男，腋窩部熱傷瘢痕拘縮

たアンケート調査で，回答を得られた症例の半数程度に何らかの知覚異常が認められた。これは，鼠径皮弁挙上の際に確認される外側大腿皮神経と陰部大腿神経大腿枝のうち，前者は温存可能なのに対して，後者は大部分の症例で皮弁栄養血管茎より浅層を走行しているため，皮弁挙上に際して切断せざるを得ないためである。

3．手技上の問題点

a．皮弁の栄養血管

鼠径皮弁の栄養血管である SCIA，SEA の起始には種々のバリエーションがあることはよく知られている[10]。われわれの経験した鼠径皮弁108例の栄養血管の検索では，うち102例が大腿動脈あるいは大腿深動脈から1本の動脈茎が分岐するタイプと，これに SEA が大腿動脈より分岐するタイプを加えた8型に分類された（図 X・60）。このうち60％余りを占める SCIA と SEA が共通幹をなすタイプでは吻合動脈に迷うことはないが，2本の血管茎をもつ場合で，そのどちらかを吻合血管として選択しなければならない場合には，それぞれの血管茎をクリップして皮弁末梢より良好な出血が得られる方を吻合血管とするようにしている。

皮弁の栄養血管が細い場合，あるいは吻合血管との口径差が大きい場合には，大腿動脈の harvesting[11]，血管のY型分岐部を開いて茎を拡大する方法[12]，vein graft を介在させる方法[13]などが報告されている。頸部，あるいは腋窩部の再建では，ほとんどの場合，上甲状腺動脈あ

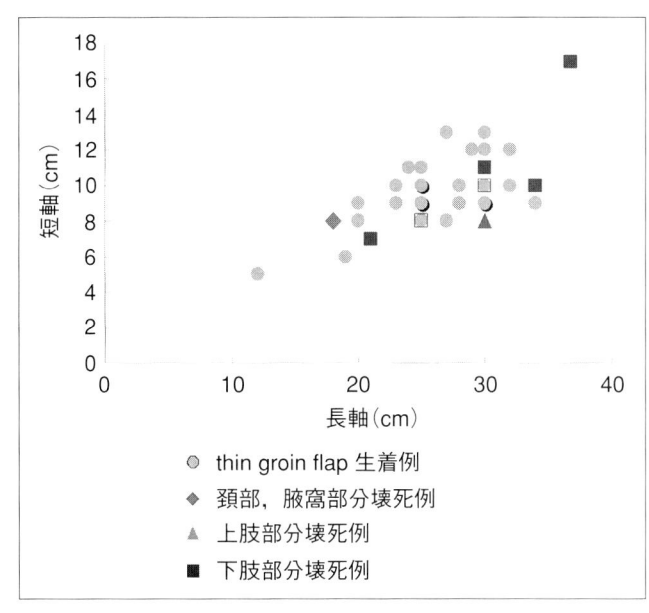

図 X・59　皮弁の部分壊死データ

るいは胸背動脈を末梢部まで剝離することで口径差なく吻合することが可能であったが，吻合血管径が1mmに満たないような症例では，大腿動脈のharvestingが有用であった．

b．Thinning 操作

皮弁辺縁部のthinningは肉眼あるいはルーペを用いて行うが，血管茎周囲の脂肪を切除する際には，栄養血管を傷害しないように顕微鏡下に行う．

血管茎を切り離す前に剪刀を用いて皮弁周辺部の脂肪切除を行うが，切除のレベルはわずかの脂肪組織を温存する程度とし，この段階での切除範囲は，上前腸骨棘部付近で皮弁長軸方向に走行する皮静脈が確認されるまでにしている．皮弁近位部の脂肪切除はthin groin flapを作成する上でもっとも重要な操作であり，手間がかかるが皮弁を切離後に顕微鏡下に行っている．

まず血管茎周囲の脂肪切除を近位部から進め，SCIA浅枝と深枝の分岐を認めるあたりまでは血管茎のみとすることが可能である．これより末梢は皮枝を温存するために鼠径リンパ節を注意深く切除するに留め，SCIA浅枝あるいはSEAより浅層の剝離は行わないようにしている．これらの操作の際には，無影灯に皮弁をかざすことで皮弁栄養血管の走行を確認することが有用である（図X・56-c）．SCIA深枝については縫工筋下面を走行する部分は血管茎のみとし，縫工筋筋膜は切除している．

鼠径リンパ節周囲の癒着などにより栄養血管の剝離が難しい場合には，無理な剝離は行わず，recipientの血管周囲の脂肪を切除することにより皮弁内側の厚みを代償できないかを検討することも必要であろう．このthinning操作には助手がドナーを閉鎖する程度の時間をあ

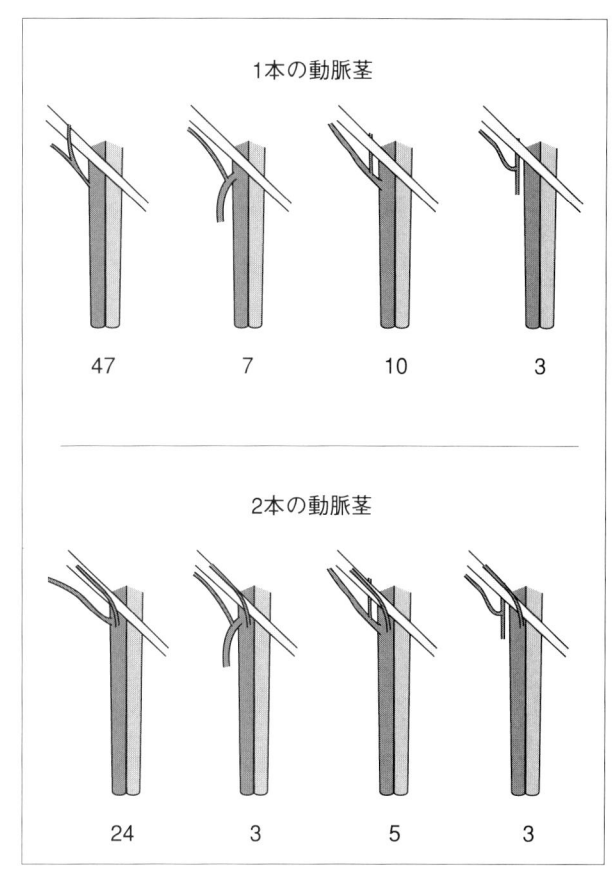

図 X・60　SCIAおよびSEAの分岐

てている．

まとめ

遊離鼠径皮弁は早期に臨床応用された皮弁の一つであるが，血管茎が細く短いなどの理由により，その適応が限られたものとなってきた．Thin groin flapでは，さらに血管茎周囲の剝離に細心の注意を必要とすることから，作成が容易な皮弁ではない．しかし，種々の穿通枝皮弁が開発され，皮弁採取部の犠牲が見直されるようになった現在でも，鼠径皮弁はドナーの犠牲がもっとも少ない皮弁の一つであり，広範囲の薄い皮弁を採取可能な本皮弁は，頸部あるいは腋窩の熱傷瘢痕拘縮の再建など，機能的改善とともに整容的効果を得ようとする場合には有用な選択枝となりうる．

（村上隆一）

文　献

1) 難波雄哉：瘢痕拘縮治療手技の変遷（後編-1）．形成外科，43 (10)：957-963，2000
2) Ohkubo E, Kobayashi S, Sekiguchi J, et al : Restoration of the anterior neck surface in the burned patient by free groin flap. Plast Reconstr Surg, 87 (2) : 276-284, 1991
3) Koshima I, Moriguchi T, Soeda S, et al : Free thin

paraumbilical perforator-based flaps. Ann Plast Surg, 29：12-17, 1992
4) Hyakusoku H, Gao JH：The "super-thin" flap. Br J Plast Surg, 47：457-464, 1994
5) Kimura N, Satoh K：Consideration of a thin flap as an entity and clinical applications of the thin anterolateral thigh flap. Plast Reconstr Surg, 97：985-992, 1996
6) Acland RD：The free iliac flap：a lateral modification of the free groin flap. Plast Reconstr Surg, 64：30-36, 1979
7) Thomas CV：Thin flaps. Plast Reconstr Surg, 65：747-752, 1980
8) Murakami R, Fujii T, Itoh T et al：Versatility of the thin groin flap. Microsurgery, 17：41-47, 1996
9) 田中克己, 藤井 徹, 村上隆一：Emergency Free Flap の経験. 日本マイクロサージャリー学会会誌, 14 (3)：190-199, 2001
10) Harii K, Omori K, Torii S, et al：Free groin skin flaps. Br J Plast Surg, 28 (4)：225-237, 1975
11) 佐々木健司, 野崎幹弘：見直される free groin flap. 皮弁移植法：最近の進歩, 鳥居修平編著, pp 112-118, 克誠堂出版, 東京, 1993
12) Chuang DC, Jeng SF, Chen HT, et al：Experience of 73 free groin flaps. Br J Plast Surg, 45 (2)：81-85, 1992
13) Cooper TM, Lewis N, Baldwin MA：Free groin flap revisited. Plast Reconstr Surg, 103 (3)：918-924, 1999

X 熱傷再建外科・最近の発展

3 熱傷再建手術における thin flap の開発と適用

3) 真皮下血管網皮弁（super-thin flap）による熱傷瘢痕拘縮再建

SUMMARY

熱傷瘢痕・瘢痕拘縮再建においては，顔面，頸部や四肢などの輪郭形成が必要な部位の被覆に有用な，大きく薄い皮弁の開発が従来から待望されていた。ところが，1980年代から1990年代にかけて中国から発せられた超薄皮弁の概念は，はからずもこれをただちに実現するものとなった。

1994年に筆者らが報告した，この皮弁の欠点である末梢部血行の不安定を補う目的で血管束付加を行う方法，すなわち「微小血管付加真皮下血管網（超薄）皮弁」の概念は，この目的を飛躍的に発展させる役目を果たした。そして今日その流れは，穿通枝皮弁の発展と時期を同一にして穿通枝付加を追加することで，皮弁を種々の部位に作成でき，さらに大きく薄い皮弁の開発へと展開しつつある。

その適応は，顔面，頸部，腋窩部，四肢，手背などであり，有茎で移植することも遊離で移植することも可能である。また，付加血管を多数にすればより大きな薄い皮弁の作成が可能である。そのためには体表の穿通枝を有効に利用することが必須である。本稿では，この皮弁の概要と現況，適応，血管束付加の適否，そして今後の新しい展開について症例を提示しつつ記述した。

はじめに

広範囲熱傷の再建手術において，顔面，頸部，四肢などの輪郭再建が重要な露出部の熱傷後瘢痕および瘢痕拘縮再建において，薄くて大きな皮弁の開発こそが以前より強く望まれていた。その理由は，遊離植皮では得られない柔軟かつ色素沈着の少ない皮弁構造の移植が必要であったからである。

われわれは1990頃より，薄くて大きなサイズの皮弁をいかに作成して移植するかというテーマに取り組み，実用に供せるだけの理論および症例の集積を見たので供覧する。

A 概　念

皮弁の末梢部を thinning して遊離全層植皮に準じた厚さとする方法は，1966年 Colson らによる graft flap を遠隔皮弁として用いた報告以来，中国も含めていくつかある[1〜4]。

本邦では1992年高らによって最初の報告がなされた[5]。これは穿通枝を含む皮膚狭茎に，fan-shape（団扇型）の塚田式植皮と同等の厚さの皮片を付着させた皮弁であると明確に記載された最初の論文である。その後1993年 Gao らによる intercostal cutaneous perforator (ICP) super-thin flap による手の再建結果が報告され[6]，1994年われわれはこのような皮弁の生着機序についての臨床結果から得られた仮説を示した[7]。

すなわち，thinning された皮弁の末梢部を拡大した場合，茎血管からの血流と移植床からの血行再開の双方のバランスによって生着する領域があるはずであり，その領域を"borderline area"と命名し，薄い皮弁はその面積がより大きいので真皮下血管網皮弁の生着域が予想を超えて拡大する場合があることを示唆した[8〜10]。なお，1999年および2000年，高らはブタによる狭茎真皮下血管網皮弁の実験結果を報告し，狭茎の幅：皮弁部の幅：皮弁部の長さを1：2：4の比率でデザインした時に生着の限界があったという結果を報告した（図X・61）[11][12]。

一方，1989年 Koshima らは深下腹壁血管の筋皮穿通枝を茎とする薄い遊離皮弁を報告した[13]。その後，薄層化された種々の遊離皮弁の報告を見るが，その多くはthinning の程度が真皮下血管網皮弁と比較すればやや厚いように見て取れる[14〜18]。

しかるに，もっとも大きくthinning された面積を有する皮弁としては，1994年われわれが supercharged super-thin flap（微小血管束付加真皮下血管網皮弁，microvascular augmented subdermal vascular network flap, ma-SVN flap）と称して報告した皮弁があ

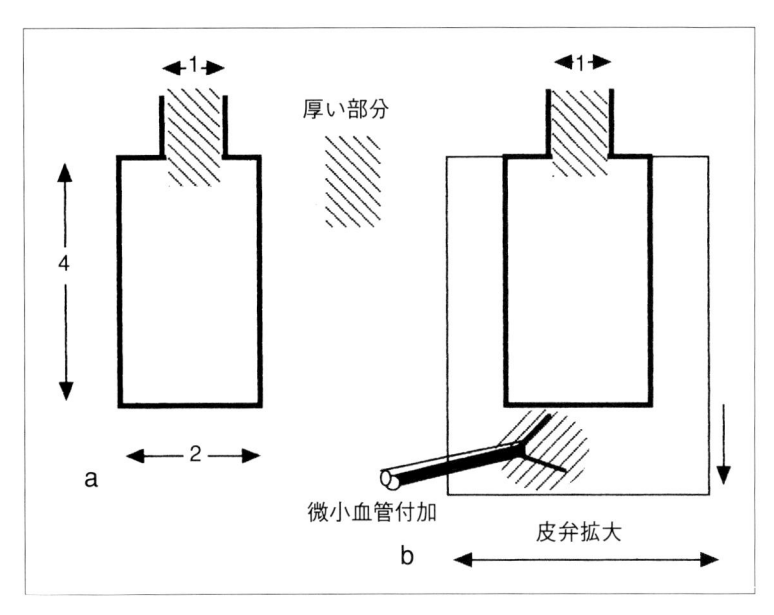

(a) 狭茎真皮下血管網皮弁の生着限界は，茎幅：皮弁幅：皮弁長が1:2:4の時であることを示す（高ら[15]）。
(b) この比率を拡大する時は，微小血管付加を要することを示す。

図 X・61 単茎真皮下血管網皮弁の生着限界

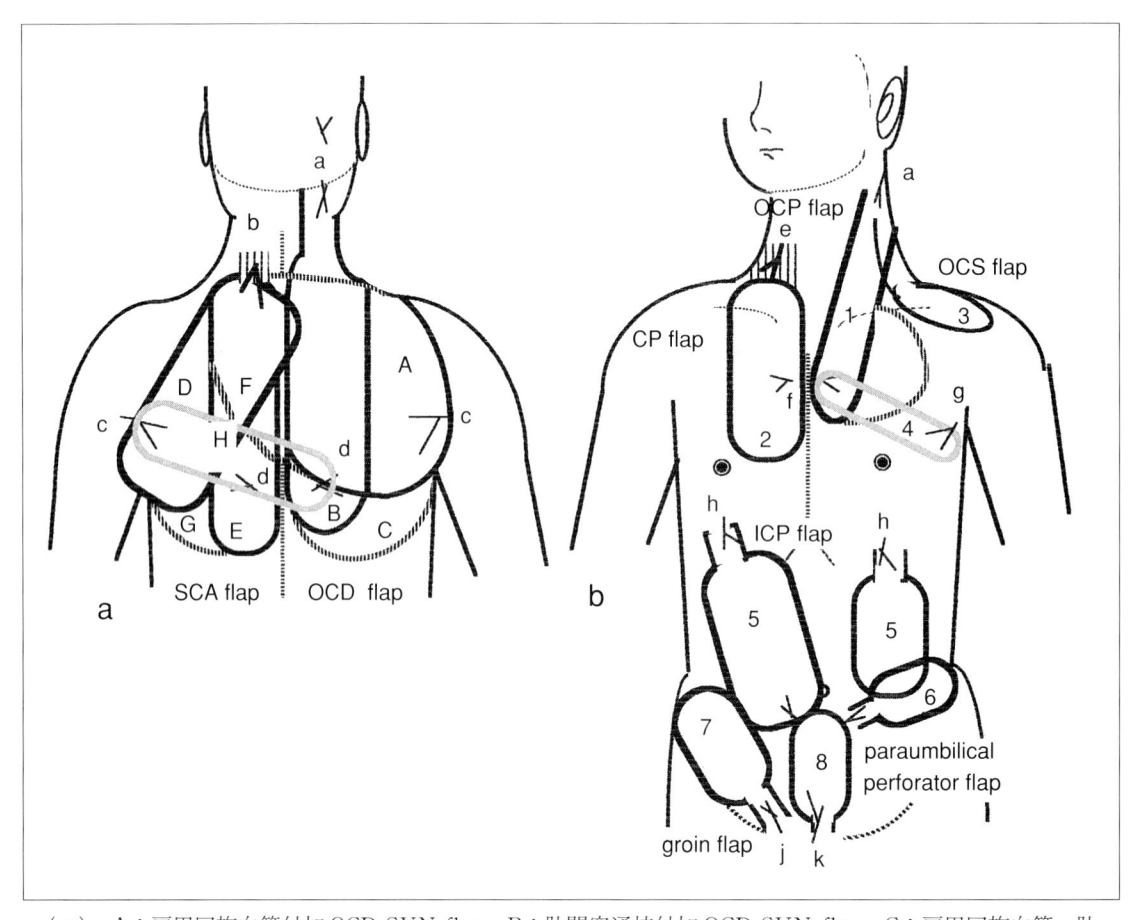

(a) A：肩甲回旋血管付加OCD SVN flap，B：肋間穿通枝付加OCD SVN flap，C：肩甲回旋血管・肋間穿通枝付加拡大OCD SVN flap，D：肩甲回旋血管付加SCA SVN flap，E：肋間穿通枝付加SCA SVN flap，F：対側肩甲回旋血管付加拡大SCA SVN flap，G：肩甲回旋血管・肋間穿通枝付加拡大SCA SVN flap，H：肋間穿通枝付加遊離 sucapular SVN flap (bipedicled free)，a：後頭動脈とその下行穿通枝，b：浅頸動脈筋皮穿通枝，c：肩甲回旋血管，d：肋間穿通枝（第6～7, 9）

(b) 1：第2(3)肋間穿通枝付加OCP SVN flap，2：第2(3)肋間穿通枝付加CP SVN flap，3：OCS SVN flap，4：外側胸血管付加遊離 pectoral SVN flap (bipedicled free)，5：ICP SVN flap（患者左側）傍臍穿通枝付加ICP SVN flap（患者右側），6：paraumbilical SVN flap，7：groin SVN flap，8：SEPA SVN flap，e：perforators of transverse colli vessels，f：2nd (3rd) intercostal perforators of internal thoracic vessels，g：lateral thoracic vessels，h：intercostal perforators，i：paraumbilical perforators of DIEV，j：circumflex iliac vessels，k：superficialexternal pudendal artery (SEPA) and vein

図 X・62 真皮下血管網皮弁のデザインとそれらの付加血管

る[10]。これは狭茎の真皮下血管網皮弁の末梢部に微小血管吻合可能な動静脈を付着させて挙上し，これを移植部位のrecipient vesselsに吻合することで双茎皮弁様の血行動態とし，より大きくかつthinningした皮弁を生着せしめる方法である。これは狭茎真皮下血管網皮弁と遊離真皮下血管網皮弁の連合であり，いわば"Siamese flap (combined flap)のthinning version"といえる[19]。

この皮弁は体表に存在する血管吻合可能なあらゆる動静脈血管束を利用して作成できるので，1996年および2002年にわれわれが示したようにとくに背部や胸部に種々の筋皮穿通枝を付加血管として用いることで，皮膚欠損に合わせて作成できる，きわめて有用な皮弁概念となった（図X・62）[20)21]。

なお，このタイプの皮弁の名称についてはいまだ議論が必要であり，薄層皮弁 (thin flap)，薄層化皮弁 (thinning flap)，超薄皮弁 (super-thin flap, ultra-thin flap)，真皮下血管網皮弁 [subdermal vascular network (SVN) flap] などが用いられている。われわれは皮弁の大部分を真皮下血管網が露出するくらいまで薄層化したものを超薄皮弁 (super-thin flap) と称し，その解剖学的名称として真皮下血管網皮弁 (SVN flap) を使用するが，国際的に統一した名称が登場すればそれに倣うつもりである。

B 解　剖

1．真皮下血管網皮弁の血流

その大部分を真皮下血管網が露出するまで薄層化した皮弁の，生着を保証する何らかの血管を含む茎が一つ以上付加したものを真皮下血管網皮弁とする。したがって，茎は皮膚茎，皮下組織茎，筋茎，血管茎のいずれでもよい。われわれの皮弁は顔面，頸部，そして手に移植するため，皮膚狭茎を項部や胸部に置くものが多い。付加血管は肩甲回旋血管，肋間穿通枝が多く利用される。

なお，皮弁の大部分は超薄化するので，茎がaxalityを有していても，皮弁の大部分は従来の概念でいうrandom sectionと考える。したがって，皮弁末梢部の生着は必ずしも茎血管のaxialityに支配されない。その法則は皮膚狭茎の場合，高による1：2：4理論に基づくが[5)11]，血管付加による生着面積拡大は予測を超えた結果であり，現在のところ生着限界を示した症例がないため不明といわざるを得ない。

2．Thinningの程度と範囲

微小血管束付加真皮下血管網皮弁では，血管束付着部位の3 cm平方位と狭茎部を除いた大部分の領域をメーヨー剪刀を用いてthinningする。なお，電気メスによる止血はバイポーラルを使用し，真皮下血管を損傷しすぎないことが肝要である。また，皮弁を挙上する時は最初から薄くした方がdonor siteに脂肪層を残せるので植皮後の拘縮が少なくてよいが，慣れるまでは手術時間がより長くかつ出血も多くなるので，多少の脂肪を付けて挙上することを勧める。

3．付加微小血管と吻合血管の選択

有茎真皮下血管網皮弁の場合，吻合血管の位置が付加血管選択のための条件になる。しかし，多くの穿通枝は長さを十分に採れるので多少の余裕はある。背部における皮弁挙上の場合，肩甲回旋血管はバリエーションがないので第一選択となる。しかし，肥厚性瘢痕の介在によって皮弁デザインを正中にずらさなくてはならない場合などは，肋間穿通枝を選択する。通常第6もしくは第7肋間穿通枝が優勢であり，第9肋間穿通枝も太い場合がある。術前にドップラー血流計でチェックしておくことも必要である。吻合血管には顔面動静脈，頸横動静脈，浅側頭動静脈，外頸静脈がよく用いられる。

C 皮弁の種類と適応

1．単茎真皮下血管網皮弁 [unipedicled subdermal vascular network (SVN) flap]

皮膚茎に何らかの穿通枝などの栄養血管を意識的に含めるように作成して"fun shape"とする。皮膚茎の大きさは通常4×4〜5×5 cmが適当である。皮弁の大きさは部位にもよるが10 cm（幅）×15 cm（長）位が安全である。たとえば茎を5×5 cmとすると皮弁は5 cm（幅）×20 cm（長）(1：4)となる。現在までに報告された皮弁には後頭動脈穿通枝を茎に含むoccipito-cervical (OC) flap，上甲状腺動脈もしくは頸横動脈穿通枝を茎に含むcervico-pectoral (CP) flap，肋間動脈穿通枝を茎に含むintercostal cutaneous perforator (ICP) flap，深下腹壁動脈穿通枝を茎に含むparaumbilical flap，浅下腹壁動脈もしくは浅腸骨回旋動脈を茎に含むgroin flapが有用である[10)11)15)16)20]。

2．微小血管束付加真皮下血管網皮弁 (microvascular augmented subdermal vascular network flap)

狭茎の真皮下血管網皮弁と遊離薄層皮弁の組み合わせ

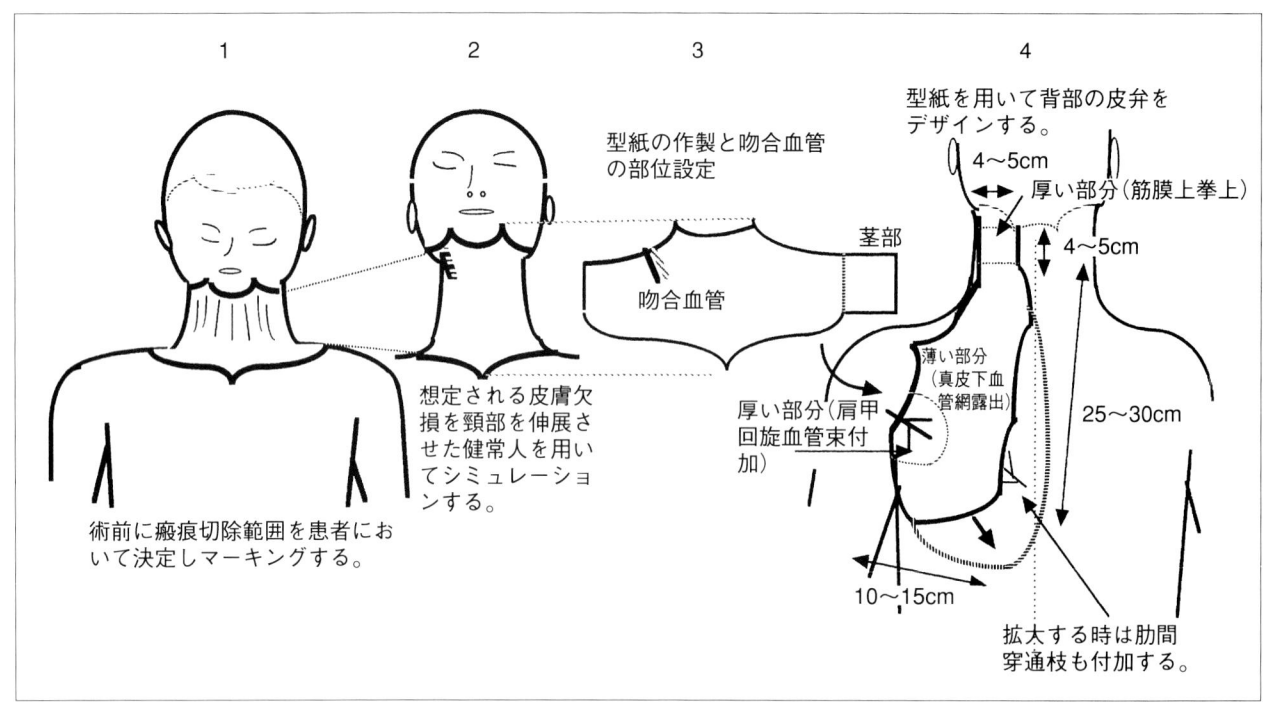

図 X・63 典型的な微小血管付加真皮下血管網皮弁移植術
皮弁のデザインは術前と術中に行い，術中に最終修正を加える。

と考えてよい。血管束の付加吻合を行うことで双茎皮弁の血行を獲得できるので，きわめて大きくかつ薄い部分の広い皮弁にできる。狭茎真皮下血管網皮弁の遠位に，以下のような血管吻合可能な血管束を付加させる。すなわち肩甲回旋血管，内胸血管肋間穿通枝，深下腹壁血管筋皮穿通枝および体表のあらゆる皮膚穿通枝である。

3．遊離双茎真皮下血管網皮弁

単茎真皮下血管網皮弁の制限された可動性を切り離し，完全遊離型とした真皮下血管網皮弁である。いうなれば combined flap の super-thinning version といえる。付加する血管は従来遊離皮弁の栄養血管として用いられた血管以外に，種々の穿通枝が利用できる。

4．皮弁の適応

従来，皮膚欠損創の血流が良ければ遊離植皮，骨や腱が露出すれば皮弁移植という色分けがあったが，広範囲熱傷後患者の露出部位など機能的のみならず整容的再建が必要な場合，薄く大きな皮弁の適用が，たとえ人工真皮や培養真皮などの真皮成分の移植を先立って施行したとしても，継ぎ接ぎのある遊離植皮より優れた効果をもたらすことはすでに周知のことであろう。われわれは，皮下組織の欠損がある創面や顔面，頸部，四肢，手足など，移植床の血流にかかわらず薄い皮弁の適応があると考えている。ただし，皮弁採取部の犠牲との相克があり，十分なインフォームドコンセントを得て適応を選択すべきである。

D 手 技

図 X・63 に示すように，術前にあらかじめ被覆すべき欠損のサイズをシミュレーションして型紙を作製し，それを元に donor site を決定する。そのサイズの薄い皮弁を生着させるための付加血管を皮弁に含ませてデザインする。瘢痕の介在によってデザインを工夫したり縮小せざるを得ない場合，柔軟に対応する。

手術は瘢痕除去の後，再び皮膚欠損に合わせた型紙を作製する。ここで背中から皮弁を採取する場合には側臥位を選択し，型紙をあてて術前の皮弁デザインを修正する。そして，皮膚切開部位にのみボスミン生理食塩水を皮内注入し，皮弁は電気メスで浅筋膜を残すように挙上する。付加血管の剝離が終了したら，皮膚茎部および血管付着部の周囲半径 1.5 cm 程度の部分を除いて，メーヨー剪刀で真皮下血管網が露出するまで脂肪除去を行う。電気メスによる止血は濫用しない。またできるだけバイポーラを用いる。皮弁を完全に挙上した上で，donor site の閉創あるいは植皮を行う。その後，体位を戻してマイクロサージャリーを用いた皮弁移植を行う。皮弁下への陰圧ドレーンの設置とガーゼもしくはスポンジによる軽い圧迫を行う。

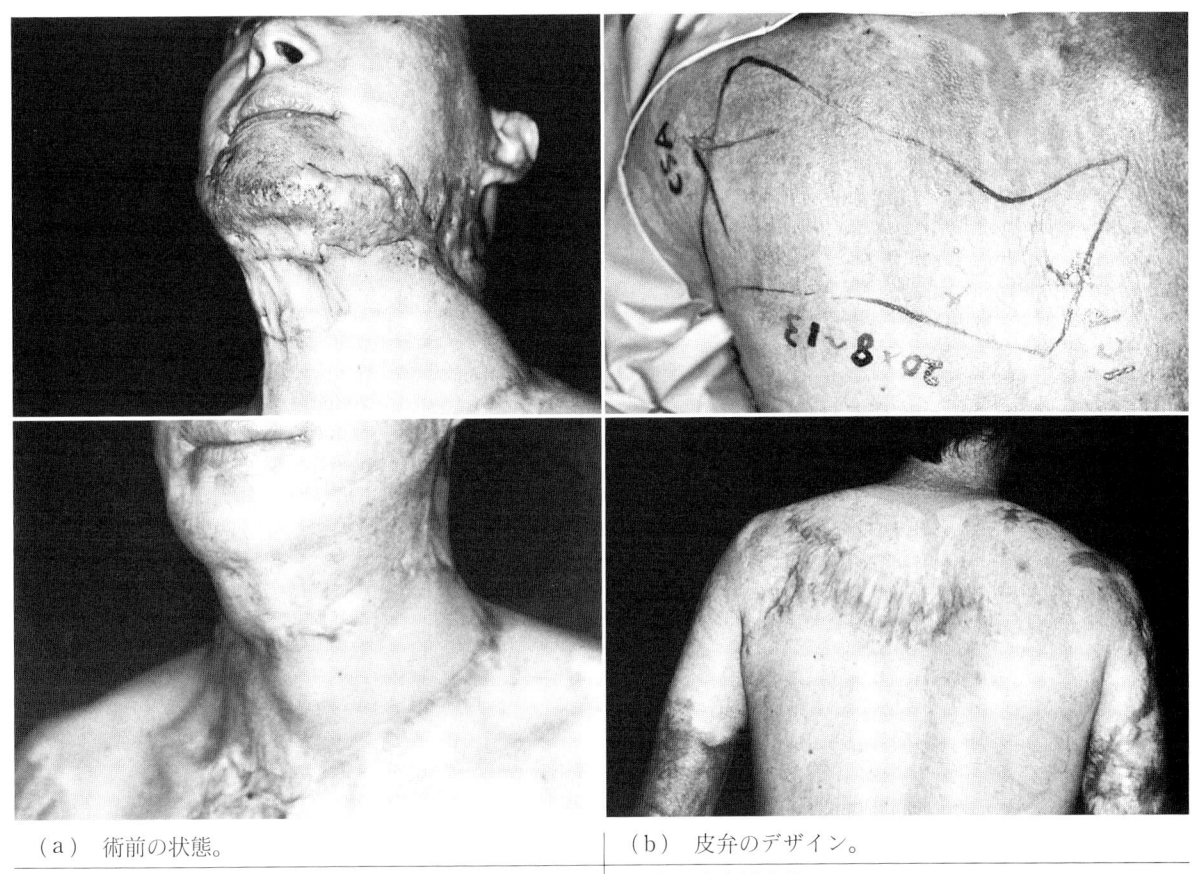

(a) 術前の状態。　　　　　　　　　　(b) 皮弁のデザイン。
(c) 術後1年の状態。　　　　　　　　(d) 皮弁採取部。

図 X・64　症例1：41歳, 男

E 術後管理

皮弁下の血腫形成は生着に悪影響を及ぼすので, 陰圧ドレーンを留置した上で軽い圧迫を施し, かつ血栓を溶解するような薬剤を使用してはならない。術後2～3日間は遊離皮弁移植後と同様に皮弁の血流の監視を行い, 虚血やうっ血が見られたら, 吻合部血栓のチェックと必要があれば再吻合を行う。また, 縫合糸による緊張が皮弁壊死の原因となることがあるので, 術後1～3日で皮弁浮腫やうっ血の生じた場合は必要に応じて抜糸する。

F 症　例

1. 顔面再建

OCD SVN flap, OCS SVN flap, OCP SVN flap などの単茎皮弁, ma OCD SVN flap, ma OCS SVN flap, ma OCP SVN flap などの血管付加皮弁が, それらのpivot point が乳様突起下部であり, 顔面への移植が容易である点から用いられる。本稿では, bipedicled ma-scapular free SVN flap の症例を供覧する。

【症例1】 41歳, 男（図X・64）

41%BSA の広範囲熱傷による下顎部, 頸部の瘢痕拘縮に対し, 第7肋間穿通枝を付加した bipedicled ma-scapular free SVN flap による再建を行った。吻合血管は両側顔面動静脈であった。

2. 頸部再建

OCP SVN flap, CP SVN flap, SCA SVN flap などの単茎皮弁, ma OCD SVN flap (CSV augmented version), ma OCD SVN flap (DICP augmented version), ma SCA SVN flap(contralateral CSV augmented), ma SCA SVN flap (DICP augmented) などの血管付加皮弁が用いられる。本稿では ma OCD SVN flap (CSV augmented version), CP SVN flap, ma CP SVN flap について実例を示す。

【症例2】 33歳, 女（図X・65）

頸部, 胸, 両上肢に広範囲火焔熱傷を受け, 他医によってメッシュグラフトを施された。頸部の瘢痕拘縮とメッシュの醜状を改善する目的で来院した。右背部より32×17 cm（皮膚茎 4×4 cm）の肩甲回旋血管付加 OCD 真皮下血管網皮弁を挙上し再建した。皮弁採取部はメッシュグラフトで被覆した。

(a) 術前の状態。　(b) 皮弁のデザイン。　(c) 皮弁の挙上。浅筋膜上で剝離し,挙上後さらにthinningする。

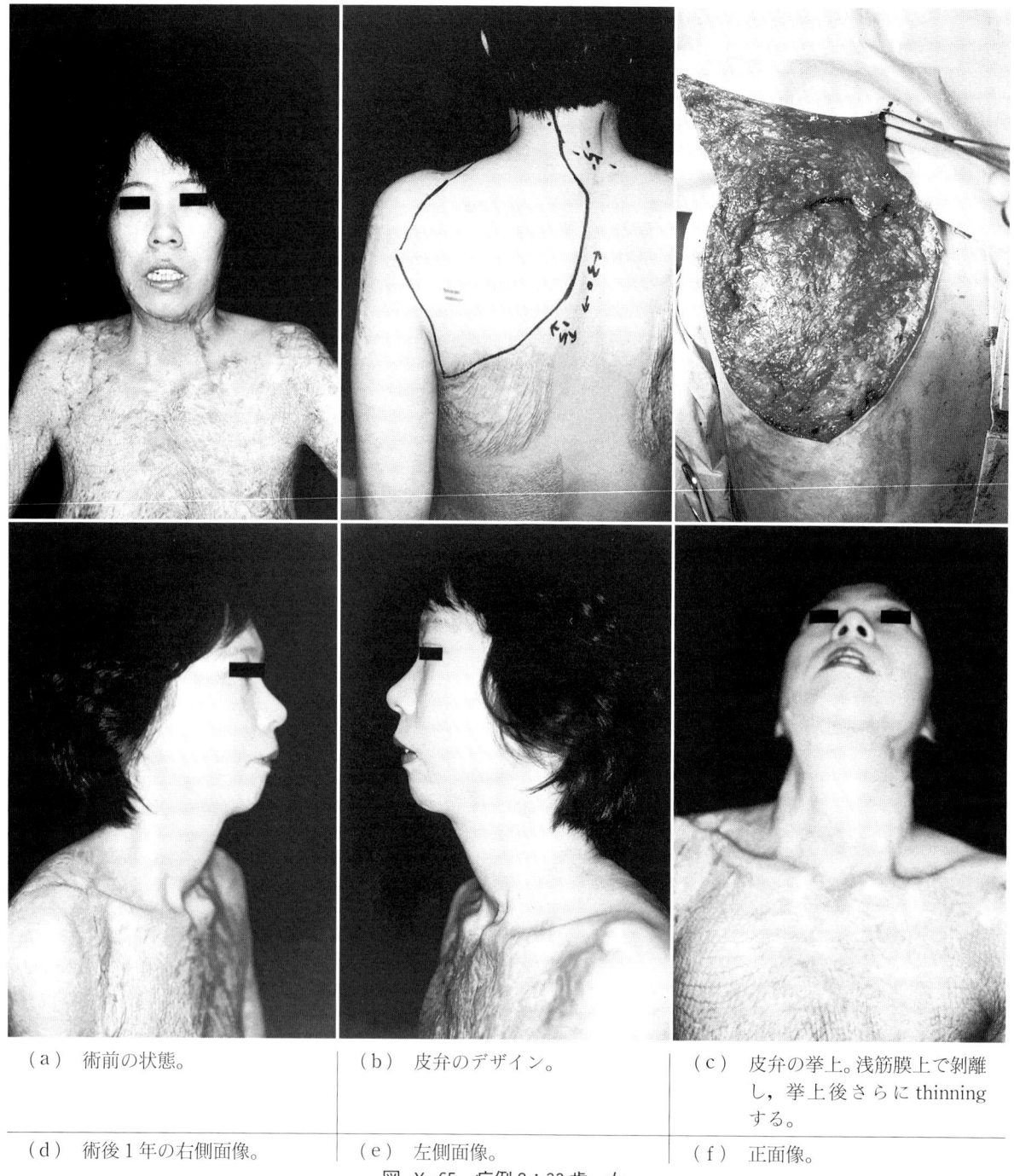

(d) 術後1年の右側面像。　(e) 左側面像。　(f) 正面像。

図 X・65　症例2：33歳,女

【症例3】 72歳, 女（図X・66）

火焰による顔面頸部のDB〜DB。顔面への植皮と同時に頸部にCP真皮下血管網皮弁（20×10 cm, 皮膚茎5×5 cm）を左前胸部から移植した。皮弁採取部は,縫縮しきれなかった皮膚欠損を分層植皮で被覆した。この皮弁の大きさは血管付加なしで生着する限界内であった。

【症例4】 55歳, 男（図X・67）

灯油点火による顔面,頸部,両手の熱傷後の瘢痕拘縮。右内胸血管第2肋間穿通枝を付加したCP真皮下血管網皮弁による再建を行った。皮弁採取部は右前胸部からの横転皮弁によって一期的に被覆した。

3. 手の再建

ICP SVN flap, ma ICP SVN flap, paraumbilical perforator SVN flap, SEPA SVN flap, groin SVN flapなどがある。本稿ではICP SVN flapの症例を示す。

【症例5】 54歳, 女（図X・68）

ヒートプレス損傷による左手背,第2〜5指のDB。左胸腹部に作成した15×9 cm,第8肋間穿通枝を含む4.5 cm四方の茎によって栄養されるICP真皮下血管網皮弁による再建を行った。茎部は術後11日に切断した。同時に指間形成も行った。一部表皮壊死が見られたが,機能

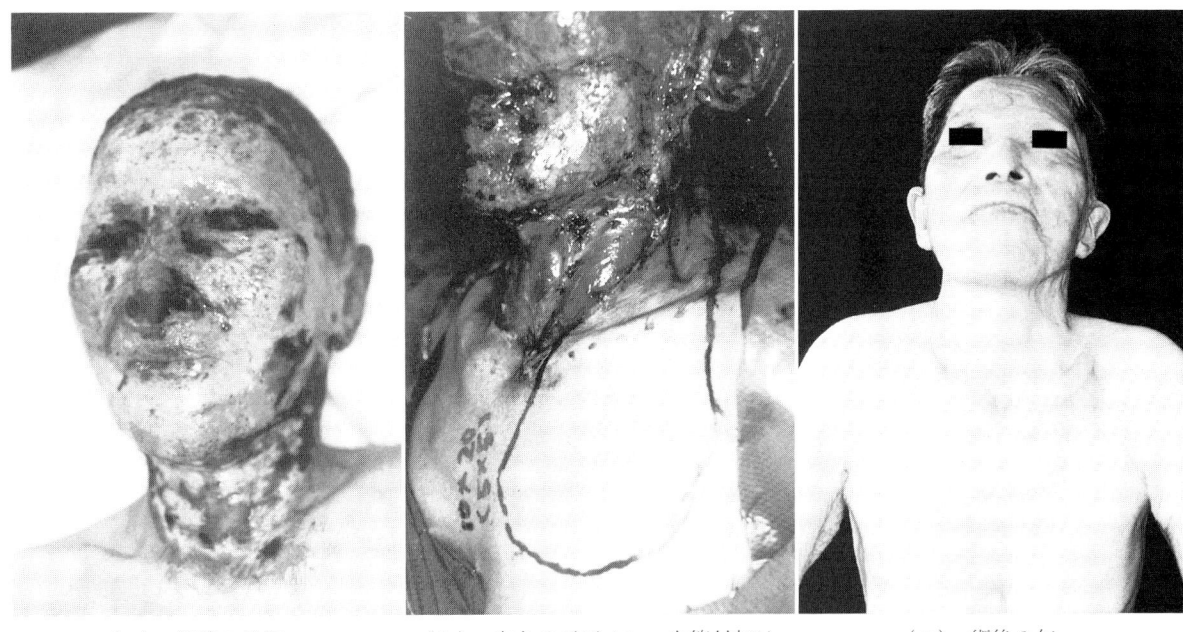

(a) 術前の状態。　　　(b) 皮弁のデザイン。血管付加は　　(c) 術後2年。
　　　　　　　　　　　　　行わなかった。

図 X・66　症例3：72歳，女

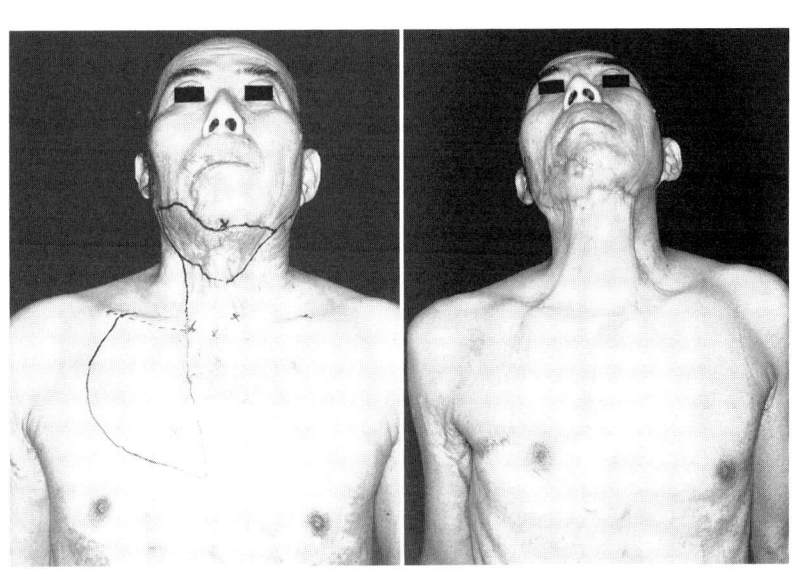

(a) 術前の状態。　　　(b) 血管付加CP真皮下血管網皮
　　　　　　　　　　　　弁を移植後半年の状態。

図 X・67　症例4：55歳，男

的に問題とはならなかった。

G 考察

　広範囲熱傷再建外科において下顎部・頸部の効率的な再建こそが顔面変形を矯正し，胸部腋窩の拘縮を軽減する重要なポイントである。また，顔面や手といった輪郭再建の求められる部位では，遊離植皮に拘泥せず，必要に応じて薄い皮弁を適用することも重要である。そして，皮弁のthinningは真皮下血管網が露出するくらいまで積極的に行うべきである。そのような薄い皮弁をいかなる血管付加などによって生着せしめるかが，真皮下血管網皮弁再建外科の本質である。

　従来いわれてきた筋皮弁や有軸皮弁の生着範囲のマップは，真皮下血管網皮弁においては必ずしも通用しないようである。その生着には真皮下血管，とくに静脈の方向が重要な因子であるが，付加動脈も大きな径を有するものを用いた方が，より広範囲の生着が期待できるようである。

　血管解剖的解明はいまだ十分になされたとはいえない

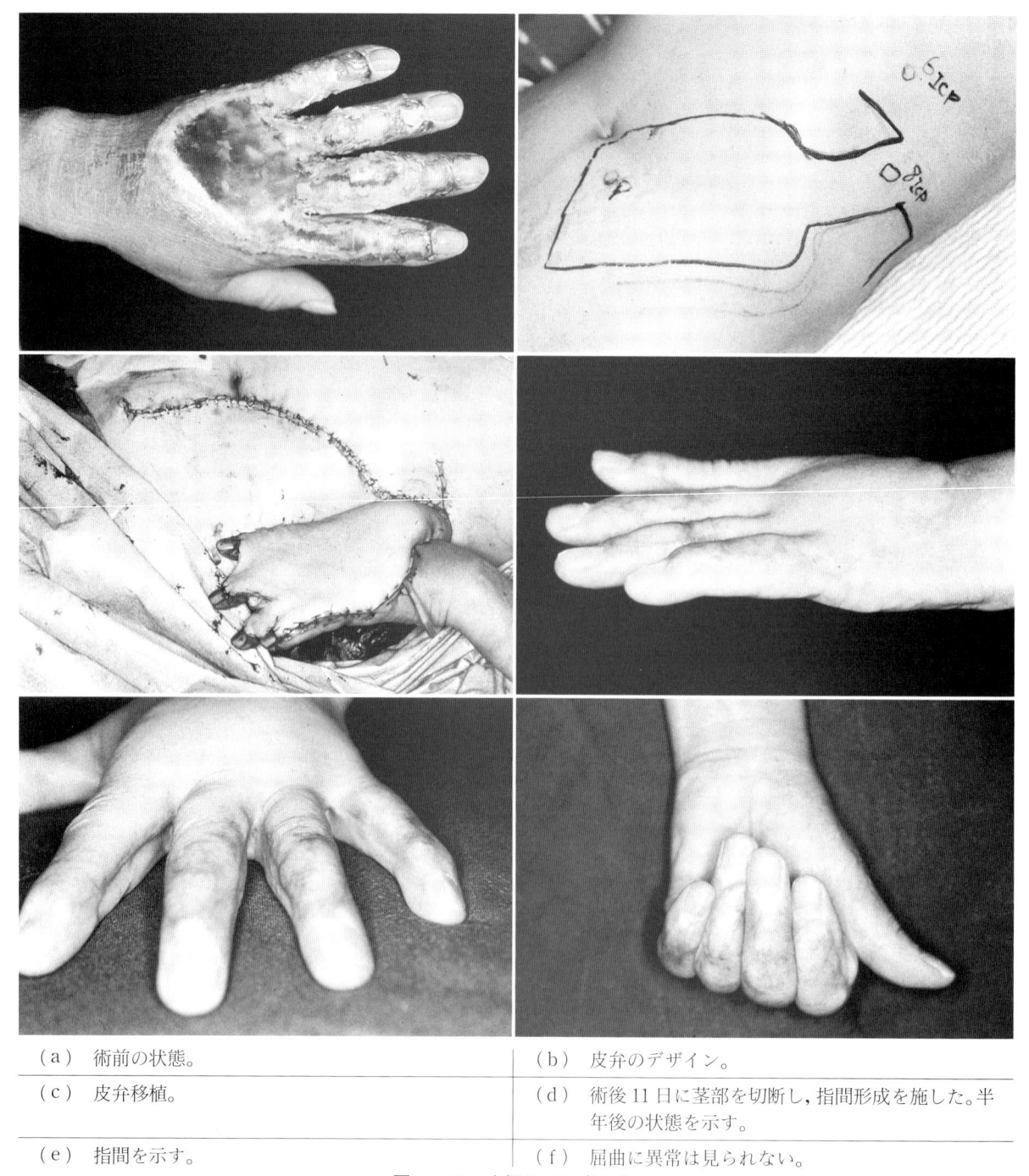

(a) 術前の状態。
(b) 皮弁のデザイン。
(c) 皮弁移植。
(d) 術後11日に茎部を切断し、指間形成を施した。半年後の状態を示す。
(e) 指間を示す。
(f) 屈曲に異常は見られない。

図 X・68 症例5：54歳，女

が、これは各種の穿通枝皮弁においても同じであり、実用的に有用度の高い皮弁においては臨床が先行するのもやむを得ない。しかも、これら薄い皮弁の生着には血管解剖のみならず生理学的因子も絡むようであり、今後ブタなど人の皮膚に類似した動物による研究が望まれる。

いずれにせよ、真皮下血管網皮弁、とりわけ微小血管付加概念の登場が[10]、植皮と皮弁の間を埋めるきわめて有用な体表再建外科の開発に貢献したことは事実であり、さらに薄い穿通枝皮弁やexpanded flapなどの開発を触発したことも確かである。　　　　　（百束比古）

文献

1) Colson P, Janvier H : Le degraissage primaire et total des lambeaux d'autoplastic a distance. Ann Chir Plast, 11 : 11-20, 1966
2) Colson P, Houot R, Gangolphe M : Utilisation des lambeaux degraisses (Lambeaux-Greffes), En chirurgie reparatrice de la main. Ann Chir Plast, 12 : 298-310, 1967
3) Situ, P : Pedicled flap with subdermal vascular network. Acad J First Med Callege PLA (Chinese), 6 : 60, 1986
4) Thomas CV : Thin flaps. Plast Reconstr Surg, 65 : 747-752, 1980

5) 高　建華，百束比古，秋元正宇ほか：超薄皮弁の経験．形成外科，35：1097-1103，1992
6) Gao JH, Hyakusoku H, Inoue S, et al：Usefullness of narrow pedicled intercostal perforator flap for coverage of the burned hand. Burns, 20：65-70, 1994
7) Hyakusoku H, Gao JH：The super thin flap. Br J Plast Surg, 47：457-464, 1994
8) Gao JH, Hyakusoku H, Luo JH, et al：El colgajo occipito-carvico-hombro (OCH) con pediculo edtrecho, para la reconstruccion de cara y cuello. Cirgia Plastica Ibero-Latinoamericana, 21：127-141, 1995
9) Gao JH, Hyakusoku H：Empleo de un colgajo de perforantes cutaneas intercostales, como colgajo con pediculo de la red vascular subdermica, para cobertura de la mano. Cirgia Plastica Ibero-Latinoamericana, 22：61-71, 1996
10) Hyakusoku H, Pennington DG, Gao JH：Microvascular augmentation of the super-thin occipito-cervico-dorsal flap. Br J Plast Surg, 47：465-469, 1994
11) 高　建華，百束比古，青木　律ほか：Narrow pedicled skin flap の生着に関する実験的研究―厚い皮弁における皮膚茎の幅の違いによる生着域と血流動態の比較―．日形会誌，19：553-559，1999
12) 高　建華，百束比古，王　春梅ほか：Narrow pedicled skin flap の生着に関する実験的研究―薄い皮弁における皮膚茎の幅による生着域の変化およびその結果の厚い皮弁との比較―．日形会誌，20：233-238，2000
13) Koshima I, Higaki H, Kyou J, et al：Free or pedicled rectus abdominis muscle perforating artery flap. Jpn J Plast Reconstr Surg, 32：715-719, 1989
14) Akizuki T, Harii K, Yamada A：Extremely thinned inferior rectus abdominis free flap. Plast Reconstr Surg, 91：936-938, 1993
15) Kimura N, Satoh K：Consideration of a thin flap as an entity and clinical applications of the thin anterolateral thigh flap. Plast Reconstr Surg, 97：985-992, 1996
16) Koshima I, Moriguchi T, Soeda S, et al：Free thin paraumbilical perforator-based flaps. Ann Plast Surg, 29：12-17, 1992
17) Koshima I, Fukuda H, Yamamoto H, et al：Free anterolateral thigh flaps for reconstruction of head and neck defects. Plast Reconstr Surg, 92：421-428, 1993
18) Ohkubo E, Kobayashi S, Sekiguchi J, et al：Reconstruction of the anterior neck surface in the burned patient by free groin flap. Plast Reconstr Surg, 87：276-284, 1991
19) Cormack GC, Lamberty BGH：The Arterial Anatomy of Skin Flaps, 2 nd ed, p 516, Churchil Livingstone, London, 1994
20) 百束比古，高　建華，村上正洋ほか：真皮下血管網（超薄）皮弁の血行と臨床．形成外科，39：993-1002，1996
21) Hyakusoku H, Gao JH, Pennington DG, et al：The microvascular augmented subdermal vascular network (ma-SVN) flap：its variations and recent development in using intercostal perforators. Br J Plast Surg, 55：402-411, 2002
22) Ogawa R, Hyakusoku H, Murakami M, et al：An anatomical and clinical study of the dorsal intercostal cutaneous perforators, and application to free microvascular augmented subdermal vascular networtk (ma-SVN) flaps. Br J Plast Surg, 55：396-401, 2002

3 熱傷再建手術における thin flap の開発と適用
4) Tissue expander による熱傷瘢痕拘縮の治療

SUMMARY

熱傷や熱傷瘢痕拘縮における皮膚の不足に対し，tissue expander の利用は有効な解決策の一つであり，また筋や血管などの皮膚以外の種々の組織にも応用できる。伸展した皮膚は，皮膚移植の場合は色調，質感の適合する限られた皮膚の有効な活用，皮弁では皮弁茎自体の延長，thin flap としての利用，delay 効果，などの利点がある。とくに広範囲熱傷瘢痕拘縮の患者に対して，各種筋皮弁への tissue expander の併用により治療適応が拡大した意義は大きい。本稿では expanded latissimus dorsi musculocutaneous flap（expanded LD MC flap）による頸部の熱傷瘢痕拘縮の治療例を中心に術式，有用性，注意点を述べた。

一方，tissue expander の問題点としては，瘢痕拘縮においては，生じる欠損の形態や範囲を術前に判断するのが難しいという点が挙げられる。すなわち拘縮解除前に tissue expander を挿入しなければならないこと，tissue expander 挿入後，伸展のための一定期間を要することなどから，術前に拘縮の程度や部位，使用する tissue expander の大きさや形態などについての慎重な検討が重要である。また，瘢痕下で利用する場合，予定しただけの伸展効果が得られない，または予想以上に下層の組織に圧がかかる可能性など，注意すべき点がいくつかある。

広範囲の熱傷や熱傷瘢痕拘縮においては，複数回の手術を要するため，まず治療全体の計画を決め，その中に tissue expander をうまく活用していくことを意識していくべきであろう。

はじめに

Tissue expander（以下 expander）が導入された初期には，周囲で伸展した皮膚を advancement flap として利用する方法が主であり，疾患，部位，expander の形状や容量，皮膚の伸展法などがまずおもに調査された。その後，適応や限界，合併症やその対策などが明確になり，また血行動態や伸展性，病理組織学的変化などのメカニズムも解明されてきた。Expander の普及とともに，術式にも改良が加えられ，現在種々の用途で利用されている。

一方，熱傷や熱傷瘢痕拘縮の治療においても，expander の意義は大きい。もちろん新鮮熱傷においては早期の対応に迫られ，適応には限界があるものの，手術が複数回にまたがる場合には，計画的に行えば有効な手段の一つとなる。また，瘢痕拘縮の治療においても皮膚の不足は切実な問題であり，種々の活用法が考えられる。

Expander の理論的および臨床的知識に関してはすでに本シリーズ「Tissue expansion 法：最近の進歩」の中に詳細が記載されており，そちらを参照されたい。本稿では，種々の熱傷，熱傷瘢痕拘縮に対する expander の利用法を紹介するとともに，適応と問題点につき述べる。

A 概　念

1. Expander の目的

Expander は，単に周囲皮膚を伸展して利用する方法以外に，種々の目的で使用される（表 X・1）[1〜3]。熱傷瘢痕拘縮においては，筋や腱の短縮も伴う場合があるが，リハビリテーションで効果が上がらない場合などには，expander を利用した筋延長も選択肢の一つに入れたい。この目的で使用する場合には，内容量の調節が容易な expander を開発することで，適応が拡大するものと考えている。また，瘢痕自体を伸展することで拘縮を改

表 X・1　Tissue expansion の目的

1) 皮膚の伸展による皮膚欠損の被覆
2) 拘縮を有する瘢痕自体の伸展
3) 皮膚以外の種々の組織（血管，神経，筋，腱など）の伸展
4) 皮膚採取部位の一期的閉鎖
5) Delay 効果
6) Thin flap としての利用
7) 皮弁茎の距離延長効果

善したり，皮下からの圧迫という概念で肥厚性瘢痕の整容的治療に用いる考え方もある[4)〜6)]。この場合，expander除去後の再拘縮，および瘢痕下での剥離による血行障害，皮弁壊死などの合併症に対する注意が必要である。

2．Expanded skin の利用法

皮膚移植としての利用法としては，皮膚採取部位が不足する場合はもちろん，顔面など整容的に全層皮膚移植が望ましく，かつ色調，質感の良好な皮膚採取部位が限られている場合にはとくに考慮すべき手技の一つとなる[7)〜9)]。たとえば頬部や口唇に対し，健常な前胸部皮膚をexpansionして利用し，採取部位を一期的に閉鎖する場合などである。

一方，皮弁としての利用法としては，周囲皮膚を伸展し局所皮弁として利用するか，遠隔部位から，種々のaxial pattern flap, musculocutaneous flap などをexpansionして有茎または遊離皮弁として使用する[1)2)10)11)]。熱傷瘢痕拘縮では単純に周囲組織を伸展できないことも多く，遠隔部位からの皮弁の利用頻度は高い。また，われわれは経験がないが，正常皮膚が皮弁に利用するのに適当な位置にない場合，expanded muscle vascularized flap などは有効な手段と考えられる[12)13)]。

B 術前の評価

皮膚の必要量を決定するにあたり，瘢痕拘縮という病態を念頭に，以下のようなことに注意する。

1．瘢痕拘縮の程度と範囲の評価

たとえば受傷が顔面から躯幹までの広範囲に及ぶ場合，頸部のみ拘縮を解除しても，十分な効果は得られない。他部位の拘縮解除を同時に，または別の時期に施行するか否か判断が必要となる。また，肩関節周囲など，関節部位で多方向に運動制限があるような症例では，皮膚の必要量や形の決定が非常に難しい。したがって，生じた欠損に合わせて，挙上時に自由にデザインできるような皮弁の選択，容量に余裕のあるexpanderの使用などについて考慮した方がよい。

2．Expander の挿入部位

伸展する皮膚に瘢痕組織を含む場合には，皮下の広範な剥離により壊死を生じる可能性がある。また，硬い瘢痕が存在する場合，皮膚の伸展に時間がかかったり，疼痛が強く計画通りに進行しない場合がある。このような場合には，皮弁茎自体もexpansionして使用する皮弁の位置をずらすなど，より良い状態の皮膚を利用するよう心がける。

3．術式の選択

再拘縮を予防するための術式の選択が必要である。とくに遊離縁や関節部位にかかる場合には，伸展した皮膚を単に advancement flap として移動するだけでは後戻りが懸念されるため，できる限り roration flap や transposition flap などとして利用するのが望ましい。Expanderを利用した場合には，皮弁の pivot point 自体も移動することを念頭に置き，術前に十分シミュレーションしておきたい。

C 手　技

Expanded LD MC flap を行う場合を例に，手術手技を述べる。

1．Expander の選択

広背筋皮弁は，頸部などに利用するには茎に余裕があるが，さらに頭側にまで適応する場合には複数のexpanderを使用し，茎の延長を図るのもよい。皮弁挙上時に，被膜により血管茎が確認しにくいことがあるので注意する。本皮弁は，皮島を自由に作成でき，あらかじめ皮島辺縁をジグザグの形で挙上するなどして，採取部位の一期的縫合閉鎖も可能となる。皮弁採取部位の閉鎖までを念頭に，expanderの形態や容量を選択する。

2．手術手技

a．Expander 挿入

Expander 挿入時の皮膚切開線には注意が必要である。筋体のない部位でも，delay効果によりさらに前方まで皮弁に含めることができる。したがって，切開線自体も広背筋前縁より前方に置いてよい。前方の皮膚は前胸部に近く，色調，質感の点から顔面などにも利用できる。筋体下で剥離するため皮膚の障害は心配ないが，周囲の瘢痕の存在による皮膚の緊張の違いにより，expanderの位置が移動しやすく，最小限の剥離を心がけるべきである。

b．Expander の拡張

われわれは週1回の外来通院で生理食塩水の注入を行っている。大容量のものを使用するため，重量によるexpanderの下垂が起こりやすい[14)]。このため早期から腹帯やサポーターの併用を指導する。また，就寝時の姿勢による愁訴が生じることがあるため，術前に十分な理解

(a) 右顔面側貌。
(b) 術前，左顔面側貌。
(c) expander の除去，伸展皮弁を計画したところ。
(d) 術後3カ月，左顔面側貌。

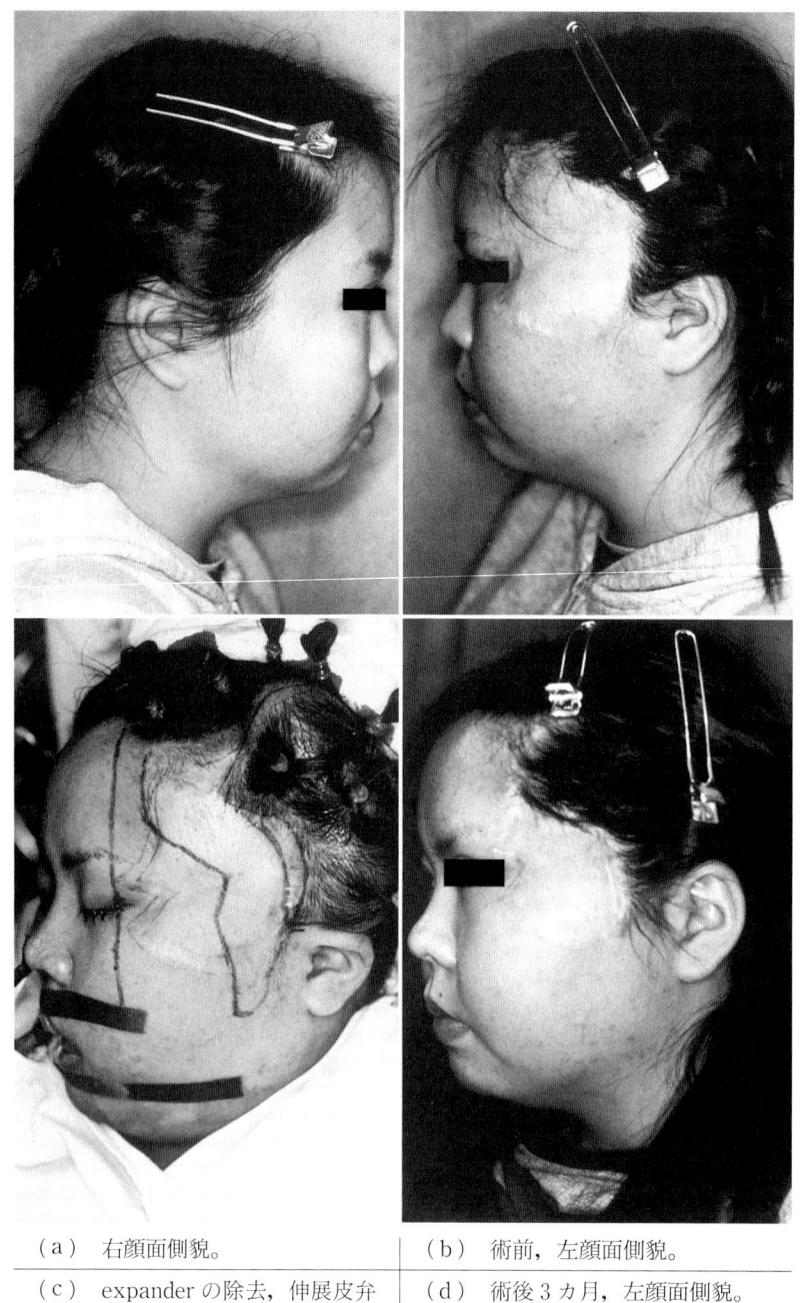

図 X・69　症例1：18歳，女

を得ておく。

c．皮弁挙上，固定

　被膜は時間とともに吸収されることが知られており，被膜の処理をあえて行う必要はない。われわれはこれまで本皮弁の壊死やうっ血を経験しておらず，皮弁辺縁でのthinningも可能と思われるが，皮弁のdelay効果やどこまで皮弁を筋体外にextensionして採取できるのかに関しては不明である。

　皮弁の固定にあたっては，術後の再拘縮により遊離縁の外反などの変形が生じないよう，皮膚移植時と同様に拘縮解除のデザインが重要である[15]。また，皮弁の重量による下垂を予防するため，骨膜などの強固な支持組織に強固に固定するなど，細かな注意の積み重ねが最終的な結果に大きく影響するものと思われる。

D　症　例

【症例1】　18歳，女，側頭部瘢痕性禿髪，expanded advancement flapによる頭皮生え際，もみあげの再建例（図X・69）

　幼少時に加熱固体により熱傷を受傷し，側頭筋移行術，前胸部から全層皮膚移植術を施行されている。移植皮膚の色調質感は比較的良好であるが，辺縁の瘢痕は幅広く，生え際は著しく後退していた。すでに左側頭部頭皮内に

(a) 術前。
(b) full expansion の状態。
(c) 挙上した皮弁。
(d) 術後6カ月，側貌。十分な伸展を得た。

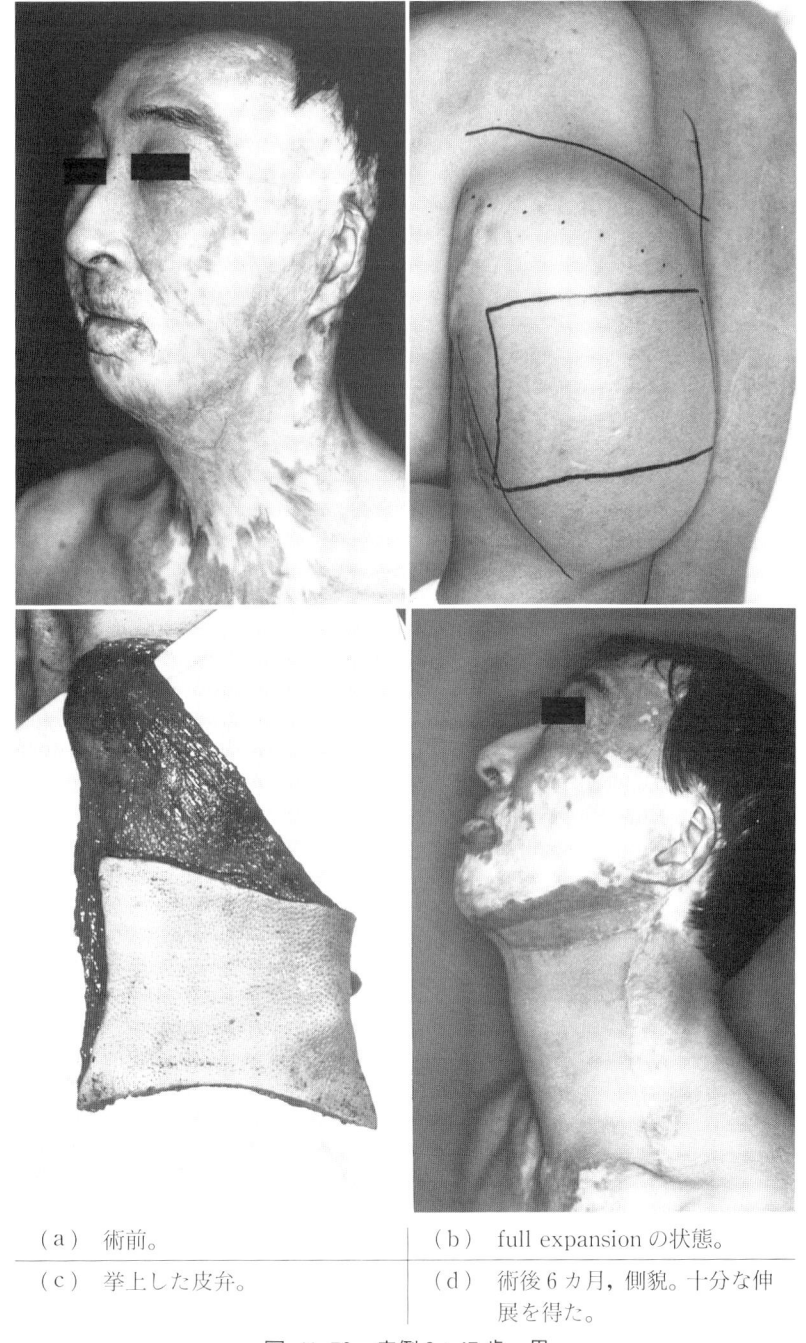

図 X・70　症例2：47歳，男

側頭筋移行術による瘢痕があったため，同瘢痕より尾側の頭皮を expander で伸展する計画を立てた。

皮下に rectangular type (60×100 mm)，容量 245 ml の expander を挿入し，週1回注入した。約2カ月経過時，reservoir が露出したが，full expansion の状態であったため2回目の手術を施行した。Expander を除去し，伸展部位を advancement flap として利用し，生え際，もみあげを再建した。皮弁は数カ所で顎部骨膜に固定した。同時に移植皮膚辺縁の瘢痕も切除した。

術後6カ月の時点ではまだ瘢痕の発赤が残存するものの，皮弁の後戻りは認めず，良好な位置，形態が維持されている。

【症例2】 47歳，男，顔面頸部熱傷後の瘢痕拘縮，expanded LD MC flap による頸部再建例（図X・70）

作業中に熱風で熱傷を受傷し，保存的に治療を受けた。その後，左頸部から頬部にかけて拘縮が出現，また頬部から額にかけて色素脱失を生じた。

Rectangular type (120×200 mm)，容量 1400 ml の expander を挿入した。背部に瘢痕はなく，expander の伸展も疼痛なく順調に施行できた。約2カ月で full expansion を得たが，さらに追加注入を続け，約3カ月で1,900 ml 容量とした。2回目の手術では，130×200 mm のほぼ長方形の皮弁を挙上し，頸部に移動した。皮弁は埋没縫合で下顎，耳後部の骨膜に強固に固定した。皮弁

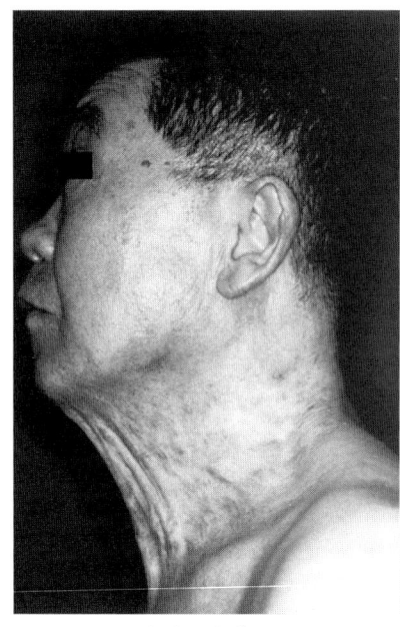

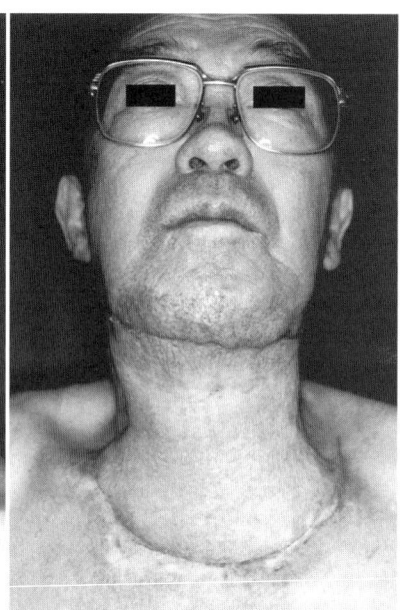

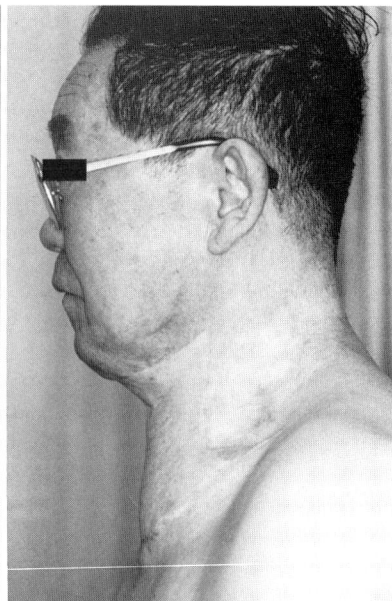

(a) 術前。　　　　　　　　(b) 正面，術後 6 カ月。皮弁の　　　(c) 側面。皮弁は厚い。
　　　　　　　　　　　　　　　　前方への突出を認める。
図 X・71　症例 3：72 歳，男

は薄く，頸部の約 1/2 周の被覆が可能で，違和感なく頸部に適合した。皮弁採取部は問題なく一期的に閉鎖できた。

術後，皮弁は良好に生着し，皮弁の薄さは維持され，皮弁の大きさの変化も見られなかった。頸部伸展は他覚的には良好であったが，患者が引き吊れ感の残存を訴えたため，下顎部に皮膚移植を追加した。色素脱失部位には今後，皮膚移植を予定している。

【症例 3】　72 歳，男，顔面頸部を含む約 40％熱傷後の瘢痕拘縮，expanded LD MC flap による頸部再建例（図 X・71）

火災により熱傷を受傷。左背部より分層皮膚を採取し，右背部に移植された。頸部は保存的に治療を受けたが，その後頸部に拘縮が出現した。そこで，左背部に rectangular type（120×200 mm），容量 1,400 ml の expander を挿入した。採皮創に一致した部位で施行したが，expansion 自体は問題なかった。経過中疼痛の訴えが強く，full expansion に 3 カ月を要した。

2 回目の手術では，あらかじめ皮弁辺縁がジグザグになるようデザインした約 180×210 mm の皮弁を挙上，頸部に移動した。皮弁は十分な thinning 効果は得られておらず，頸部後方まで被覆できなかった。下顎頸部角を作成するため，舌骨近くの軟部組織に皮弁を固定したが，骨膜などへの固定は行わなかった。皮弁採取部は一期的に閉鎖可能であった。

術後，皮弁の生着は良好であり，拘縮は解除されたが，皮弁の厚みが残存，また trap door 変形様の皮弁の前方への突出も目立った。3 カ月後に皮弁の脂肪切除を施行した。

【症例 4】　27 歳，男，顔面頸部を含む約 60％熱傷後の瘢痕拘縮，expanded LD MC flap による頸部再建例（図 X・72）

灯油の引火により広範囲の熱傷を受傷。背部，下肢などから patch skin graft を施行し，創を閉鎖したが，その後全身の複数箇所に拘縮が出現した。頸部の拘縮解除を目的に，左背部に rectangular type（120×200 mm），容量 1,400 ml の expander を挿入した。約 2 カ月頃より伸展皮膚に皮膚線条が出現したが，脂肪織が厚く，皮弁の thinning 効果が得られていない印象であったため expansion を継続し，3 カ月で 2,200 ml 容量とした。

2 回目の手術では，皮弁辺縁がジグザグになるようデザインした約 200×200 mm の皮弁を挙上，頸部に移動した。皮弁は埋没縫合で下顎，耳後部の骨膜に強固に固定した。皮弁採取部位は一期的に閉鎖可能であった。

術後，皮弁の生着は良好であり，下口唇，頸部ともに拘縮は解除された。しかし，数カ月以内に皮弁位置が尾側に牽引され，下口唇の拘縮の再発傾向が認められた。その後，下口唇に対しては全層皮膚移植を施行した。

E　考　察

熱傷や熱傷瘢痕拘縮における手術計画は症例によりすべて異なり，expander の利用法も多岐にわたるため，適応や治療法をまとめて記載するのは困難である。しかし，

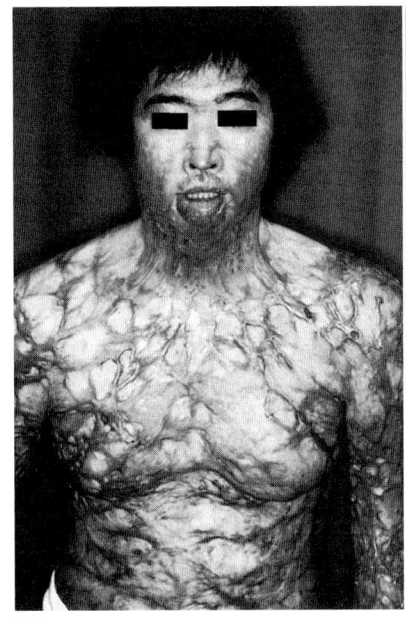

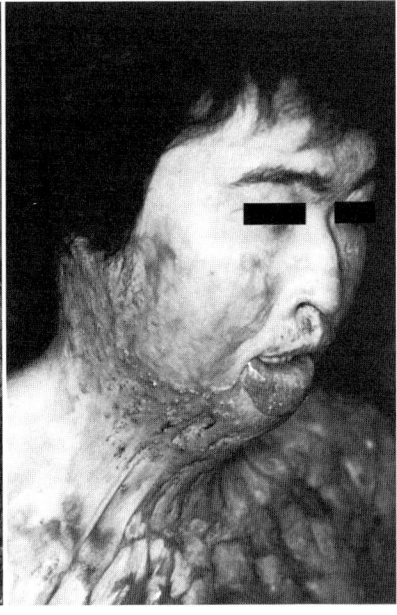

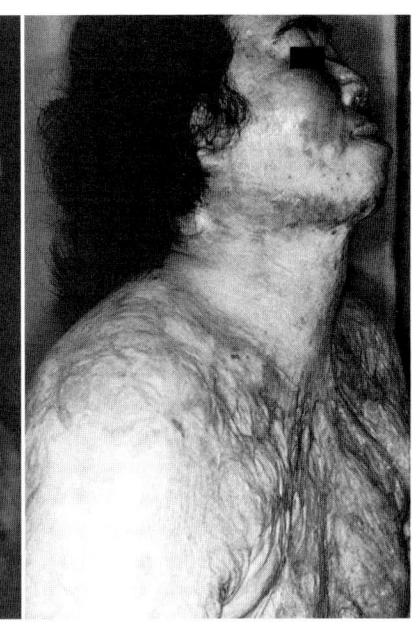

(a) 術前，正面。　　　　　　（b) 術前，側面。　　　　　　（c) 術後6カ月，側面。頸部伸
　　　　　　　　　　　　　　　　　　　　　　　　　　　　　　　　展は十分である。

図　X・72　症例4：27歳，男

受傷が広範囲の場合には複数回の手術を要するため，一連の治療計画の中に無理なくexpanderの利用を含めていかないと，いたずらに手術回数を増やすことになりかねない。

本来，瘢痕拘縮に対する手術は，拘縮を解除した後に初めてその閉鎖手段が決定されるべきものであり，拘縮の程度を術前に判断し，欠損面積や形態を決定することは，熟練した形成外科医にとってもきわめて困難なものである。Expanderを利用する場合，当然のことではあるが，拘縮の解除前に挿入が必要となること，挿入後十分な伸展を得るまでに一定期間を要することは大きな問題点となる。綿密にexpanderの適応を選択しないと，皮弁のための拘縮解除に留まり，本来の拘縮解除，再拘縮の予防という目的が損なわれかねない。

先に述べた症例ごとに問題点を検討する。

症例1は，expanderの良い適応となる症例である。Reservoirの露出に関しては，reservoirを血腫の貯留しやすい位置に挿入したこと，挿入部上の皮膚自体が薄いこと，剝離の層が浅かったことなどが原因と考えられる。露出が生じた場合には，感染徴候がなければ，できるだけ早く目的の伸展を得，2回目の手術を行うことを考慮すべきであろう。

症例2は，expanded LD MC flapの利用で頸部再建が良好に行われた例であるが，拘縮が頸部に限局していたこと，皮弁がthin flapとなり，重量が少なく皮弁の固定も効果的であったことなどが良好に働いたと思われる。

症例3では，症例2と同様に拘縮は頸部に限局しており，拘縮自体は解除されたが，皮弁が厚く，突出し，整容的には十分満足が得られなかった。これはexpansionが不十分でthin flapにできなかったこと，固定も十分ではなかったことなどが原因と思われる。整容的に，または皮弁の重量の点からも，できる限りthin flapにするようさらにexpansionを行う必要があったと思われる。

症例4では，再拘縮の傾向が認められたが，これは拘縮部位が広範囲に拡がっていること，とくに前胸部の拘縮の残存により皮弁が牽引され下垂したことが原因と思われる。このため，前胸部まで含めた拘縮の解除や皮弁の挿入を考慮すべきだったと考えられる。

十分なthinningが得られない場合には，皮弁から皮膚移植に術式を変更するのも一法であろうと思われる。従来通りの皮膚移植が決して皮弁に劣るものではなく，症例によっては優れた結果となることも少なくない。

【症例5】　32歳，女，熱湯により顔面頸部を含む約30％熱傷を受傷，後の頸部瘢痕拘縮に対し全層皮膚移植を施行した例を示すが，拘縮は十分解除され，整容的にも良好である（図X・73）。したがって，術式の選択にあたり，expanderの利点とほかの従来の治療法の利点をよく考慮する必要がある。

そのほかにも，熱傷や熱傷瘢痕拘縮におけるexpander使用時の合併症として注意すべき点として，瘢痕拘縮ではとくに大きな皮膚を必要とすること，伸展皮膚に硬い瘢痕を含む場合があることなどから，通常以上に内圧が高くなる可能性が挙げられる。深部組織への圧迫が

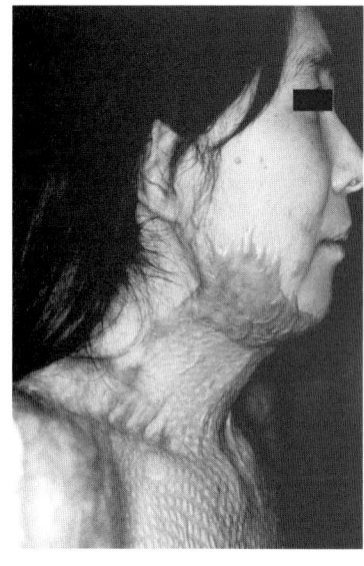

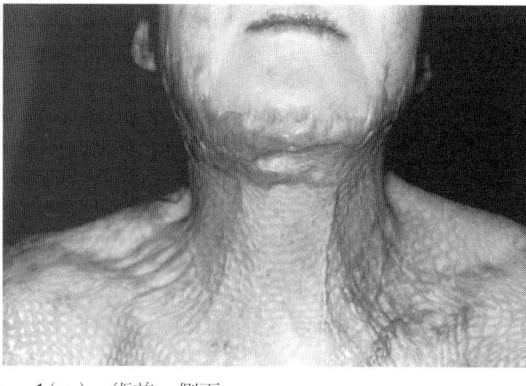

◀(a) 術前,側面。
▲(b) 術前,正面。頸部には網状皮膚移植が施行されている。
▶(c) 皮膚移植術後6カ月,正面像。頸部伸展は良好で整容的にも満足を得た。

図X・73 症例5:32歳,女

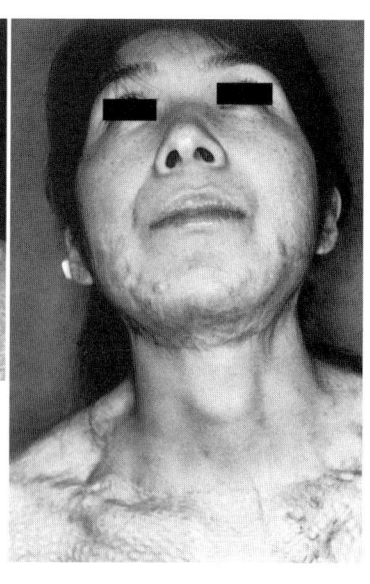

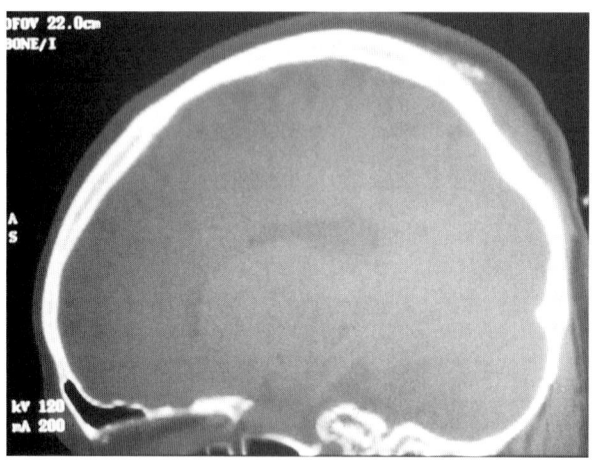

図X・74 症例6のCT像
Expander除去後,後頭結節直上の挿入部位に一致して,若干の陥凹変形が認められた。

重篤な合併症を起こす頻度についてはあまり報告されていないが,骨変形については骨の反応性肥厚であることが多いとされている。しかし,少なくともわれわれはexpanderにより頭蓋骨変形を来したと疑わせる症例も経験している(症例6,図X・74)。とくに年少児などで用いる場合には,経過中X線検査などを施行し,注意深く観察した方がよい[16)17)]。

また,expanded skinを皮膚移植や皮弁として利用するいずれにおいても,伸展による皮膚の性状の変化や再拘縮などは懸念される点である。これについては通常の皮膚移植や皮弁と差は認められないとする意見が多く,われわれも現在のところ明確な差違を認めていない[9)]。しかし一方で,皮弁の拘縮を認めたとする報告も散見される[18)]。今後,伸展の方法や部位などによる差違などについて詳細に検討していく必要があると思われる。

(四ツ柳高敏,沢田幸正)

文献

1) Elliot D, Lewis-Smith PA, Piggot TA:The expanded latissimus dorsi flap. Br J Plast Surg, 41:319-321, 1988
2) 竹内正樹,野崎幹弘,佐々木健司ほか:Expanded free flapによる再建:適応と限界.形成外科,44:793-799, 2001
3) 平瀬雄一:神経・血管のexpansion.Tissue expansion法:最近の進歩,pp 143-147,克誠堂出版,東京,1996
4) Versaci AD, Balkovich ME, Goldstein SA:Brest reconstruction by tissue expansion for congenital and burn deformities. Ann Plast Surg, 16:20-31, 1986
5) Phil RCSD, Wilson GR, Sharpe DT:Postburn breast reconstruction:Tissue expansion prior to contracture release. Plast Reconstr Surg, 90:668-674, 1992
6) 岩平佳子,丸山 優:Expansionスケジュール;a.注入法のバリエーション.Tissue expansion法:最近の進歩,pp 47-54,克誠堂出版,東京,1996
7) Iwahira Y, Maruyama Y:Expanded preauricular full-thickness free skin graft. Plast Reconstr Surg, 87:150-152, 1991
8) Bauer BS, Vicari FA, Richard ME, et al:Expanded full-thickness skin grafts in children;Case selection, planning, and management. Plast Reconstr Surg, 92:59-69, 1993
9) 藤井 徹:Expanded skin grafting. Tissue expansion法:最近の進歩,pp 155-159,克誠堂出版,東京,1996
10) Russel RC, Khouri RK, Upton J, et al:The expanded scapular flap. Plast Reconstr Surg, 96:884-895, 1995
11) Apesos J, Perofsky HJ:The expanded forehead flap for nasal reconstruction. Ann Plast Surg, 30:411-416, 1993
12) 本間賢一,杉原平樹:Expanded MVP flap. Tissue expansion法:最近の進歩,pp 164-175,克誠堂出版,東京,1996
13) Khouri RK, Ozbek MR, Hruza GJ, et al:Facial reconstruction with prefabricated induced expanded (PIE)

supraclavicular skin flaps. Plast Reconstr Surg, 95 : 1007-1015, 1995
14) 山田　敦, 真田武彦, 今井啓道ほか : Tissue expansion 法による顔面・頸部の再建 : 適応と限界. 形成外科, 44 : 749-755, 2001
15) 加曽利要介, 尾郷　賢, 久保田潤一郎ほか : 頬部 tissue expander の使用経験から. 形成外科, 34 : 825-831, 1991
16) Pisarski GP, Mertens DM, Warden GD, et al : Tissue expander complications in the pediatric burn patient. Plast Reconstr Surg, 102 : 1008-1012, 1998
17) Still JM, Law E, Craft-Coffman B : Skeletal deformities due to tissue expanders : report of two patients. Ann Plast Surg, 44 : 211-213, 2000
18) Bolton LL, Chandrasekhar B, Gottlieb ME : Forehead expansion and total nasal reconstruction. Ann Plast Surg, 21 : 210-216, 1988

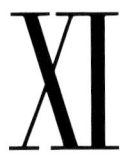

XI 熱傷の後療法と予後

1 熱傷後肥厚性瘢痕の予防と術後後療法
2 熱傷患者のリハビリテーション―拘縮予防と副子療法―
3 広範囲熱傷救命患者の社会復帰

XI 熱傷の後療法と予後

1 熱傷後肥厚性瘢痕の予防と術後後療法

SUMMARY

深達性Ⅱ度以上の熱傷は瘢痕を形成する。その大部分は肥厚性瘢痕となり面積の縮小を伴い，瘢痕拘縮を生じる。熱傷深度によって瘢痕化は避けられず瘢痕化を予防することは不可能だが，肥厚性瘢痕の程度は適切な方法によりある程度コントロールすることができる。その方法として熱傷創治癒の促進，肥厚性瘢痕に対するスポンジ圧迫法や外用療法などの保存的治療法，皮膚のみならず硬組織にも手術を加える種々の手術療法などの工夫がある。

はじめに

熱傷が浅達性Ⅱ度以上に及ぶと，必ず瘢痕という形態で自然治癒する。熱傷治療の2つの大きな目標である「救命」と「瘢痕に対する治療」のうち，後者については機能と整容的見地から形成外科領域での最重要課題となっている。瘢痕の形成は熱傷の初期条件に関係するが，形成の程度と消長は治療の経過と方法によってかなり変動し瘢痕を残すような深いⅢ度熱傷を受けたとしても受傷後の瘢痕拘縮の予後は一律ではない。そこに形成外科医の知恵と見識が奏効する余地が与えられている。

A 概 念

浅達性Ⅱ度熱傷（以下SDB）より浅い熱傷は皮膚の再生によって正常組織に回復する。これより深い皮膚損傷は再生ではなく修復として瘢痕に置き換わる。肥厚性瘢痕は膠原線維の過形成を生じた瘢痕の一形式といえるが，ほとんどの瘢痕は正常組織に比較すると膠原線維は過形成を呈し，肥厚性瘢痕である。

1. 肥厚性瘢痕の病理組織

表皮は過角化を呈し，初期では有棘層は菲薄で表皮突起は消失している。表皮突起の消失は軽微な機械的刺激で容易に表皮剥離が生じることに関連する。真皮では真皮乳頭層は消失し，網状層に相当する膠原線維の密な硬い組織で満たされ，汗腺，毛嚢，脂腺など皮膚付属器は欠損している[6]。

初期には拡張した毛細血管が多数存在し，肥厚性瘢痕の赤色調と相応する。線維芽細胞は初期では著明に増加し，拘縮の強い部位では渦巻状に錯走するが，瘢痕の成熟化とともに拡張血管は数を減じ，線維芽細胞の数や錯走状態が減少消退する。成熟した瘢痕では表皮も厚さを増し，表皮突起も認められる（図XI・1, XI・2）。

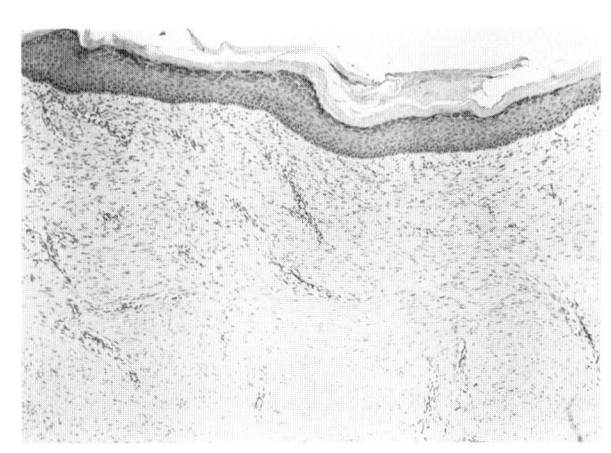

図 XI・1 肥厚性瘢痕の病理組織
過角化，表皮突起消失，毛細血管拡張が見られる。

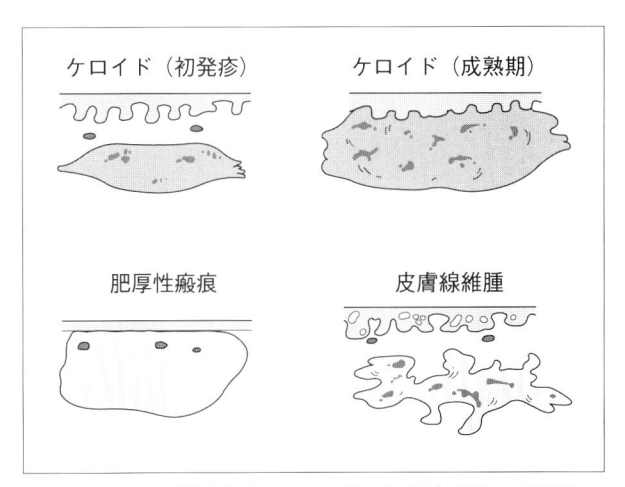

図 XI・2 肥厚性瘢痕，ケロイド，皮膚線維腫の病理組織の相違

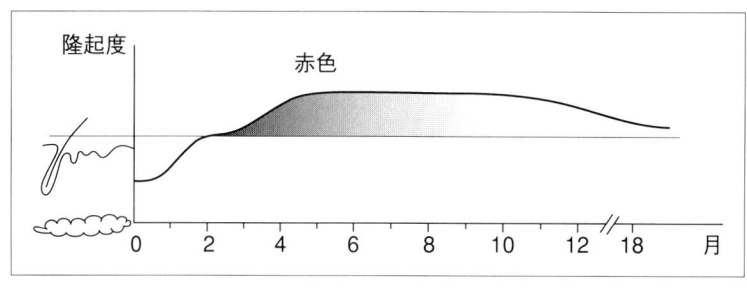

図 XI・3　肥厚性瘢痕の消長

2．肥厚性瘢痕の自然経過

深達性 II 度熱傷（以下 DDB）では 3 週以降に表皮形成が始まり当初は菲薄な表皮がびらん局面の中に浮遊した状態で，やがてびらんが表皮形成により埋め尽くされる頃から少し遅れて瘢痕の過形成が表面化してくる。III 度熱傷（以下 DB）では表皮形成に 4 週以上を要するが，表皮形成後の経過は DDB のそれと大きな違いはない。表皮形成が完了しても小さな機械的刺激で表皮が剝がれてびらんを生じる。びらんは 4〜5 日で再び表皮形成するが，別の部分にびらんが形成される。これを繰り返しながらしだいに強い表皮が形成されていく。

表皮形成完了後 3〜4 週を経て表面が隆起する，いわゆる肥厚性瘢痕が生じてくる。肥厚性瘢痕の形成から 1 年から 1 年 2〜3 カ月の間は瘢痕は赤色調を呈する。この赤味は瘢痕の初期に強く，経過とともにしだいに退色し，瘢痕が成熟すると常色から種々の段階の色素沈着を示す。色調の退色とともに隆起度もしだいに減じるが多くは正常高には戻らない（図 XI・3）。瘢痕の厚さは部位によっては 10 mm 近くになる。

自覚症状としての搔痒感は赤色とほぼ相関し，赤味の存在する期間存在する。

B 肥厚性瘢痕の増強因子

肥厚性瘢痕形成を増強させる因子としてつぎのものが挙げられる。

1）感染

熱傷における感染は個体を敗血症に陥らせ，致命的な結果を生じるだけでなく，局所的には SDB を DDB に，DDB を DB に深達化させる。MRSA 感染や緑膿菌感染はそのコントロールが困難であるため容易に創の深達化が生じる。

2）異物

焼痂や分泌物，ときに不適切なドレッシング材は異物となり創を刺激し，治癒を遷延させる。過度の創消毒は組織障害性となる。顔面や外陰部は準開放療法を行うことが多い。疼痛に配慮しすぎて痂皮や分泌物をそのままにすると感染の温床になる。

3）表皮剝離を繰り返す機械的刺激

熱傷患者では体液喪失に伴って血漿アルブミンも喪失し，低アルブミン血症のことが多い。この場合，再生表皮は薄く表皮突起も消失しているため，テープ固定やドレッシング交換時に容易に剝脱する。ドレッシング材は創に対し，きわめて愛護的なものを選択すべきである。

自他による体位変換時のベッドとの摩擦による表皮剝脱にも注意が必要である。

4）不良肉芽

不良肉芽とは浮腫状の鮮紅色隆起性創面のことで周辺より盛り上がっている。肉芽形成不全とは異なり，一見肉芽形成が良好のように見えるが質的に不良肉芽である。易出血性で下床から容易に剝離する。

5）不適切な薬剤投与

局所的にステロイド剤の長期塗布を行うと肉芽形成を抑制し，潰瘍が深達性となり治癒が遷延し，最終的に瘢痕形成を増強させる。感染に不適切な創傷被覆材も二次感染の存在する局面では為害性となる。

6）繰り返される伸縮運動

関節部，眼瞼，口周囲の創は表皮形成が遅く，瘢痕性に治癒後も反復運動によって瘢痕は肥厚化・拘縮化し，関節の屈曲拘縮，伸展障害，水かき形成，眼瞼外反，口唇外反などをもたらす。瘢痕に対する繰り返し運動が瘢痕の成熟化を遷延させ，炎症反応を持続させる。

7）拘縮

拘縮の存在する瘢痕は持続的な外力が加えられた状態である。瘢痕に対する物理的外力は炎症を持続させる。

8）体質

ケロイド形成には明らかに体質が関与する[8]。肥厚性瘢痕ではケロイドほど著明ではないが，やはり瘢痕形成の程度に体質的な影響が見られる。

9）その他

幼小児は高齢者に比べて瘢痕の肥厚性化が強く，発赤，

搔痒感が持続する。幼小児では皮膚の緊張度，運動量が大きいなどのほかに，線維芽細胞の活性も関与するのであろう。

C 肥厚性瘢痕形成の予防法

熱傷創が治癒して瘢痕を残す時，瘢痕化の程度は熱傷の深さ，創治癒過程，瘢痕形成過程の3つの状況によってほぼ決定される。そこで肥厚性瘢痕形成の予防をこの3段階に分けて述べる。

1．熱傷創の深さ

熱傷の侵襲を最小限に食い止めることは熱傷創の深さを最小限に留めることになる。そのためには，
①侵襲となる高温状況をできる限り早く取り除く。
②炎症反応を抑制する。

①の方策として火焔熱傷が原因の場合は消火，高温液体の場合は冷水をかけて，まず作用温度を下げ，その後に着衣を脱がせる。ボタンをかけていたり，袖が細く，脱がせるのに時間を要する衣服の場合は，水道水などの手元の冷水をかける方が脱衣より手早いと思われる。また，小児の場合あわてて無理に脱衣させる時，水疱の被蓋を衣服と一緒に剥離し，熱傷創が露出してしまう。脱衣は包交と同様の手技で非侵襲的になされなければならない。冷水による温度下降後，脱衣により水疱被蓋剥脱の恐れのある時は，衣服をハサミなどで切り開く。初期の愛護的処置は重要である[7]。

②熱作用による物理的炎症反応を抑制する目的で熱傷患部を冷却する。冷却条件は諸家により一定しないが，4℃前後の温度で15～20分冷却する。この処置は医療施設へ搬送する途中に行われるべきであり，冷却後に搬送する手順を選ばない。冷凍された冷却剤をタオルなどの上から接触させる。最近－20度の超低温冷却も考慮されてきた[1]。

2．創傷治癒過程

創傷治癒を正常以上に促進することは難しいが，治癒を遷延させないようにすることは可能である。

a．感染の防止

二次感染は熱傷深度を深めるので，極力その防止に努めなければならない。デブリードマンによる感染源の除去，不適切な閉鎖療法の改善，適切な栄養管理，適切な抗生物質の使用などに留意する。

b．非侵襲的処置

創に侵襲を加えるような被覆材の使用を避け，創処置は愛護的に行う。創に固着性の被覆材，創を刺激する物質などは使用しない。創に感染が認められなければ原則として創処置を頻繁に行わない。

3．瘢痕形成過程

瘢痕形成過程の初期には保存的治療が行われるが，後期以降は外科的治療が主となる。「肥厚性瘢痕の自然経過」の項で既述したが，瘢痕の赤色色調が存在している期間が保存的治療の期間である。

D 肥厚性瘢痕の保存的治療

保存的治療には薬物療法，放射線療法，圧迫療法，牽引療法などがある[5]。

1．薬物療法

a．副腎皮質ホルモン

副腎皮質ホルモンは線維芽細胞の増殖を抑制し，コラゲナーゼ活性亢進による膠原線維分解を促進すると考えられる[5]。

トリアムシノロンの局注は瘢痕の硬さをやわらげ，肥厚を扁平化させる。ケロイドよりも反応が強く出現するので量，回数はケロイドよりも少なくてよい。1回量5～10 mgを2～4週に1回の割合で3～5回行っていったん終了する。局所注射用トリアムシノロン製剤は局所残存が長いので，ほかの副腎皮質ホルモン剤より効果がある。

副腎皮質ホルモン含有テープは小範囲の程度の軽い肥厚性瘢痕に利用される。

局注の場合，過量になると菲薄化，色素脱失が局所的に見られ，女性では月経周期の乱れを生じることがある。また周囲健常皮膚に薬剤が拡散されると同部の萎縮，色素脱失，毛細血管拡張などが生じる。テープ剤でも同様のことが見られる。

副腎皮質ホルモン含有軟膏の単純塗布のみでは瘢痕の扁平化は期待できないが，搔痒緩和や瘢痕表面の乾燥粗造を湿潤化させることはできる。

b．シリコンゲル，シリコンクリーム

Parkinsら[9]はシリコンゲルを圧迫目的で使用したが，圧迫を介さずとも単独使用で瘢痕ならびに瘢痕拘縮に対して効果があることを見出した。シリコンゲルはジェル状のdimethyl polysiloxaneで粘着性シート状物質である。シリコンクリームは沢田ら[10]が開発したsiliconを含む水中油型のクリーム製材で主として密封療法として使用する。その作用機序の一つは瘢痕の湿軟化である。

c．アミノ酸軟膏

総合アミノ酸を50％含有した親水軟膏でやはり瘢痕の湿軟化を目的としたものである[4]。

d．ハイドロコロイドパップ剤[2]

ポリアクリル酸ナトリウムを主成分とするパップ剤で圧迫を併用する。瘢痕の湿潤化を介して軟化させるもので圧迫が相乗的に働く。

e．トラニラスト内服

肥満細胞からのケミカルメディエーターの遊離を抑制し，各種炎症細胞からのサイトカイン活性を抑制して線維芽細胞からの膠原線維合成を抑制する。成人で1日300 mgを3～6カ月服用する。

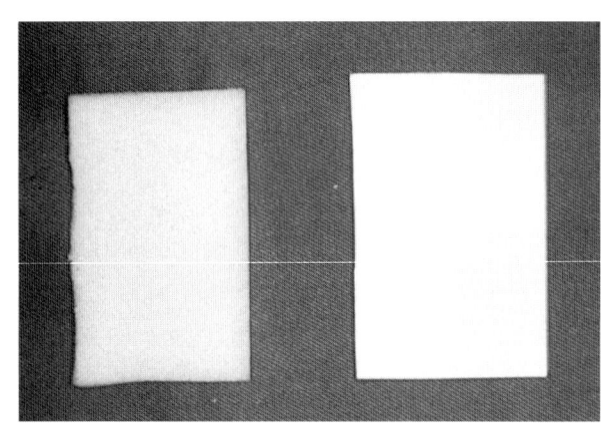

2．圧迫療法

物理的作用が瘢痕形成に影響を与え，瘢痕をコントロールすることはCroninが1961年に頸部の植皮術後の瘢痕拘縮の制御にコルセット装着することによって証明している。冨士森[3]はスポンジ圧迫とコルセット固定との併用をより徹底的に実行することによって肥厚性瘢痕の非手術的治療を飛躍的に発展させた。

しかし，圧迫が肥厚性瘢痕に奏効する機序は不明である。圧迫による局所の低酸素状態が組織の萎縮を生じるとの考えがある。圧迫により組織中の液性成分が圧迫され，浮腫状態が消退することも一因と考えられる。ある時期では圧迫を中止すると数時間以内にほぼ元の状態に戻ることを考えると，組織の萎縮が主因とは考え難い。しかし，長期間の圧迫により膠原線維の走向が圧力と直角の方向に向きを整えることより，物理的外力が瘢痕の組織像を変化させることは確かである。

a．スポンジ圧迫法

圧迫のポイントは同一部位を同一方向に恒常的に圧迫することである。その目的のために厚さ6 mmで一面が接着性のポリウレタンスポンジ（レストン®）を使用する（図XI・4）。手順はつぎの通りである。

①スポンジを瘢痕の大きさ，形に合わせ，接着面を瘢痕側にして瘢痕の表面に貼りつける（図XI・5-a）。

②接着テープでスポンジを固定する。スポンジ固定を強固に保持するため，テープの間隔を密にする（図XI・5-

(左) ポリウレタンスポンジ単独。
(右) ポリエチレン支持板付きポリウレタンスポンジ。
図 XI・4　ポリウレタンスポンジ

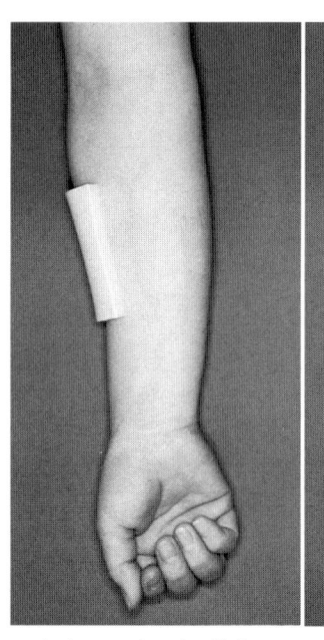

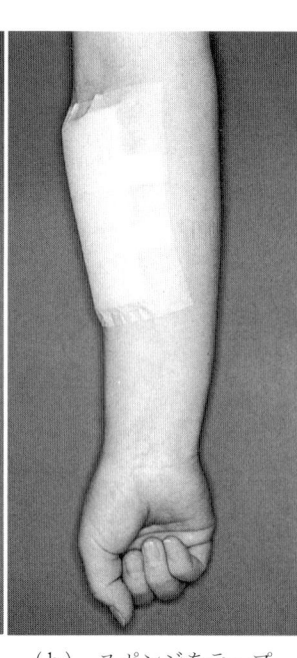

(a) スポンジの貼布。　(b) スポンジをテープで固定する。　(c) スポンジを弾性サポーターで圧迫固定する。

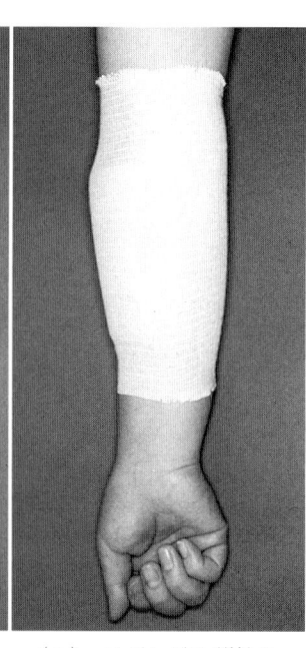

図 XI・5　スポンジ圧迫法

b)。

③四肢，躯幹の場合は，その上から弾力包帯を巻き，圧迫を確実にする。包帯の上から薄目の弾力性サポーターをかぶせて包帯の緩みやほぐれを防止する（図XI・5-c）。顔面では弾力性覆面包帯あるいはリップバンド固定を行う（図XI・6）。

④安静保持のため，その上にコルセットを装着する。肘部，膝部でのコルセットの肢位は伸展位とする。肩関節固定には腋窩を20度前後外転位とする（図XI・7-a〜c）。

スポンジの形態，大きさを保持する目的でスポンジの接着面と反対側にやや硬いポリエチレン発泡体を支持板とする厚さ8mmのポリウレタンスポンジ（フィックストン®）がある（図XI・4）。安静保持にはこのスポンジが優れている。曲面に貼布する時は支持板にメスで切り目をつける（図XI・8）。

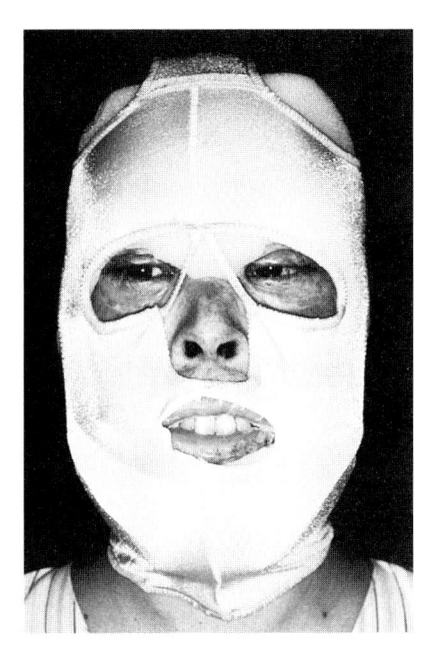

スポンジ圧迫法は3〜4日に1回スポンジを更新する。接着が強い時に無理にはがすと，表皮剥脱のためびらんを生じることがある。とくに瘢痕形成後週数の早い時期では瘢痕の表皮と真皮の結合が弱いので，容易にびらんを生じる。

夏期にはスポンジ下面が湿潤し，接触性皮膚炎，細菌感染あるいは真菌感染を生じやすい。乳幼児では伝染性膿痂疹も生じやすいのでスポンジ交換時に貼布部を消毒し，乾燥させる。

このスポンジ圧迫法は拘縮が存在する肥厚性瘢痕には効果が少ない。拘縮のある瘢痕にはまず外科的に拘縮を解除した後にスポンジ圧迫法を行う。

スポンジ圧迫法は肥厚性瘢痕の形成される初期，すなわち表皮形成完了後2〜3週頃から始めると肥厚化の予防的効果をもたらす。肥厚化後に実施すればその扁平化をもたらす。表皮形成後早期にはびらん形成予防のためガーゼなどを介してスポンジを貼布する。

b．スプリント固定

四肢の肥厚性瘢痕の扁平化にスポンジ圧迫法とコルセットなどのスプリント安静療法との併用についてはすでに述べた。

スプリント装着は瘢痕拘縮を予防する目的でも瘢痕形成初期から実施する。肘，膝，指趾関節を0度の肢位で

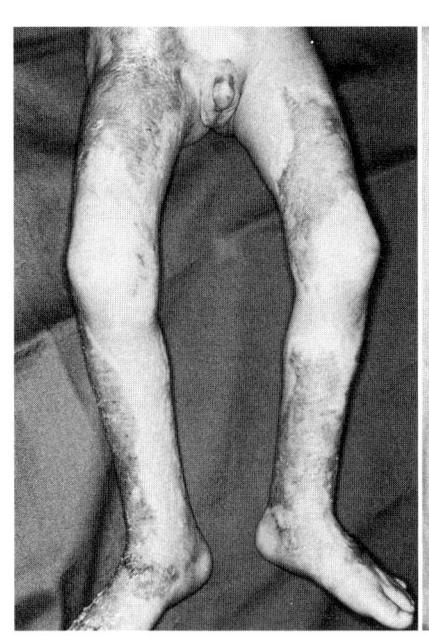

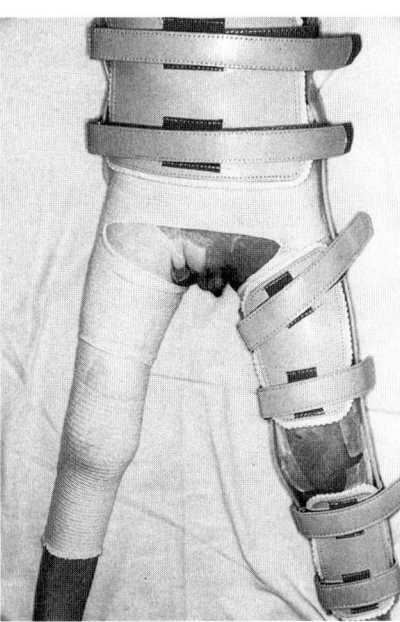

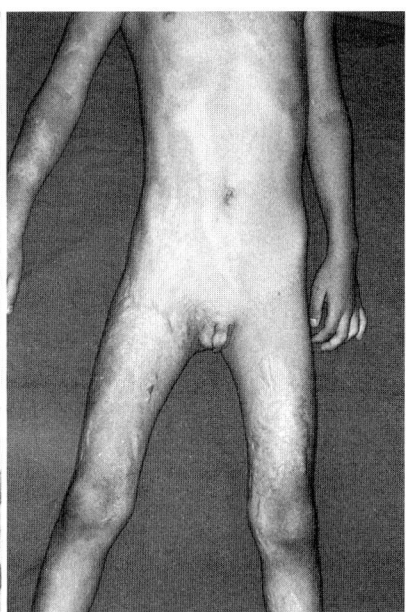

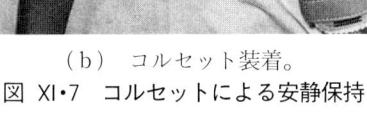

図 XI・6　弾力性覆面包帯

（a）装着前。　（b）コルセット装着。　（c）装着後4カ月。
図 XI・7　コルセットによる安静保持

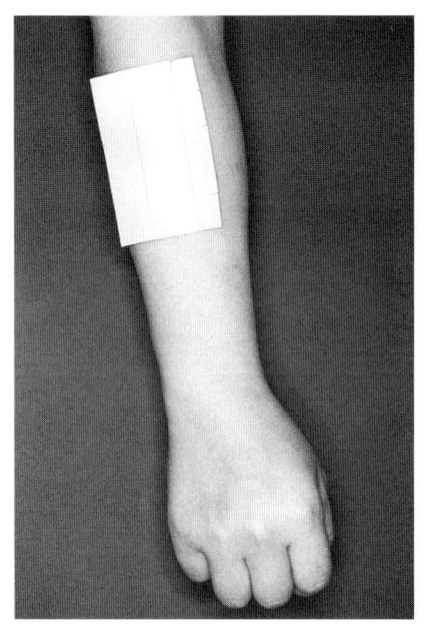

図 XI・8　支持板付きスポンジにメスで切り目をつけた状態

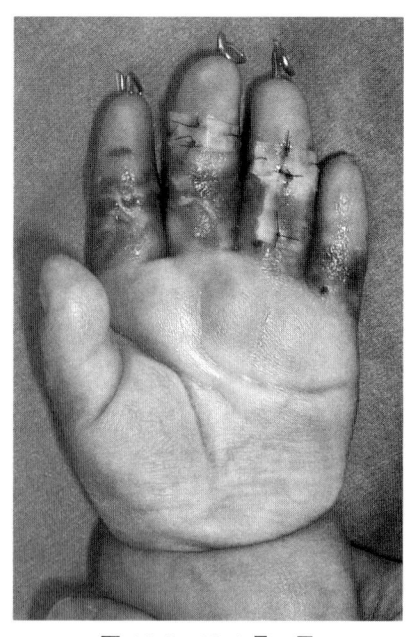

図 XI・9　10カ月，男
指手掌手背深達性II度熱傷に対し，C-ワイヤーで固定を行った。

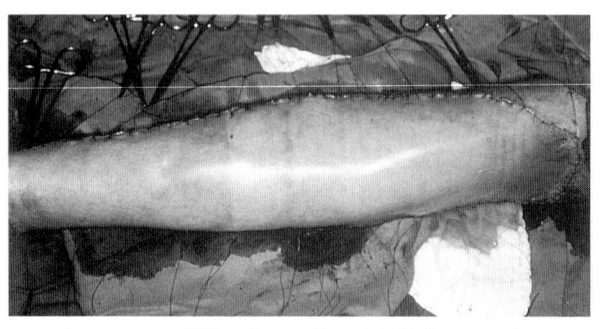

図 XI・10　前腕上腕を1枚の分層植皮片で植皮
パジェットフット型デルマトームを連続使用して採皮した。

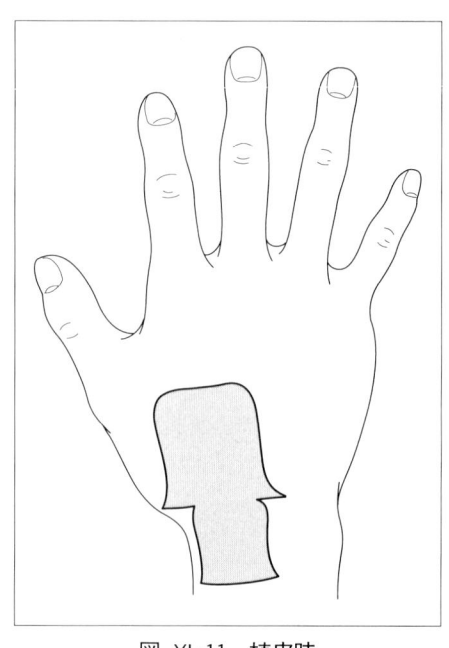

図 XI・11　植皮時
植皮辺縁にZ形成を加える。

固定することにより屈曲拘縮の発生を防止できる。小児の指では板状シーネでの固定が不安定なので，C-ワイヤーによる固定を行う（図XI・9）。C-ワイヤーは4～6週で抜去する。

E 瘢痕拘縮の手術的予防治療と再拘縮予防法

1．手術法

　瘢痕拘縮は組織量の減少に基づく症状であり，手術目的は減少した組織の補充である。損傷組織のほとんどは皮膚であり，遊離植皮術，有茎弁移植術，遊離皮弁移植術によって修復される。その詳細は他稿に譲る。

2．再拘縮予防法

　十分な量の皮膚を移植しても，手術瘢痕および移植皮膚の瘢痕様性状によって当初の移植面積を維持できなくなり，時間の経過とともに再拘縮が出現する。この再拘縮は遊離植皮術においてもっとも強く出現し，再拘縮を予防するための方策が必要である。
　遊離植皮は生着後，植皮片の裏面全体が瘢痕に置換される。したがって，植皮は軽度から中等度の瘢痕と考えられるので術後拘縮は必発である。植皮は創面を十分に

(a) 術前。
(b) 下顎，おとがい部に植皮を施行後，おとがい骨切り術によるおとがい形成術後。
(c) おとがい骨切り術前。
(d) おとがい骨切り術後。

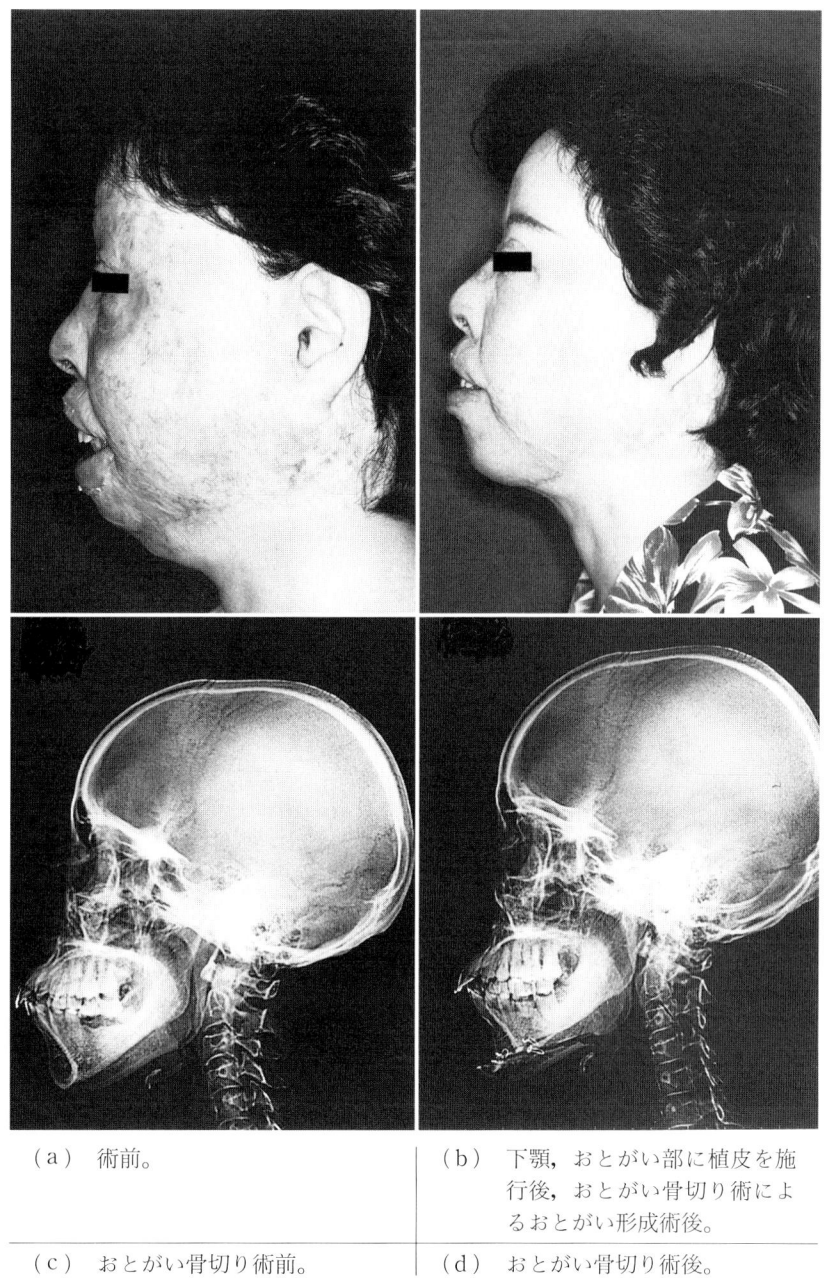

図 XI・12　下顎熱傷瘢痕拘縮に対するおとがい形成

広げた状態で行い，植皮時から十分な面積を保持するように留意する。関節面では植皮のつなぎ目の瘢痕を避けるため1枚にする工夫が必要である（図XI・10）。

①tie over 施行時に植皮面積が縮小しないようにする。

②関節面では面積が最大になるような肢位で植皮し，その形態を保持する。

③tie over はやや長期間保持する。

④植皮時に植皮辺縁にあらかじめZ形成術を実施しておく（図XI・11）。

3．その他の工夫（硬組織の形成術による瘢痕拘縮の矯正）

下顎，おとがい部の瘢痕拘縮は表面からのスポンジ圧迫法ならびにチンキャップ固定法のみでは十分な改善が得られず，長期かつ過度の圧迫療法では下顎の後退を生じることがある。このような場合には，植皮あるいは有茎皮弁による皮膚の再建後早期におとがい骨切りによるおとがい形成術を行っておとがいを前方に引き出し，瘢痕拘縮の改善と同時に contour surgery として美容的改善も図る（図XI・12-a～d）[11]。骨切り術の代わりにハイドロキシアパタイト充填によるおとがい形成も可能である。

F 術後後療法

瘢痕拘縮に対する手術療法として遊離植皮術，有茎皮弁移植術，遊離皮弁移植術がある．いずれの方法を用いても術後多少の再拘縮を生じる可能性があり，その程度は遊離植皮においてもっとも著しい．

そこで遊離植皮後は原則的に瘢痕に対するスポンジ圧迫とスプリント固定の併用を実施する．その期間は関節部で4〜6カ月，非関節部で3カ月である．ギプス固定と異なり，スプリント固定は入浴時やそのほか適時取り外す時間があるので，高齢者を除いて関節の運動障害を来さない．生じても一過性である．指の植皮術後を除いて術後のリハビリテーションは原則として行わない．

スポンジ圧迫療法は薬物療法に優るので前者を優先すべきであるが，スプリント固定に制限の生じる手指においては前述の薬物療法を行うこともある．（小川　豊）

文　献

1) 土井秀明，小川　豊：熱傷に対する極低温による初期治療の実験的研究．熱傷，17：254-260，1991
2) 冨士森良輔：瘢痕拘縮の予防．熱傷，14：183-184，1988
3) Fujimori R, Hiramoto M：Sponge fixation method for treatment of early scars. Plast Reconst Surg, 42：322-327, 1968
4) 文入正敏，井内和博，大久保正智ほか：いわゆるケロイドに対するアミノ酸軟膏療法（第一報）．日形会誌，2：507, 1982
5) McCoy BJ, Diegelmann R, Cohen IK：Invitro inhibition of cell growth, Collagen syntheses and prolyl hydroxylase activity by triamcinolone acetonide. Proveed Soc F Exp Biol Med, 163：216-222, 1980（形成外科手術手技シリーズ P 111）
6) 小川　豊：顔面瘢痕に対する治療術式．手術，45：784-797, 1991
7) 小川　豊，冨士森良輔：熱傷の局所治療．外科治療，35：498-506, 1976
8) 小川　豊，佐藤佳世：ケロイドの治療．形成外科，41：S 85-S 92, 1998
9) Parkins K, Davey RB, Wallis KA：Silicone gel：a new treatment for burn scars and contractures. Burns, 9：201-204, 1982
10) Sawada Y, Sone K：Treatment of hypertrophic scars and keloids with a cream containing silicon oil. Br J Plast Surg, 43：683-688, 1990
11) 下間亜由子，久徳茂雄，土井秀明ほか：顔面熱傷後の瘢痕性拘縮による小下顎様顔貌に対しオトガイ形成を行った2症例．熱傷，22：320-325, 1996

XI 熱傷の後療法と予後

2 熱傷患者のリハビリテーション
―拘縮予防と副子療法―

SUMMARY

熱傷治療では全身管理や局所創管理に加えて，機能温存や早期機能回復のためにリハビリテーションを受傷後早期から始める必要がある。理学療法士などの援助が受けられる場合には緊密な連絡を取りながら，病状に応じた理学治療を行うのが理想である。連携が難しい場合にも，医師や看護師の指導管理下での理学療法は可能である。

基本的な治療方針は受傷直後では良肢位固定と関節可動域（ROM）訓練である。とくに手のMP関節の伸展拘縮や足関節の尖足などは，同部の熱傷の有無にかかわらず生じやすい拘縮であり，良肢位保持による予防が必須である。

創は治癒の進行とともに瘢痕化するので，肥厚性瘢痕予防のための圧迫治療や，瘢痕拘縮の予防および治療に各種の副子による矯正が必要となる。副子としてはdynamic splintやstatic splintあるいはserial castなどを状況に応じて使い分ける。スポンジ付き副子や熱可塑性樹脂を基本に，日常診療で用いる材料でも副子は製作できるので積極的に用いる。副子による治療では効果の有無を常にチェックし，無効な場合には速やかに拘縮解除術を行う。

また，熱傷では創痛などのbackground painに加えて，手術や処置などによるprocedural painが加わり患者の精神的負担は大きいものがある。したがって，さらにリハビリテーションが苦痛を助長しないよう，疼痛対策も考慮に入れたものが必要である。そのためには状況に応じて麻薬などの鎮痛剤や各種消炎鎮痛剤の使用のほか，水治療や温熱療法なども取り入れて可能な限り疼痛の少ないリハビリテーションを目指す。

植皮術においては，生着不良から術後に創が残り，疼痛を生じたり，頻繁なドレッシングを要するなどリハビリテーションの妨げにならないよう，とくに関節部においては確実な生着を得ることを心がける。

はじめに

熱傷患者の治療では救命のための全身管理や創閉鎖のための局所管理に加えて，早期社会復帰のために拘縮を予防あるいは治療するリハビリテーション（以下リハビリ）も受傷直後から開始しなければならない。熱傷患者の拘縮は，通常考えられる熱傷瘢痕によるものと，筋腱や関節組織に起因するものに分けられる（図XI・13）。そのため，リハビリの基本的戦略は2つある。

第一に熱傷創治癒と同時進行する瘢痕の肥厚化および収縮を予防し機能障害を起こすことなく瘢痕をリモデリングに至らしめることである。第二にはこのような熱傷創の瘢痕拘縮のみでなく，長期臥床や不良肢位保持による関節自体の拘縮にも対処していく必要がある。

本稿では熱傷患者の治療経過ごとのリハビリを概説し，拘縮予防あるいは治療のための副子療法について言及する。

A 病期別のリハビリ

浅達性II度熱傷では，リハビリは通常不要であり，深

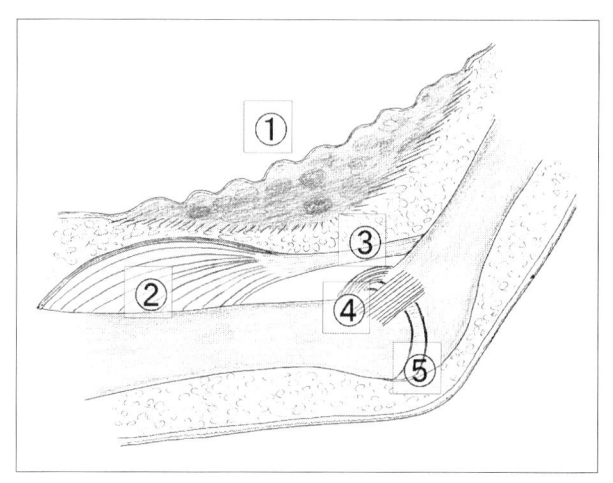

図 XI・13 熱傷における拘縮の機序
熱傷瘢痕のみでなく筋腱，関節なども関与する。
①熱傷瘢痕拘縮，②筋の廃用性萎縮〜短縮，筋膜の短縮，③腱の短縮，④関節包，靱帯の短縮，⑤関節軟骨の変性，線維組織形成による関節内癒着

表 XI・1　リハビリテーションの観点からの熱傷治療経過分類

時期分類	期間や状態	リハビリの障害因子
急性期	受傷直後から約1週間前後で，潰瘍や手術創がない時期	浮腫，焼痂，疼痛（意識障害，鎮静），
創閉鎖期	植皮術や自然上皮化により創閉鎖が進行するが，表皮が脆弱で不安定なため装具適応が制限される時期	潰瘍，手術，全身的合併症，疼痛，筋力低下，（瘢痕拘縮，関節拘縮）（意識障害，鎮静），
機能回復期	創閉鎖がほぼ完了し，表皮の状態が安定化し装具などの治療が強力に行える時期	瘢痕拘縮，関節拘縮，疼痛筋力低下

表 XI・2　各病期における主要な治療

	肢位固定	受動的ROM訓練	自動ROM訓練	筋力トレーニング	副子療法
急性期	◎	◎	○		
創閉鎖期	◎	○	○	○	○
機能回復期	○	○	◎	◎	◎

表 XI・3　急性期の肢位

部位	固定肢位	用いる装具や補助具	備考
頸部	軽度伸展位	枕	
肩関節	90度外転位	飛行機副子，枕，	
●肘関節	中間位〜軽度屈曲位	屈側副子	
●手関節	軽度伸展位，橈尺中間位	掌側副子	
●手指	MP関節60度以上屈曲位 PIP関節，DIP関節：伸展位 母指：対立位	intrinsic plus splint 母指用C-bar splint	浮腫対策として挙上する 長期間固定ではキルシュナー鋼線による固定を考慮
股関節	伸展0度，軽度外転位		
●膝関節	中間位	屈側副子	
●足関節	中間位	屈側副子またはキャスト	

●：肢位固定がとくに重要な部位。仰臥位での安静を強いるため，後頭部や仙骨部の褥瘡に注意を要する。

達性II度あるいはIII度熱傷患者がリハビリの対象となる。リハビリは熱傷の経過に応じて行うべきであるが，その時期分類に関しては明確なものはない。理論的には受傷後数日より線維芽細胞の増殖が始まるので，この時期からの対処が必要であるが，実際の患者ではいろいろな状態の創が混在するので，時期による画一的な方針は立てにくい。

そこで，本稿ではリハビリや副子療法の観点から，局所状態に応じて熱傷治療経過を①急性期，②創閉鎖期，③機能回復期，の3期に分けて各時期のリハビリについて述べる（表XI・1）[1]。

各期には局所および全身状態に応じて種々の療法が行われる（表XI・2）。創閉鎖が遅れればその間に拘縮が進行するので，理想的には前2期を短縮し，可能な限り速やかに機能回復期に移行すべきである。広範熱傷では，部位により創閉鎖のスピードが異なるので，リハビリも状況に応じた対応が必要である。

B 急性期のリハビリ

熱傷受傷後より，創部は疼痛や浮腫などにより自動運動が制限される。また，広範熱傷例や重症例では全身管理が長期にわたり，受傷部位以外も同様に運動が行えない状態が続く。このような状態が続くと，筋腱・靱帯の短縮や関節周囲組織の硬化収縮により関節可動域制限や関節拘縮は確実に進行する。加えて，熱傷受傷直後は高度の浮腫が生じ，関節可動域が制限される。そこで，この時期のリハビリの最重要課題は，安静が長期化することに備えての良肢位固定，関節可動域［range of motion（ROM）］の維持である。

1. 良肢位固定（positioning）

本稿での良肢位とは，関節拘縮を生じにくい肢位，または拘縮に陥っても治療しやすい肢位をいう。頸は伸展位，肩は90度外転・外旋，股関節は伸展・屈曲の中間位，

軽度外転がよい。肘，膝は中間位とし，足関節も中間位が拘縮予防肢位である(表XI・3)。厳重な肢位保持が必要なのは手関節～手指，足関節，そして肘・膝である。なお，急性期では安静に加えて輸液による体重増加や熱傷ショックに伴う末梢循環減少により，仙骨部や後頭部などに褥瘡ができることがあるので注意する（図XI・14）。副子を用いた場合でも踵などに局所的な圧迫が加わらないよう注意する。

a．手指の肢位

手関節は軽度背屈位とする。手指にはとくに注意が必要で，intrinsic plus肢位（手内筋が収縮した時の肢位），すなわちMP関節可及的屈曲，指関節伸展～軽度屈曲，そして母指は可能な限り外転・対立位を保持する（図XI・15-a）。表XI・1の障害因子に示した燒痂の収縮や浮腫によりMP関節は伸展する一方，力の強い指屈筋群により指関節は屈曲するなど，手指の肢位は良肢位とほぼ反対位をとりやすい（図XI・15-b）。また，MP関節を屈曲固定したつもりでも，副子のわずかなずれで伸展位となりやすいので注意を要する。

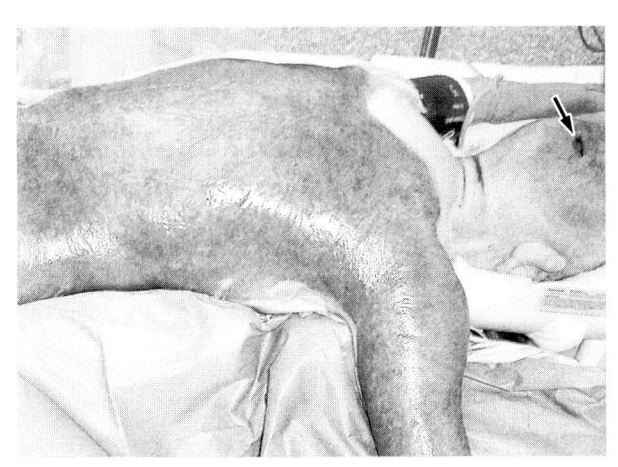

浮腫が高度な場合，受傷直後より患肢を挙上して浮腫の軽減を図る（図XI・16）。ただし，挙上すると肘関節や腋窩は不良肢位となるので，浮腫が軽快しだい挙上は中止する。広範囲熱傷では救命目的で躯幹や四肢の植皮が優先され，手指の創閉鎖は後回しになる。手指の熱傷創は早晩潰瘍化し，副子の装着や肢位保持を行うのは困難になるので，手指手術の有無にかかわらず初回手術時のキルシュナー鋼線による固定も考慮してよい（図XI・17）。

若年者を除けば，不良肢位で3週間以上放置されると，靱帯や関節包などの短縮による関節拘縮は必発で，とくにMP関節では伸展位により側副靱帯が短縮した場合，またPIP関節では屈曲位により掌側にある手綱靱帯の短縮を生じた場合には（図XI・18），その解除には手術が必要になることもあるので拘縮予防肢位の徹底が重要である。

b．下肢の肢位

膝関節が屈曲位となると同時に股関節は屈曲し，また下腿屈筋群が短縮することで足関節屈曲拘縮（尖足位）を来しやすい。膝関節を伸展位とした上で，浮腫がある時期はスポンジ付き副子などの簡易副子で背屈位固定を継続し，浮腫が軽減してからはできるだけキャストによる確実な固定を行う。足関節屈曲拘縮は歩行障害に直結し，その回復にも長期間を要するばかりか，ときにはアキレス腱延長術も必要となるので初期からの予防が重要である。

2．ROM訓練

ROM訓練には自動訓練と他動訓練の2種があり，患者の全身状態，局所所見などの状況に応じて使い分ける（表XI・4）。意識がある症例では，筋肉の廃用性萎縮予防にも効果のある自動ROM訓練を行う。非協力的な患者では他動的ROM訓練となるが，疼痛軽減のためには自

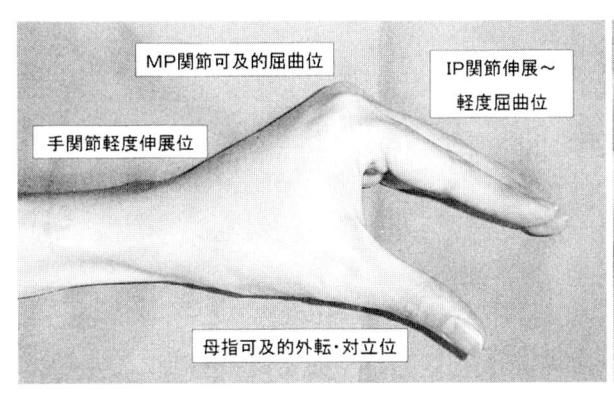

図 XI・14　肢位固定によりできた後頭部の褥瘡
初回手術時に気づかれた。

(a) intrinsic plus肢位。手内筋が収縮した状態の肢位で，指の長期間固定に適する。

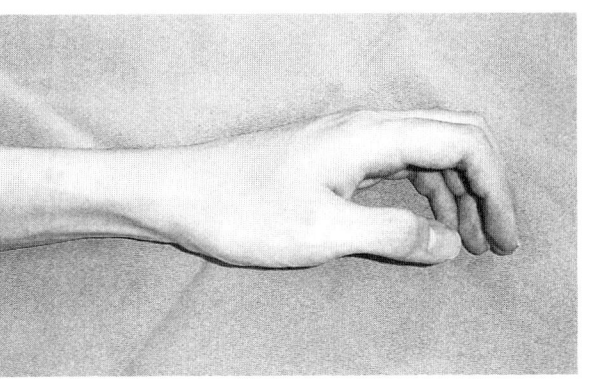

(b) 手内筋が弛緩した肢位。安静ではしばしばこのような肢位になり拘縮を来す。

図 XI・15　手指の固定肢位

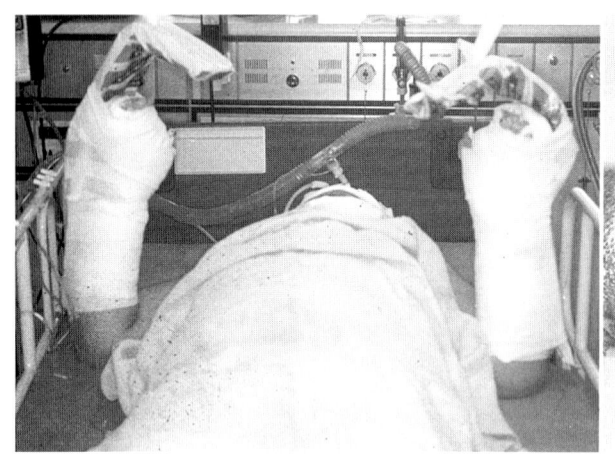

図 XI・16　両上肢熱傷患者における患肢挙上

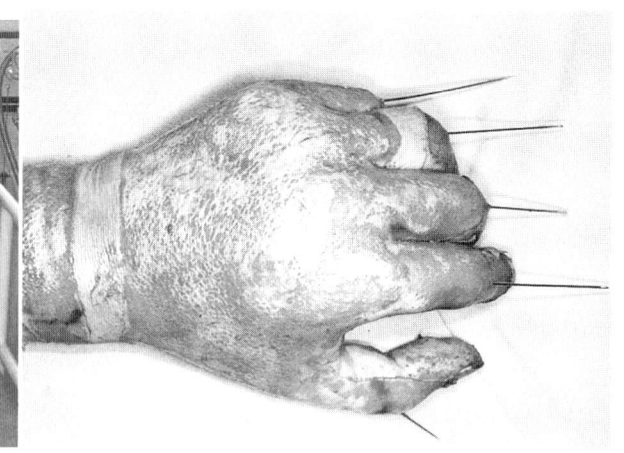

図 XI・17　キルシュナー鋼線による指の intrinsic plus 固定
本例では初回手術で手背の tangential excision と植皮が行われた。肢位を確実にする目的でキルシュナー鋼線による固定がなされている。理学療法が行える状態，あるいは，植皮部の瘢痕化が生じ始めたらただちにキルシュナー鋼線を除去し，指伸展拘縮予防や指間拘縮予防など適切なリハビリを行う。

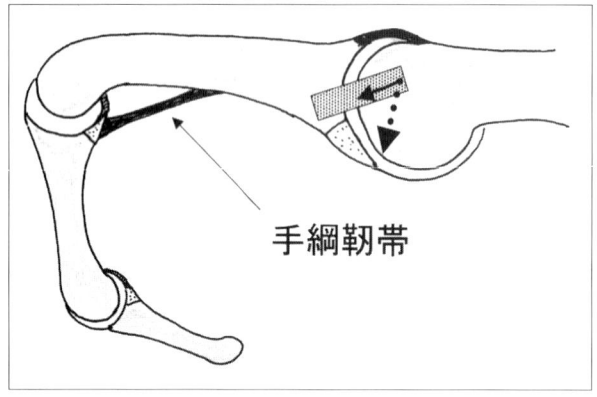

図 XI・18　指の拘縮発生機序
MP関節において，基節骨基部は中手骨骨頭と側副靱帯（点描部）で固定されている。特徴的な点としてMP関節骨頭の形状は円形ではなく，回転の中心からの距離は背側で短く掌側で最長となっている。つまり，図中で←は→より短い。そのため，正常ではMP関節屈曲位で側副靱帯はもっとも緊張し，伸展位では弛緩する。しかし，MP関節が伸展位で放置されると，この側副靱帯は短縮してしまい，屈曲できるだけの余裕がなくなってしまう。同時に，背側の関節包も短縮する。これにより，伸展拘縮に陥る。
PIP関節では側副靱帯は正常ではMP関節と異なり，むしろ伸展位で緊張した状態をとるので伸展位での拘縮は生じにくい。しかし，屈曲位で放置されると，掌側板に付着している手綱靱帯が短縮し，同時に掌側関節包も短縮する。これにより，PIP関節は伸展が制限され，屈曲拘縮に陥る。

動の方が有利であるので，患者への説得を行う。意識のない症例では他動的ROM訓練が中心となる。

熱傷創の有無にかかわらず，四肢の関節を1日に数回 full range で動かすことで関節内の癒着予防が可能となる。いずれの場合にも，靱帯や筋腱の短縮予防にはROM訓練の際に最大伸展および最大屈曲位などを10秒程度維持する。焼痂が固い例や，浮腫が高度な時期では full range で関節を動かすことは困難であるので，無理のない範囲で訓練する。

🅒 創閉鎖期のリハビリ

熱傷創の潰瘍化や，植皮術やデブリードマンにより全身の至る所に創が存在しており，患者にとってもっとも苦痛の多い時期である。同時に，広範熱傷例では長期間安静による筋の筋力低下や廃用性萎縮，関節軟骨の変性，靱帯の短縮，関節内線維組織形成による関節自体の拘縮，さらには創の瘢痕拘縮など，拘縮の全要素（図XI・13）が進行する時期であり，リハビリも困難な時期である。

この時期の戦略として早期に引き続き，①良肢位固定

表 XI・4　他動ROM訓練と自動ROM訓練の相違点

	実施者	筋力増強効果	組織損傷の危険性	患者の疲労	適応
他動ROM訓練	医師や看護師，およびPT	ない	ある	少ない	意識，意欲のない患者 全身状態の悪い患者
自動ROM訓練	患者自身	ある	少ない	多い	意識，意欲のある患者，全身状態の良好な患者

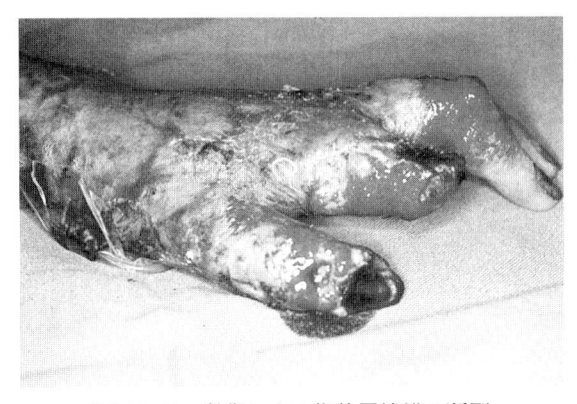

図 XI・19　熱傷による指伸展機構の断裂
深達性熱傷により母指IP関節背側，中指PIP関節背側の伸展機構が断裂した症例．中指はボタン穴変形に陥ると考えられるが，潰瘍が残存し外固定での確実な肢位保持は難しい．また，キルシュナー鋼線による固定も感染の危険性から躊躇される．

と，定期的なROM訓練を行うとともに，理論的にもこの時期には創内の瘢痕増生による拘縮が進行しているので，②瘢痕拘縮予防に向けた本格的な治療を開始する．

ただし，植皮術が施行される場合，植皮部位では生着を最優先として局所安静を保つ．腋窩などの関節部の植皮では，固定が不十分だと生着率が低下するが，これは生命予後に関係するばかりでなく，潰瘍化した創は創痛やドレッシングの必要性など，リハビリにも悪影響をもたらすので術後固定は厳重に行う．術後7～10日以降は下記の治療プログラムに速やかに復帰する．

1．ROM訓練

リハビリの3要素は①回数，②時間，③強さ，である．ROM訓練の回数に定説はないが，急性期に引き続き1日に3回程度行い，患者の状況に合わせて増減する．通常は他動訓練から始め，施術者の補助下での自動運動を追加し，状況を判断しながら完全な自動運動に移行する．訓練に費やす時間や負荷（強さ）も徐々に増やしていく[2]．

この時期のROM訓練では注意すべき点がいくつかある．まず組織損傷に対する注意で，たとえば指のPIP関節背側の正中索，肘頭の上腕三頭筋腱，下腿の膝蓋靱帯やアキレス腱などの腱や関節が露出している患者では無理な訓練で断裂を来す危険性（図XI・19）があるので十分気をつけ，毎日創部を確認してからROM訓練を行う．看護師やPTに訓練を依頼する際にはその点を注意するよう伝える．腱が露出している場合には，屈曲を制限しキルシュナー鋼線による関節の良肢位固定を考慮すべきであるが，pinningによる骨髄炎の危険性もあり治療は困難である．

2．筋力トレーニング

創閉鎖と並行して筋萎縮予防のためのトレーニングを開始する．受動的ROM訓練と異なり，筋力トレーニングには自動運動が必須である．しかし，自動運動ができると患者自身でROM訓練ができ，当然，訓練の疼痛のコントロールもしやすくなるという利点があることを納得してもらうことでリハビリの効率が良くなる．

訓練開始に先立ってリハビリの対象となる部位の筋力を調べる．徒手筋力テストで2以下の場合には，自動運動を補助してやる必要がある．通常は他動的訓練でROMを改善し，徐々に自動運動に移行し，さらに負荷をかけた訓練を行う．術後の固定や，疼痛のためにROM訓練ができない場合には，関節を動かさずに力だけ加える等尺運動が有効である[2]．訓練の回数，時間，強さは徐々に増していく．なお，当然のことながら感染などによる全身状態が悪い患者では消耗させることになるので控えなければならない．

3．副子療法

副子は理学療法士に依頼して作製してもらうのが理想であるが，患者の状態などから医師が作製せざるを得ない場合も多いので，病棟でも副子が作製できるように準備をしておく．必要な器材は熱可塑性樹脂のほか，スポンジ付き副子[3]など日常診療で用いるもので十分に対処可能である（図XI・20）．

創が残っており，ガーゼなどでの局所処置を継続しながらの状態では，正式に型どりしたキャストや副子による治療は難しいが，おおまかな形状の副子療法を用いてでも治療を行う．また，薬剤や体液による汚染も起きるので，副子は着脱が容易で汚れに強いものが必要である．この条件下では熱可塑性樹脂がもっとも適しているが，スポンジ付き副子も袋ごと用いることで対処できる．

フィンガーストラップには丈夫な革製のものが良いが，汚れる度に交換するのは割高なので，安価で汚れたら使い捨てにでき，かつ作成も容易なCobanなどによるストラップを用いるのも一法である（図XI・21）．なお，手指の副子作製は，四肢と異なり適合性を得ることが難しい．とくに創が残存している場合にはドレッシングがあり，適合性はさらに不良となる．そのため可能な限り早期の創閉鎖が必要である．また，浮腫は長期間持続しやすいので挙上や圧迫包帯で浮腫の軽減を図る．先述したCobanはドレッシング素材として優れており，指や指間などの圧迫に応用できる[4]．

いずれの部位にも共通した注意点として，副子が装着

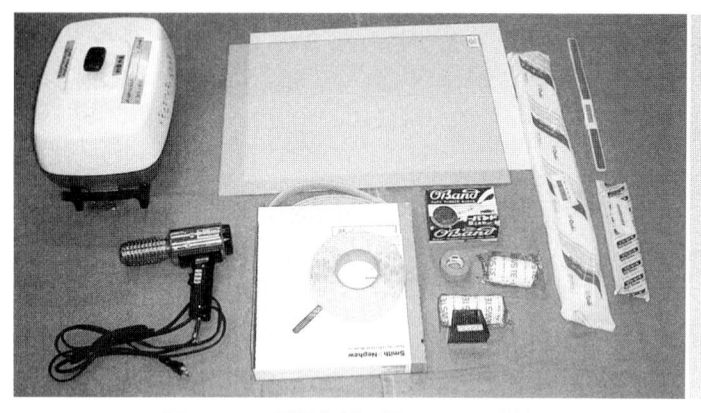

図 XI・20　副子作製に用いられる器材
熱可塑性樹脂やスポンジ付き副子，ヴェルクロストラップ，Coban，輪ゴムなど．樹脂加温用のヒートパンは普通のホットプレートで代用でき，ヒートガンもドライヤーでよい．

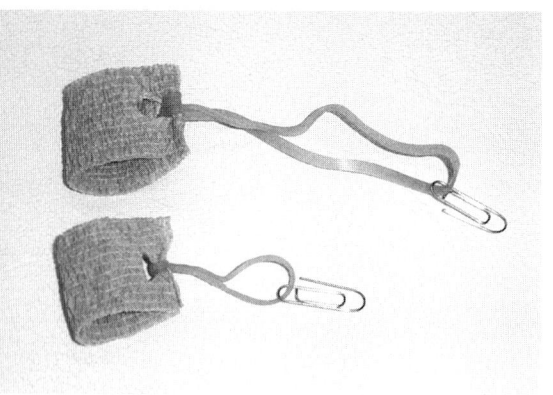

図 XI・21　Cobanと輪ゴム，ゼムクリップで作製したストラップ
作製に要する時間は1～2分である．

される皮膚は脆弱であるので，過度の圧迫やずれが生じないような副子が必要であり，装着中は皮膚のモニタリングが必須である．副子装着後は，その効果も判定すべきで漫然とした着用は避ける．

なお，この時期にはすでに熱傷瘢痕拘縮が生じている場合もあり，ROM訓練時や処置時にそのような所見が認められた場合には，肢位固定にこだわらず，圧迫療法や後述するような拘縮解除の副子を用いる．

D 機能回復期のリハビリ

創閉鎖が終了し，皮膚が比較的安定したこの時期は，創傷治癒過程における増殖期からリモデリング期に相当する．すなわち，熱傷瘢痕拘縮がもっとも顕著になる時期である．同時に，この時期の未熟な瘢痕は，リモデリングが完了して成熟した瘢痕と異なり，各種の圧迫副子や矯正副子の効果を得やすい状態にあるので，積極的に治療する．すなわち，この時期のリハビリのテーマは瘢痕拘縮の予防や矯正が主体で，回復に応じて作業療法を追加してADLの自立を目指し，最終的なゴールは社会復帰である．

副子は必ず効果の有無を評価しながら治療を行う．もし副子を用いていても効果がない場合には早期に拘縮解除手術を施行し，術後に副子治療を再開する．また，瘢痕表皮のケアも重要である．瘢痕表皮には汗腺や脂腺など皮膚付属器が欠落しているので潤いに乏しく，ときに伸縮により亀裂を生じ，疼痛をもたらす．保湿剤を用いることにより表皮をしなやかにしておくことが重要である．

また，さまざまな理学療法を用いて自・他動運動の円滑化が期待できる．熱傷患者に用いられる療法としては

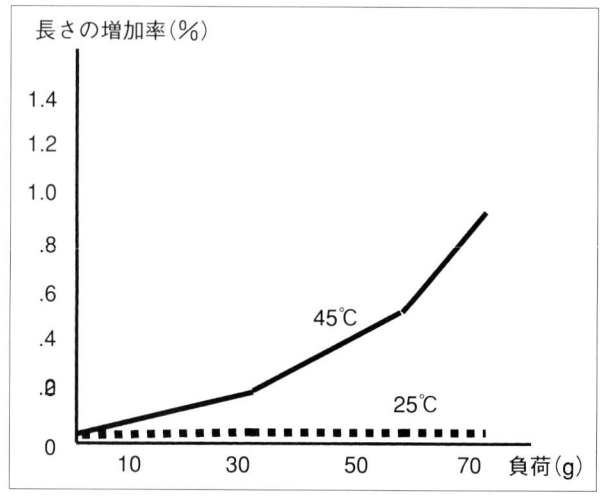

図 XI・22　熱による腱の延長効果
わずかではあるが加温により腱が延長する．
(Lehmann JF, Masock AJ, Warren CG, et al：Effect of therapeutic temperatures on tendon extensibility. Arch Phys Med Rehabil, 51：481-487, 1970 より引用改変)

代表的なものが温熱療法で，そのほか，CPM，電気療法がある．加温はわずかであるがコラーゲン線維を伸展する(図XI・22)[5]．また，暖めると筋肉の緊張が低下し疼痛も和らぎ，拘縮自体が改善される．リハビリでよく用いられるのはホットパックであるが，病棟などでも温浴や加温した蓄冷材などを用いることで対処できる．冷却はリハビリなどで炎症がある症例には試みてもよい．イソプロピルアルコール1に水3を混合した液をナイロン袋に入れ冷凍しておいたものを用いると簡便である[6]．

なお，高温あるいは低温のものを用いるときは必ず皮膚との間にタオルなどを挟み，じかに触れて熱傷や凍傷にならないように気をつける．とくに知覚低下部位では注意が必要である．植皮部も通常数カ月は知覚低下状態なので慎重に行うべきである．

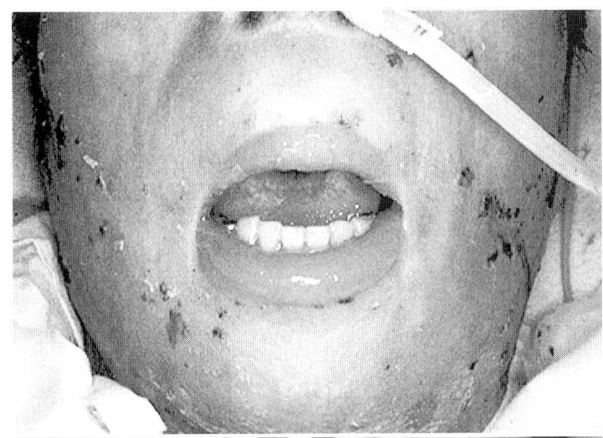

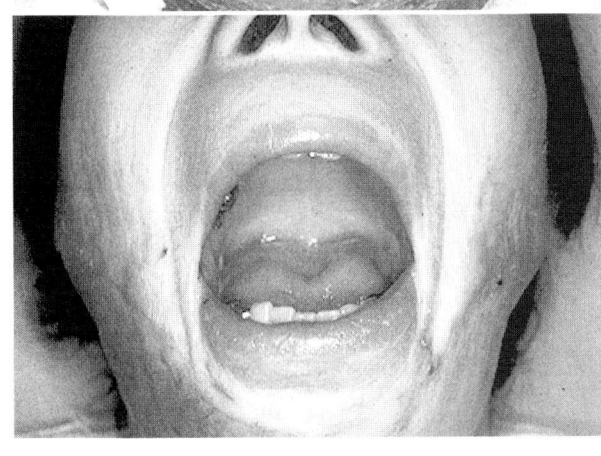

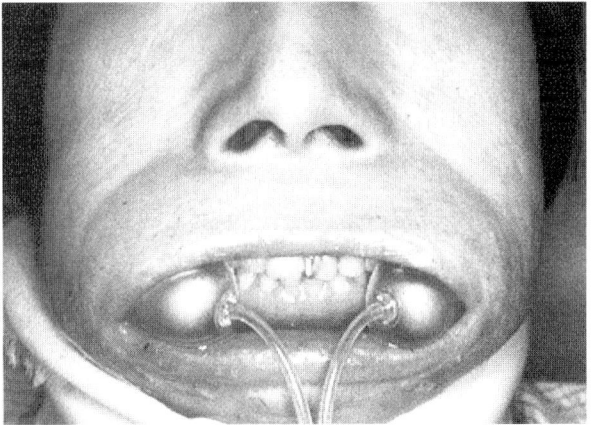

(a) 拘縮により開口制限がある。
(b) 口腔前庭に入れた tissue expander に空気を入れて膨らますことで口角のみでなく頬の瘢痕も伸展される。
(c) 治療開始後1カ月の所見。開口制限に著明な改善を認める。

図 XI・23　口角から頬部にかけての熱傷瘢痕拘縮例
（石倉直敬，川上重彦：熱傷患者のリハビリテーション―疼痛緩和を考慮して―．熱傷，26：233-243, 2000 より引用）

CPM (Continuous Passive Motion) は専用の器械で弱い負荷を時間をかけて繰り返し与えるリハビリの方法である。したがって，CPM は他動的 ROM 訓練の一種なので，適応は拘縮のない患者では可動域の維持，拘縮のある患者では可動域の改善となる。便利であるが，装着に手間がかかるのと機器が高額なのが欠点である。

1. 拘縮予防/矯正副子

圧迫と副子の有効性は文献的にも有効性が認められており[7]，早期より圧迫による肥厚性瘢痕化予防と，瘢痕の収縮による拘縮に対しては副子による予防あるいは矯正が必要となる。拘縮例には強力に副子を用いて予防する[8]。

副子には固定式の static splint と，ゴムやバネなどの牽引力で矯正すると同時に，その関節の自動運動が可能な dynamic splint がある。さらに，static splint には良肢位を維持する目的のものと，拘縮を生じた関節を徐々に曲げ，あるいは伸ばしていくたびに角度を変えて作り替えていく serial casting[9] がある。既製品でも頸部や手指の矯正副子があるので症例に応じて用いる。

副子は局所の拘縮の状況に応じて日々適合性を確認しながら装着する。とくに四肢では関節の屈伸状況をチェックし，強さや角度を調整する。また，皮膚や瘢痕にびらんや褥瘡を生じていないかの確認を怠らないようにする。

2. 部位別のリハビリ

a. 顔面

顔面熱傷による瘢痕拘縮では眼瞼外反，口唇外反，小口症，頬部瘢痕による開口制限などが起きるが，これらに対しては四肢に比べ副子の適応が少ない。しかし，口角に限定された拘縮は各種の口角用副子が適応となる。一方，口角から頬に至る拘縮では口腔内に入れた tissue expander を伸展することで瘢痕を伸展することも可能である（図XI・23）。この場合，歯肉に圧がかかるのでその部位の疼痛に注意を払う。下口唇は頸部伸展副子に併せて圧迫伸展副子が適応できる。

b. 頸部

ロール状のスポンジなどで作ったソフトキャストで頸部を圧迫伸展する方法と，樹脂により頸部を伸展固定する方法（図XI・24）がある。前者は装着が容易であるが，矯正力を高くするには圧迫を強くする必要があり，締めつけ感が出る。後者はおとがいと鎖骨を支点として頸部を伸展させるものである。副子装着中は頸の回旋ができない上，皮膚が不安定だとびらんや潰瘍を形成する危険性があるが，圧が加わる部分の肥厚化が防止できるなど強い矯正力が期待できる。おとがい部から下口唇まで延長すれば下口唇外反の予防も期待できる。

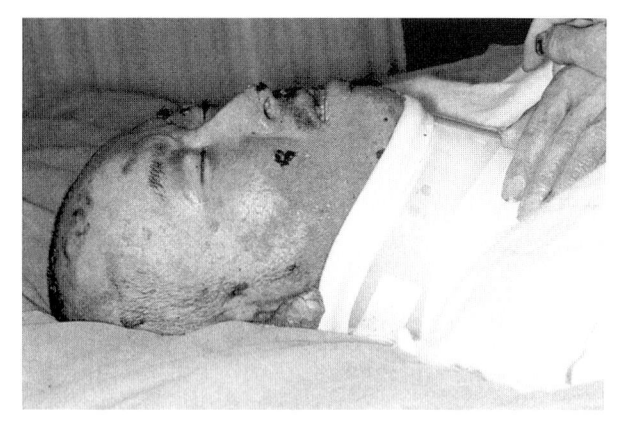

図 XI・24　頸椎捻挫などに用いられるフィラデルフィアキャストによる頸部の屈曲拘縮予防用装具

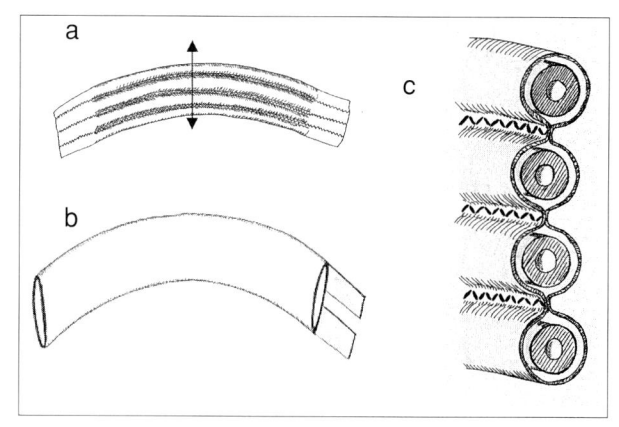

(a) インナーには数本の塩化ビニルやシリコン製などのチューブが並列に編みこまれている。
(b) これを柔らかい素材で作製したヴェルクロ付きのケースに入れ，首に巻きヴェルクロでとめる。
(c) インナーの断面図。

図 XI・25　改良型 multi-ring (Watusi) collar[10]

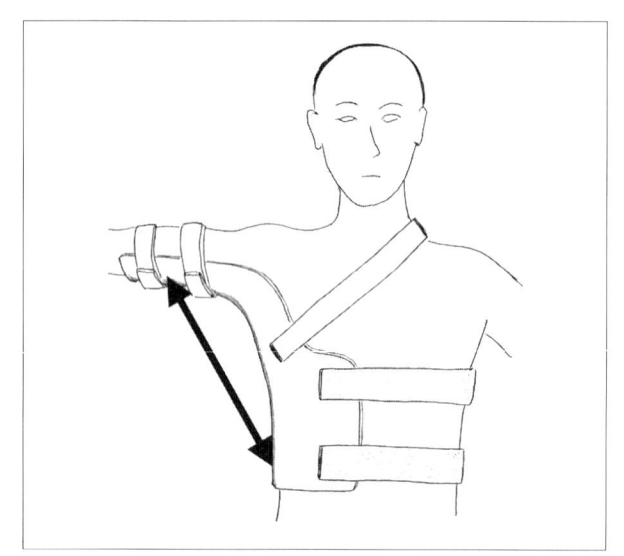

図 XI・26　腋窩の熱傷瘢痕拘縮予防用の副子
通常の熱可塑性樹脂では強度が不足するので支持用の支柱（➡）が必要となる。

この中間的なものに multi-ring (Watusi) collar を改良したものがある（図XI・25）。これは数本の柔軟なチューブを平行に帯状に配列したもので，適度な柔軟性によりある程度の運動が可能となったものである。材料は日常診療で揃えられるもので，患者に応じて作製可能でとくに小児に有効という[10]。

c．肩関節

肩関節では外転位保持と，腋窩部の webbing を予防するための圧迫が行われる。臥位患者の外転位保持には飛行機副子のようなものが用いられる。仰臥位であればスポンジ付き副子でも対処できるが，起坐位や立位になると上肢の重さで躯幹にずれが加わるので，躯幹での接触面積を増やす必要があり，躯幹にキャストを用いる（図 XI・26）。

腋窩の圧迫には，たすき状に包帯を巻くのが簡易である。この際，ロール状にしたガーゼなどをあてると圧迫効果が高まる。鎖骨骨折用のバンドも代用できる。なお，腋窩の神経血管の圧迫に注意する。

d．肘関節

拘縮の多くは屈曲拘縮であるので，肘関節を中間位に保持する目的で屈側副子で固定する。副子の長さは長い方がよいので上腕近位から前腕遠位に至るものを用いる。創状態により伸側に装着する場合には肘頭での褥瘡に注意する。全周性の熱傷では伸展拘縮も同時進行するので，肘関節屈曲位での固定も必要で，これらを交互に行う。就寝時は伸展位固定が原則である。いずれの固定においても ROM 訓練を1日3回行う。

屈曲拘縮が生じていても伸展不足角が 30 度以内であれば serial casting などで対処できる[8]。Serial casting では最大伸展位で上腕近位から前腕遠位までを固定し，数日から1週間その肢位を保つ。キャストを除去したら，さらに伸展位を強くしてキャストを巻くということを繰り返す。効果は期待できるが，上肢を長期間動かさないので筋力低下を生じやすい。螺子やターンバックルにより副子の角度を徐々に変えて短時間に効果的な矯正を行う副子もある（図XI・27）。単体では若干割高であるが，何回もキャストを作製する手間が省けて便利である。また，このような副子は全周性の拘縮例で屈伸が交互に行えるのでとくに有用である。

伸展不足角が 30 度以上では植皮などの適応となる。Distraction も可能ではあるが，採皮ができない場合などに限定される。拘縮解除後も伸展位固定を行い，創の安定化も瘢痕が成熟するまでは ROM 訓練時など以外は伸展位を保つ。

肘関節では上腕三頭筋停止部の腱様部に異所性骨化を生じることがあるので，定期的に X 線による検討を行

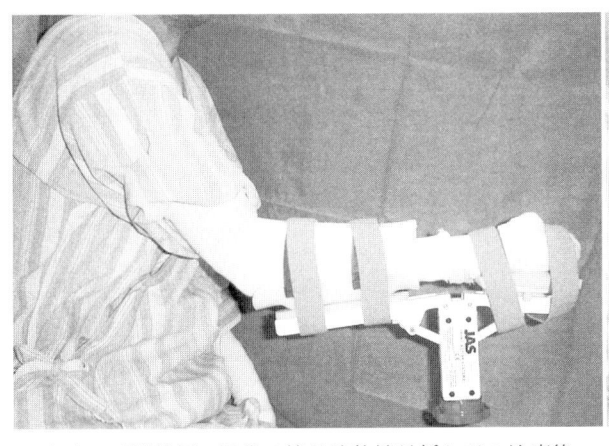

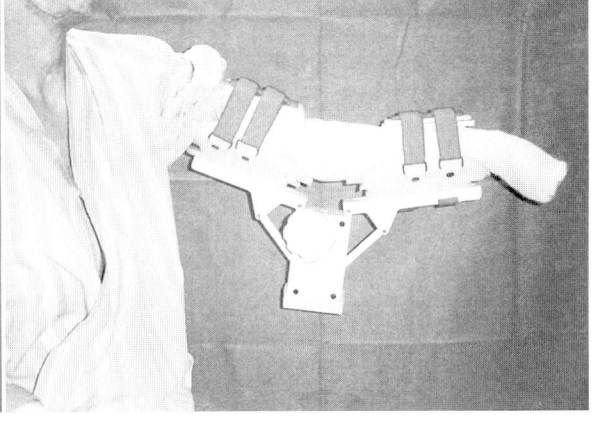

（a） 手関節用。通常は橈骨遠位端骨折などの治療後に生じる手関節拘縮に用いられている。

（b） 肘関節用。

図 XI・27　JAS（Joint Active Systems™）と称される関節拘縮矯正用装置
中央の螺子を調節することで屈伸の力加減ができる副子。Serial cast の代替として便利である。

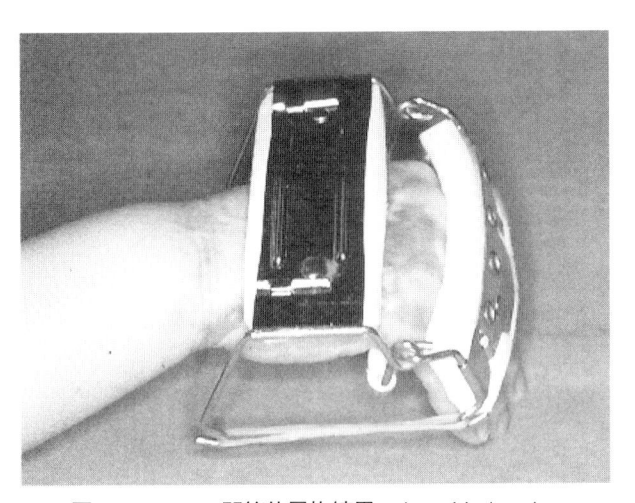

図 XI・28　MP 関節伸展拘縮用の knuckle bender

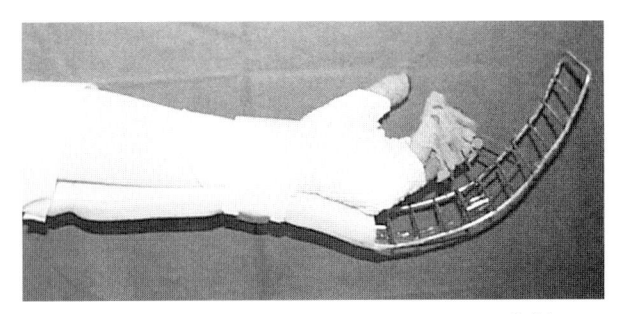

図 XI・29　スポンジ付き副子と Coban などで作製した簡易指伸展副子
　Coban で作製した指用ストラップを輪ゴムで牽引し，副子の outrigger 部分の針金に回して輪ゴムの反対側に付けたゼムクリップで副子のスポンジに刺して固定する。ゴムの牽引方向の調節も容易である。
（石倉直敬，川上重彦：熱傷患者のリハビリテーション―疼痛緩和を考慮して―．熱傷，26：233-243，2000 より引用）

う。暴力的なリハビリによる発生の危険性も指摘されている[11]ので，無理に ROM 訓練をするのは避けるべきである。骨化が生じた場合には病巣の切除が必要な場合もある。

e．手指

　背側熱傷では伸展拘縮が，掌側熱傷では屈曲拘縮となり，また母指では内転拘縮がこれらに加わるので熱傷部位により副子療法は異なる。

1）伸展拘縮

　背側熱傷後の拘縮は MP 関節過伸展，母指内転を来すので，肢位はそれと逆の intrinsic plus 肢位が基本である。MP 関節の伸展拘縮には knuckle bender などで治療する（図XI・28）。指の屈曲力は強いので，自動運動により屈曲域は保たれることが多い。しかし，指背の高度な瘢痕拘縮のため自動屈曲が得られない場合には，輪ゴムなどによる持続的牽引により屈曲角度の増強を図る。母指は伸展拘縮に加え内転も生じやすいので，最大掌側外転位（対立位）になるようにする。

2）屈曲拘縮

　掌側熱傷では屈曲拘縮を来すので，原則的に伸展位での固定が必要になる。しかし，先述したように，MP 関節は伸展位で放置されると拘縮に陥りやすいので，伸展固定と屈曲固定は交互に行う必要がある。休んでいる間は伸展固定として，日中はできる限り屈伸練習を行うのも有効である。輪ゴム牽引を用いた伸展副子では指屈曲トレーニングも可能である（図XI・29）。また，母指は橈側外転位とする。

3）指間部拘縮

　背側掌側にかかわらず，指間部にかかる瘢痕拘縮では水掻き形成を来し，指の外転が障害される。とくに第1指間の内転拘縮に気をつける。第2～4指間は指間バンドによる圧迫が有効である。第1指間はバンドにより指間を深くしつつ，C-bar などの副子を用いて母指と示指の間を開く（図XI・30）。この際，母指の中手骨骨頭に外転力

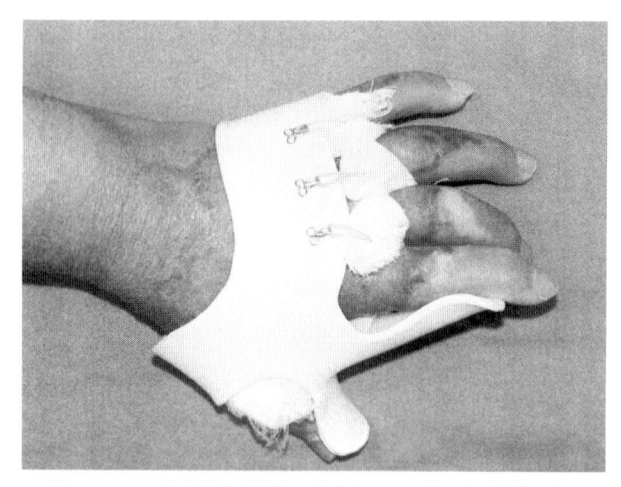

図 XI・30 熱可塑性樹脂で作製した母指内転拘縮予防用の web spacer
本例では輪ゴムによりほかの指間の圧迫を同時に行っている。この図から分かるように，第1指間を開大する副子では示指は伸展位になるので，MP 関節伸展拘縮例では必ず屈曲方向への ROM 訓練も行う。

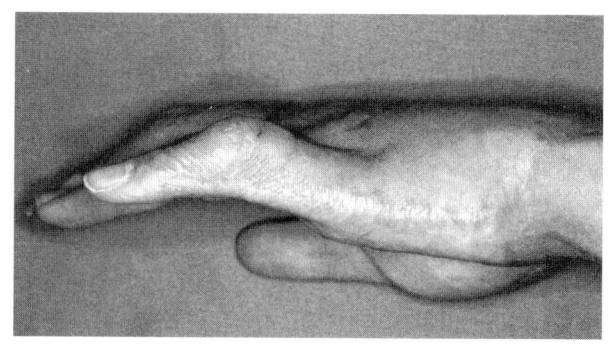

図 XI・31 手背の熱傷瘢痕拘縮による小指の仮性ボタン穴変形
本例でも正中索の損傷はなく，手背尺側縁から指尺側縁にかけての線状拘縮により PIP 関節が屈曲拘縮を来したことが原因となっている。

が作用するようにする。母指の基節や末節に外転力が加わると，MP 関節が過伸展するだけで，中手部の内転拘縮が解除できない。内転拘縮が進行していると中手骨への負荷をかけられなくなるので，早期より指間バンドにより指間を深くするよう努める。

4）小指仮性ボタン穴変形

小指はほかの指より変形を生じやすい。背側の瘢痕拘縮では MP 関節は過伸展位になりやすく，これは PIP 関節の屈曲を生じ，それはさらに DIP 関節の伸展拘縮を来す。形はボタン穴変形であるが，正中索が障害されていない場合にも起きるこの変形は仮性ボタン穴変形と呼ばれる（図 XI・31）。同様な変形は指掌側の拘縮で PIP 関節が屈曲拘縮を来しても起きうる。予防としては背側拘縮では MP 関節の屈曲位での副子固定，掌側拘縮では PIP 関節の伸展位固定を行う。

f．膝関節

屈曲拘縮を生じやすいので中間位での副子固定の適応となる。拘縮が存在する場合には肘関節と同様，serial casting が効果的である。

g．足関節

いったん尖足位になると矯正にはかなりの期間を要するので，先述したようなキャストでの予防が重要である。尖足に serial casting を行う場合，足関節を手で背屈させながらキャストを巻いていくと，不均一な圧が足底にかかり，疼痛や潰瘍の原因になりうるので，あらかじめ患者の足底形状に合わせた足底板をキャストで作製しておき，これを足底にあてて背屈させてから全体にキャストを巻く方法もある[12]。足底板は破損させなければ繰り返し使用可能である。

E 疼痛緩和

熱傷患者は受傷直後より創痛に起因する background pain に加え，手術や処置による procedural pain にさらされる。疲弊した患者にリハビリがさらなる侵襲を加えることのないよう，疼痛緩和を考慮する。疼痛の原因にはいろいろあるが，リハビリに伴う疼痛を軽減するため，個々の症例に応じて要因を把握し，可能であればそれを取り除くよう努力する[1]。

1．薬剤による疼痛緩和

肢位固定にはさほど疼痛を伴わないが，ROM 訓練においては関節拘縮，瘢痕拘縮，さらに関節周囲に散在する潰瘍などのため疼痛は必発となる。患者のストレスを減らすためには疼痛緩和が必要である。疼痛が高度な場合は合成麻薬などの鎮痛剤の使用を積極的に行うべきであるが，本邦では麻薬使用がためらわれる傾向があり，各種の手技に伴う procedural pain の抑制目的の使用は欧米[13]に比べて徹底していない。

熱傷の疼痛緩和に用いられる薬剤として塩酸モルヒネなどの麻薬や，クエン酸フェンタニルなどの合成麻薬が主流であり，ペンタゾシンなどの鎮痛剤も使用可能である。いずれの薬剤も個々の熱傷患者に応じた投与法や用量の決定が必要とされる。短時間の麻酔に有用である propofol もフェンタニルとの併用で疼痛緩和に有用と考えられ[14][15]，今後の検討が期待される。熱傷治療に使われた麻薬による中毒の発生は認められていない[16]ので，今後は本邦でも積極的な使用が期待される。

本邦においてもガーゼ交換時の鎮痛目的では麻薬などによる鎮痛が図られることは多いので，処置時間は長く

表 XI・5　創閉鎖期以降のリハビリにおける疼痛要因

1) 可動部位周囲の肉芽創
2) 創とドレッシングの固着や摩擦
3) 創と痂皮との固着
4) 厚く動かしにくいドレッシング
5) 関節拘縮
6) 筋腱などの短縮
7) 肥厚性瘢痕，瘢痕拘縮

なり主治医や看護師には負担にはなるが，この期を逃さずに同時にROM訓練を行うなど，少しでも患者の精神的負担を減らすべきである。

機能回復期ではとくに高齢者では訓練による筋腱や関節部の疼痛が問題となる。この疼痛緩和に非ステロイド性消炎鎮痛剤の使用が有効である[1]。この薬剤には作用時間の短いものから長いものがあるので，どの薬剤が奏功するかは症例ごとに決めていく。肥厚性瘢痕の疼痛に対しては圧迫を試みる。

2．疼痛要因の排除

創閉鎖期以降の疼痛要因には種々のものがある（表XI・5）。とくにリハビリにおいて動かすべき関節は，植皮術後の安静が保持しにくく，そのため植皮片のずれから潰瘍化しやすい。このような潰瘍は強い疼痛の原因になりやすい。同部に痂皮やドレッシングが固着しているとなおさらである。そこで，リハビリに先立ちドレッシングを含め，創部を湿らせて柔らかくしておくなどの配慮を行う。

もっとも有効なのは温浴療法で，創部の軟化のほか，温熱効果や浮力による負荷軽減効果もあり積極的に行う（図XI・32）。手指に限局した場合には洗面器などでの温浴がよい。なお，ROM訓練時や副子装着時に疼痛を生じてリハビリに支障を来し，かつ自然閉鎖に時間がかかるような大きな潰瘍は積極的に植皮を行う。とくに機能的な観点からは上肢は最優先部位であり，手指の小さな潰瘍もできるだけ早期に閉鎖する。坐位をとらせることが重要ならば殿部や大腿後面が，歩行のためには足底や足関節，膝関節の創閉鎖が重要である。

F 副子とキャストの作製法

整形外科的研修を受けていない形成外科医には，副子とキャストは馴染みのないものである。しかし，両者は熱傷のみならず種々の拘縮治療に重要であるばかりか，誤った使用法は褥瘡などの危険性もあるので，以下に副子とキャストの作製法の概略と注意点を述べる。

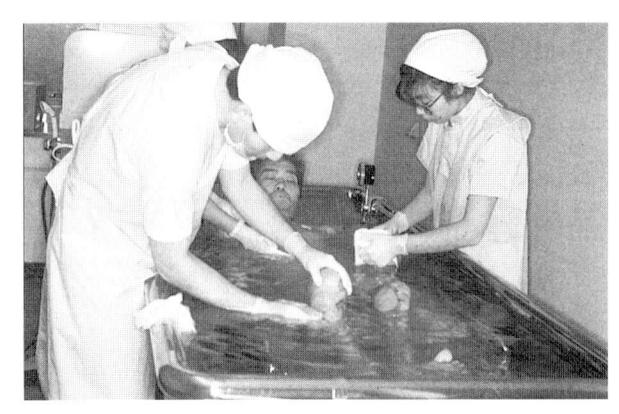

図 XI・32　温浴による機能訓練
自他動運動によるROM訓練が行われる。

1．熱可塑性樹脂を用いた副子作製法[17]

熱可塑性樹脂は決して安価ではないので，直接裁断する前にまず患部に合わせた型紙を作製する。母指対立位用副子など定型的な副子を作製する場合には，あらかじめそれらの型紙の形状を参考にする。その型紙を千枚通しのような先の鋭利な器具で樹脂に傷を付けるように樹脂にトレースする。この線に沿って切り取った樹脂を，指定された温度に設定したヒートパン中のお湯に入れ加熱・軟化させる。水気を拭ってから患部にあて，目的とした形状になるようmoldingする。患者自身による肢位保持が困難な場合には助手に保持させる。

目的とする形状になるまで丁寧に修正を行う。余分な部分は切除するより折り返して補強とする。部分的な凹凸の修正にはヒートガンを用いる。形状が決まったら，角張った部分などはヒートガンで熱して丸める。必要に応じてストラップやアウトリガーを取り付ける。10分ほど患者に装着し異常がないことを確認してから継続的に装着する。以後は定期的に評価して，角度やパッドの過不足などを適宜修正する。

2．キャストの基本的な使い方[18]

現在ではほとんどの施設においてプラスチックキャストが用いられている。その基本的な巻き方や切割の注意点を，足関節を例として概説する。

キャストを巻くには肢位を保持する係と巻く係の2人が必要である。下肢をきれいにし，創がある部位には適当なドレッシングを行っておく。ただし，被覆材は薄め，かつ最小範囲にする。患者を仰臥位とし，ストッキネットなどで膝から足先までを被覆し，必要ならその上に厚すぎない程度にキャスティングパッドを巻く。踵や踝などの骨突出部，および，切割予定線部位には追加のパッドをあてておく。足関節は中間位で固定するので，それ

を容易にするため膝関節を90度位の屈曲位とする。

　キャストは中足骨骨頭から足関節周囲に巻き始め，足では縦横のアーチに合わせて形状を整える。とくに側方から締め付けないように気をつける。キャストは皺にならないようロールを転がすように巻く。通常は3〜4層で十分な強度が得られる。巻き終わったら，表面の凹凸をなくすようにmoldingを行い，この部の肢位を確実としたらつぎに下腿では腓骨頭より二横指下方まで巻く。Moldingを行いながら形状を確認する。固まったら上下に余分に出してあるストッキネットやキャスティングパッドを反転してキャストの断端の被覆をする。

　除去のために切割する時は，ペンなどで予定線をマークする。通常は内・外側縁である。切割に用いる器材はオシレーティングソーと超音波によるものがあるが，いずれも刃先で発熱するので注意する。オシレーティングソーの場合，円形の刃は回転しているわけではないので，刃先が皮膚にあたっても切れない旨，患者に説明しておいた方が安心感を与える。円刃の同じ部位をキャストに当てていると摩擦熱による熱傷の危険性があるのでソーの向きを変えて刃先の違う部位で切るようにする。また，キャストも摩擦で発熱するので，同じ部位を切り続けないよう，とくに厚く巻かれた部位では，切る部位を変えながら切割していく。

　すべて切割したらスプレッダーで切割面を開き，パッドをハサミで切る。創が固着していることがあるので，注意深くキャストを除去する。除去後は皮膚状態やROMを観察し，カルテに記載する。　　（石倉直敬）

文　献

1) 石倉直敬，川上重彦：熱傷患者のリハビリテーション―疼痛緩和を考慮して―．熱傷，26：233-243，2000
2) 北山吉明，塚田貞夫，石倉直敬：熱傷手術とリハビリテーション．手術，44：531-539，1990
3) 吉川秀昭，石倉直敬，川上重彦ほか：市販のスポンジ付副子で作製した手指用簡易装具について．日本災害医学会会誌，43：82-85，1995
4) Ward SR, Reddy R, Brockway C, et al：Uses of Coban self-adherent wrap in management of postburn hand grafts：Case report. J Burn Care Rehabil, 15：364-369, 1994
5) Lehmann JF, Masock AJ, Warren CG, et al：Effect of therapeutic temperatures on tendon extensibility. Arch Phys Med Rehabil, 51：481-487, 1970
6) Mullins FAT：Use of therapeutic modalities in upper extremity rehabilitation. Rehabilitation of the Hand：Surgery and Therapy, 3rd ed, edited by Hunter JM, Schneider LH, Mackin EJ, et al, pp 1495-1519, The CV Mosby Co, St Louis (Baltimore, Philadelphia, Toronto), 1990
7) Huang TT, Blackwell SJ, Lewis SR：Ten-year experience in managing patients with burn contractures of axilla, elbow and knee joints. Plast Reconstr Surg, 61：70-76, 1978
8) Jordan RB, Daher J, Wasil K：Splints and scar management for acute and reconstructive burn care. Clin Plast Surg, 27：71-85, 2000
9) Bennett GB, Helm P, Purdue GF, et al：Serial casting：A method for treating burn contractures. J Burn Care Rehabil, 10：543-545 1989
10) Hurlin Foley K, Doyle B, Paradise P, et al：Use of an improved Watusi collar to manage pediatric neck burn contractures. J Burn Care Rehabil, 23：221-226, 2002
11) Crawford CM, Varghese G, Mani MM, et al：Heterotopic ossification；Are range of motion exercises contraindicated ?. J Burn Care Rehabil, 7：323-327, 1986
12) Costa BS, Robinson CA, Moore ML, et al：Use of footplate in lower extremity casting. J Burn Care Rehabil, 22：S142, 1998
13) Ashburn MA：Burn pain：The management of procedure-related pain. J Burn Care Rehabil, 16：365-337, 1995
14) Latarjet J, Choinere M：Pain in burn patients. Burns, 21：344-348, 1995
15) Carsin H：Use of Diprivan in burn patients. Ann Fr Anesth Reanim, 13：541-544, 1994
16) Perry S, Heidrich G：Management of pain during debridement：a survey. Pain, 13：267-280, 1982
17) 矢崎　潔：手のスプリントのすべて，三輪書店，東京，1994
18) Stanley M, Serghiou M：Casting guidelines, tips, and techniques：Proceedings from the 1997 American Burn Association PT/OT Casting Workshop. J Burn Care Rehabil, 19：254-260, 1998

XI 熱傷の後療法と予後
3 広範囲熱傷救命患者の社会復帰

SUMMARY

広範囲熱傷救命患者の救命率は向上したが，社会復帰は幾多の問題を抱えており，社会的予後は良いとは言い難い。1994年に施行したわれわれの調査では30％以上の熱傷受傷面積の救命患者101例中42例が追跡可能であり，そのうち社会復帰していた者は7例（17％）に過ぎなかった。また受傷年齢では15歳未満の小児と30歳代がもっとも多かった。生産世代である30歳代と次世代を担う小児が社会復帰できないことは，医療社会経済上大きな損失である。試算によれば30〜34歳の男子1名が社会復帰できないことによる社会損失は約920万円にのぼる。

1999年には社会復帰がどの段階で阻害されているかについてアンケート調査を行ったが，それによると家族あるいは友人関係といった小さな社会集団への復帰は可能であったが，職場という社会への復帰が障害されていることが判明した。これには現行の社会システムの問題も示唆された。

広範囲熱傷害患者を救命し，社会復帰を可能ならしめるためには，治療の早期の段階から社会復帰を念頭に置いて治療計画を立てることが重要であると考えられる。また，筆者らは患者の精神的側面を援助する目的で，メイクアップ療法を試みており，今後はメイクアップ療法までを考慮に入れた術式の選択なども必要であると考えられた。

はじめに

広範囲熱傷患者を救命することは熱傷医学の一つの大きな目標であり続けた。輸液療法の進歩や感染防御，早期のデブリードマンなどの外科手技によって救命率は飛躍的に向上した[1〜3]。熱傷面積が50％を超える患者の救命例も珍しいものではなくなった。しかしながら救命率が向上したことが必ずしも患者にとって，あるいは人類にとっての福音となったわけではない。すなわち，広範囲熱傷救命患者のQOLは必ずしも高くなく，かつ救命に必要な治療費も莫大である。ここでは広範囲熱傷救命患者の社会復帰におけるいくつかの問題点について，医療経済と医療社会学の観点から述べることにする。

A 広範囲熱傷救命患者の社会的予後

われわれは広範囲熱傷患者が急性期の救急医療を受けた後，瘢痕拘縮の解除などを通じて患者の機能的，整容的改善を図っているが，広範囲熱傷救命患者の完璧な治療は常に困難であり，患者は長期の入院を要している。社会復帰が可能である患者の数が限られることから，われわれは1994年に実際にどの程度の患者が社会復帰しているのかについての追跡調査を行った[4]。

1973〜1993年の20年間に日本医科大学付属病院救命救急センター（当時，現高度救命救急センター）および関連病院にて初期治療を受け救命されたII度以上の熱傷面積が30％以上の患者で，日本医科大学付属病院形成外科においてその後の治療を受けた患者は合計101人であった。

年齢は0〜85歳まで平均28.3歳であり，男女比は57：44と男性がやや多かった。年齢分布を図XI・33に示すが，もっとも患者数が多かった年齢層は0〜10歳までであり，全体の1/4を占めた。20代でいったん減少するものの30代，40代と再び増加に転じる。50代でいったん減少するが60代の患者も多く，70代以上で患者数は減少する。

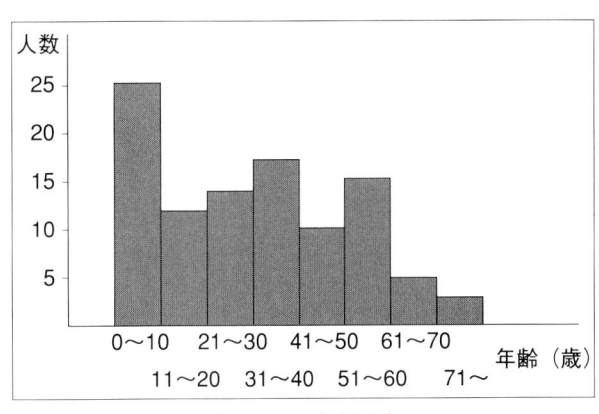

図 XI・33　年齢分布

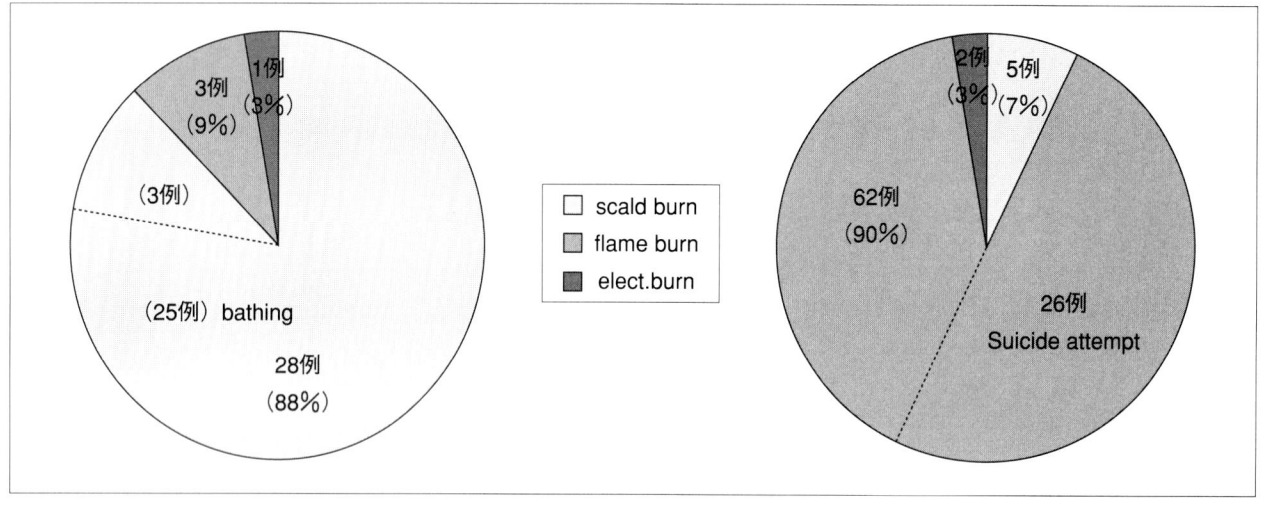

(a) 15歳未満（32例）。

(b) 15歳以上（69例）。

図 XI・34　熱傷受傷原因

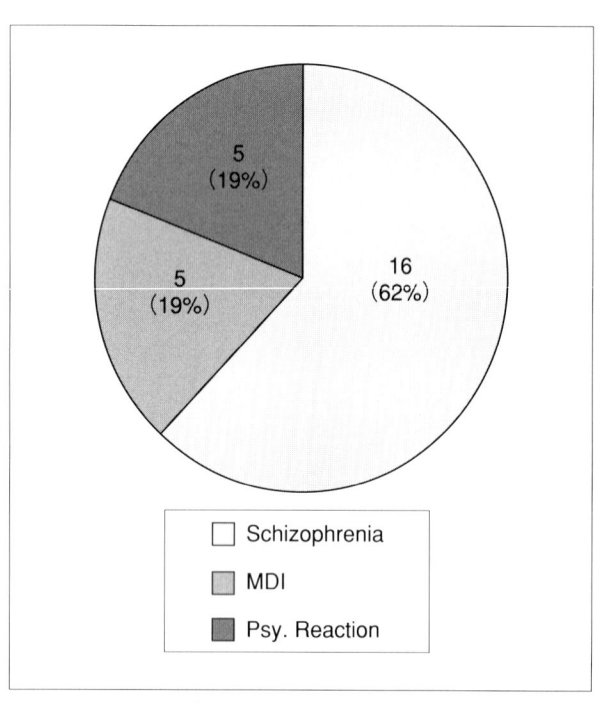

図 XI・35　自殺企図症例の精神的背景（26例）

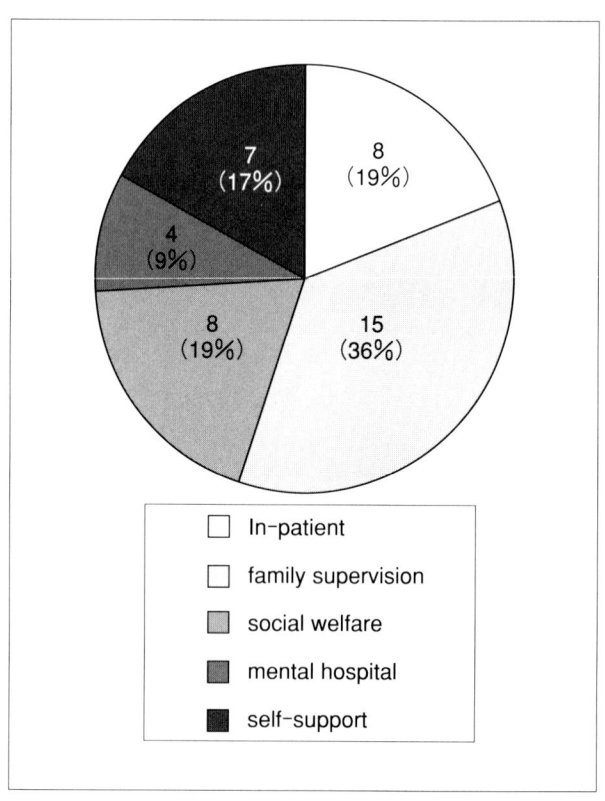

図 XI・36　フォローアップ症例（42例）

　15歳未満の小児は32例と全体の1/3であり，その88％にあたる28例はscald burnであった。さらに28例中25例は浴槽への転落が原因で熱傷を受傷していた。その他の原因としては花火や火事などによるflame burnが3例，electric burnが1例であった。

　一方，15歳以上の成人における熱傷受傷原因を見てみると，小児とは対照的に69例中62例（90％）はflame burnによるものであり，scald burnは5例（7％），electric burnは2例（3％）に過ぎなかった（図 XI・34）。Flame burn 62例のうち，自殺企図症例は26例（全体の37％）にのぼった。

　26例の自殺企図症例の精神的背景を調べてみると，精神分裂病（統合失調症）が半数以上の16例（62％），躁うつ病（双極性障害）が5例（19％），心因反応が5例（19％）であった（図 XI・35）。

　101例中42例でフォローアップが可能であった。42例中8例（19％）はリハビリテーションなどの目的で入院中であり，15例（36％）は家族の扶養のもとにあり，8例（19％）は労働災害補償や生活保護などの社会保障で生計を立てていた。4例（9％）は精神病院に入院中であり，自らの力で生計を立てていたものは7例（17％）に過ぎなかった（図 XI・36）。

　101例に対して行われた手術は救命救急センターなどで行われたすべての手術を含め736回であり，これは一

表 XI·6 熱傷患者へのアンケート

つぎの質問で大変当てはまるものを5，やや当てはまるものを4，どちらともいえないものを3，あまり当てはまらないものを2，まったく当てはまらないものを1としてお答えください。また設問によっては別途回答方法の説明があります。

1　現在の状態について教えてください。
　1-1）気分は良いですか？
　1-2）現在の体の調子はよいですか？
　1-3）動作に問題はありますか？

2　お仕事（学校）についておたずねします。
　2-1）仕事（通学）をしていますか？
　　　1．常に　2．ふつうより短時間　3．不定
　　　4．していない
　2-2）受傷前と仕事が変わりましたか？
　　　1．はい　2．いいえ
　2-3）仕事が出来ますか？
　2-4）仕事をするために補助具を使っていますか？
　　　1．はい　2．いいえ
　2-5）仕事に満足していますか？

3　家庭生活についておたずねします。
　3-1）家庭での生活はうまくいっていますか？
　3-2）家族関係はうまくいっていますか？
　3-3）セックスに満足していますか？
　3-4）経済的にいかがですか？

4　友人・仲間についておたずねします。
　4-1）友人・仲間関係はよいですか？
　4-2）友人・仲間はたくさんいますか？
　4-3）友人との付き合いはかわりましたか？

5　社会生活についておたずねします。
　5-1）趣味，スポーツをしていますか？
　5-2）社会活動で支障をきたすことがありますか？

6　熱傷とその後に対する感情についておたずねします
　6-1）不安がある
　6-2）気分が落ち込む
　6-3）熱傷と後遺症について怒りがある
　6-4）自分がかわいそう
　6-5）外観が気になる
　6-6）意味もなく罪悪感がある
　6-7）事件を忘れたい

人平均7.3回の手術を意味する。一方，手術の内容を救命目的の手術とその後の熱傷瘢痕拘縮に対する手術に大別すると両者の比は1：1.3となり，これらの患者では救命後も大きな問題が残されているといえる。

形成外科入院期間の平均は10.3ヵ月であり，これに初期治療に要する時間を含めると，合計の治療期間は優に1年を超える。

以上から，まず小児の患者が多いことについては小児が熱という危険を認識できず容易に浴槽への転落などの事故を起こしやすいことと，小児の救命率が高いことが考えられる。同様に70歳以上の高齢者では救命率が下がるため患者数が減少することが考えられる。

また20代でいったん減少した患者が30代，40代と上昇するのはこの年代では業務上の受傷（労働災害）が多いことと，自殺企図症例が多いことが考えられる。小児は次世代を担う貴重な世代であり，また30〜40歳代というのは社会における重要な生産世代であるから，これらの年齢層の患者が社会復帰できないことは社会にとっても大きな損失である。

また，成人患者においてはほとんどがflame burnであることや，全体の1/3以上が自殺企図症例であり，何らかの精神的背景を有することが社会復帰を困難にしている理由と考えられる。26例の自殺企図症例のうち自活しているのは1例に過ぎなかった。

このように広範囲熱傷救命患者は社会復帰が非常に困難であることが本調査結果から判明した。

B 広範囲熱傷救命患者の社会復帰の阻害因子

では広範囲熱傷救命患者は何故自立が困難なのであろうか。社会復帰のどの段階で障害が生じているのであろうか。筆者は1999年に日本医科大学医療管理学教室・高柳和江氏と共同で広範囲熱傷救命患者の再追跡調査を行った。

対象は上記調査の患者に加え，さらに1994〜1996年までにBSA 30%以上の熱傷を受傷し当科を受診した患者全116例中，連絡先の判明した74例であり，質問紙表を郵送し，返送されたのは32例であった。男女比は18：14であり回答時の平均年齢は42.6歳，受傷時平均年齢は36.1歳であり，受傷後平均約6年半経過している患者らである。質問項目の概略は表XI・6に示すが，内容は米国におけるQOLの質問表をわが国の実情に合わせて高柳氏の監修のもとに改良されたものである。各設問にはその他として自由に意見や感想を書き込めるようにした。

その結果のうちおもなものを図XI・37に示す。回答結果と自由回答に書かれた内容から質問紙票を返送してくれた患者はつぎのような特徴があると考えられる。

①精神的にはおおむね安定しており，現状を受認している。
②肉体的な満足度は精神的満足度ほどではない。
③家族関係は良好である。
④友人との交友はある程度の変化があり，関係が淘汰されたが，現在交友がある友人との関係は良好である。

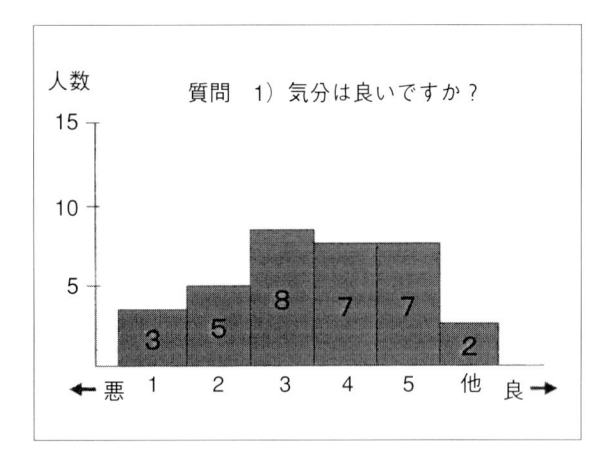

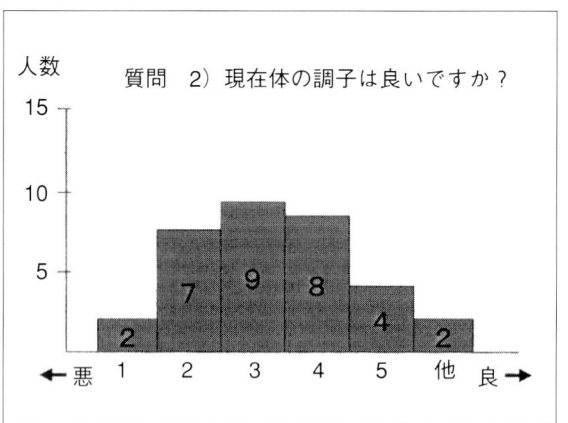

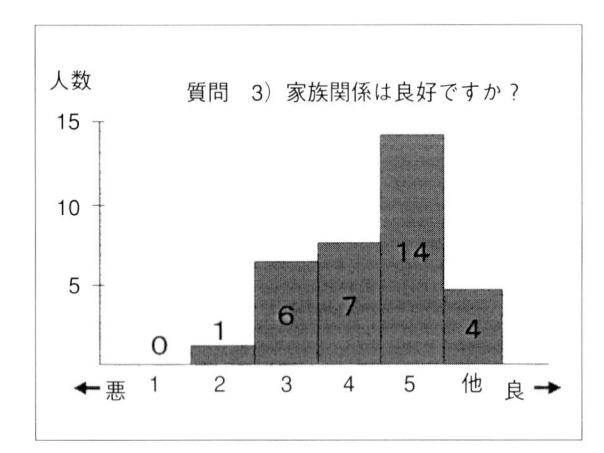

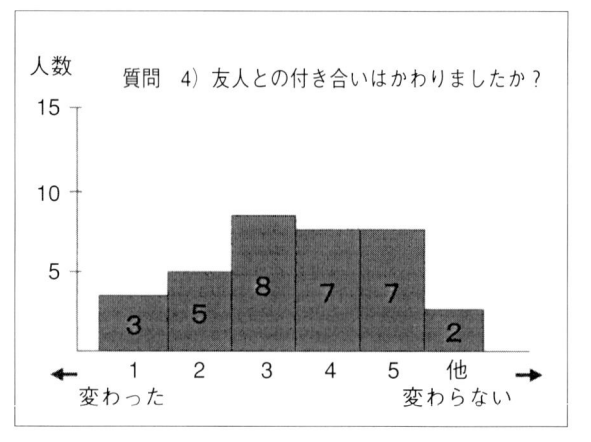

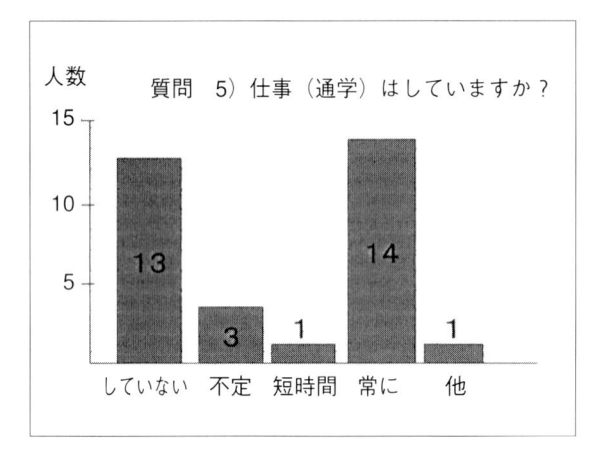

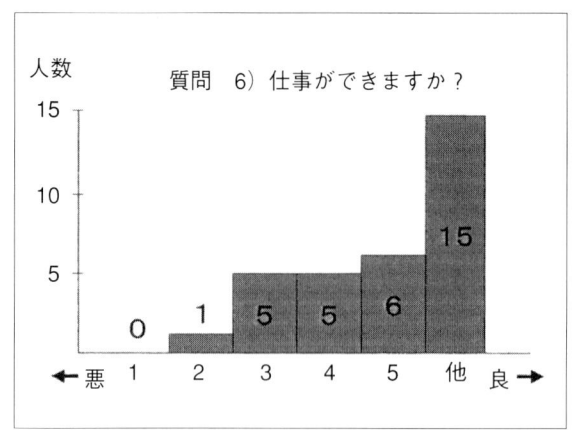

図 XI・37 おもなアンケート結果

⑤半数近くが職場復帰できていない。
⑥仕事の内容も変化があり，現状で可能な仕事しかすることができておらず，その際装具などを利用することはほとんどない。
⑦経済的には中庸である。
⑧あまり積極的な社会活動は行っていない。
⑨将来に対する漠然とした不安がある。
⑩外観に関しては現状を受容し得た。

ここでこの質問の内容をもう少し深く考えてみることにする。質問1) 2) 11) 12) は患者個人の状態に関する質問である。質問3) は家族，質問4) は友人関係を尋ねた問である。質問5)〜9) は職場，仕事についての質問である。質問10) は社会活動についての質問である。

社会構造を人間関係の観点から見てみると図 XI・38 のようになる。すなわち個人の周囲には一番近い人間関係として家族が存在し，その周囲に友人がいる。さらにその外部に仕事上での人間関係が加わり，何の関係もない人間も存在する。そういう小さい社会はほかにもいくつもあり，そのすべてで全世界(全宇宙)を構成している。今回よせられた回答結果から分かることは，広範囲熱傷救命患者の社会というのは個人からせいぜい友人までの狭い範囲であり，職場以上の大きな社会へは復帰できていないということである。

その原因としてはまず，肉体的な障害が挙げられる。

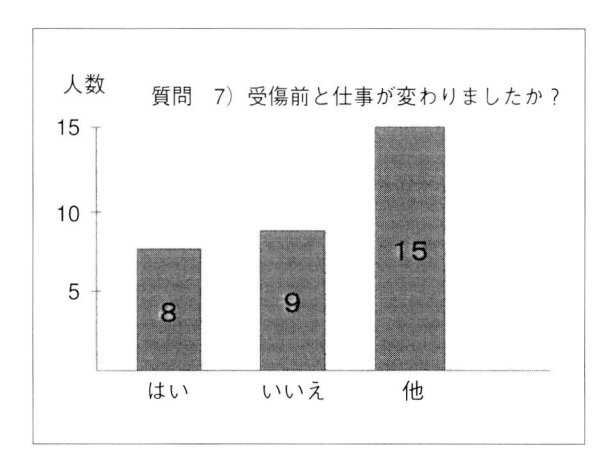

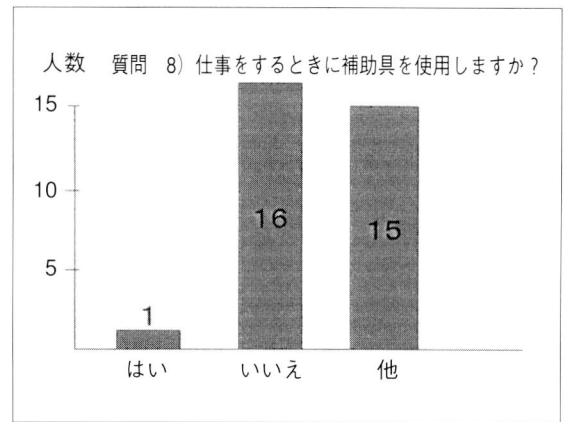

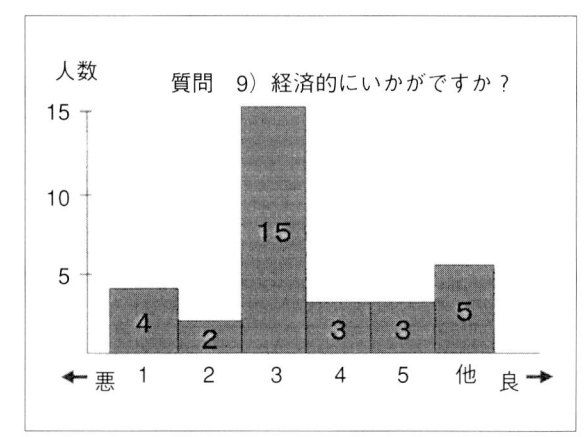

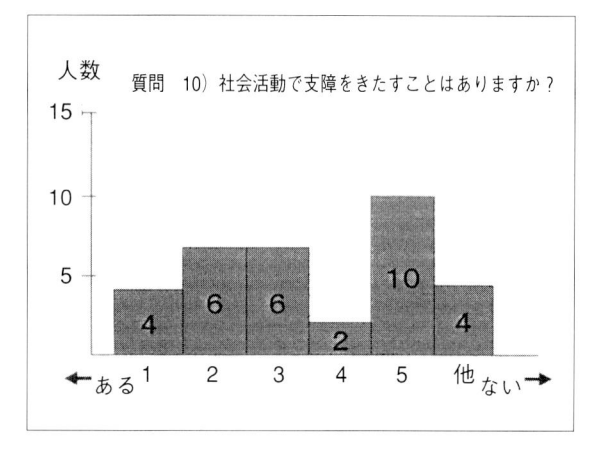

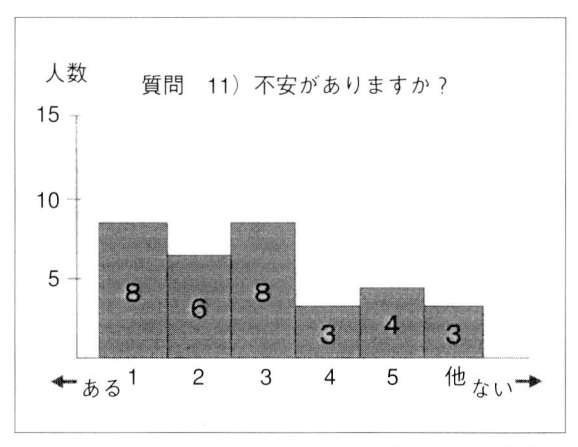

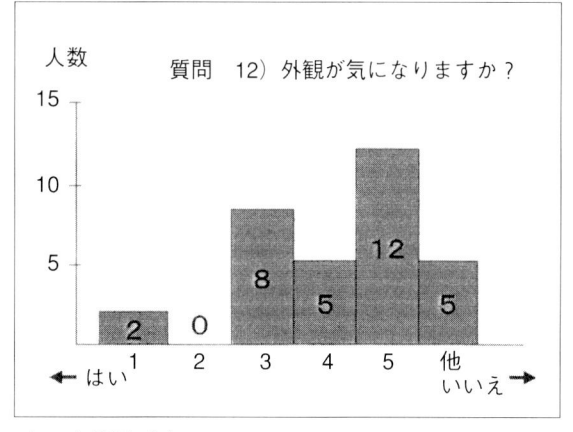

図 XI・37　おもなアンケート結果（2）

すなわち手指などの機能が熱傷によって傷害されている場合には細かな作業ができないため，熱傷受傷前と同内容の職場に復帰できないというものである。

第二に外観の問題であるが，外観に関しては彼ら自身としては個人的にそれを克服し受容することは可能である。今回の調査集団は熱傷受傷から平均6年半経過しており，32名中半数以上の17名はまったく，あるいはあまり外観は気にならないと断言し，気になると答えたのはわずか2名であった。

この結果はわれわれにとっては意外であったが，今回回答をよせてくれた集団はすでに精神的にある程度諸問題を克服した集団であることが関係していたのかもしれない。にもかかわらず，職場への復帰が困難であることは，いまだ自己のボディーイメージを受容することができていない段階の患者にとって，社会復帰はもっと低いレベルで障害されている可能性もあるということである。

広範囲熱傷救命患者の社会復帰を困難にしている原因としては，熱傷瘢痕拘縮による機能的障害と外観の醜状がおもなものであると考えられる。そのうち外観に関しては，時間が経過するにしたがって患者本人や身近な家族・友人まではそれを受容することがおおむね可能であるようである。その過程はもちろん困難をきわめるものであるし，個人的にも受容の程度に差はある。一般的に

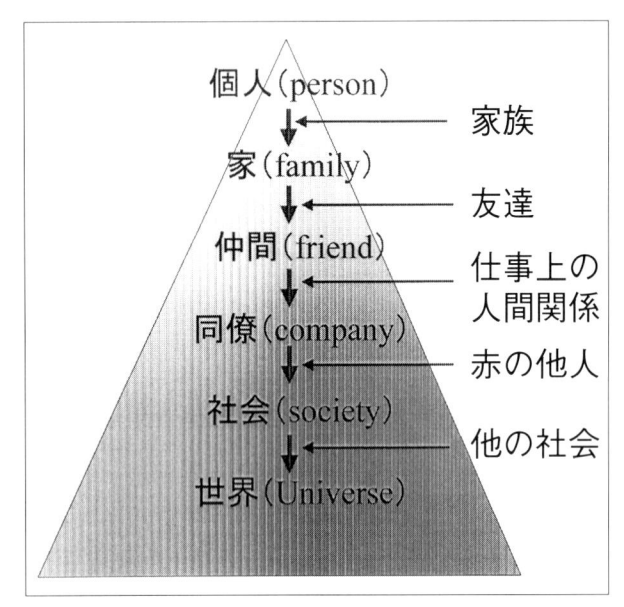

図 XI・38 人間関係の観点から見た社会構造

自分と同じような状態の患者の存在を知ることによって精神的な安定が図られるようである。

しかしながら患者同士，あるいは家族という接触時間の長い人間関係から，初対面の人と接するような外の一般社会に出て行く時に彼らがもっとも気にかけているのは「初めて自分の顔を見る人はどんな気持ちだろう」「他人に不快感や恐怖心を与えてしまうのではないだろうか」といった自分自身よりも自分を見つめる他人の目に対する不安感である。

さらに社会制度上も各種の障害者の援護法が逆に彼らの社会復帰の障害となっている可能性もある。つぎに，熱傷（後遺症）治療に関する医療経済，医療社会学的問題点について考察する。

C 広範囲熱傷患者治療にかかわる医療経済学，医療社会学的問題

医療の進歩に伴って広範囲の熱傷患者が救命されるようになった。これは1970年代頃からの医学と医療システム（熱傷専門施設の設立）によるところが大きく，とくに1980年代に入ってからはその恩恵が日本全国に拡大した。しかしながら，現行の社会システムは基本的には1950年代のものを踏襲しており，広範囲熱傷救命患者の治療には医療経済学，医療社会学上の問題をいくつも孕んでいる。

まず医療経済の観点から考察してみる。熱傷の，とくに広範囲熱傷の治療には莫大な費用が必要であり，その1/3以上は人件費である。これは広範囲熱傷患者の創処置には多くのスタッフが長時間拘束されるという事実からも容易に想定できる。試算によれば，大学病院のように無給の医局員を活用できる施設ですら多くの，とくに入院が長期間にわたるほど熱傷患者の治療は赤字である[5]。これはわが国の医療保険制度だけの問題ではなく，傾向は先進国各国で同等のようである[6)7]。

わが国では国民が等しく同等のそして可能な限り最高の治療を受ける権利があると考えられており，それは熱傷受傷機序が事故であっても自殺であっても同じである。そして医療の目標とするところがあくまでも救命であり，その後の社会復帰までを視野に入れたものではない。

また，広範囲熱傷患者は30代から40代の生産年齢にある者に多いと述べた。たとえばわが国における30〜34歳男子の平均年収は約480万円であり，一方彼らが熱傷を受傷し労働できないことによる社会損失は約920万円（社会貢献損失約623万円＋休業補償287万円）と試算されている[5]。

このように生産年齢にある人間が長期間労働できず，かつ熱傷治癒後も社会復帰できないという状態は，医療そのものにかかるコストと労働災害補償などで必要な社会的コストという2つの面から莫大なものである。

つぎに医療社会学の観点から考察してみると，現行の社会のシステムが広範囲熱傷救命患者の社会復帰を支援する態勢になっているかというとそうではない。

たとえば労働災害補償を受けている患者が完全に仕事に復帰する前に，より簡単な仕事やパートタイムなどの仕事を開始すると，その段階で補償が打ち切られてしまう。あるいは定期的に病院に通院していないと，症状が固定し，治癒したものとみなされる。

しかし，実際には広範囲熱傷患者が急にフルタイムで仕事に復帰できることはなく，職種の変更などはおのおのの職場で個別に配慮するしかなく，システムとしては対応していない。また熱傷瘢痕は経時的に症状が変化するものであり，また日常生活や作業の中で必要な治療箇所というのが後から判明するものであるが，その治療費を労働災害補償から給付してもらうには継続的な診察が必要である。

身体障害者の認定は四肢や指などの欠損や著しい機能の喪失ないし障害が判断基準であるが，多くの広範囲熱傷患者は不自由ながら自分で用便したり食事をしたりすることができる。その場合の認定等級は低い。したがって，治療中に形成外科医が必死に四肢指などを温存したことが逆に彼らの経済的不利益を生み出してしまうこともある。

また，これがもっとも大切なことなのだが，わが国に

おける障害者の支援システムというのがまず障害を認定し，その等級に応じた金銭の受給という観点しかないことである．障害者雇用促進法によって一定の従業員数以上の事業所には障害者を雇用する義務があるが，「障害者」というだけで個々の障害の内容は問われておらず，また具体的に障害の内容による就職の幹旋も，広範囲熱傷患者においては皆無である．

また熱傷受傷後の患者の心のケアに関しても専門家の絶対数は足りず，また後に述べるメイクアップセラピーなどに対する医療費補助もない．さらに精神疾患と熱傷のような外傷の両方を有する患者の長期入院が可能であるような施設も限られている．

つまり，広範囲熱傷救命患者の治療には医療上，社会補償上莫大な費用がかかるが，医療および社会システムは彼らの社会復帰を支援するようにはなっていないというのが現状なのである．

D 問題点の解決のために必要なこと

以上のように見てみると，広範囲熱傷救命患者の社会復帰に対する障害は患者自身の問題と患者を受け入れる社会の問題に大別できよう．

まず患者自身が抱える問題としては，熱傷瘢痕による機能障害の問題が挙げられる．これについてはさまざまな術式が考案，提案されている[8)9)]ため本稿では詳しくは述べないが，大切なことは初期治療の段階から形成外科医が参画して再建術式を念頭に置いて手術部位に優先順位をつけたり採皮部の選択に配慮することである．

救急目的では躯幹や四肢などの体表面積が大きい部位の植皮術が優先されるべきであろうが，社会予後の観点からは顔面や手指，頸部などが優先されるべきであり，個々の患者の熱傷重傷度に応じて細かく検討されるべきである．20％BSAと50％BSAでは優先手術部位は異なるであろうし，5歳と70歳の患者では採皮部が異なるであろうし，男性と女性では植皮の種類が異なって当然であろう．

われわれの施設では，小児の場合頭皮からの採皮を積極的に行っており，また成人では頸部に熱傷を受傷している患者に対しては，なるべく上背部の皮膚を温存して頸部瘢痕拘縮の再建手術に備えたり，手背にはなるべく大きめのシート植皮を施行して，その分不足した躯幹などの熱傷部位には同種皮膚移植や人工真皮などを使用するように心がけている．

さらにわれわれは最近メイクアップを医療の中に取り入れる試みをしている[10)]．メイクアップの利点は比較的簡単に熱傷瘢痕を隠すことができる点，恵皮部が不要な点で，広範囲熱傷患者に適している．

メイクアップは皮膚の色調を整えることが比較的容易である反面，凹凸変化を直すことができない．したがって，その意味からも網状植皮やパッチグラフトを露出部に使用することは可能な限り避けることが望ましい．また，皮弁で再建された皮膚は植皮された皮膚はもちろん，健常皮膚と比較してもより白色調を呈していることから，メイクアップのベースカラーは皮弁の色に合わせることが望ましい．

また色調はメイクアップで調整が可能であるが，皮膚の質感や柔らかさはメイクアップで修正できないために，顔面や手などは可能な限り薄い皮弁で再建する方が望ましい[11)]．このように，今後は最終的なメイクアップの方法を念頭に置いた術式の選択が望まれる．

【症例】 受傷時年齢47歳．40％BSA (flame burn) の患者．約30回の手術を受けた．顔面にメイクアップを施した（図 XI・39）．

まとめ

広範囲熱傷患者の社会復帰に対する問題点について述べた．これらは医学の発展とともに新たに生じた問題であり，また救急医学の発展や救命救急センターの充実とともに今後全国的に遭遇するであろう問題である．われわれの施設にはわが国で最初に設立された救命救急センターが併設されており，われわれはこの問題に20数年間かかわっているが，未だに絶対的な解決法は存在しない．しかしながら，大切なことは形成外科医が患者をもて余してしまうことではなく，より積極的に彼らのQOLの改善に努力しなければならないということである．

（青木　律）

文　献

1) Bang RL, Sharma PN, Gang RK, et al：Burn mortality during 1982 to 1997 in Kwait. Burns, 16：731-739, 2000
2) Ho WS, Ying SY：An epidemiological study of 1063 hospitalized burn patients in a tertiary burns center in Hong Kong. Burns, 27：119-123, 2001
3) Wibbenmeyer LA, Amelon MJ, Morgan LJ, et al：Predicting survival in an elderly burn patient population. Burns, 27：583-590, 2001
4) 青木　律：広範囲熱傷救命患者の社会的予後．熱傷, 20：38-45, 1994
5) Takayanagi K, Kawai S, Aoki R：The cost of burn care and implications for efficient care. Clinical per-

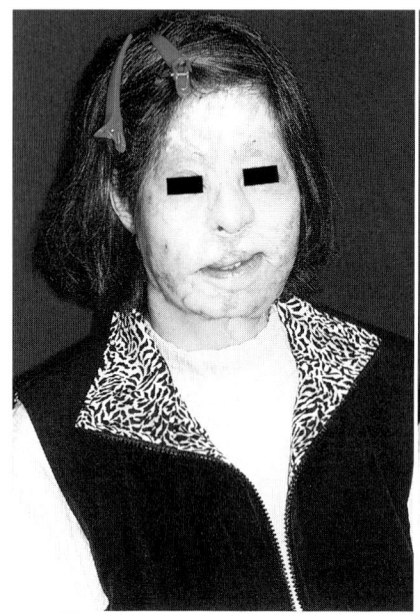

(a) メイクアップセラピー施行前。顔面には植皮術が施行されており，色調と質感（光沢）の不均一が甚だしい。

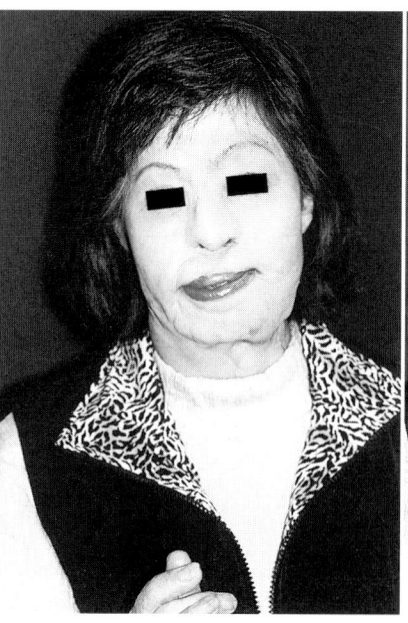

(b) メイクアップセラピー施行後：その1。顔面の皮膚の色調を均一化するとともに，眉毛を整え口紅を塗ることによって顔全体が生き生きした感じになった。

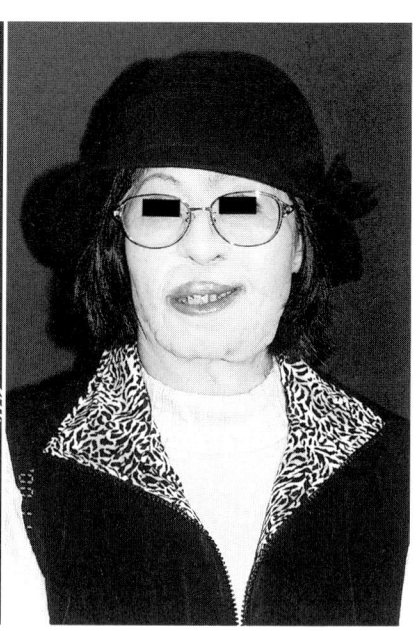

(c) メイクアップセラピー施行後：その2。最終的に患者本人が使用している帽子と眼鏡を着用することによって，患者自身に一人で外出する自信と勇気を与えることができた。

図 XI・39　症例：47歳，女

---

formance and Quality health care, 7：70-73, 1999
6) Dimick AK, Potts LH, Charles ED：The cost of burn care and implications for the future on quality of care. J Trauma, 26：260-266, 1986
7) Lofts JA：Cost analysis of a major burn. N Z Med J, 104：488-490, 1991
8) Chai KB：Soft-tissue expansion in burn patients. Plast Reconstr Surg, 110：384, 2002
9) Sykes PJ：Severe burns of the hand：a practical guide to their management. J Hand Surg, 16：6-12, 1991
10) かづきれいこ：リハビリメイクと医療．形成外科, 44：1029-1036, 2001
11) 青木　律，百束比古，秋元正宇：頤頸部瘢痕拘縮の形成術—皮弁による再建—．形成外科, 41：S 29-S 37, 1998

和文索引

あ
アクトシン軟膏® 106
圧挫熱傷 85, 86
アテロコラーゲンスポンジ 108
アルカリ 96
アルギニン 36
アルギン酸不織布 107
アロアスクD® 109

い
一酸化炭素中毒 78
遺伝子多型 6
医療経済学 294
医療社会学 294
陰股部熱傷 168

え
栄養管理 68
栄養状態 6
会陰部・肛門部熱傷 149
塩基性線維芽細胞増殖因子 (bFGF) 徐放型 127

お
オルセノン軟膏® 103

か
外側鼻枝系皮弁 200
外毒素 58
外用剤 101
化学損傷 85, 94
核酸 36
拡大広背筋皮弁 201
カデックス® 102
カルトスタット® 107
加齢 4
換気モード 27
関節可動域 278
感染症対策 69
感染防御能 57
含皮下血管網全層植皮術 178
含皮下血管網付植皮 186
顔面熱傷 141, 167

き
気管支鏡検査 80
キチン膜 106
気道損傷 77, 79
気道熱傷 8, 27, 77
気道熱傷スコア 80
キャスト 287
9の法則 21
逆行性筋膜脂肪弁 205
胸三角筋部皮弁 237

矯正副子 283
胸背動脈穿通枝皮弁 223
局所管理 68
局所療法 101
局所療法剤 101
金属およびその化合物 96
筋膜上切除術 45, 131
筋膜皮弁 210
筋力トレーニング 281

く
区域皮弁 198
グルコン酸カルシウム 96

け
外科的壊死組織切除 131
肩甲皮弁群 203
減張切開 82
瞼板縫合 143

こ
高カロリー・高蛋白食 35
抗菌化学療法 57
抗菌剤徐放型 127
広頸筋皮弁 201
後脛骨動脈穿通枝皮弁 226
後耳介皮弁 154
拘縮予防 277
抗生物質徐放型 126
広範囲熱傷治療 67
高齢者熱傷 170
呼吸管理 27, 32, 68, 82
呼吸不全 27
5の法則 164
混合グラフト 51
混合植皮 134

さ
再拘縮予防法 274
再生医療 14
サイトカイン 68
酸 95
酸欠 78

し
シアン中毒 78
シート状分層植皮術 133
耳介熱傷 153
自家培養真皮 127
自殺企図症例 290
膝部皮弁群 208
自動ROM訓練 279
脂肪酸 36
脂肪族化合物 96
社会的予後 289

社会復帰 289
社会保障 290
尺側反回皮弁 204
重症熱傷治療 67
重度熱傷下肢 172
ジュール熱 91
手術施行率 70
出血のコントロール 45
術後後療法 269
受動的免疫 62
手部熱傷 144, 167
循環管理 26, 32, 67
上殿筋穿通皮弁 222
小児熱傷 163
静脈皮弁 222
上腕外側皮弁 202
上腕後面皮弁 202
上腕内側皮弁 202
上腕皮弁群 202
植皮術 42
植皮のタイミング 44
食物繊維 36
心因反応 290
深下腹壁穿通枝皮弁 224
神経皮弁 222
人工真皮 43, 121, 123, 125, 179
進行性壊死 91
新鮮同種皮膚移植 68
真皮下血管網皮弁 256

す
スキンバンク 48
スプリント固定 273
スポンジ圧迫法 272

せ
性差 5
生石灰 96
生存率の年次推移 70
生体反応 68
生体包帯 68
成長ホルモン 36
正方弁法 191
セカンドヒット 9
線維芽細胞培養 114
前外側・前内側大腿皮弁 224
前外側大腿皮弁 222
全身的抗菌化学療法 60, 61
全身療法 21
穿通枝皮弁 221, 256

そ
双極性障害 290
創被覆材 101, 102
足部熱傷 148

た

体温管理 30
耐性菌 57
多臓器不全 24
他動ROM訓練 280
単茎真皮下血管網皮弁 251
蛋白同化ホルモン 36

ち

腸管―リンパ系 10
超早期手術 41,45,68,134

つ

塚田式植皮術 178

て

デブリードマン 42,131
テルダーミス® 108
殿筋穿通枝皮弁 224
電撃傷 85,89,92

と

同化作用物質 35
凍結乾燥豚真皮 109
凍結同種皮膚移植 48
凍結同種保存皮膚 49
凍結保存同種血管束 233
凍結保存同種皮膚移植 134
統合失調症 290
橈骨動脈穿通枝皮弁 223
同種植皮術 42
同種培養真皮 122,123,127
同種皮膚移植 45,48
橈側反回皮弁 205
疼痛管理 31
疼痛緩和 286
特殊栄養素 35
特殊領域の熱傷 141
トレチノイントコフェリル軟膏 103

な

内側足底穿通枝皮弁 226
内側大腿穿通枝皮弁 225
内毒素 58
ナトリウム 96

に

二次的 thinninig 242

ね

熱傷顔面再建 184
熱傷後肥厚性瘢痕 269
熱傷耳介 153
熱傷ショック 24
熱傷深度の診断 22
熱傷組織 7
熱傷の診断 21
熱傷の病態 3
熱傷面積算定法 165

の

脳―神経―内分泌系 11

は

背側中手皮弁 205
背側中足皮弁 208
ハイドロゲル 111
培養細胞 112
培養真皮 115,121
培養皮膚 43,115
培養表皮 114
培養表皮移植 112
培養表皮シート 113
白内障 91
白血球―血小板―血管内皮連関 10
反回骨間皮弁 205
反回皮弁群 204

ひ

非金属およびその化合物 96
肥厚性瘢痕増強因子 270
微小血管束付加真皮下血管網皮弁 249,251
微小血管付加 256
ビタミン 36
腓腹皮弁 208
皮膚代替物 112
微量元素 36

ふ

フィブラストスプレー® 105
副子療法 277,281
複葉プロペラ皮弁法 191
腐食性芳香族 96
フッ化水素酸 96

へ

ベスキチン® 106

ほ

傍臍穿通枝皮弁 224
ポリ-L-ロイシン hydrophobic sponge 109,110

ま

末梢神経障害 91

み

未使用皮膚の保管 43

む

無細胞マトリックス化 51

め

メイクアップセラピー 295
メディエイタモジュレーション 28,32
免疫機能（炎症反応）制御 13

も

網状植皮術 133

ゆ

遊離広背筋穿通枝皮弁 222
遊離双茎真皮下血管網皮弁 252
遊離腹直筋穿通枝皮弁 222
輸液 25
輸液公式 165

よ

ヨード含有デキストリンポリマー 102
予防的抗菌薬 28
予防的全身的抗菌化学療法 60

ら

雷撃傷 89

り

リハビリテーション 277
良肢位固定 278

ろ

老人法 171
肋軟骨フレーム 157

欧文索引

A

aesthetic unit　143, 185
aging　4
ALT flap　224
AMT flap　224
antecubital flap　205
Artzの熱傷の重症度　25
ASPENガイドライン　34
axial nasodorsum flap　200
axial pattern　237

B

βブロッカー　36
b-FGF　105
bacterial translocation (BT)　28, 60
biological dressing　45
biological dressing materials　102
brain-nerve-endocrine system　11
burn wound sepsis　41, 59, 61, 69

C

catheter-related blood stream infection (CRBSI)　59
CP真皮下血管網皮弁　254
cross infection　69

D

DBcAMP軟膏　106
DIEP flap　224
disseminated intravascular coagulation (DIC)　29
dorsal metacarpal flap　205
dorsal metatarsal flap　208
DP皮弁　237

E

endotoxin　58, 62
eschar　7
excision to the fascia　45
exotoxin　58
expanded advancement flap　260
expanded flap　210, 256
expanded LD MC flap　261, 262, 263
explant culture法　114
extended latissimus dorsi musculocutaneous flap　201

F

fascial excision　131
fiber　36
free flap　213
free iliac flap　243

G

gene polymorphism　6
genu flaps　208
GH　36
GIK療法 (glucose insulin potassium treatment)　67
gut-lymph system　10

H

hemi-pulp flap　215
HLS療法 (hypertonic lactated saline solution therapy)　67
hypovolemic shock　67

I

I-GAP flap　224
ICP真皮下血管網皮弁　254
immuno-modulation　13
immunonutrition　36
immunonutritional support　28
inflammatory cellular network　10
insulin-like growth factor-1 (IGF-1)　36
intermingled skin graft　134
interosseous recurrent flap　205
intrinsic plus position　86, 88

L

lateral arm flap　202
lateral calcaneal flap　210
Lund and Browderのチャート　21, 164

M

malnutrition and obesity　6
medial arm flap　202
medial plantar perforator flap　226
medial thigh perforator flap　225
mentocervical angle　214
microvascular augmented subdermal vascular network flap (ma-SVN flap)　249, 251
multilobed propeller flap method　191, 192
multiple organ dysfunction syndrome (MODS)　24

N

neurocutaneous flap　222
neuroskin flap　222
Nue-Gel®　111

O

OCD真皮下血管網皮弁　253

P

patch skin graft　133
perforator flap　221
planimetric Z形成術　197
platysma flap　201
popliteo-posterior thigh flap　208
positioning　278
postage stamp graft　133
posterior arm flap　202
posterior calf flap　208
posterior tibial artery perforator flap　226
pre-expanded flap　229
pre-expanded latissimus dorsi free flap　217
pre-grafted flap　229
prefabricated flap　214, 217, 229
PUP flap　224

R

radial artery perforator flap　223
radial recurrent flap　205
random pattern　237
range of motion (ROM)　278
recurrent flaps　204
regenerative therapy　14
reverse forearm adipofascial flap　205
ROM訓練　279, 281

S

S-GAP flap　224
scaffold　121
second-hit　9
secondary vascularized flap (SV flap)　229
sequential excision　131
sexual dimorphism　5
skeletal suspension　150
skin substitute　112
smoke inhalation injury　8, 77
square flap method　191, 192
supercharged super-thin flap　249
superior lateral genu flap　208
superior medial genu flap　208
supramalleolar flap　210
sural flap　208
Swan-Ganzカテーテル (SGC)　25
synthetic dressing materials　103
systemic inflammatory response syndrome (SIRS)　24

T

tangential early excision　42
tangential excision　45, 131

TAP flap 223
tarsorrhaphy 143
temporoparietal fascia flap 157
thin flap 237,258
thin groin flap 243
thinning 238,247,251
tissue expander 93,185,214,258

U

ulnar recurrent flap 204
unipedicled subdermal vascular network (SVN) flap 251
upper arm flaps 202

V

vascular crane method 233

venous flap 222
VY 伸展皮弁 242

W

wrap-around flap 215

X

Xemex Epicuel® 109,110

形成外科 ADVANCE シリーズ II-10
熱傷の治療：最近の進歩　〈検印省略〉

2003年6月5日　第1版第1刷発行
2007年7月25日　第1版第2刷発行

定価（本体 20,000 円＋税）

監修者　波利井清紀
編集者　百束　比古
発行者　今井　　良
発行所　克誠堂出版株式会社
〒 113-0033　東京都文京区本郷 3-23-5-202
電話（03）3811-0995　振替 00180-0-196804

ISBN 978-4-7719-0264-0　C 3047　￥20000 E　印刷　三報社印刷株式会社
Printed in Japan © Hiko Hyakusoku 2003

・本書の複製権・翻訳権・上映権・譲渡権・公衆送信権（送信可能化権を含む）は克誠堂出版株式会社が保有します。
・JCLS ＜㈱日本著作出版権管理システム委託出版物＞
本書の無断複写は著作権法上での例外を除き禁じられています。複写される場合は，そのつど事前に㈱日本著作出版権管理システム（電話 03-3817-5670，FAX 03-3815-8199）の許諾を得てください。